일차진료에 필요한

정형외과 질환 X-ray 판독법

Musculoskeletal X-ray for pain clinics

저자 : **김성원** / 감수 : **박호영**

저자 약력

김성원

- 마취통증의학과 전문의
- 울산대학교 의과대학 졸업
- 서울아산병원 인턴
- 서울아산병원 마취통증의학과 전공의
- 서울아산병원 마취통증의학과 통증클리닉 임상강사
- 대한통증학회 통증분과 인증의

감수자 약력

박호영

- 울산대학교 의과대학 수석졸업
- 울산대학교 의과대학원 석사
- 서울아산병원 인턴
- 서울아산병원 영상의학과 전문의
- 서울아산병원 근골격영상의학 전임의
- 대구, 서울지방병무청 병역판정전담의사
- 대한영상의학회 정회원
- 대한근골격영상의학회 정회원
- 대한척추영상의학회 정회원
- 대한초음파학회 정회원

MEDIAN 메디안북

일차진료에 필요한
정형외과 질환 X-ray 판독법
Musculoskeletal X-ray for pain clinics

2024년 11월 3일 1판 1쇄 인쇄
2024년 11월 11일 1판 1쇄 발행

저 자 | 김성원
감 수 | 박호영
발 행 인 | 김용덕
발 행 처 | 메디안북
편 집 | 최수정
등 록 | 제 2010-000051호
주 소 | 서울특별시 마포구 마포대로 63-8, 818호(도화동 삼창프라자 빌딩)
전 화 | 02-732-4981
팩 스 | 02-711-4981
홈페이지 | www.mcbooks.co.kr

ISBN | 979-11-90450-03-4 93510
가 격 | 160,000원

저자의 글

먼저 이 책의 감수자이고, 만년 수석 동기인 박호영 선생님에게 감사드립니다. 덕분에 이렇게 좋은 책을 만들 수 있었습니다.

제가 마취통증의학과로 진로를 결정하고 난 뒤, 처음으로 한 공부는 영상의학에 대한 공부였습니다. 개원한 후에는 혼자서 영상 판독을 해야 하는 상황이므로, X-ray, CT, MRI에 대한 판독 능력이 필수적이라 생각하기 때문입니다. 영상 판독 능력을 기르기 위해 영상의학과 선생님들께서 보시는 교과서를 구하여 공부를 하였으나, X-ray에 대한 책은 구하기 힘들었습니다. 결과적으로, X-ray에 대해서는 매우 어려웠던 기억이 있습니다. 공부를 하면서도 나중에 X-ray에 대한 책을 만들게 되면, 다른 선생님들께 많은 도움이 되겠다는 생각을 하였습니다.

서울아산병원의 훌륭하신 스승님들 아래에서 트레이닝을 마치고, 그동안 공부했던 내용을 정리해 보니, X-ray에 대한 책을 써도 되겠다 싶은 만큼 좋은 내용들이 많았습니다. 이러한 지식을 모아, X-ray를 처음 공부를 시작하는 선생님들께 도움이 되기를 바라며 책을 출판하였습니다.

X-ray에 대해 제대로 알지 못한 상황에서 판독할 때를 생각해 보면, 마냥 AP, Lateral, Both oblique view를 찍은 다음에, 이상소견을 열심히 찾았던 것 같습니다. 하지만 지금 제가 생각하는 X-ray의 판독은, 우선 환자 진찰을 통해 어떤 병이 의심되는지 방향을 잡은 뒤, 그 병이 잘 보이는 View를 찍고, 그 부위를 중심으로 판독해야 한다고 생각합니다. X-ray는 3차원의 신체를 2차원 화면으로 옮긴 것이기 때문에, 하나의 View에 모든 것이 다 보일 수 없고, 각각의 View에서 잘 보이는 해부학적 구조가 다르기 때문입니다. 책을 쓰면서 각각의 View에서 잘 보이는 부위가 어떤 부위인지 설명드리려 노력하였으며, 읽으시는 선생님들께서도 각각의 View에서 어떤 것을 잘 볼 수 있는지 공부하시면 좋을 것 같습니다.

이 책을 시작할 수 있도록, 제 지식의 기초를 다져주시고 지도해 주신 서울아산병원의 교수님들께 감사 인사드립니다. 그리고 살아가는 행복의 이유이며, 항상 힘이 되어주는 가족들도 이 자리를 빌어 사랑한다고 전하고 싶습니다. 마지막으로 이 모든 것을 허락해 주신 하나님께 감사드리며 글을 마칩니다.

2024년 10월

마취통증의학과 전문의 **김 성 원**

감수의 글

이 책을 감수하는 과정은 저에게도 새로운 배움과 깨달음의 시간이었습니다. 돌이켜 생각해 보면 근골격계 CT 및 MRI에 대한 자료는 많지만, 오히려 X-ray를 공부할 수 있는 자료는 많지 않아서 아쉬웠던 것 같습니다. 이 책이 독자 여러분께 그러한 갈증을 해소하는 역할이 되길 바랍니다. X-ray 영상은 단순히 보이는 대로 판단하는 것이 아니라, 세밀한 분석과 임상적 경험이 결합되어야만 비로소 정확한 진단으로 이어집니다. 이 책을 통해 독자 여러분은 X-ray 영상을 해석하는 능력을 향상하고, 환자 진료에 있어 더욱 자신감을 가질 수 있을 것입니다. 마지막으로 저에게 훌륭한 책을 감수할 기회를 준 저의 아끼는 동기인 김성원 선생님에게 감사의 말을 전합니다

2024년 10월

영상의학과 전문의 **박 호 영**

목차

I CERVICAL

A. Anatomy of the Cervical 2

B. X-ray

1. AP view 5
- a. Level check 8
- b. Spondylosis 9

2. Lateral view 11
- a. Alignment 14
- b. Prevertebral soft tissue 15
- c. Lordosis 17
- d. Spondylosis 19

3. Extension/Flexion view 20

4. Oblique view 22
- a. Foraminal stenosis 24

5. Open mouth view 26

C. Case

1. Infective spondylitis 30

2. Ossification posterior longitudinal ligament(OPLL) 31

3. Block vertebra 32

4. Ossification of nuchal ligament 33

Ⅱ SHOULDER

A. Anatomy of the Shoulder 36

B. X-ray

1. AP view 39
    a. Osteoarthritis 43
    b. Acromioclavicular joint stress view 47
2. External/Internal rotation view 48
    a. Hill-Sachs lesion 52
3. Grashey view(AP glenoid view) 55
    a. Bankart lesion 58
4. Lateral scapula view(Y view) 59
    a. Type of acromion 63
5. Axial view 67
6. Stryker notch view 73

C. Case

1. Rotator cuff disease에서의 X-ray 소견 77
2. Avascular necrosis(AVN) 82
3. Scapular fracture 83
4. Osteoarthritis secondary to rheumatoid arthritis 84
5. Pseudocyst of the humerus 85
6. Osteosarcoma 86
7. Simple bone cyst 88
8. Pseudotumor deltoideus 90
9. Little leaguer's shoulder 91

Ⅲ ELBOW

A. Anatomy of the Elbow 94

B. X-ray

1. AP view 96

2. Lateral view 99

a. Radiocapitellar line 101

b. Anterior humeral line 103

c. Fat pad sign 105

3. Coyle's view 109

4. Internal oblique view 112

5. External oblique view 115

C. Case

1. Osteoarthritis 118

2. Radius fracture 121

3. Calcific tendinitis 123

4. Loose body 126

5. Osteochondritis dissecans 127

6. Pediatric case 128

Ⅳ WRIST

A. Anatomy of the Wrist 138

B. X-ray

1. PA view 143
   a. Ulnar variance 152
   b. Ulnar impaction syndrome 153
   c. Kienbock disease 154
2. Lateral view 158
   a. Pronator quadratus sign 167
3. Oblique view 168
4. Pisotriquetral view 172
5. Clenched fist view 176
6. Ulnar deviation view 177
   a. Scaphoid fracture 178
7. Carpal tunnel view 180
   a. Hook of the hamate fracture 181

C. Case

1. Rheumatoid arthritis 183
2. Finger osteoarthritis 184
3. Calcification 185
4. Avascular necrosis 186
5. Enchondroma 187
6. Fracture 188
7. Don't touch lesion 198

V LUMBAR

A. Anatomy of the Lumbar 200

B. X-ray

1. AP view 202
- a. Level check / Transitional vertebra 204
- b. Scoliosis 212
- c. Cobb's angle 213

2. Lateral view 218
- a. Disc herniation 224
- b. Alignment 227

3. Extension/Flexion view 229

4. Oblique view 232
- a. Facet joint osteoarthritis 235
- b. Spondylolysis 236
- c. Transverse process fracture 237

C. Case

1. Compression fracture 238

2. Spondylosis 246

3. Post op finding 249

4. Bertolotti syndrome 253

5. Infective spondylodiscitis 254

6. Schmorl node 255

7. Sacroiliac joint 256
- 7-1. Ankylosing spondylitis 257
- 7-2. Sacroiliac joint osteoarthritis 265
- 7-3. Osteitis condensans ilii 266

8. Don't touch lesion 267

VI HIP

A. Anatomy of the Hip ········ 270

B. X-ray

1. AP view ········ 271

a. Iliopectineal line, Shenton line, Ilioischial line ········ 276

b. Fat pad ········ 278

c. Lateral center-edge angle ········ 279

d. Teardrop ········ 280

e. Femoroacetabular impingement syndrome ········ 282

2. Lateral view ········ 285

C. Case

1. Osteoarthritis ········ 288

2. Avascular necrosis (AVN) ········ 294

3. Fracture ········ 300

4. Post op finding ········ 306

5. Pediatric case ········ 309

6. Don't touch lesion ········ 313

Ⅶ KNEE

A. Anatomy of the Knee 316

B. X-ray

1. AP view 318
2. Rosenberg view 322
3. Lateral view 325
   a. Blumensaat line 329
   b. Suprapatellar recess 330
   c. Patella alta/baja 334
4. External rotation view 335
5. Internal rotation view 336
6. Skyline view 339
7. Posterior stress view 342

C. Case

1. Osteoarthritis 345
2. Loose body 351
3. ACL avulsion fracture 352
4. Osteochondritis dissecans 353
5. Subchondral insufficiency fracture of the knee 354
6. Osgood Schlatter's disease 355
7. Osteochondroma 356
8. Don't touch lesion 357

Ⅷ ANKLE & FOOT

A. Anatomy of the Ankle & Foot 362

Ankle

B. X-ray

1. AP view 370
2. Mortise view 372
   a. Clear space 374
3. Lateral view 375
   a. Kager's fat pad 377
   b. Teardrop sign 379
   c. Osteochondritis dissecans 381
4. Stress view(Anterior/Varus) 382
5. Axial calcaneus view 384

C. Case

1. Osteoarthritis(OA) 389
2. Anterior ankle impingement syndrome 391
3. Os trigonum syndrome 392
4. Stieda process 393
5. Fracture 394
6. Non-ossifying fibroma 398

Foot

B. X-ray

1. DP view 399

2. Lateral view 402

3. Oblique view 404

  a. Lisfranc injury 406

  b. Fracture 412

  c. Apophysis 420

C. Case

1. Coalition 421

2. Osteoarthritis(OA) 423

3. Gout 425

4. Accessory navicular syndrome(= Prehallux syndrome) 426

5. Calcaneal spur 427

6. Hallux valgus 428

7. Pes planus(= Flat foot) 429

8. Haglund syndrome 430

9. Accessory ossicles 431

한페이지 지식

X-ray 기본 원리 4
Density, Echogenicity, Signal change 34
Ossification 54
Physis, Epiphysis, Apophysis 92
Calcification 142
X-ray 청구할 때 알아두어야 할 것 182
Osteopenia 216
Osteopenia-2 229
Spondyloarthritis 261
Apophysis 284
Fracture 293
Bursa vs Recess 338
Acute fracture vs Old fracture 397
Disuse osteopenia 432

I. CERVICAL

A. Anatomy of the Cervical ... 2

B. X-ray

1. AP view ... 5
   - *a. Level check* ... 8
   - *b. Spondylosis* ... 9
2. Lateral view ... 11
   - *a. Alignment* ... 14
   - *b. Prevertebral soft tissue* ... 15
   - *c. Lordosis* ... 17
   - *d. Spondylosis* ... 19
3. Extension/Flexion view ... 20
4. Oblique view ... 22
   - *a. Foraminal stenosis* ... 24
5. Open mouth view ... 26

C. Case

1. Infective spondylitis ... 30
2. Ossification posterior longitudinal ligament(OPLL) ... 31
3. Block vertebra ... 32
4. Ossification of nuchal ligament ... 33

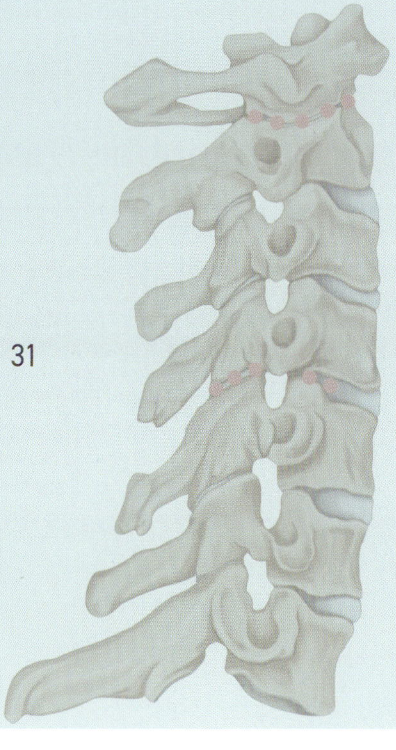

Cervical

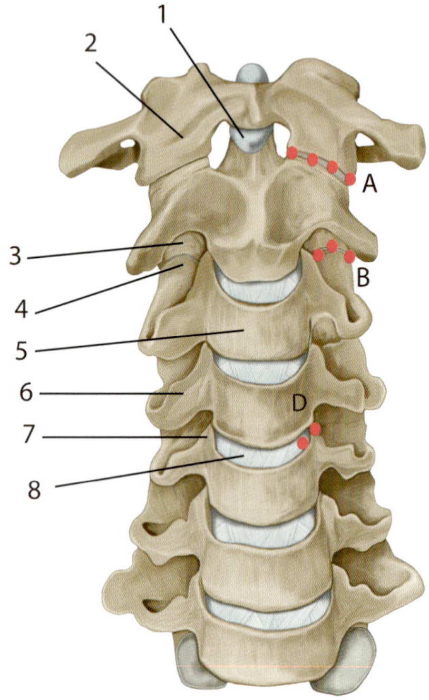

Anterior view

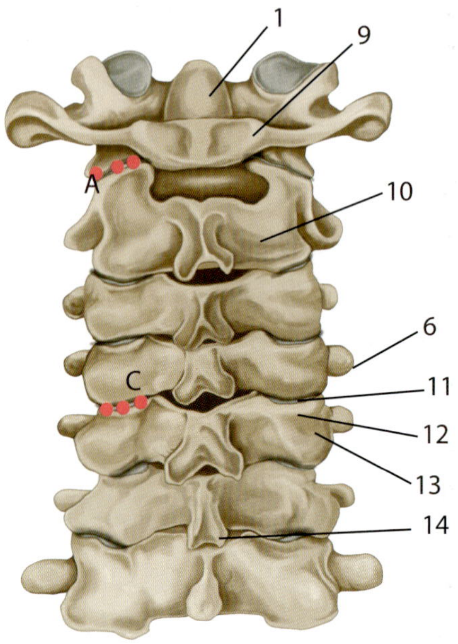

Posterior view

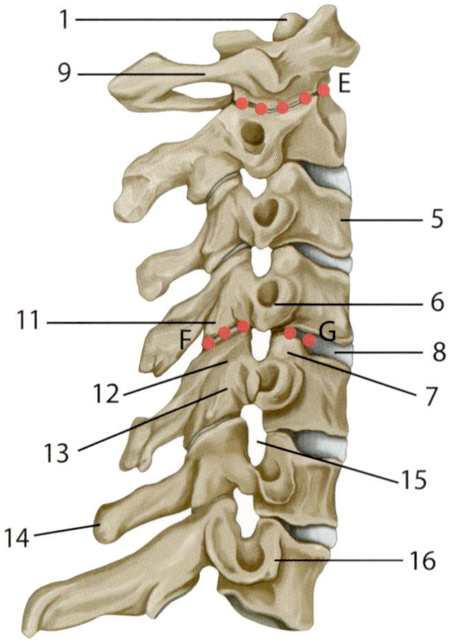

Rt Lateral view

Fig. Cervical-1.

1. Dens(= Odontoid process)(C2) // 2. Lateral mass(C1) // 3. Rt inferior articular process(C2) //
4. Rt superior articular process(C3) // 5. Vertebral body(C3) // 6. Rt transverse process(C4) //
7. Rt uncinate process(C5) // 8. C4/5 intervertebral disc // 9. Posterior arc(C1) // 10. Lamina(C2) //
11. Rt inferior articular process(C4) // 12. Rt superior articular process(C5) // 13. Rt lateral mass(C5) //
14. Spinous process(C6) // 15. C5/6 intervertebral foramen // 16. Rt transverse process(C7)

A. Lt lateral atlanto-axial joint // B. Lt C2/3 facet joint // C. Lt C4/5 facet joint //
D. Lt C4/5 uncovertebral joint(= Joint of Luschka) // E. Rt lateral atlanto-axial joint // F. Rt C4/5 facet joint //
G. Rt C4/5 uncovertebral joint(= Joint of Luschka)

Cervical spine은 독특하게 생긴 C1(Atlas)과 C2(Axis), 그리고 나머지 C3~C7으로 이루어져 있습니다. C1과 C2가 만드는 Atlanto-axial joint는 Axial rotation에 중요하며, 앞쪽에 하나, 양쪽 옆으로 하나씩으로 3개 있습니다. 앞쪽의 Median atlanto-axial joint는 C2의 Dens(1)와 C1의 Anterior arch로 이루어져 있으며, Lateral atlanto-axial joint(A, E)는 C1의 Inferior articular facet과 C2의 Superior articular facet으로 이루어져 있습니다.

각각의 Vertebra는 앞쪽에서 Intervertebral disc(8), 뒤쪽으로는 Facet joint(B, C, F)로 연결되어 쌓여 있습니다. Intervertebral disc는 Vertebral body(5)사이에 있는 Fibrocartilage로, Shock absorber 역할을 합니다. 뒤쪽의 Facet joint는 각 Level의 Lateral mass(13)사이에 있는 Joint이며, 더 정확하게는 위 Level vertebra의 Inferior articular process(3, 11)와 아래 Level vertebra의 Superior articular process(4, 12)로 이루어져 있습니다. Lateral mass가 Facet joint를 사이에 두고 쌓여있는 Bony column을 Articular pillar라고 합니다.

Cervical spine은 Uncovertebral joint(= Joint of Luschka) (D, G)라는 독특한 Joint가 있습니다. 아래 Level의 Uncinate process(7)와 위 Level 의 Vertebral body 사이의 Joint 입니다. Uncovertebral joint의 Degenerative change로 인해, Osteophyte가 발생하면 Intervertebral foramen(15)을 막을 수 있습니다. Foraminal stenosis의 가장 흔한 원인이 Uncovertebral joint의 Degenerative change에 의한 Osteophyte 입니다.

Cervical spine에서 나오는 Nerve root는 Intervertebral foramen(15)을 통해 나와, Transverse process(6, 16)를 지나갑니다. Foramen에서 나오는 Nerve root는 아래 Level 의 Vertebra에 해당하는 Nerve root가 나옵니다. 예를 들어서, C5/6 intervertebral foramen에서 나오는 Nerve root는 C6 nerve root 입니다.

LCervical spine X-ray의 View

기본 View	AP view Lateral view	**촬영 목적**
추가 View	Extension/Flexion view	Instability
	Oblique view	Neural foramen
	Open mouth view	C1, C2

X-ray 기본 원리

Vacuum tube 안의 Cathode(음극)과 Anode(양극) 사이에 Voltage(전압)를 가하면, Cathode의 Filament에서 Electron이 발생합니다. Electron은 Anode에 강하게 부딪히게 되는데, 그 에너지로 X-ray가 발생됩니다.

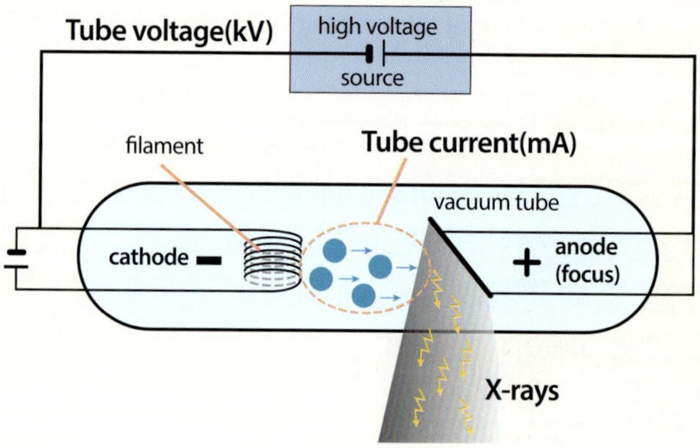

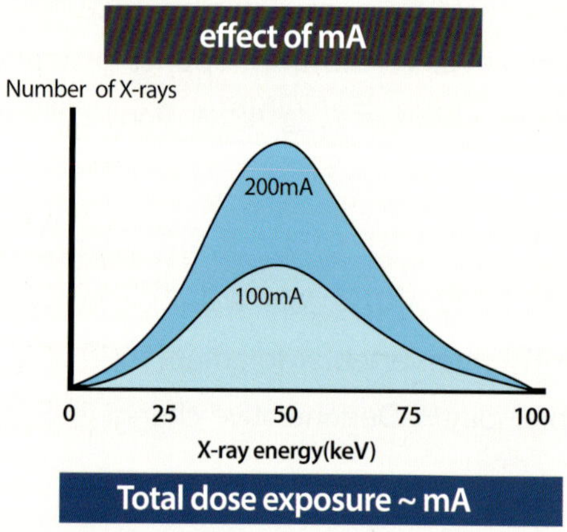

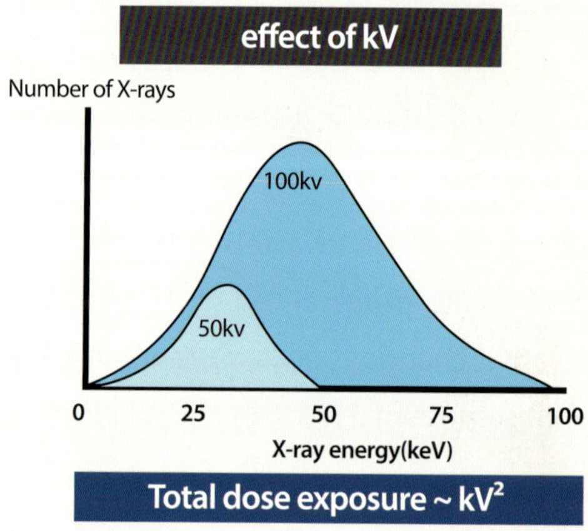

발생된 X-ray의 에너지는 위의 그래프처럼 정규분포를 따르게 됩니다. X-ray나 C-arm 영상을 촬영할 때, Tube voltage(kV)와 Tube current(mA)로 X-ray의 에너지와 영상의 화질을 조절하게 되는데, 설정된 kV와 mA에 의해 X-ray가 가지는 에너지 분포가 달라지게 됩니다. 왼쪽 그래프처럼, kV는 그대로 유지한채로 mA 값을 바꾸면, X-ray의 최대 에너지값은 그대로인 채로 X-ray의 선량만 바뀌게 됩니다. 결과적으로 Total dose는 mA 값에 대략적으로 비례하게 됩니다. 그에 비해, 오른쪽 그래프처럼 kV값을 바꾸게 되면, X-ray의 최대 에너지값도 바뀌면서, X-ray의 선량도 바뀌게 됩니다. 결과적으로 Total dose는 kV의 제곱에 대략적으로 비례하게 됩니다.

X-ray의 투과도는 X-ray의 최대 에너지값과 관련이 있으며, 최대 에너지가 높을수록 투과도가 높아집니다. 결과적으로 Obese한 환자의 영상을 찍기 위해 X-ray의 투과도를 높이려면 mA 값이 아니라 kV 값을 올려야 하는 것입니다. 또한, 방호복의 투과도도 X-ray의 최대 에너지값과 관련이 있기 때문에, kV 값을 올리면, 시술자의 피폭 위험도도 올라갑니다.

정리하자면, C-arm guided procedure를 할 때에, 영상의 투과도가 낮은것으로 판단되면, kV값을 높혀야 하고, 투과도는 적절하지만 영상이 전체적으로 어둡다고 판단되면 mA 값을 높여야 합니다.

1 AP view

Position

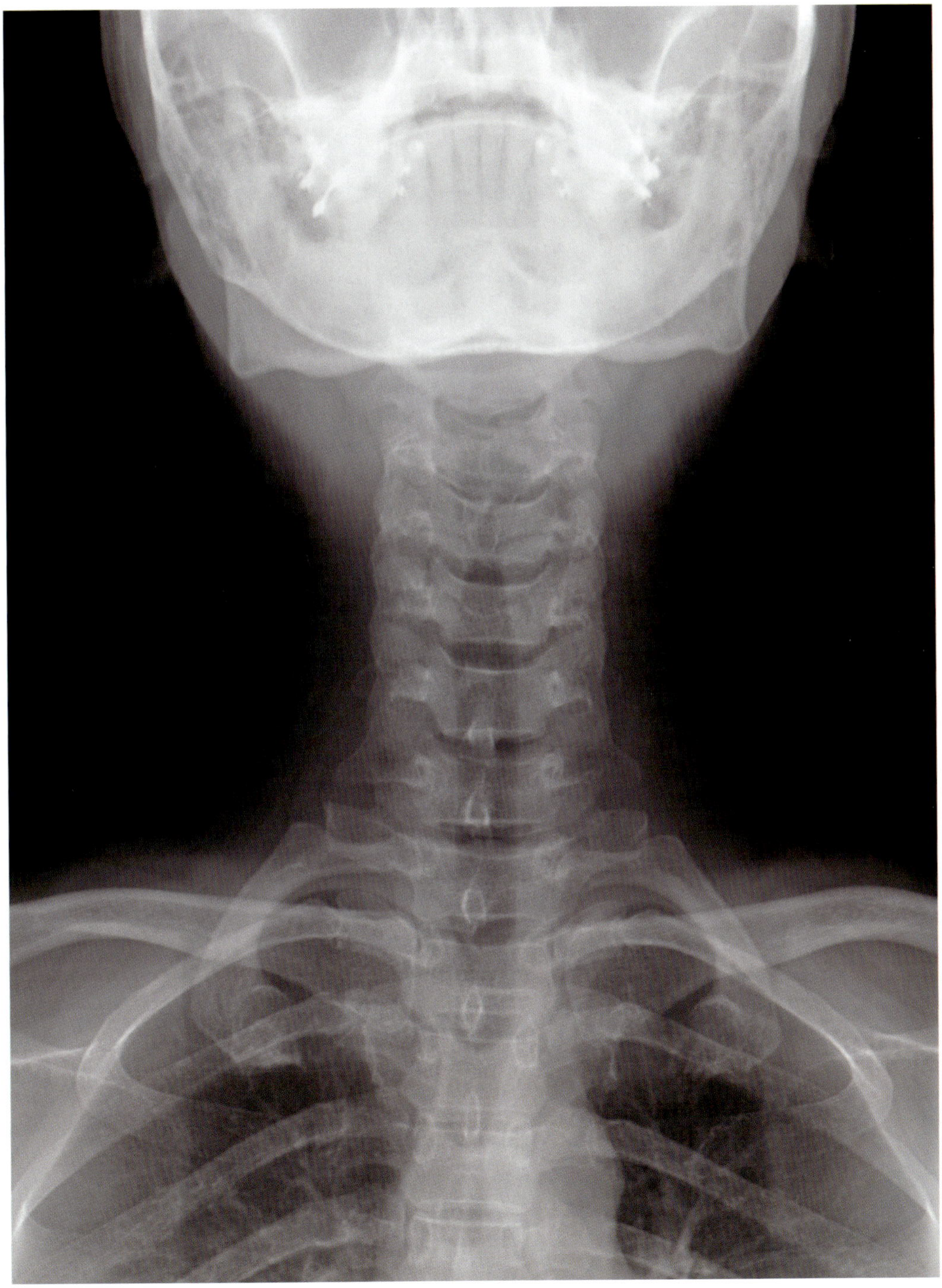

Fig. Cervical-2.

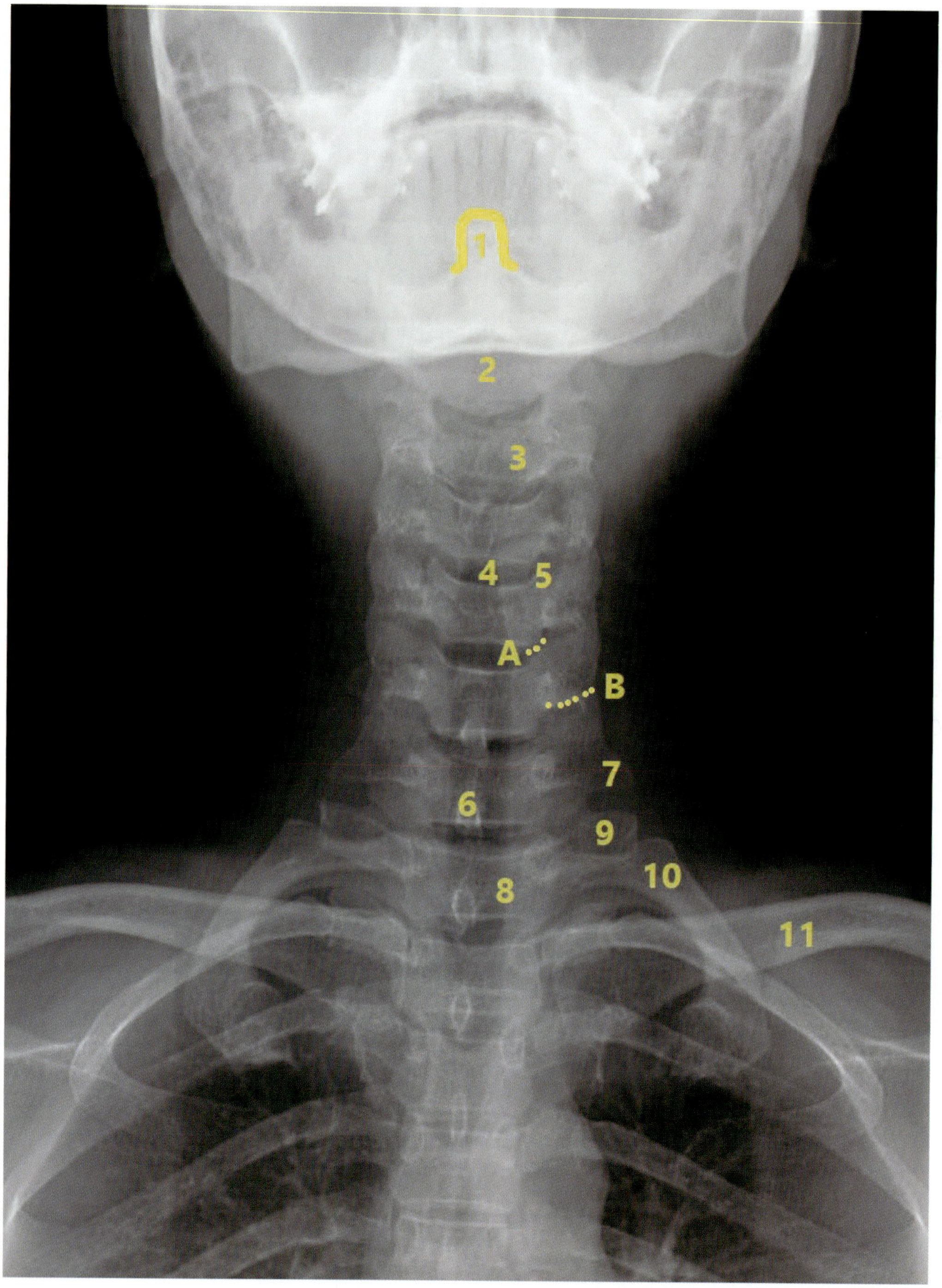

Fig. Cervical-3.

1. Dens (=Odontoid process) (C2) // 2. C2 vertebral body // 3. C3 vertebral body // 4. C4/5 intervertebral disc // 5. C5 Lt uncinate process // 6. C7 spinous process // 7. C7 Lt transverse process // 8. T1 vertebral body // 9. T1 Lt transverse process // 10. Lt 1st rib // 11. Clavicle
A. C5/6 Lt uncovertebral joint(= Joint of Luschka) // B. C6/7 Lt facet joint

AP view에서는 Level check의 절대적 기준인 C2 dens(1)가 보이기 때문에, 이것을 기준으로 위 → 아래방향으로 확인합니다. 아래에서 Level check하는 방법은 1st rib(10)과 Articulation하고 있는 T1 transverse process(9)를 확인한 뒤, T1 vertebral body(8)와 C7 vertebral body(6)를 찾는 방법이 있습니다.

Lateral view에서 더 잘 보이지만, AP view에서도 Intervertebral disc(4) space를 볼 수 있습니다. Degenerative change가 생기거나, Herniation이 있는 경우, 다른 Level의 Disc space 보다 높이가 낮아집니다. 위 Level vertebral body의 Posterolateral portion과 아래 Level의 Uncinate process(5)가 만나 Uncovertebral joint(A)를 형성합니다. Uncovertebral joint에 퇴행성 변화가 일어나면 Sclerosis, Joint space narrowing, Osteophyte가 발생할 수 있습니다.

Cervical spine의 Spinous process(6)는 Lumbar와 다르게 한 갈래로 뻗어있는게 아니라, 두 갈래로 나뉘어져 있는 부분이 있습니다. C5 이상 Level에서는 두갈래, C6은 두 갈래 또는 한 갈래, C7에서는 대부분 한 갈래입니다. Spinous process가 두 갈래로 나뉘어져 있는 경우 AP view에서 잘 보이지 않습니다. 따라서 일반적으로 C6 spinous process부터 AP view에서 보이게 됩니다.

Facet joint(B)도 볼 수 있습니다. 명확한 Joint line을 볼 수는 없지만, Degenerative change가 생기게 되면, Sclerosis로 인해 Facet joint가 하얗게 보이고, Osteophyte가 발생한 것을 알 수 있습니다.

Atlantoaxial joint는 AP view에서 잘 보이지 않는데, 이 부위를 보고자 하는 경우는 Open mouth view를 찍어야 합니다.

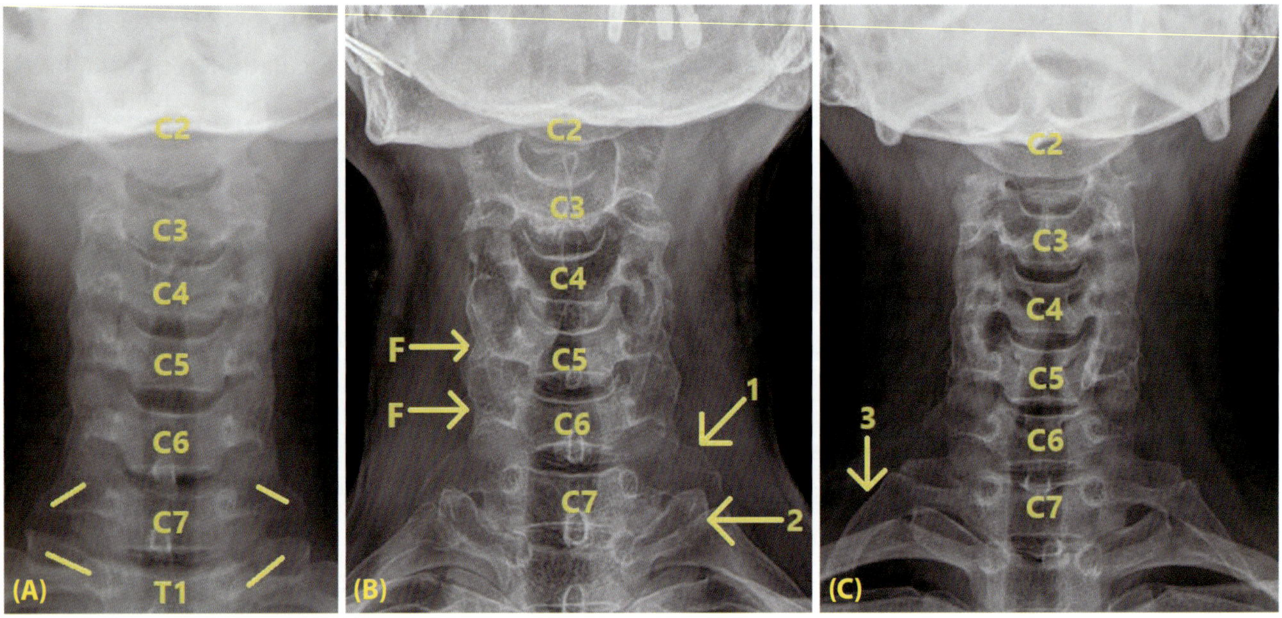

Fig. Cervical-4.

(A)를 보시면, Dens를 확인하여 C2를 찾은 뒤, C2부터 아래로 Level을 센 것과, T1의 1st rib을 위로 Level을 센것이 일치하는 정상 AP view 입니다. C7의 Transverse process는 아래로 처져 있는 방향으로 뻗어 있고, T1의 Transverse process는 위 방향으로 뻗어있는 차이점이 있습니다. 정상적으로 T1의 Transverse process와 비교하였을 때, C7의 Transverse process가 짧습니다.

(B)를 보시면, C7의 Transverse process(1)와 T1의 Transverse process(2)를 비교하였을 때, C7의 Transverse process가 Lateral 방향으로 더 긴 C7 transverse process elongation 증례입니다. 그 외에도 C5/C6 Rt facet joint와 C6/C7 Rt facet joint(F)에서 Sclerosis가 보여, Facet joint osteoarthritis가 의심되는 환자입니다.

(C)를 보시면, C2에서 아래로 Level을 세면 C7 transverse process에 연결되어 있는 Cervical rib(3)이 있습니다. 이 경우에는 Rib으로부터 T1과 C7를 생각하고, 아래 → 위 방향으로 **Level을 체크**하면 잘못 판단할 수 있습니다.

(B)와 (C)처럼 C7 transverse process elongation이나 Cervical rib이 있는 경우, Thoracic outlet syndrome의 발생 가능성이 높아집니다.

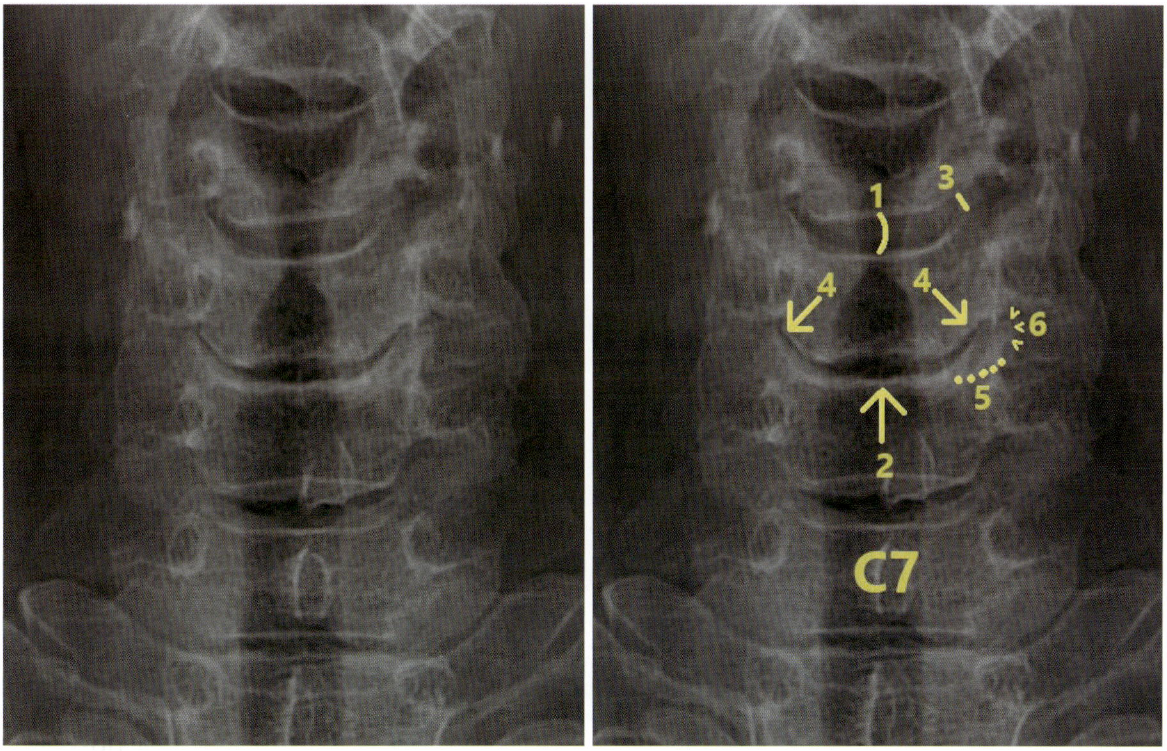

Fig. Cervical-5.

Spondylosis가 있는 60대 환자의 AP view 입니다.

Spondylosis는 Spondyl-(Vertebra)와 -osis(Degeneration)의 합성어로 Vertebra의 Degeneration이 있는 경우 Spondylosis라고 합니다. C4/5 intervertebral disc space(1)에 비교하였을 때, C5/6 intervertebral disc space(2)가 좁아져 있습니다. Intervertebral disc space는 아래 Level일수록 더 두껍거나 같아야 하는데, 지금처럼 아래 Level의 Disc space가 좁은 것은 Degeneration이나 Disc herniation이 발생한 것입니다.

C4/5 uncovertebral joint space(3)와 비교해 보았을 때, C5/6 uncovertebral joint space narrowing(4) 소견을 볼 수 있습니다. 또한, Sclerosis(5, 점선), Osteophyte(6, 화살촉)소견도 볼 수 있습니다. Uncovertebral joint의 Osteophyte는 Neural foramen을 좁게 만들기 때문에, Foraminal stenosis를 유발할 수 있으며 Oblique view에서 확인할 수 있습니다.

결과적으로, 본 증례는 C5/6 level에 Disc degeneration과 Uncovertebral joint osteoarthritis가 동반되어 있는 증례입니다.

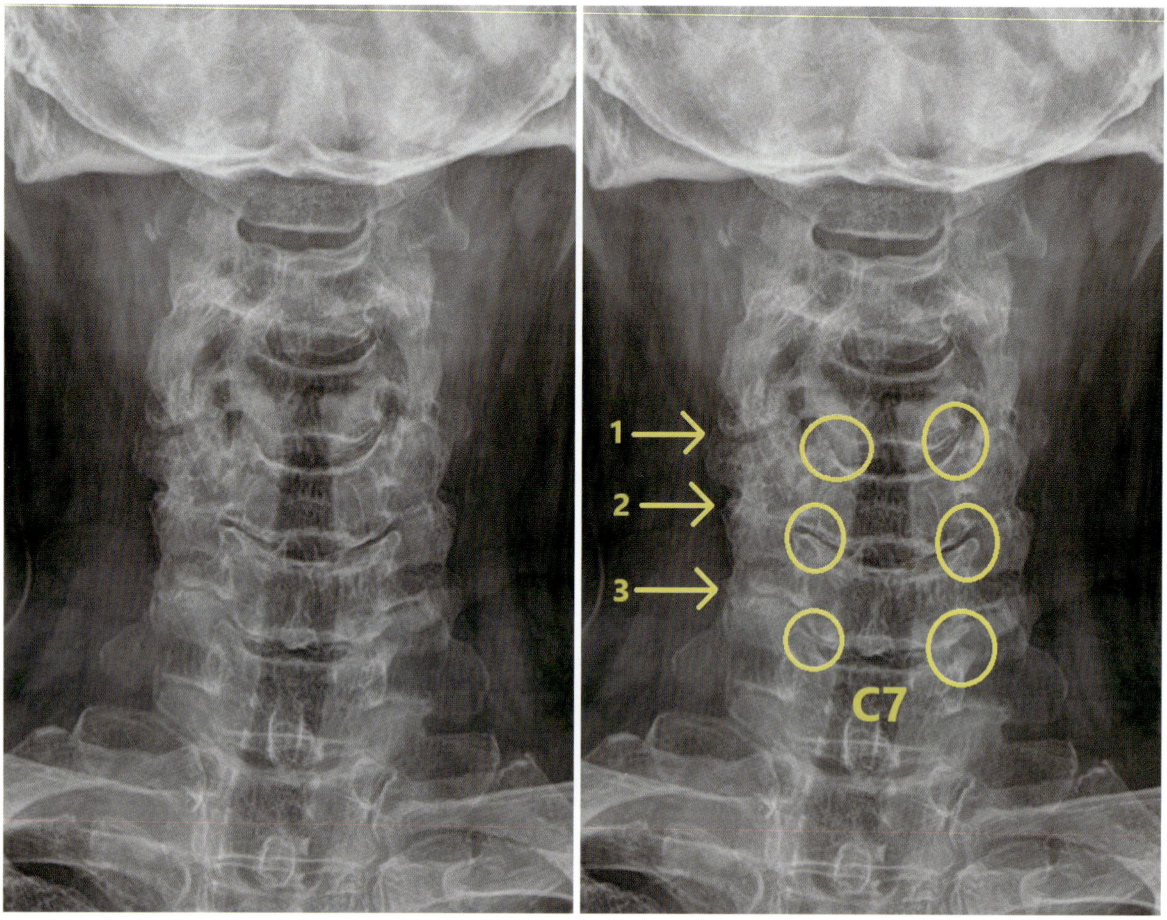

Fig. Cervical-6.

Spondylosis가 있는 80대 환자의 AP view 입니다.

Multi-level uncovertebral joint osteoarthritis(동그라미)로 Joint space narrowing, Osteophyte, Sclerosis 소견이 보입니다. 또한, Rt C4/5 facet joint(1), C5/6 facet joint(2), C6/7 facet joint(3)의 Osteoarthritis로 Sclerosis와 Osteophyte 소견을 보이고 있습니다.

2 Lateral view

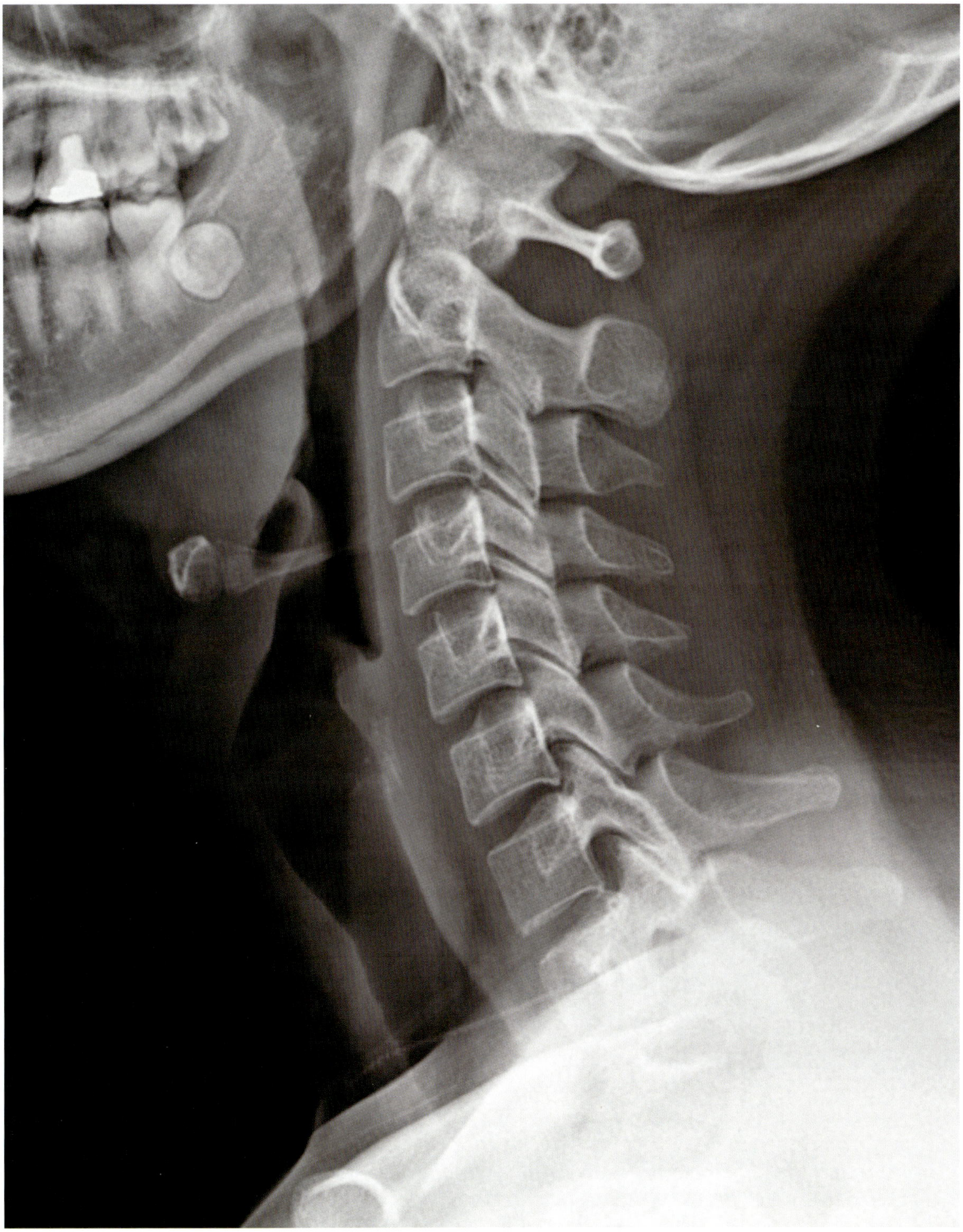

Fig. Cervical-7.

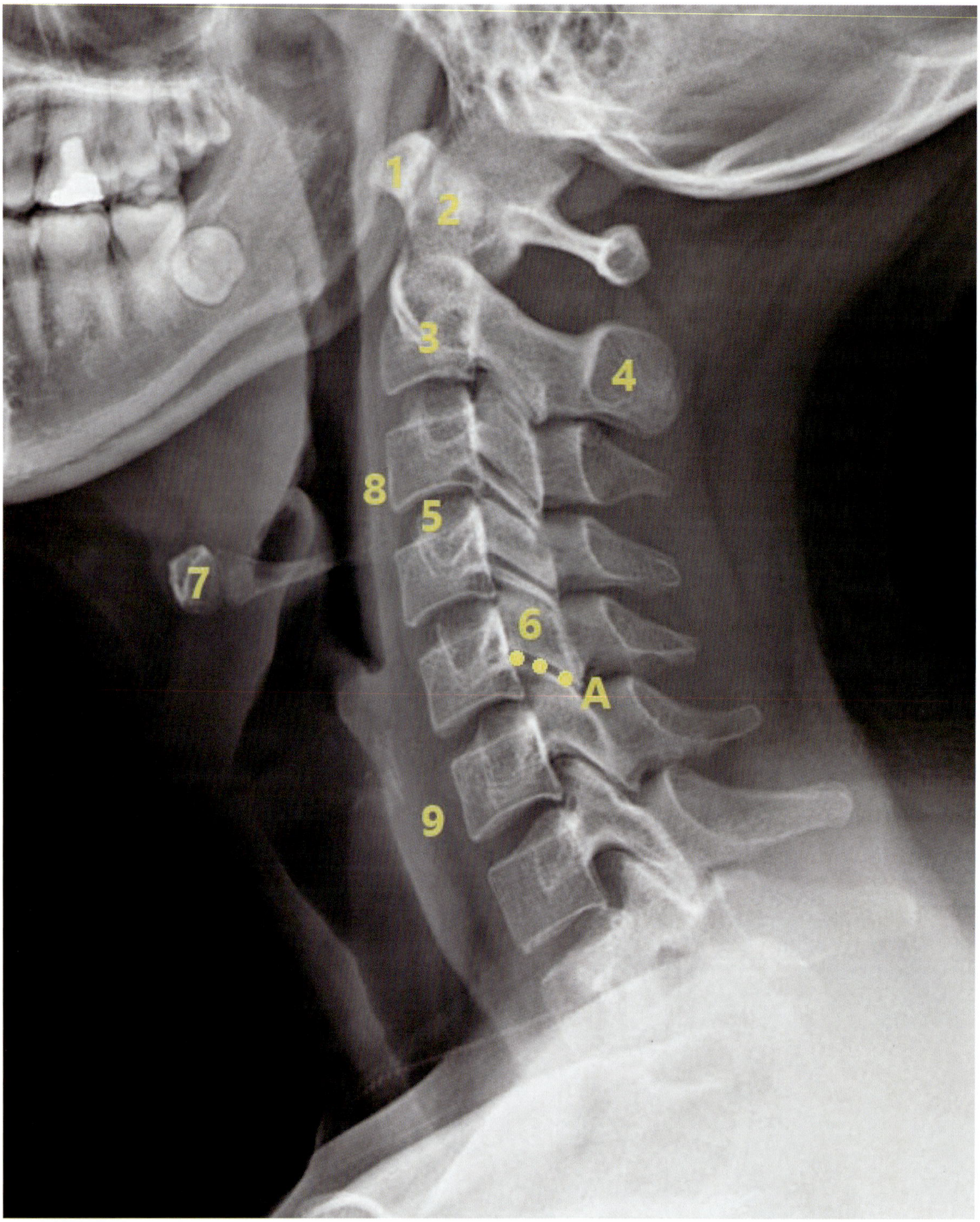

Fig. Cervical-8.

1. Anterior arch of atlas(C1) // 2. Dens // 3. C2 vertebral body // 4. C2 spinous process //
5. C3/4 intervertebral disc // 6. C5 lateral mass // 7. Hyoid bone //
8. Prevertebral soft tissue(Retropharyngeal space) // 9. Prevertebral soft tissue(Retrotracheal space)
A. C5/6 facet joint

Lateral view에서 C2의 Dens(2)가 잘 보이기 때문에, C2를 기준으로 Level을 판단합니다. Intervertebral disc space(5)는 Lateral view에서 가장 잘 보입니다. Intervertebral disc는 아래로 내려갈수록 크기가 커지거나, 비슷해야 합니다. 위 Level에 비해 아래 Level의 Disc space가 좁아지면 Degeneration이나 Herniation을 생각해야 합니다. 또한, 각 Level의 Vertebral body의 모양도 잘 볼 수 있습니다. Vertebral body는 직사각형 모양으로 앞쪽과 뒤쪽의 높이가 비슷한지 확인해야 합니다. Facet joint(A)도 Lateral view에서 보이지만, 양쪽에 있는 Facet joint와 X-ray beam의 각도가 잘 맞아야 한 줄로 Facet joint가 깨끗하게 보입니다.

Trauma에서는 Prevertebral soft tissue(8, 9)의 Swelling 소견을 확인하는 것이 중요합니다.

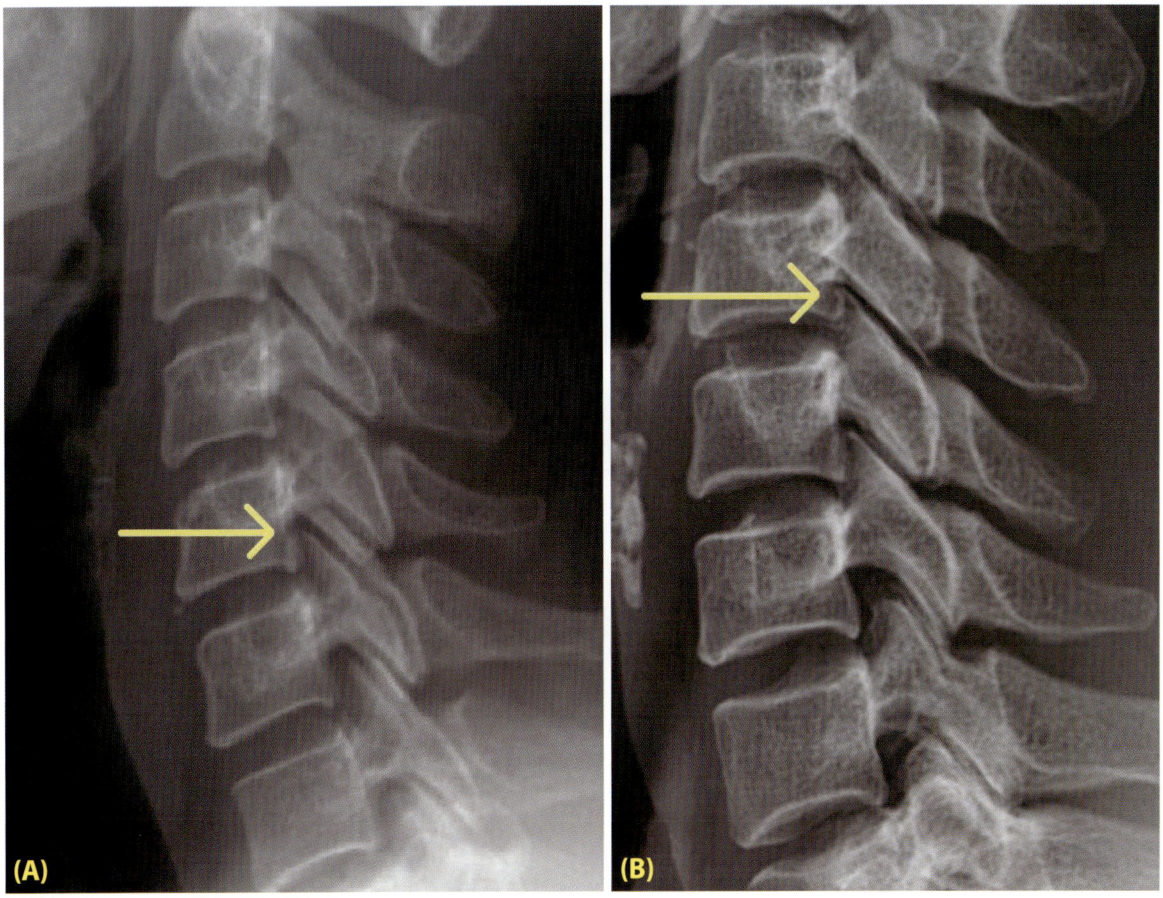

Fig. Cervical-9.

Facet joint는 Level 당 양쪽에 하나씩 있습니다. X-ray beam의 각도가 잘 맞지 않으면 (A)처럼 두 줄로 보이고, 양쪽 Facet joint에 잘 맞으면 (B)처럼 한 줄로 보입니다.

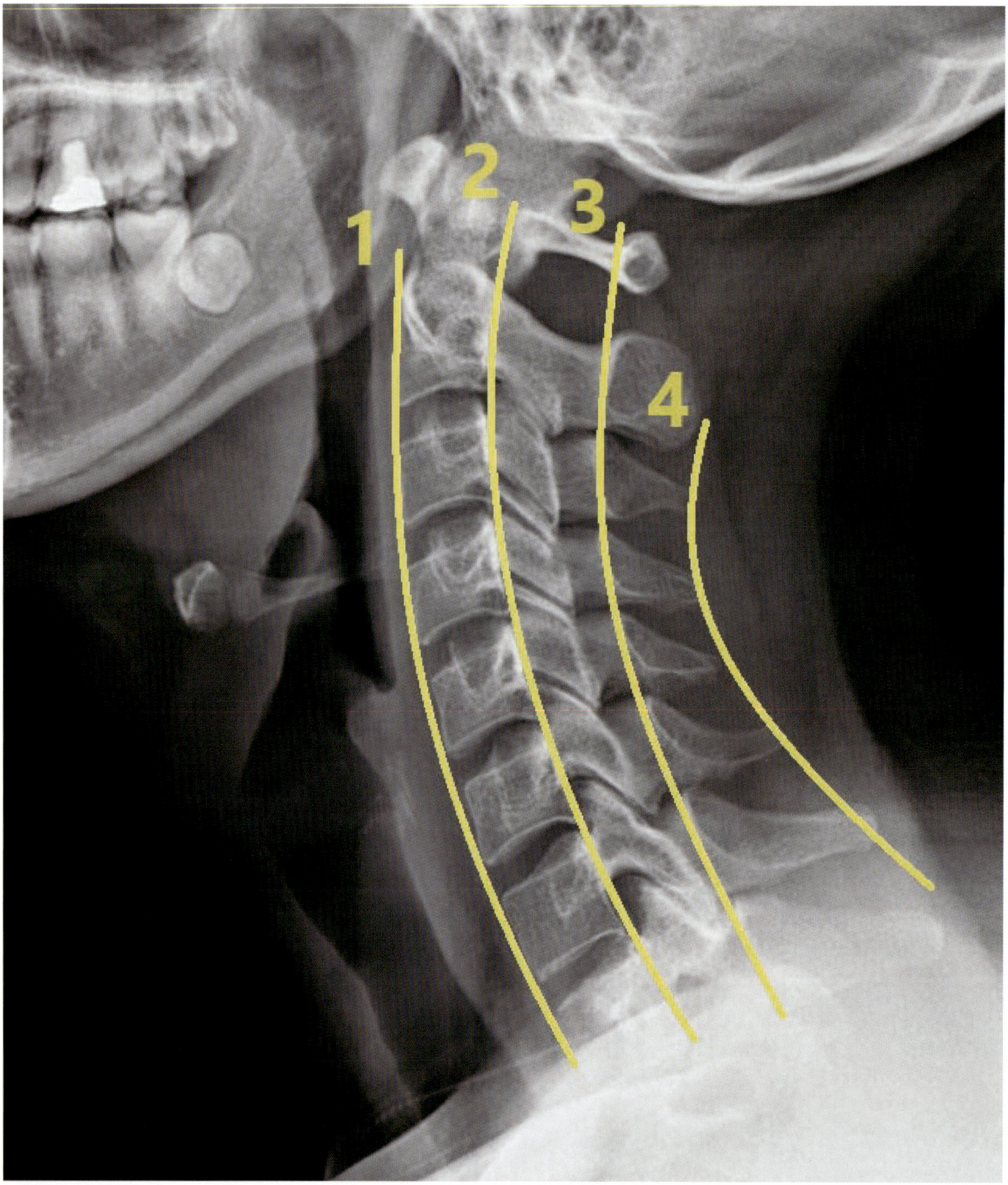

Fig. Cervical-10.

Lateral view에서는 **Alignment**를 잘 보아야 합니다. Alignment는 4개의 Line으로 평가하며, Anterior vertebral line(1), Posterior vertebral line(2), Spinolaminar line(3), Posterior spinous line(4) 입니다. Vertebral body의 Spondylolisthesis(전방전위증)나 Retrolisthesis(후방전위증)이 있는 경우 (1)과 (2)에서 잘 보입니다. 그리고 (3)에서는 반드시 C1의 Alignment도 확인하여 C1의 Subluxation이 없는지도 보아야 합니다. (4)는 C1은 제외하고, C2부터 Alignment를 평가합니다.

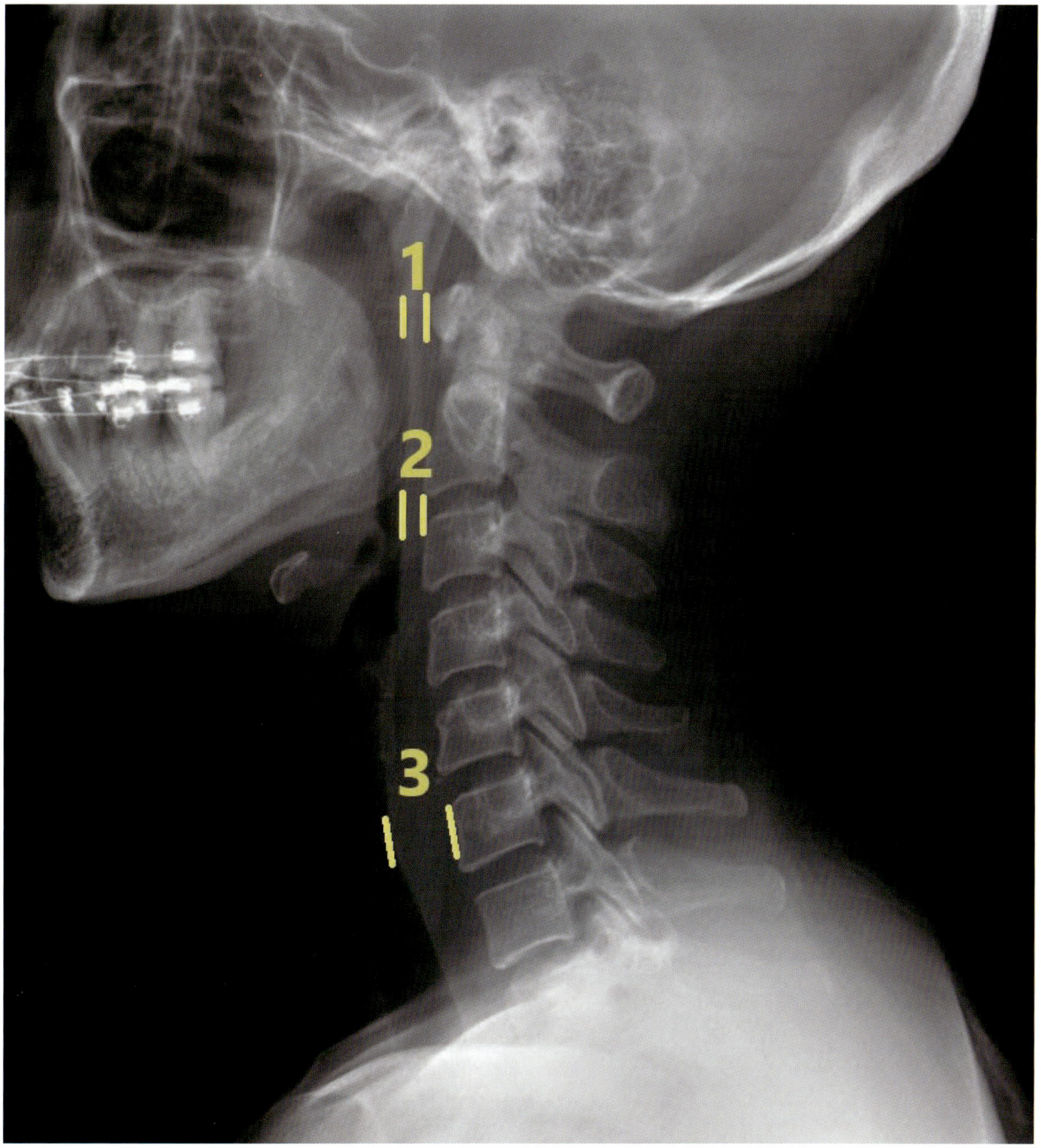

Fig. Cervical-11.

Trauma 환자에서 심각한 Injury가 있더라도, X-ray에서는 직접적으로 보이지 않을 수 있습니다. 따라서 간접적으로 알 수 있는 Prevertebral soft tissue swelling 소견을 잘 보아야 합니다. **Prevertebral soft tissue** swelling은 Vertebral body의 Anterior margin에서부터 Airway까지의 두께를 측정합니다. 세 부분으로 나눠서 판독하며, Nasopharyngeal space(1), Retropharyngeal space(2), Retrotracheal space(3)입니다. Nasopharyngeal space는 10 mm 이상, Retropharyngeal space는 7 mm 이상, Retrotracheal space는 22 mm 이상인 경우 Prevertebral soft tissue swelling이 있는 것으로 보고, 추가 검사를 시행해야 합니다.

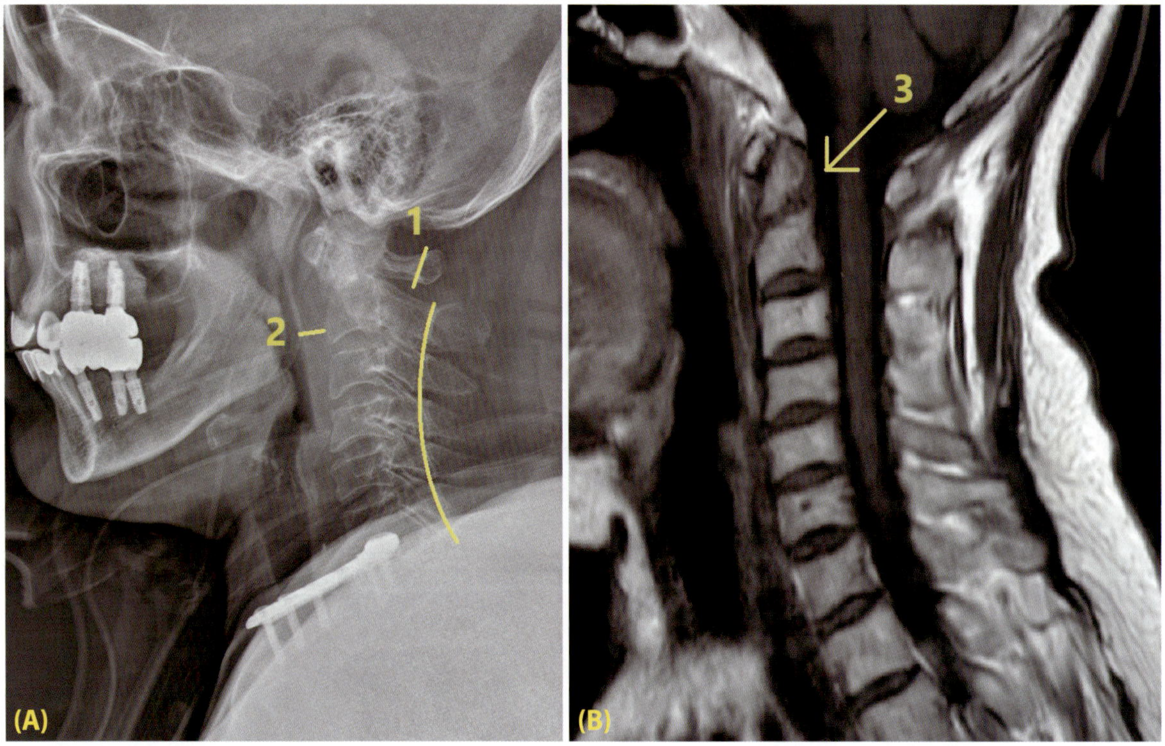

Fig. Cervical-12.

넘어지면서 머리를 부딪혀 기억을 잃은 후 내원한 60대 환자입니다. (A)는 Lateral view, (B)는 MR T1W image 입니다.

(A)에서 Spinolaminar line(1)이 C1에서 끊어져 보입니다. 또한 Retropharyngeal soft tissue(2)의 Thickness가 8.5 mm로 증가되어 있어 추가 검사가 필요합니다. (B)에서 C2 dens fracture(3)로 진단받은 증례입니다.

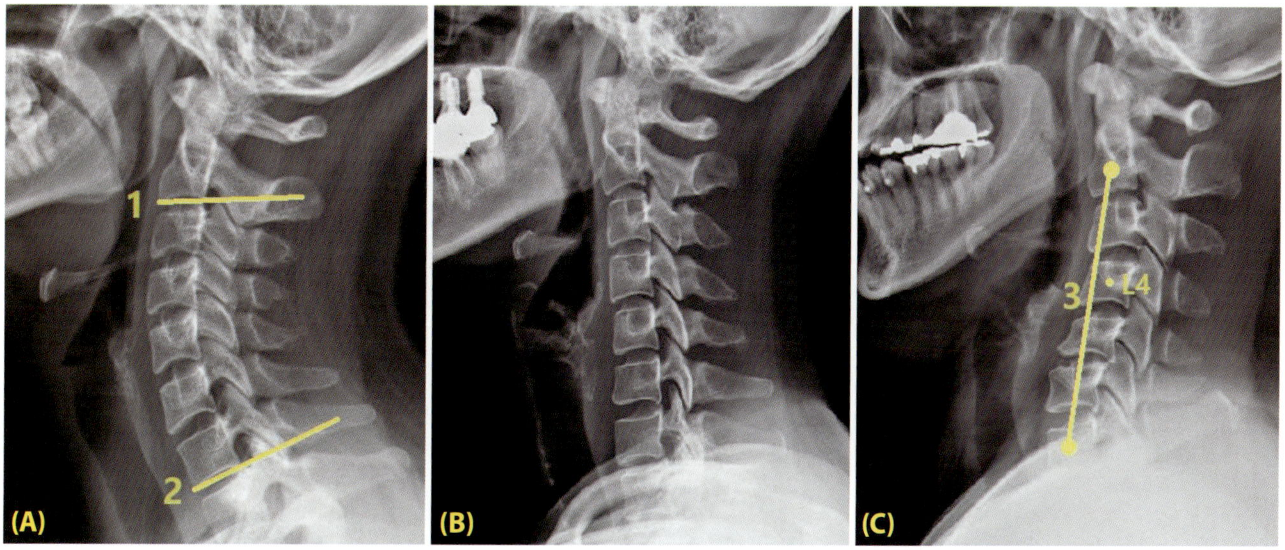

Fig. Cervical-13.

정상적인 Cervical spine은 (A)와 같이 Lordotic curve를 보여야 합니다. Lordotic curve를 측정하는 방법은 여러 가지가 있지만, 그 중에 하나가 C2–C7을 기준으로 측정하는 방법입니다. C2의 Inferior endplate를 그은 선(1)과 C7의 Inferior endplate를 그은 선(2)이 이루는 각도로 판단하며, 정상치는 20 – 35° 입니다. (B)는 Cervical의 **Lordosis**가 없어진 Loss of lordosis 소견이며, 흔히 말하는 일자목 소견입니다. (C)는 Cervical kyphosis 소견으로, 흔히 말하는 거북목 소견입니다. C2와 C7 Vertebral body의 정가운데를 이은 선에서 Posterior로 빠져 있는 Vertebral body가 있는 경우 Cervical kyphosis라고 합니다. (C)에서는 C2와 C7의 정가운데를 이은 선(3)에서 C4가 Posterior로 빠져 있기 때문에 Cervical kyphosis로 진단할 수 있습니다.

(A)와 같이 정상적인 Lordotic curve가 있어야, 머리의 무게를 Disc와 Facet joint로 적절히 나눠 받을 수 있지만, (B)와 (C)처럼 Lordotic curve가 무너진 경우는 머리의 무게가 Disc로 많이 실리게 되면서, Disc의 Degenerative change가 이른 나이에 발생할 수 있습니다.

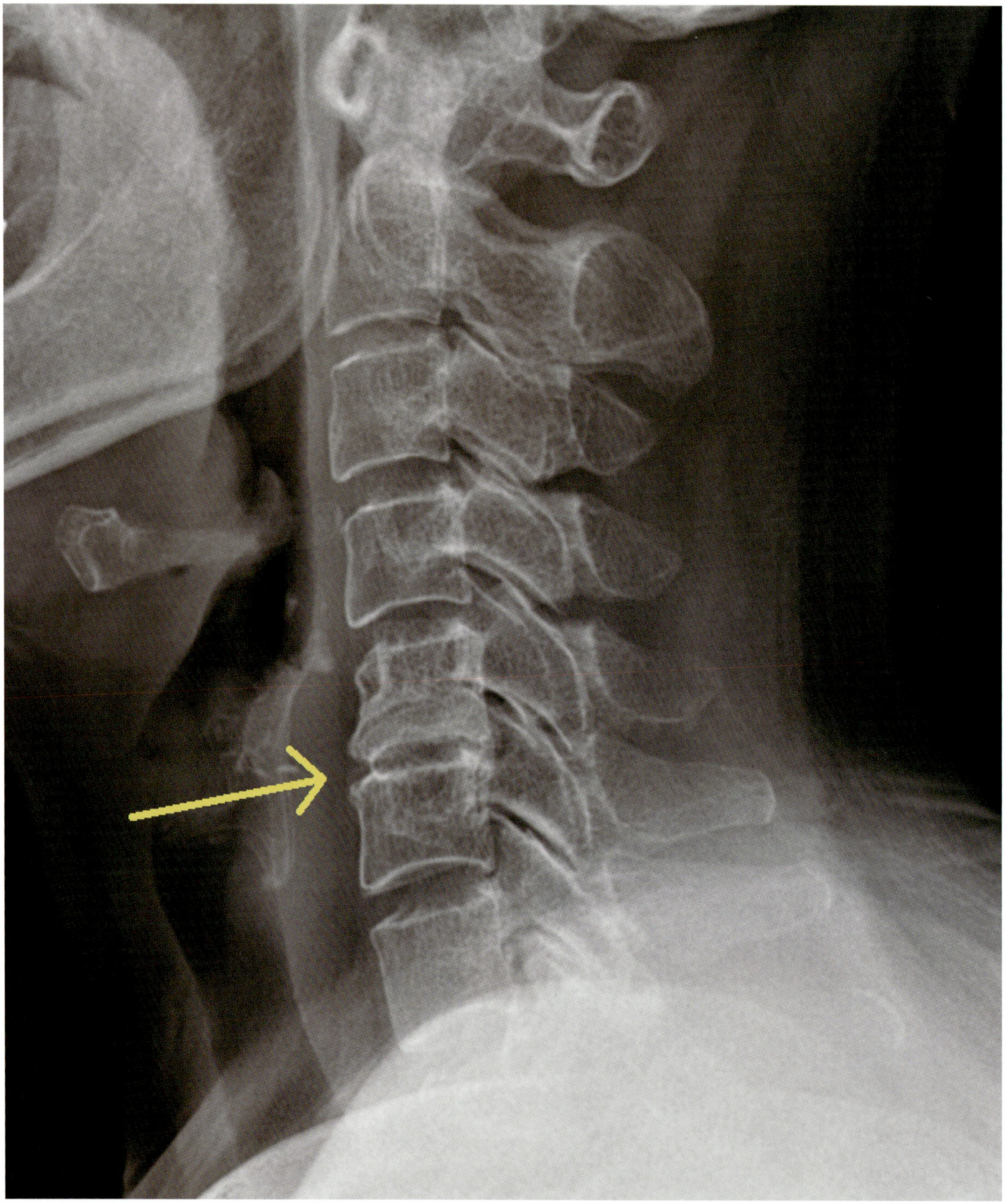

Fig. Cervical-14.

C5/6 intervertebral disc(화살표)는 다른 Level에 비해서 Disc height가 낮고, C5 Vertebral body의 Sclerosis가 보입니다. Disc height는 위 Level의 Disc height에 비해 더 높거나 비슷해야 합니다. 본 증례처럼 Disc의 height가 낮아져 있으면, Disc degeneration이나, Disc herniation이 발생한 것으로 판단할 수 있습니다.

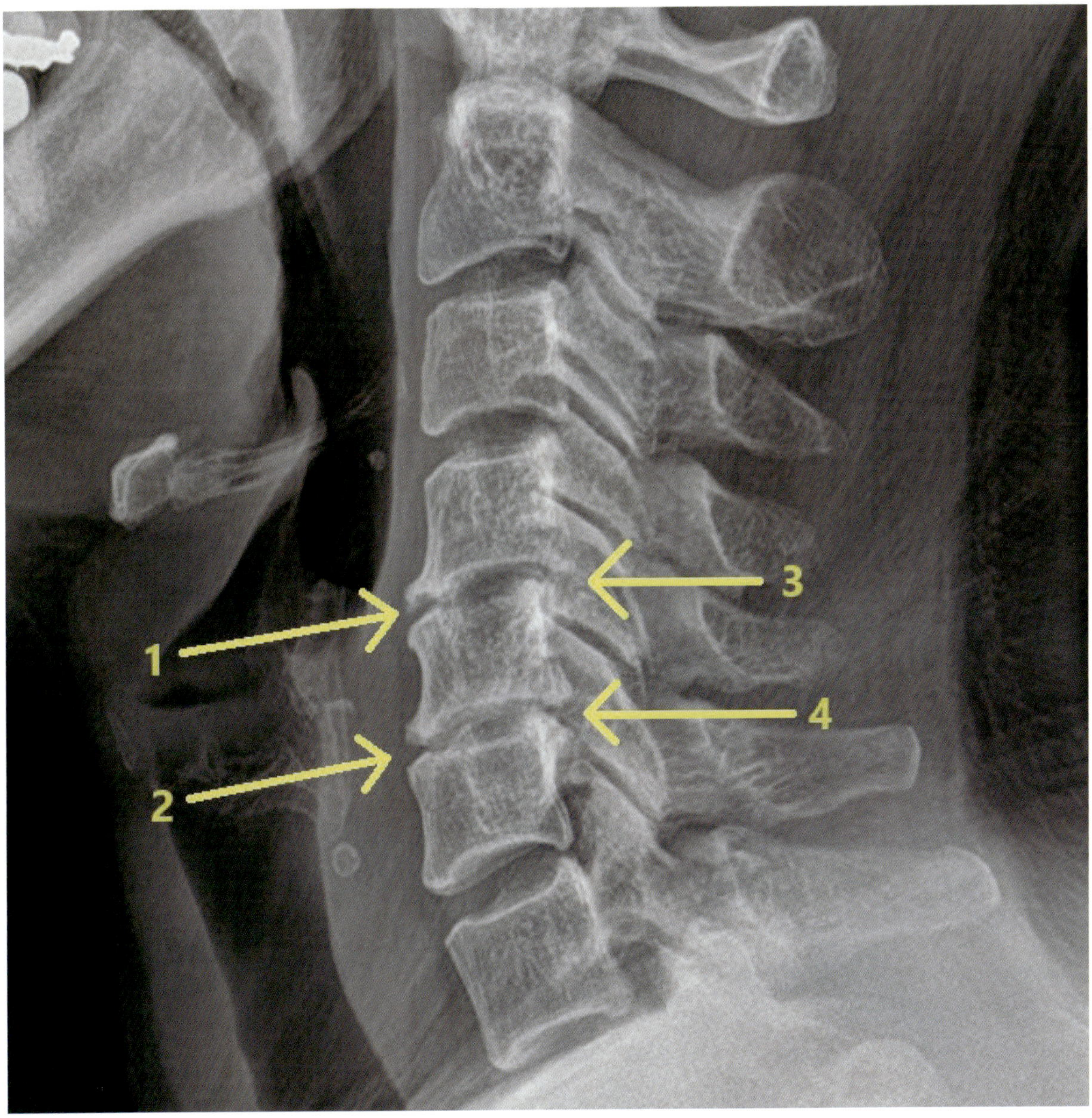

Fig. Cervical-15.

C4/5 intervertebral disc(1)와 C5/6 intervertebral disc(2)를 보시면 Height가 낮아져 있고, Vertebral body의 Osteophyte가 보이는 **Spondylosis** 소견입니다. 또한 C4/5, C5/6에 Retrolisthesis(3, 4)를 보이는 환자입니다.

Spondylolisthesis/Retrolisthesis는 아래 Level의 Vertebral body를 기준으로 위 Level의 Vertebral body가 앞쪽으로 치우쳤는지, 뒤쪽으로 치우쳤는지에 따라 결정됩니다. 앞쪽으로 치우치면 Spondylolisthesis, 뒤쪽으로 치우치면 Retrolisthesis 입니다. 위의 환자는 C5에 비해 C4가 뒤로 치우쳐 있기 때문에 C4/5 retrolisthesis(3)가 있고, C6에 비해 C5가 뒤로 치우쳐 있기 때문에 C5/6 retrolisthesis(4)가 있는 것입니다. Retrolisthesis가 있는 경우 Extension/Flexion view를 찍어서 Instability도 같이 평가해야 합니다.

3 Extension / Flexion view

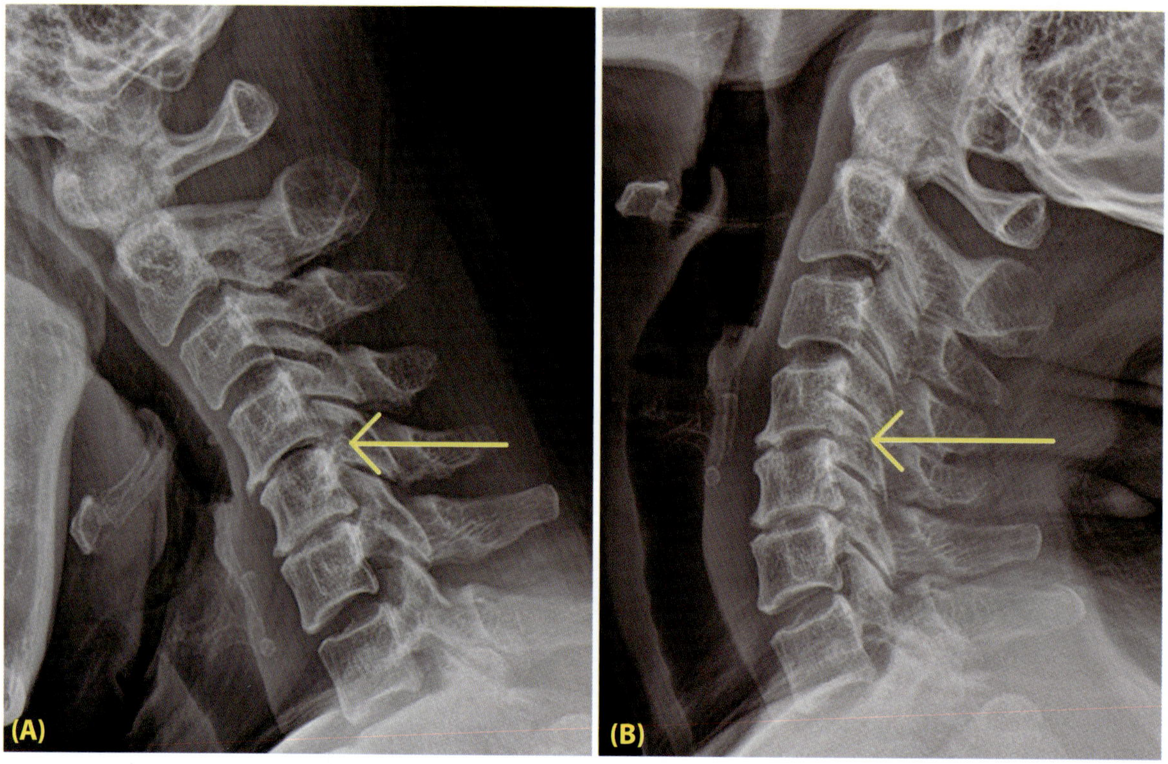

Fig. Cervical-16.

Extension/Flexion view는 Instability를 보기 위한 View 입니다. Extension시 Retrolisthesis가 더 심하게 보이고, Flexion시 Spondylolisthesis가 더 심하게 보입니다. Extension과 Flexion시 Vertebral body가 3 mm 이상 차이 나는 경우 Segmental instability가 있다고 합니다.

Fig. Cervical-15과 같은 환자의 증례입니다. (A)는 Flexion view, (B)는 Extension view 입니다. C4/5 retrolisthesis가 (A)에 비해서 (B)에서 더 심해지는 것을 볼 수 있습니다.

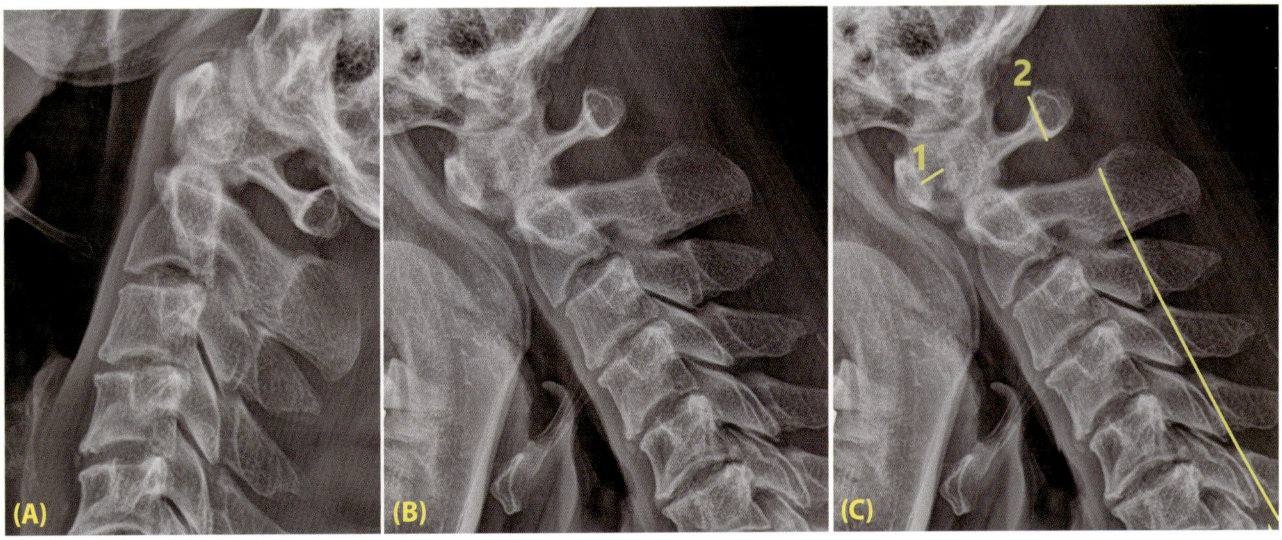

Fig. Cervical-17.

Extension/Flexion view에서 Atlanto-axial(C1-C2) instability도 확인해야 합니다. Atlanto-axial instability는 Atlanto-dental interval(ADI)로 판단합니다. ADI는 C1의 Anterior arch의 Posterior cortex부터, Dens의 Anterior cortex까지의 거리를 의미하며, 성인의 경우 3 mm 이상, 소아의 경우 5 mm 이상이면 Instability가 있다고 판단합니다.

Rheumatoid arthritis를 진단받은 50대 환자의 (A) Extension view, (B)와 (C)는 Flexion view 입니다. (A)와 비교했을 때, (B)와 (C)를 보시면 ADI(1)가 5 mm로 증가되어 있습니다. 그리고 Spinolaminar line(2)을 보았을 때, C1에서 어긋나 있는 것을 볼 수 있습니다. 따라서 본 증례는 Atlantoaxial instability가 있다고 판단할 수 있습니다. Atlantoaxial instability는 Rheumatoid arthritis에서 발생 가능성이 더 높으며, Instability가 증상을 일으키는 경우 고정하는 수술이 필요합니다.

4 Oblique view

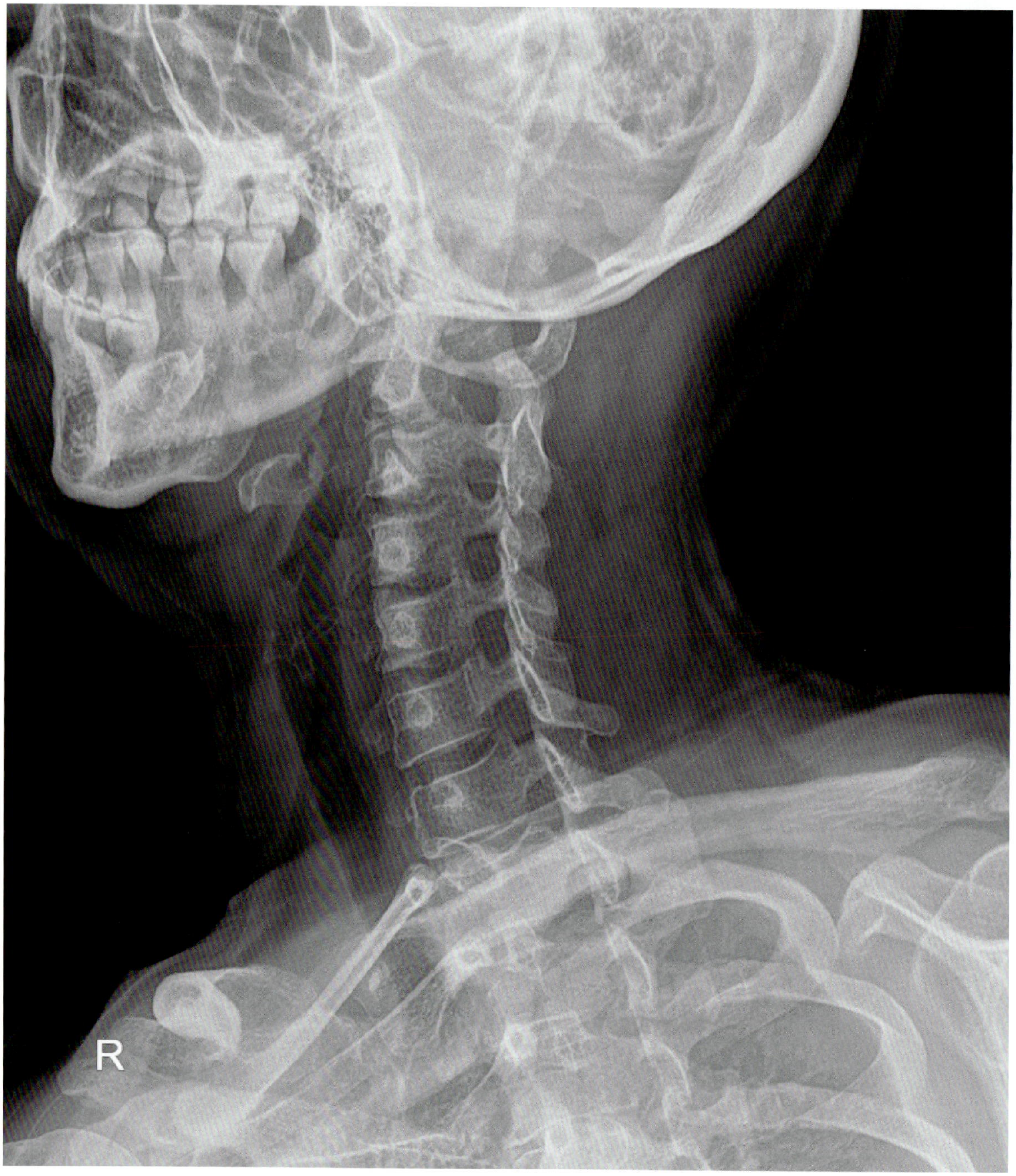

Fig. Cervical-18.

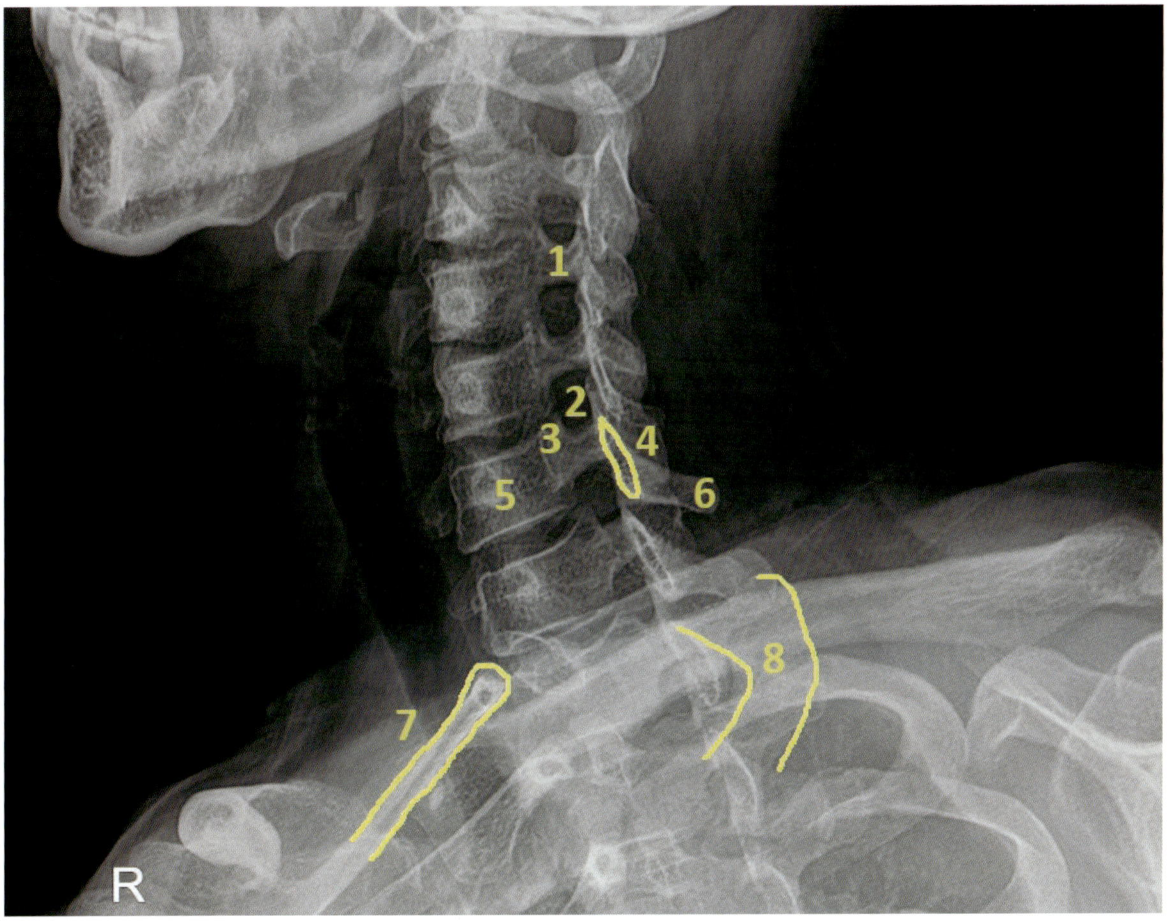

Fig. Cervical-19.

1. Lt C4 pedicle // 2. Lt C5/6 foramen // 3. Lt. C6 uncinate process // 4. C6 lamina(타원) // 5. C6 vertebral body // 6. C6 spinous process // 7. Rt 1st rib // 8. Lt 1st rib

Cervical oblique view에서 가장 중요하게 봐야하는 것은 Neural foramen(2)입니다. Cervical spine에서는 Neural foramen의 Stenosis를 유발하는 대표적인 원인이 Osteophyte이기 때문에, Lumbar spine과는 다르게 Foraminal stenosis가 X-ray에서도 잘 보입니다. Neural foramen에서는 아래 Level에 해당하는 Nerve root가 나옵니다. 예를 들어, Lt L4 C5/6 foramen(2)에서 나오는 Nerve root는 Lt C6 nerve root 입니다. 주의해야 할 것은 C7/T1 사이에서 나오는 Nerve root는 T1이 아니라 C8 nerve root 입니다. Vertebral body는 C7까지 있지만, Nerve root는 C8까지 있기 때문입니다. Neural foramen은 양쪽에 있기 때문에, 해당 X-ray에서 보이는 Foramen이 어느 쪽인지 구분해야 합니다. Anatomy를 생각해 보면, Vertebral body가 가운데에 있고, Foramen이 양쪽에 있습니다. 따라서 Vertebral body에 비해 Neural foramen이 어느 쪽인지 구분하시면 됩니다. 이 X-ray에서는 Vertebral body에 비해 Neural foramen이 환자의 왼쪽(사진상으로는 오른쪽)에 있기 때문에, 지금 보이는 Neural foramen은 Lt side foramen 입니다.

Oblique view에서 Level 체크는 C7과 T1사이에서 1st rib이 나오는 것으로 결정합니다. 1st rib(7, 8)을 보고 바로 위 Vertebral body를 C7으로 확인하는 것입니다.

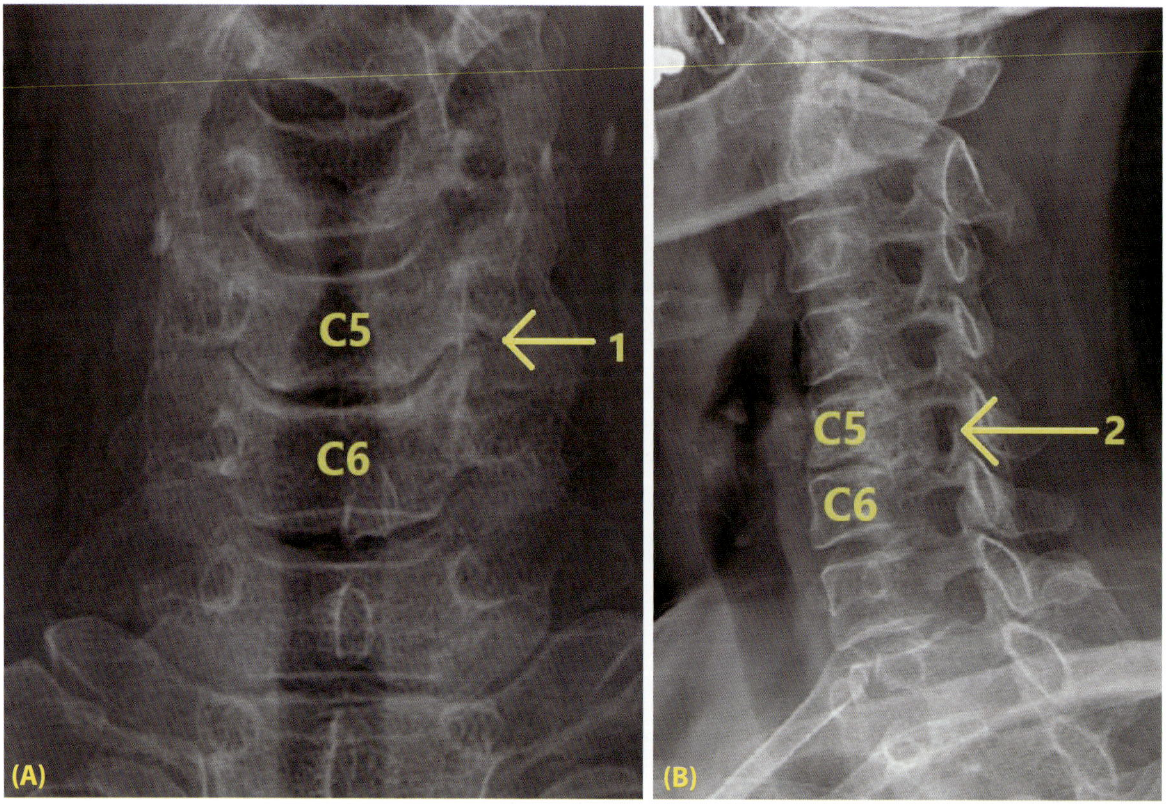

Fig. Cervical-20.

(A)는 AP view, (B)는 Lt oblique view 입니다. (A)에서 C5/6 disc space narrowing과 Lt C5/6 uncovertebral joint의 Osteophyte(1)가 보입니다. (B)를 보시면 Uncovertebral joint의 Osteophyte에 의해서 Lt C5/6 neural foramen(2)이 좁아져 있는 것을 확인할 수 있으며, 이 Level의 **Foraminal stenosis**는 C6 nerve root에 영향을 줄 수 있습니다.

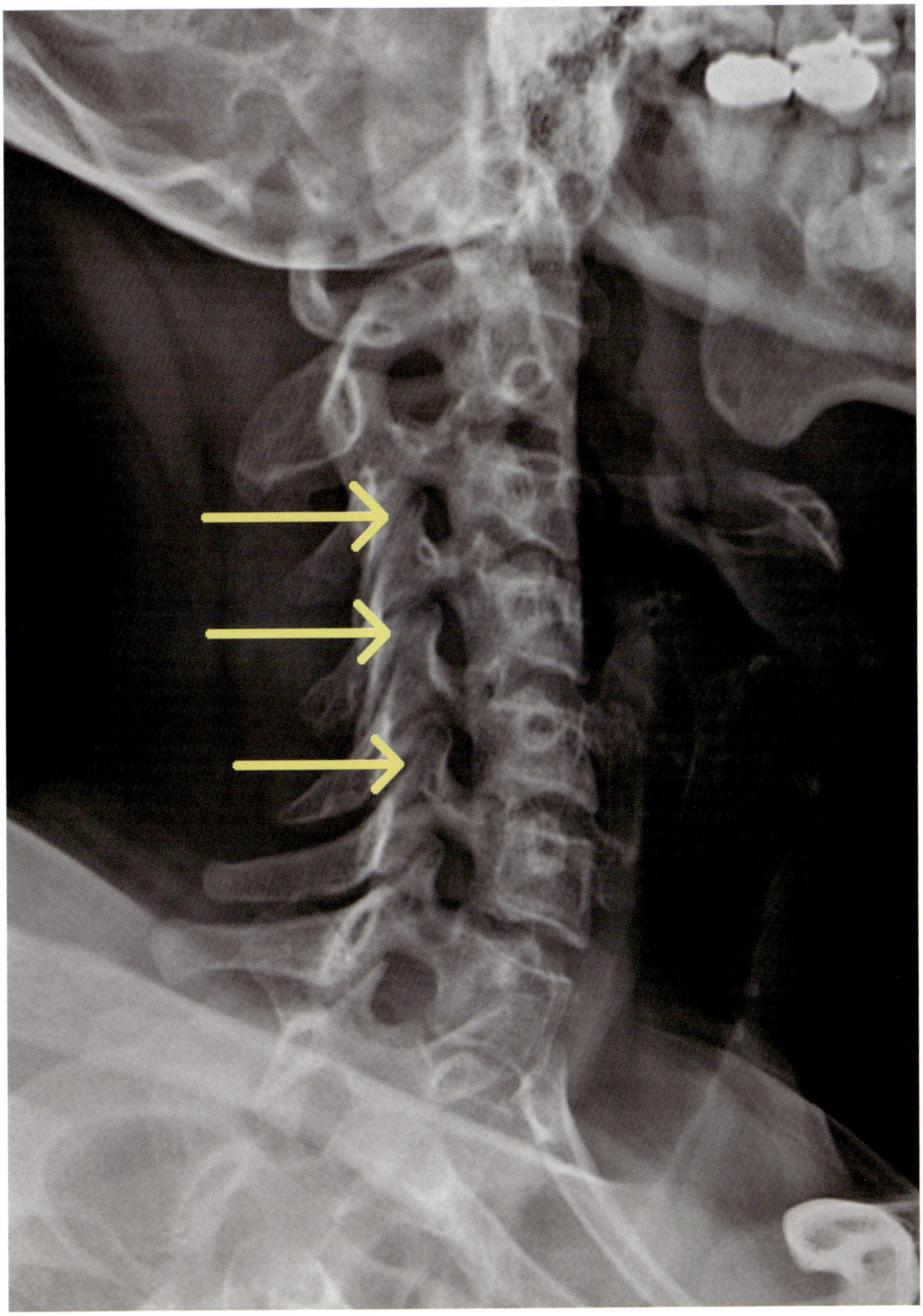

Fig. Cervical-21.

20대 환자의 Rt oblique view 입니다. Oblique view를 볼 때, 정확히 촬영되었는지도 보아야 합니다. Neural foramen의 각도와 X-ray beam의 각도가 잘 맞지 않은 경우, Uncovertebral joint 또는 Facet joint osteophyte가 없음에도 Neural foramen의 여러 Level이 길쭉(화살표)하게 보입니다. 결과적으로 Stenosis가 없더라도 좁아진 것처럼 보이기 때문에, 본 증례처럼 각도가 잘 맞지 않은 경우는 Foraminal stenosis의 여부를 판단하기 어렵게 됩니다.

5 Open mouth view

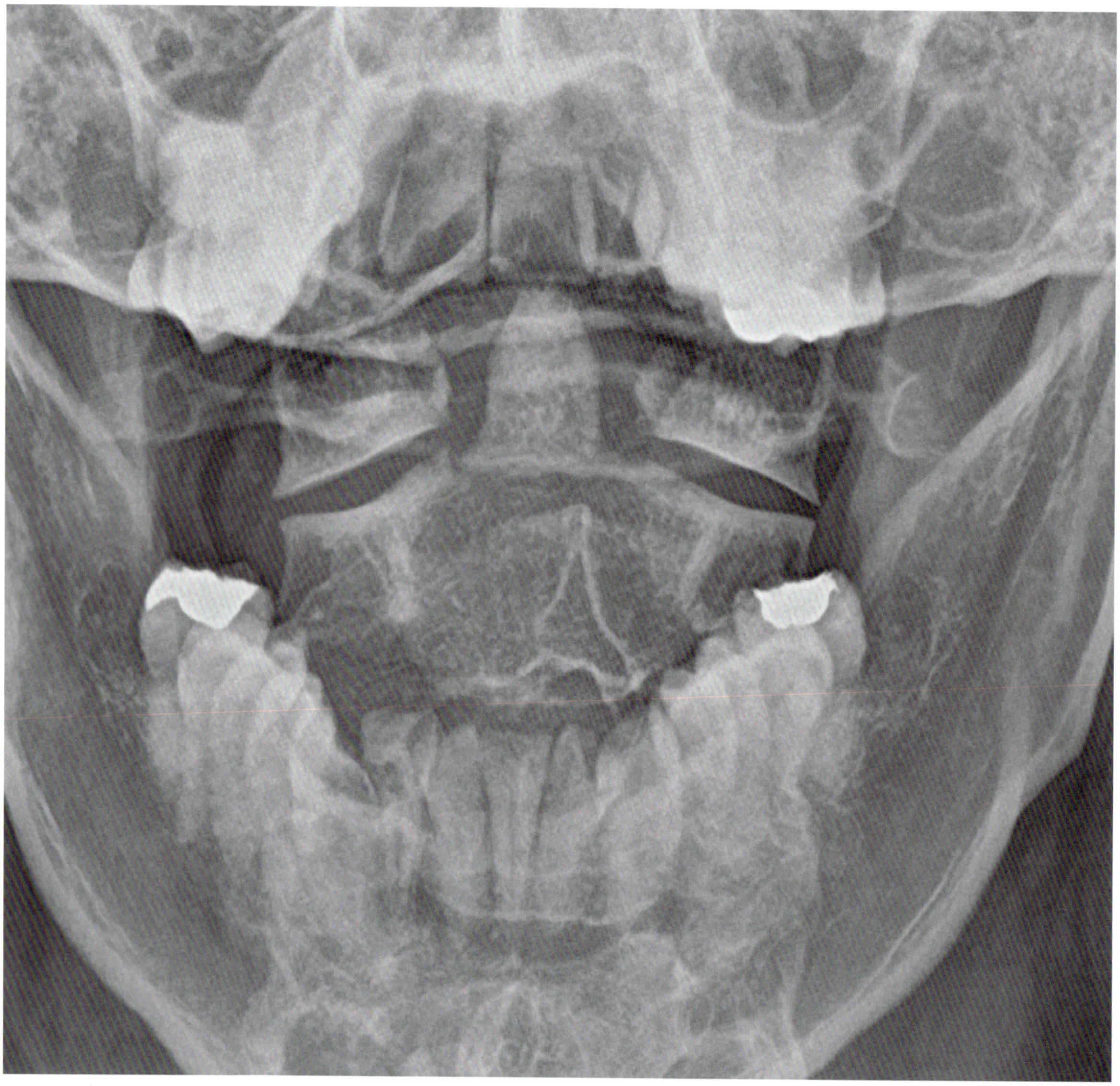

Fig. Cervical-22.

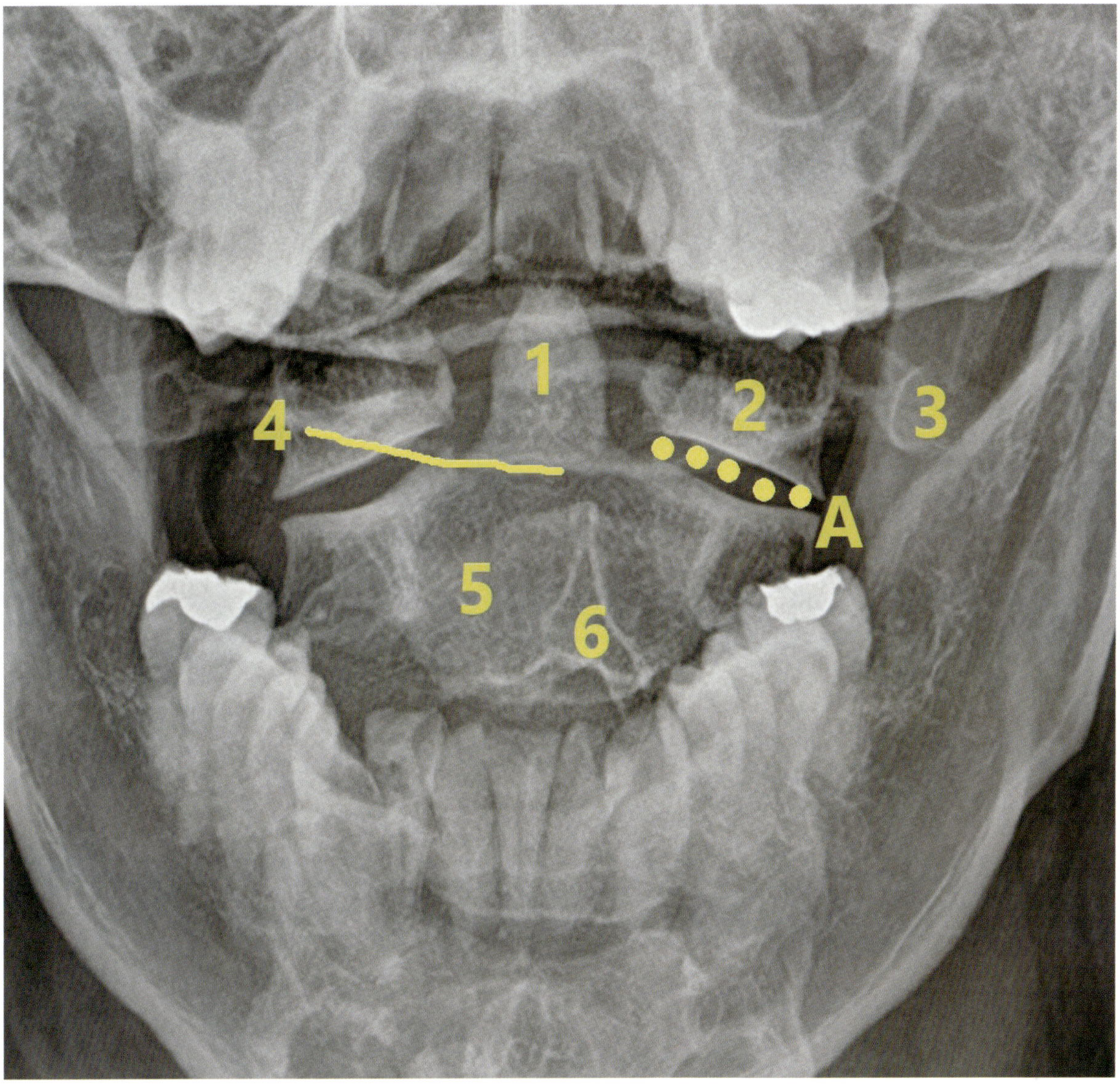

Fig. Cervical-23.

1. Dens(= Odontoid process) // 2. Lt lateral mass(C1) // 3. Lt transverse process(C1) // 4. Posterior arch(C1) //
5. C2 vertebral body // 6. C2 spinous process
A. Lt lateral atlantoaxial joint

Open mouth view는 C1과 C2를 보기 위한 View이며, Atlantoaxial joint(A)를 보거나, Trauma로 인한 C1, C2 fracture의 여부를 보기 위해 촬영합니다.

AP에서는 C1, C2가 잘 보이지 않기 때문에, C1과 C2를 평가하기 위해서는 Open mouth view를 찍어야 합니다. Trauma에서 Dens나 C1 fracture를 평가하거나, 만성 통증에서 Atlantoaxial joint(A)의 Osteoarthritis를 평가할 수 있습니다.

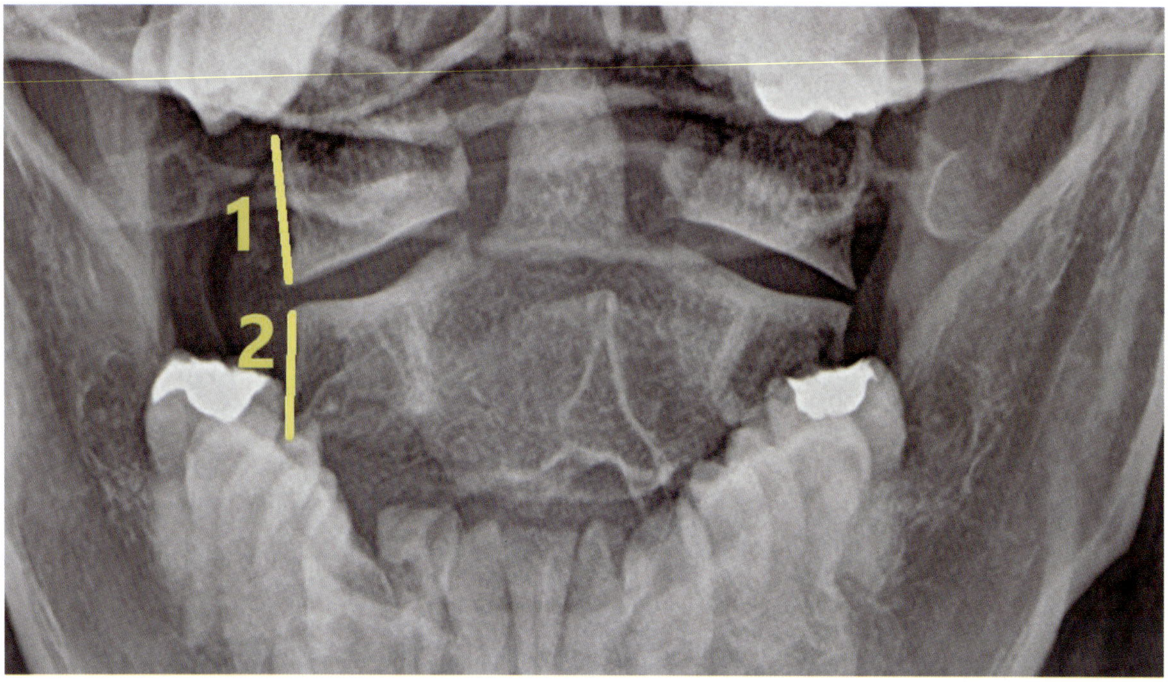

Fig. Cervical-24.

Fracture가 직접적으로 보이지 않더라도, C1 Lateral mass의 Lateral margin(1)이 C2의 Lateral margin(2)보다 더 Lateral로 나와 있는 경우 C1 fracture를 의심할 수 있습니다.

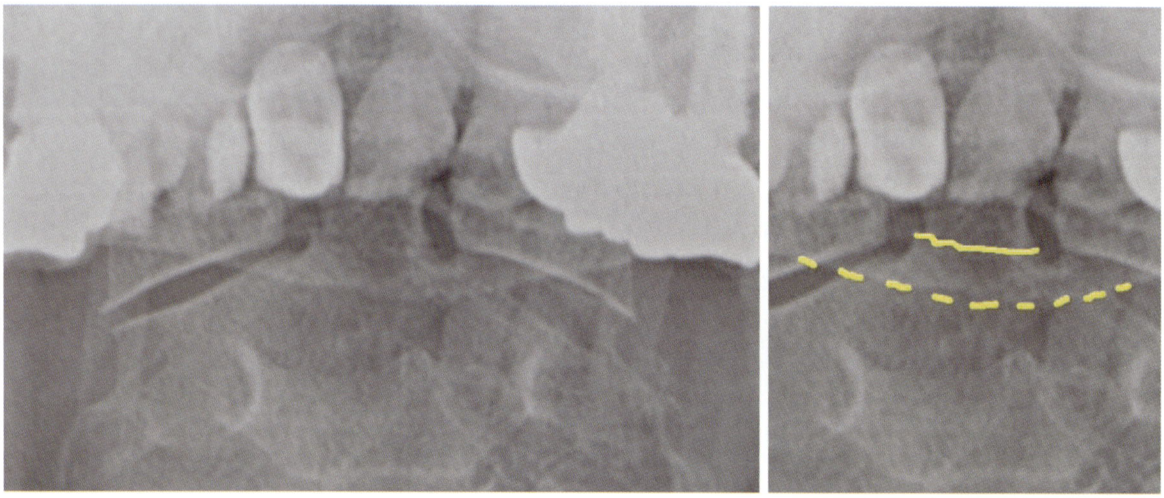

Fig. Cervical-25.

Dens에 Fracture line(실선)이 보이는 Dens fracture 증례입니다. Fracture line 아래로 보이는 C1 posterior arch(점선)가 Fracture line으로 잘못 해석하지 않도록 주의해야 합니다.

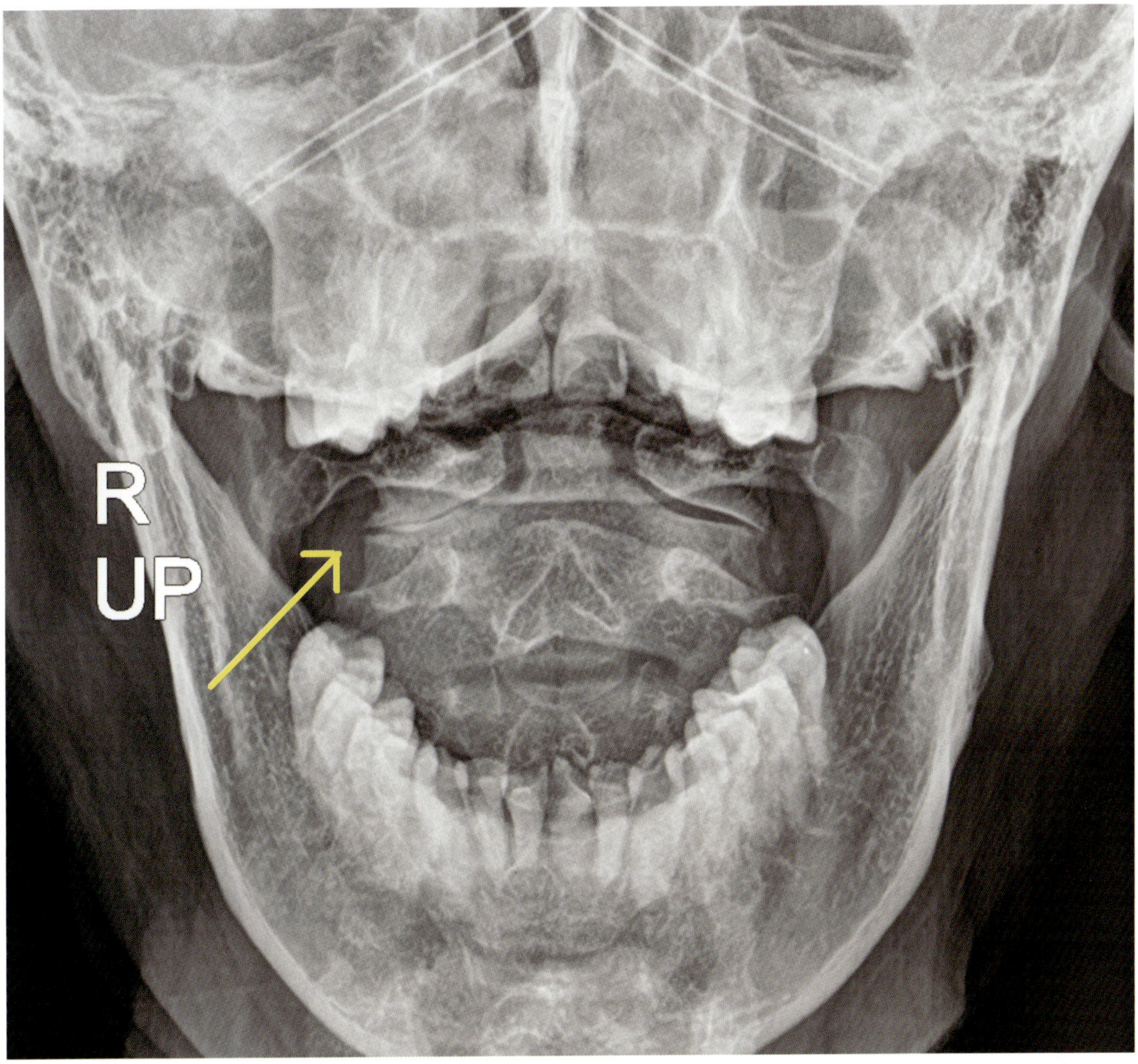

Fig. Cervical-26.

Rt Atlantoaxial joint의 Osteoarthritis(화살표)로 Joint space narrowing, Sclerosis, Osteophyte가 보이는 환자입니다. Lt side에 비해서 Joint space가 좁아져 있는 것을 볼 수 있습니다. Atlanto-axial joint에 OA가 발생하면, 주로 Head rotation시 통증이 악화되는 양상을 보입니다.

CASE

1. Infective spondylitis

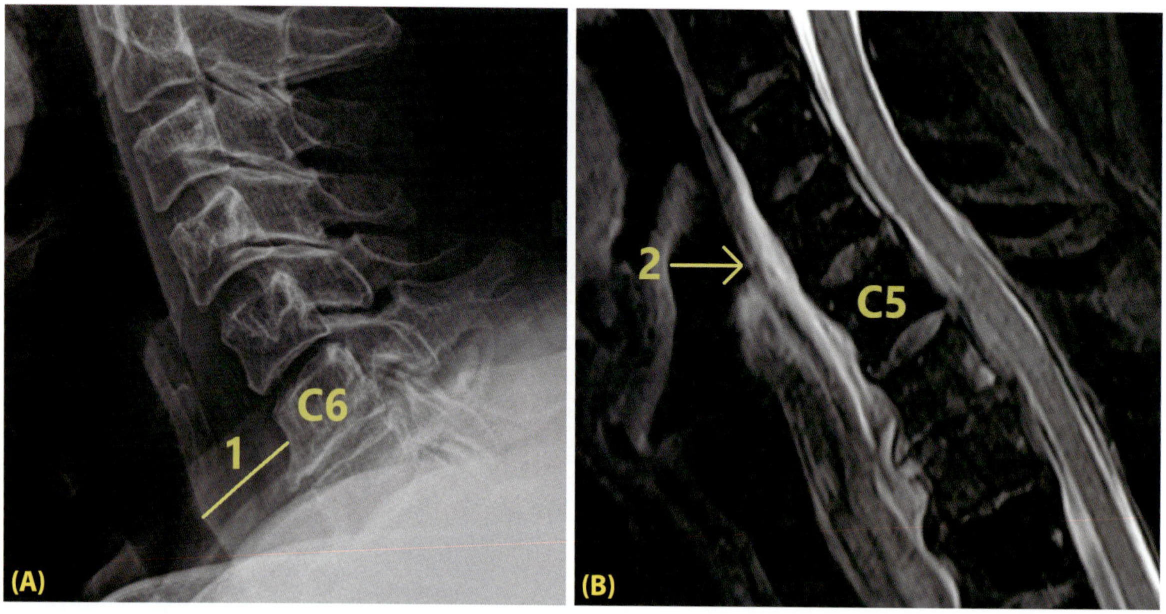

Fig. Cervical-27.

1주일 전부터 시작된 Fever와 Neck pain으로 내원한 70대 환자입니다. (A)는 Lateral view, (B)는 MR FS T2W image 입니다.

C6/7 intervertebral disc를 보시면 Disc space narrowing과 Osteophyte로 Spondylosis의 소견이 보이지만, 그 외에도 Prevertebral soft tissue(1)가 26 mm로 부어있는 소견을 볼 수 있습니다. 또한 (B)에서 Prevertebral soft tissue에 High SI의 Fluid(2)가 보입니다. Prevertebral soft tissue에는 정상적으로는 Fluid가 없기 때문에, 지금처럼 Fluid가 보이는 소견은 Inflammation에 의한 Pathologic fluid collection으로 보아야 합니다. 그리고 C6와 C7의 Vertebral body에서도 Abnormal signal intensity를 보입니다. 결과적으로 Infective spondylitis로 진단받은 환자입니다.

Lateral view에서 Vertebrae를 확인하며, Soft tissue swelling도 같이 봐주는 것도 중요합니다.

2. Ossification posterior longitudinal ligament

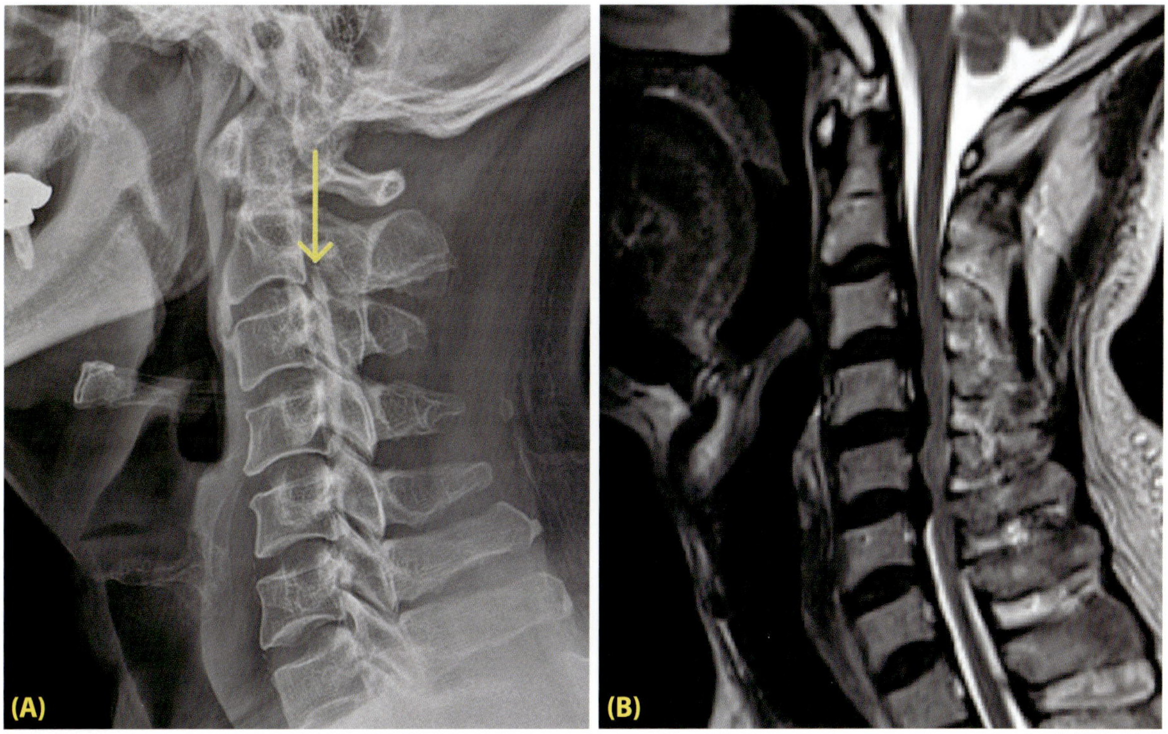

Fig. Cervical-28.

1년 전부터 Neck pain과 양팔 저린 증상으로 내원한 60대 환자입니다. (A)는 Lateral view, (B)는 MR T2W image 입니다. (A)에서 Vertebral body 뒤쪽으로 C2-5 Level에 걸친 긴 Ossification이 보입니다. (B)에서도 까맣게 보이는 Ossification에 의해 Spinal cord가 눌린 Ossification posterior longitudinal ligament(OPLL) 증례입니다.

Posterior longitudinal ligament는 Vertebral body의 뒤쪽으로 길게 연결되어 있는 Ligament 입니다. 이 구조물에 Ossification이 발생하면 Spinal cord를 누르면서, Neck pain, Radicular pain을 나타낼 수 있습니다. 이러한 증상은 Herniated disc에서도 비슷하게 나타나기 때문에, Neck pain, Radicular pain을 호소하는 환자에서 Disc space 및 Neural foramen도 확인해야 하지만, Vertebral body 뒤쪽으로 OPLL이 없는지도 보아야 합니다.

3. Block vertebra

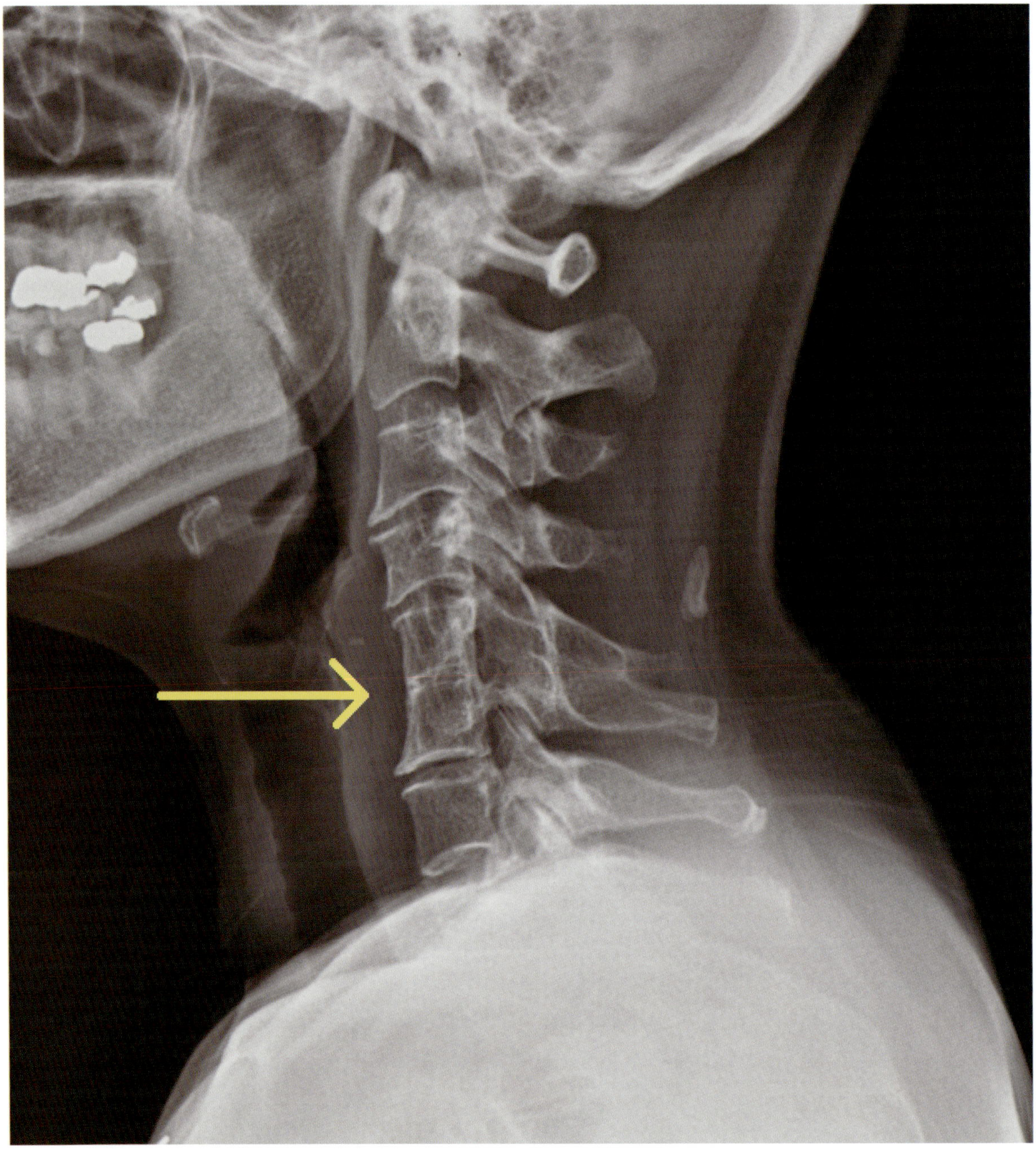

Fig. Cervical-29.

C5/6 vertebral body의 Block vertebra(화살표)의 증례입니다. Block vertebra는 Vertebral anomaly로, 인접 Vertebral body가 나누어지지 않은 것을 의미합니다. 결과적으로 두개의 Vertebral body가 Fusion된 것처럼 작용하여 인접 Level의 Disc에서 Degeneration이 잘 발생하게 됩니다.

4. Ossification of nuchal ligament

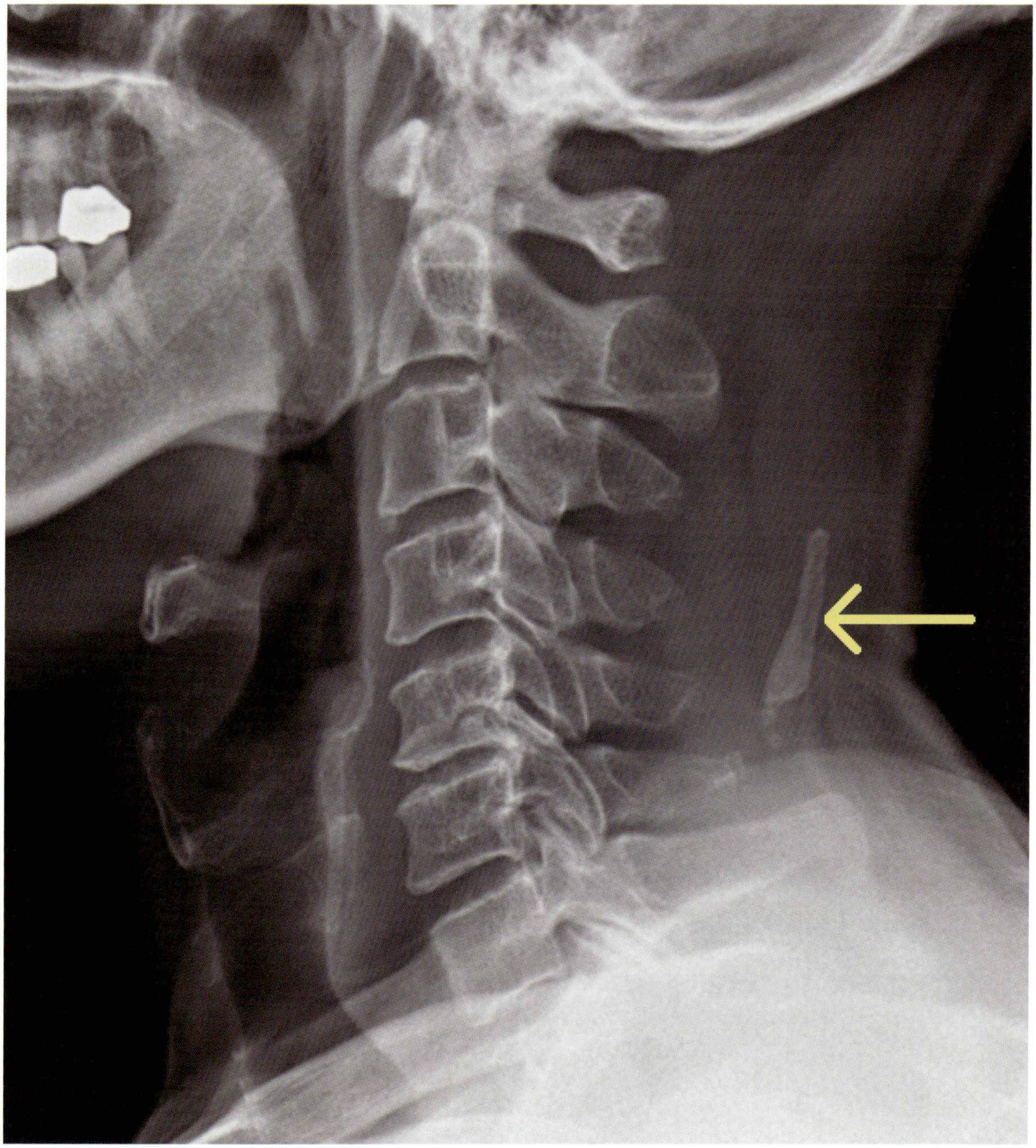

Fig. Cervical-30.

Ossification of nuchal ligament(화살표)의 증례입니다. Posterior neck의 Nuchal ligament에 Ossification이 발생한 것으로, 증상을 유발하지 않기 때문에 Observation 합니다.

한페이지 지식

Density, Echogenicity, Signal intensity

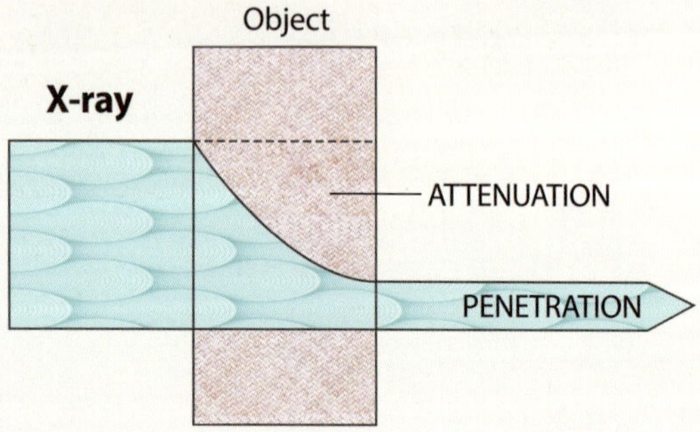

진료에 사용하는 X-ray, CT, Ultrasound, MR의 영상은 기본적으로 흰색과 검정색, 회색으로 이루어져 있습니다만, 각각의 영상 장비에 따라 흰색과 검정색을 지칭하는 단어가 다릅니다.

왼쪽 그림과 같이 X-ray는 물체를 통과할 때, 물질의 Density에 따라 Attenuation(감쇠)이 일어나고, 물질을 Penetration(통과)한 X-ray만이 Detector에 도착합니다. Detector는 도착한 X-ray를 까맣게 표시하기 때문에, 도착한 X-ray 양이 많을수록 까맣게 표시됩니다. 즉, Density가 낮은 물질은, Attenuation이 적게 일어나고, Detector에는 많은 X-ray가 도착하면서 까맣게 보이게 됩니다. 다시 말해서, X-ray에서 까맣게 보이는 곳은 Density나 Attenuation이 낮은 부위인 것입니다. 반대로, X-ray에서 하얗게 보이는 곳은 Density나 Attenuation이 높은 곳입니다.

CT에서도 X-ray와 마찬가지로 방사선을 사용하기 때문에, 까맣게 보이는 곳은 Low density, low attenuation이라 하며, 하얗게 보이는 곳을 High density, high attenuation이라 합니다.

Ultrasound는 US probe에서 Ultrasound wave를 방출한 뒤, 물체에 반사되어 돌아온 Wave를 분석하여 영상을 만듭니다. Ultrasound에서는 Echogenicity라는 용어를 사용하여, 까맣게 보이는 곳을 Decreased echogenicity 또는 Hypoechoic이라 하며, 하얗게 보이는 곳을 Increased echogenicity 또는 Hyperechoic이라 합니다.

MRI는 강력한 자기장으로 만든 Hydrogen proton의 신호를 영상으로 만드는 장치입니다. MRI는 Signal intensity라는 용어를 사용하여, 까맣게 보이는 곳을 Low signal intensity, 하얗게 보이는 곳을 High signal intensity라고 합니다.

X-ray	Low density, Low attenuation	High density, High attenuation
CT	Low density, Low attenuation	High density, High attenuation
US	Decreased echogenicity, Hypoechoic	Increased echogenicity, Hyperechoic
MR	Low signal intensity	High signal intensity

II. SHOULDER

A. Anatomy of the Shoulder ... 36

B. X-ray

1. AP view ... 39
- *a. Osteoarthritis* ... 43
- *b. Acromioclavicular joint stress view* ... 47

2. External/Internal rotation view ... 48
- *a. Hill-Sachs lesion* ... 52

3. Grashey view(AP glenoid view) ... 55
- *a. Bankart lesion* ... 58

4. Lateral scapula view(Y view) ... 59
- *a. Type of acromion* ... 63

5. Axial view ... 67

6. Stryker notch view ... 73

C. Case

1. Rotator cuff disease ... 77

2. Avascular necrosis ... 82

3. Scapular fracture ... 83

4. Osteoarthritis secondary to rheumatoid arthritis ... 84

5. Pseudocyst of the humerus ... 85

6. Osteosarcoma ... 86

7. Simple bone cyst ... 88

8. Pseudotumor deltoideus ... 90

9. Little leaguer's shoulder ... 91

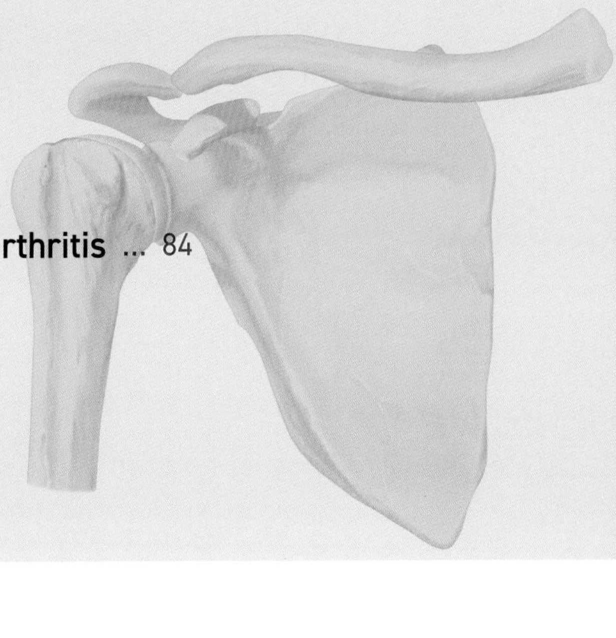

Shoulder

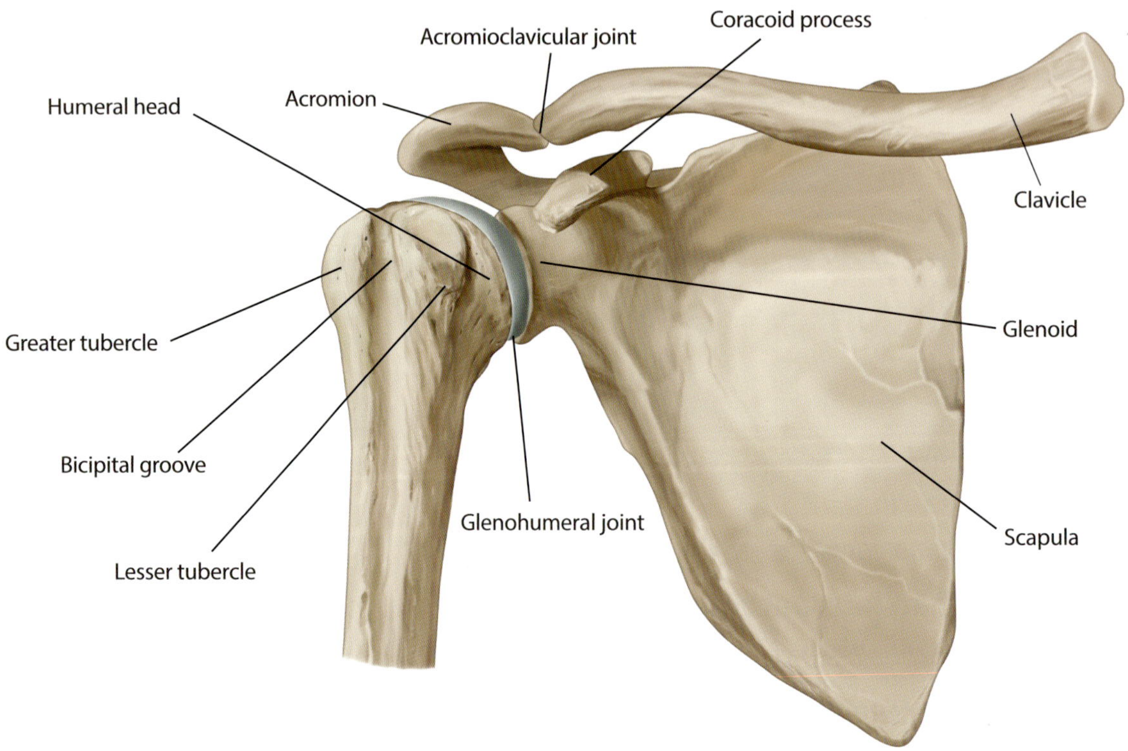

Fig. Shoulder-1.

Shoulder는 Humerus, Scapula, Clavicle로 이루어져 있습니다. Humeral head와 Scapula의 Glenoid가 Glenohumeral(GH)joint를 이루고, Scapula의 Acromion과 Clavicle이 Acromioclavicular(AC)joint를 이룹니다.

Humerus는 2개의 Tubercle이 있는데, Supraspinatus, Infraspinatus, Teres minor가 Insertion하는 **Greater tubercle**과, Subscapularis가 Insertion하는 **Lesser tubercle**이 있습니다. 2개의 Tubercle 사이로 Biceps long head tendon이 지나가는 **Bicipital groove**가 있습니다.

Scapula는 3개의 Process가 있습니다. Scapula의 Posterior에 있어 앞에서는 보이지 않는 **Scapular spine**, Scapula의 Superolateral에 있고 Clavicle과 AC joint를 이루는 **Acromion**, Scapula의 Anterolateral에 위치한 **Coracoid process**가 있습니다.

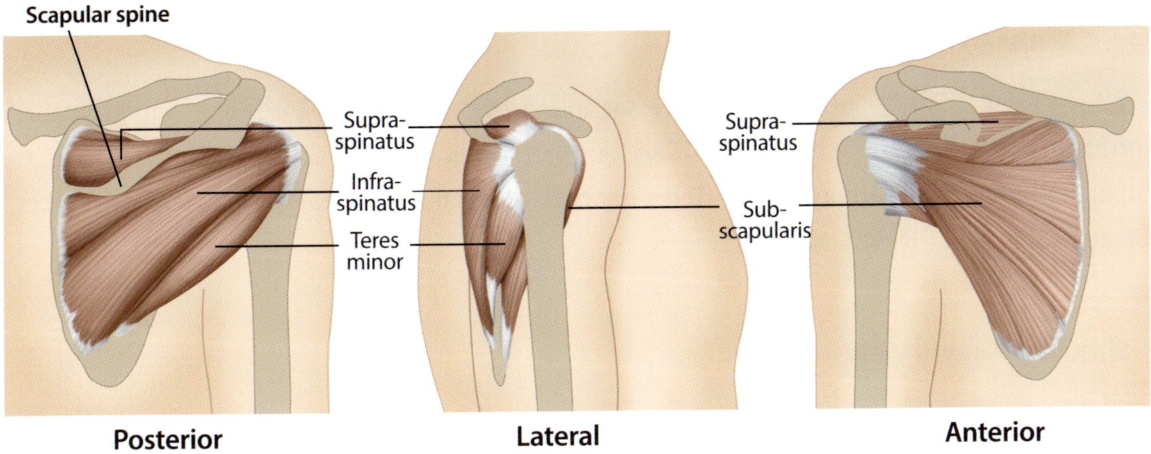

Fig. Shoulder-2.

Shoulder joint는 Humeral head가 Glenoid에 깊게 들어가 있는 구조가 아니기 때문에 Range of motion은 넓으나, 불안정해질 수 있는 구조입니다. 다소 불안정할 수 있는 Shoulder joint를 단단하게 잡아주는 것이 Rotator cuff이며, 4개의 Muscle이 있습니다.

Scapula의 앞쪽에서 Origin하는 Subscapularis와, 뒤쪽에서 Origin하는 Supraspinatus, Infraspinatus, Teres minor가 있습니다. Posterior에 있는 Scapular spine의 위에서 Origin하는 것이 Supraspinatus이며, 아래쪽에서 Origin하는 것이 Infraspinatus 입니다.

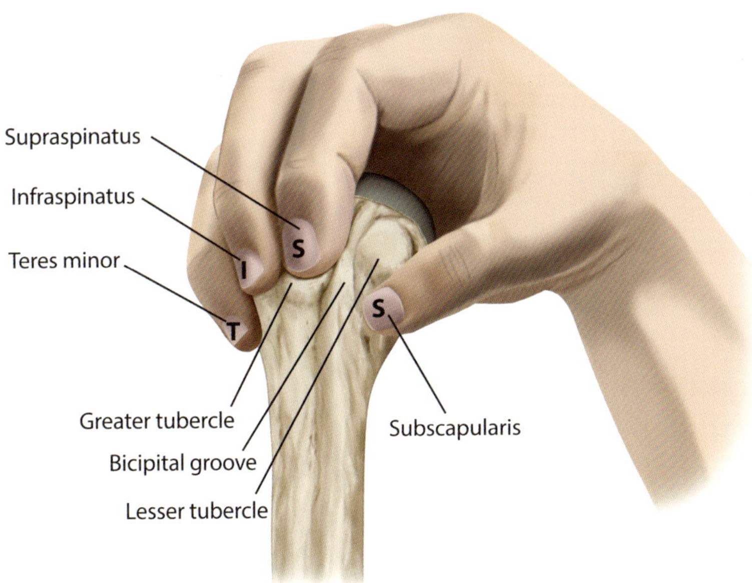

Fig. Shoulder-3.

Rotator cuff는 모두 Humerus에 Insertion하는데, 그 위치는 Humeral head를 손으로 잡고 있는 모습으로 이해하시면 됩니다.

엄지손가락에 해당하는 Subscapularis는 Lesser tubercle에, 검지와 중지에 해당하는 Supraspinatus와 Infraspinatus는 Greater tubercle에, 약지에 해당하는 Teres minor는 Greater tubercle과 Greater tubercle의 아래쪽에 Insertion 합니다. (Teres minor의 Upper fiber는 Greater tubercle//Lower fiber는 Greater tubercle의 아래쪽에 붙습니다.)

Shoulder X-ray의 View		
기본 View	AP view Lateral scapula view(Y view) Axial view	**촬영 목적**
추가 View	External rotation view	Greater tubercle
	Internal rotation view	Lesser tubercle, Hill-Sachs lesion
	Grashey view	Glenoid rim, GH joint space, Humerus-Articular surface, Bankart lesion
	Stryker notch view	Hill-Sachs lesion
	AC joint stress view	AC joint dislocation
	Abduction view	Supraspinatus tendon tear

1 AP view

Position

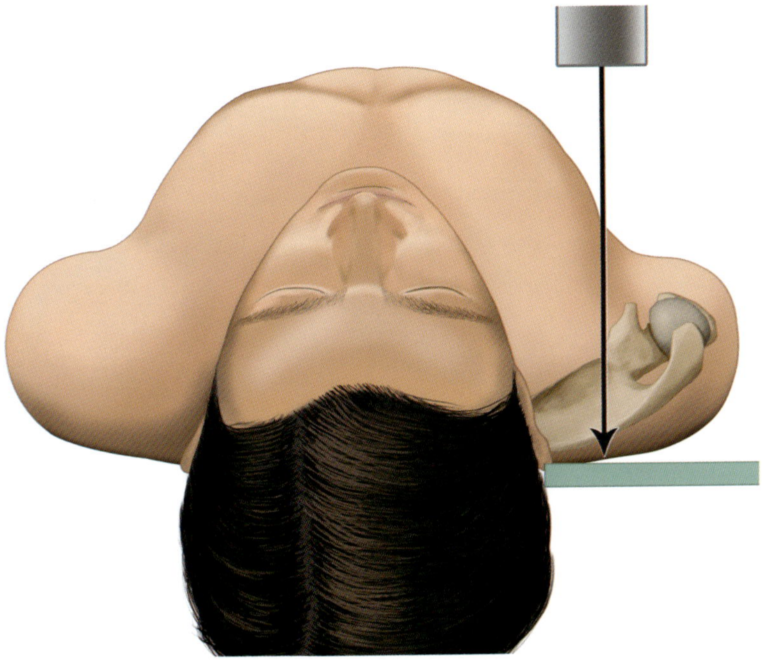

Fig. Shoulder-4.

AP view는 Image receptor에 등을 대고, 팔은 중립자세에서 찍습니다.

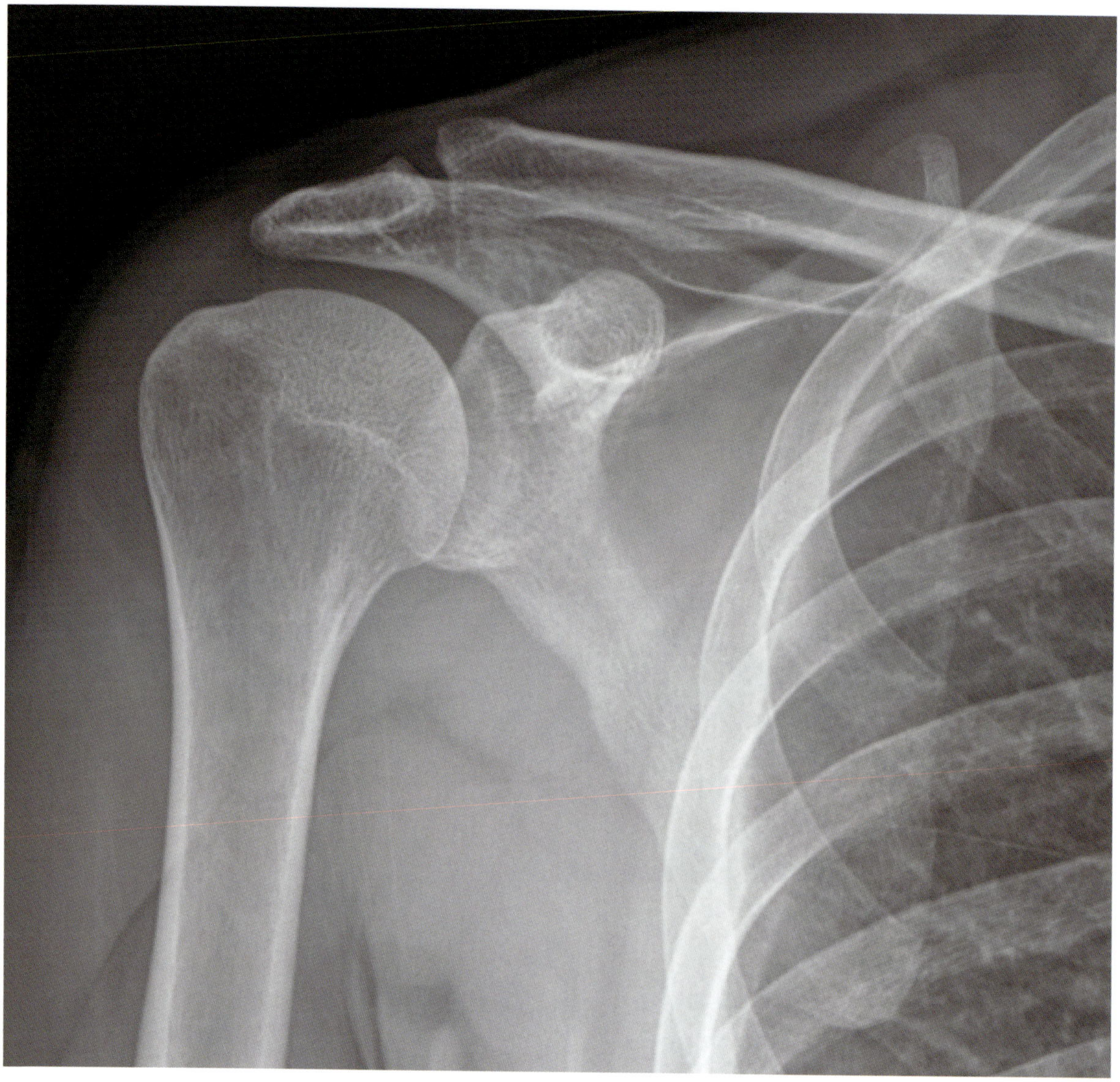

Fig. Shoulder-5.

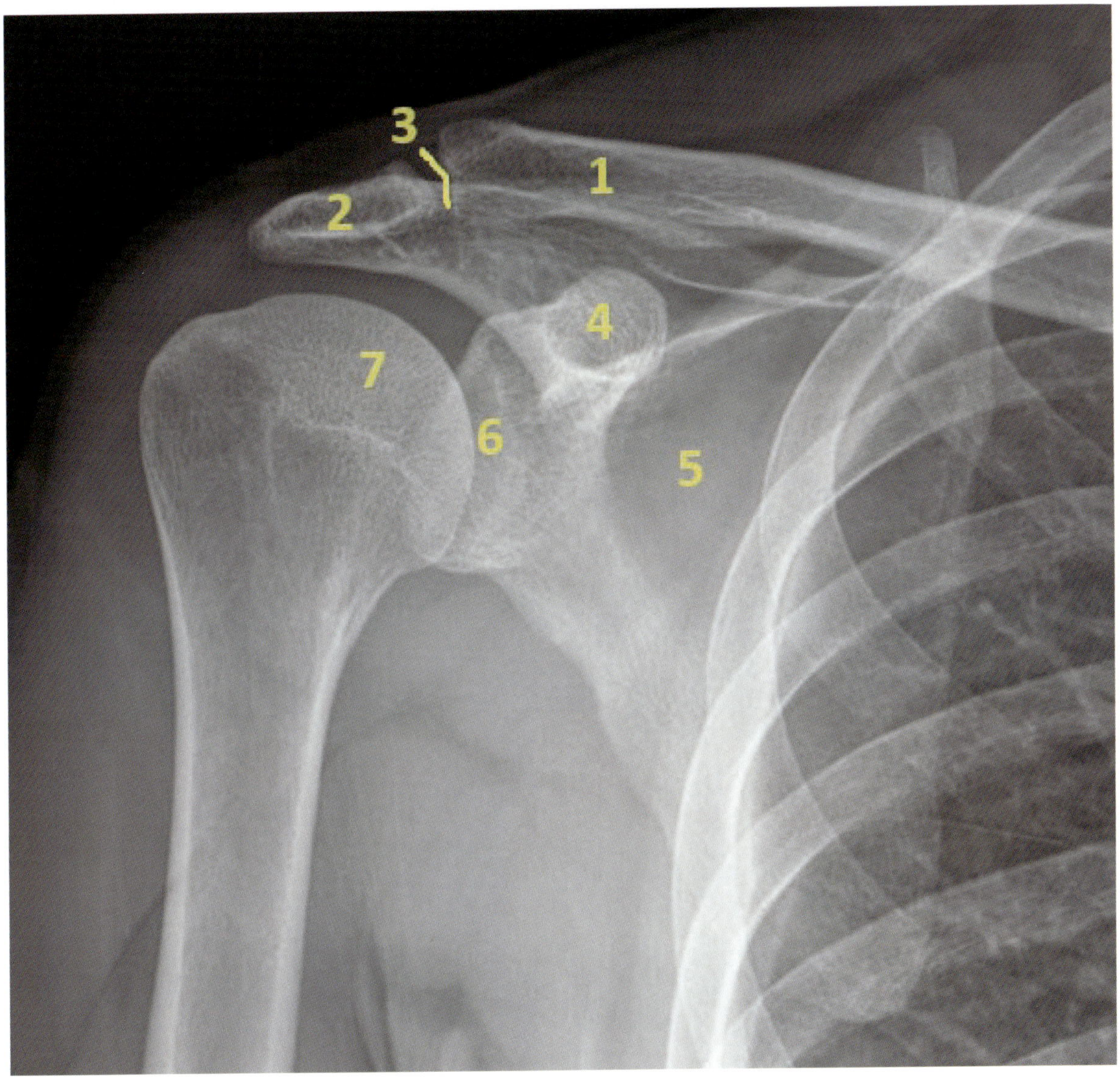

Fig. Shoulder-6.

1. Clavicle // 2. Acromion // 3. Acromioclavicular joint(AC joint) // 4. Coracoid process // 5. Scapula // 6. Glenoid // 7. Humeral head

AP view에서는 정상적으로 Glenoid(6)와 Humeral head(7)가 겹치도록 찍기 때문에 명확한 Glenohumeral joint space를 볼 수 없습니다. (더 명확한 Joint space를 보기 위해서는 Grashey view를 찍어야 합니다.) AP view에서 Glenoid와 Humeral head가 겹쳐 보이지 않는 것이 비정상이며, Dislocation을 의심해야 합니다.

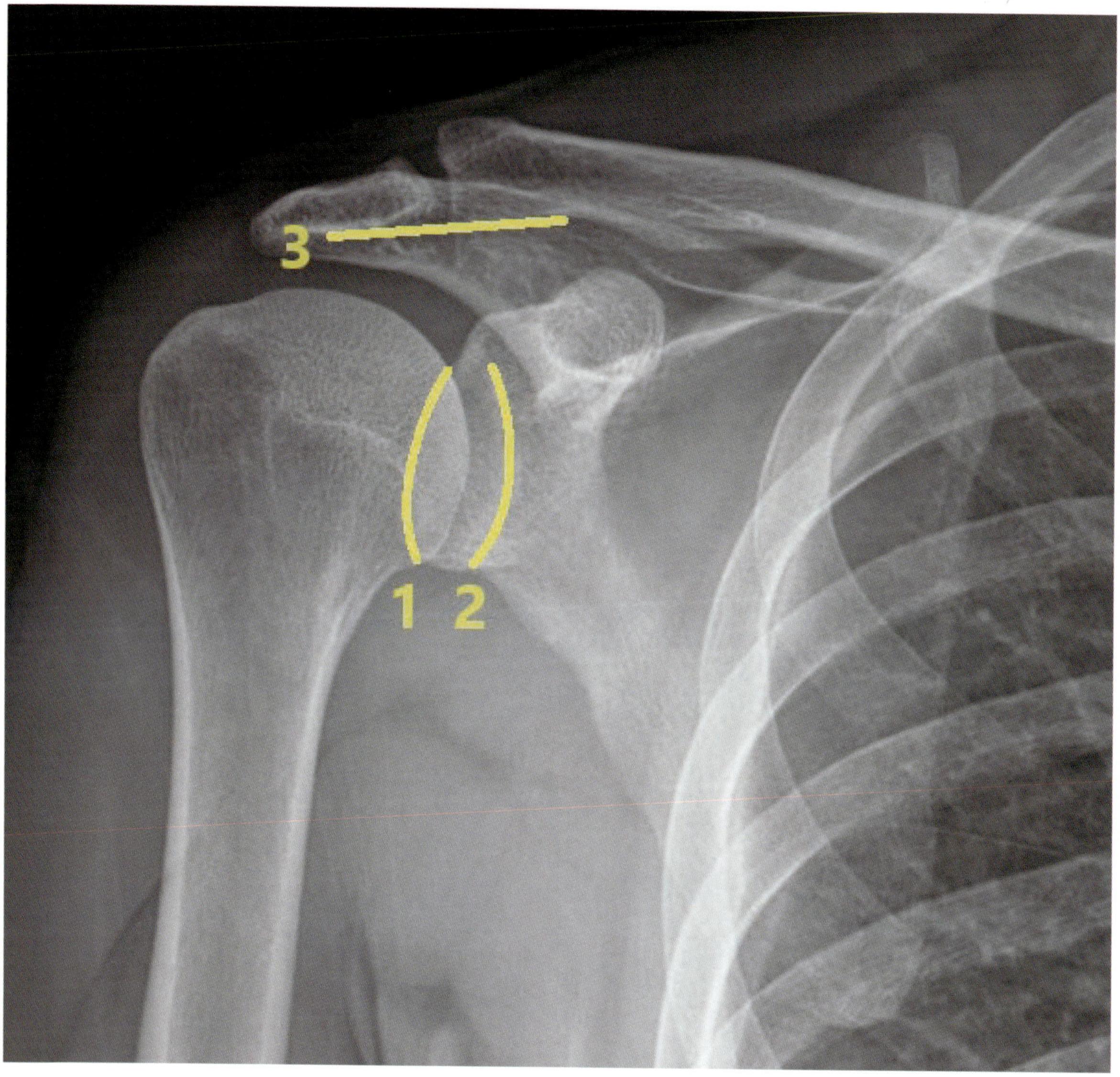

Fig. Shoulder-7.

Glenoid는 오목하게 생겼기 때문에 AP view에서 타원형으로 보입니다. 타원형의 Margin에서 Lateral에 있는 Line(1)이 Glenoid의 Posterior margin, Medial에 있는 Line(2)이 Glenoid의 Anterior margin 입니다.

AP view에서는 Acromioclavicular joint(AC joint)가 잘 보입니다. AC joint의 Alignment는 Acromion과 Clavicle의 Lower margin(3)이 잘 맞는지를 보아 평가합니다. Lower margin이 맞지 않는다면, AC joint의 Dislocation을 의심할 수 있고, AC joint stress view(양측 팔목에 5 kg 무게를 달아 촬영)로 Dislocation을 더욱 확실히 볼 수 있습니다.

AC joint에도 Osteoarthritis가 발생 가능하며, 그 소견으로 Sclerosis, Bone spur, Joint space narrowing을 보일 수 있습니다.

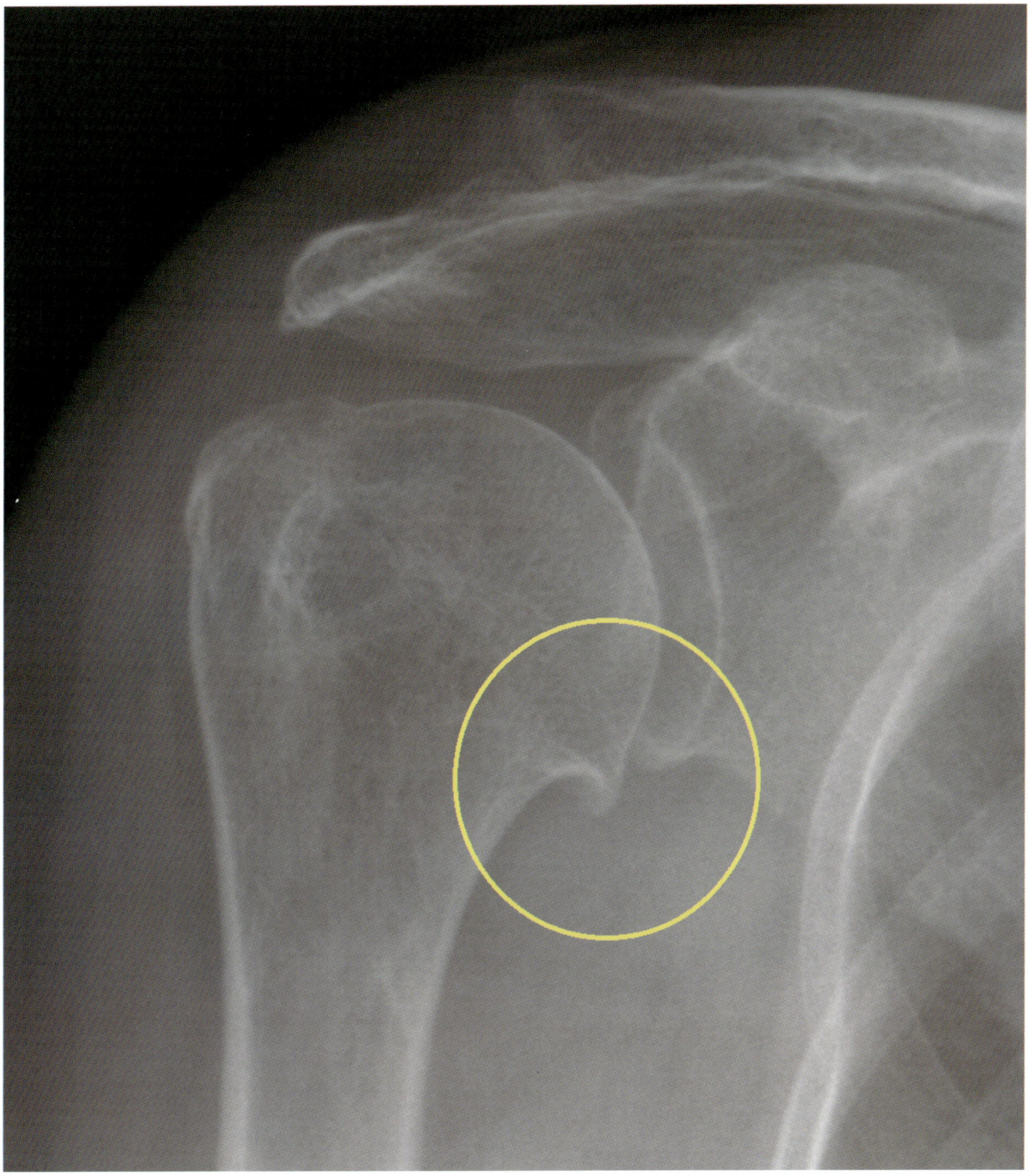

Fig. Shoulder-8.

AP view에서 Glenohumeral(GH)joint의 **Osteoarthritis**(OA)를 확인할 수 있습니다.

GH joint에서 OA가 발생하는 경우 초기 소견으로 Humeral inferior osteophyte(동그라미)가 보입니다.

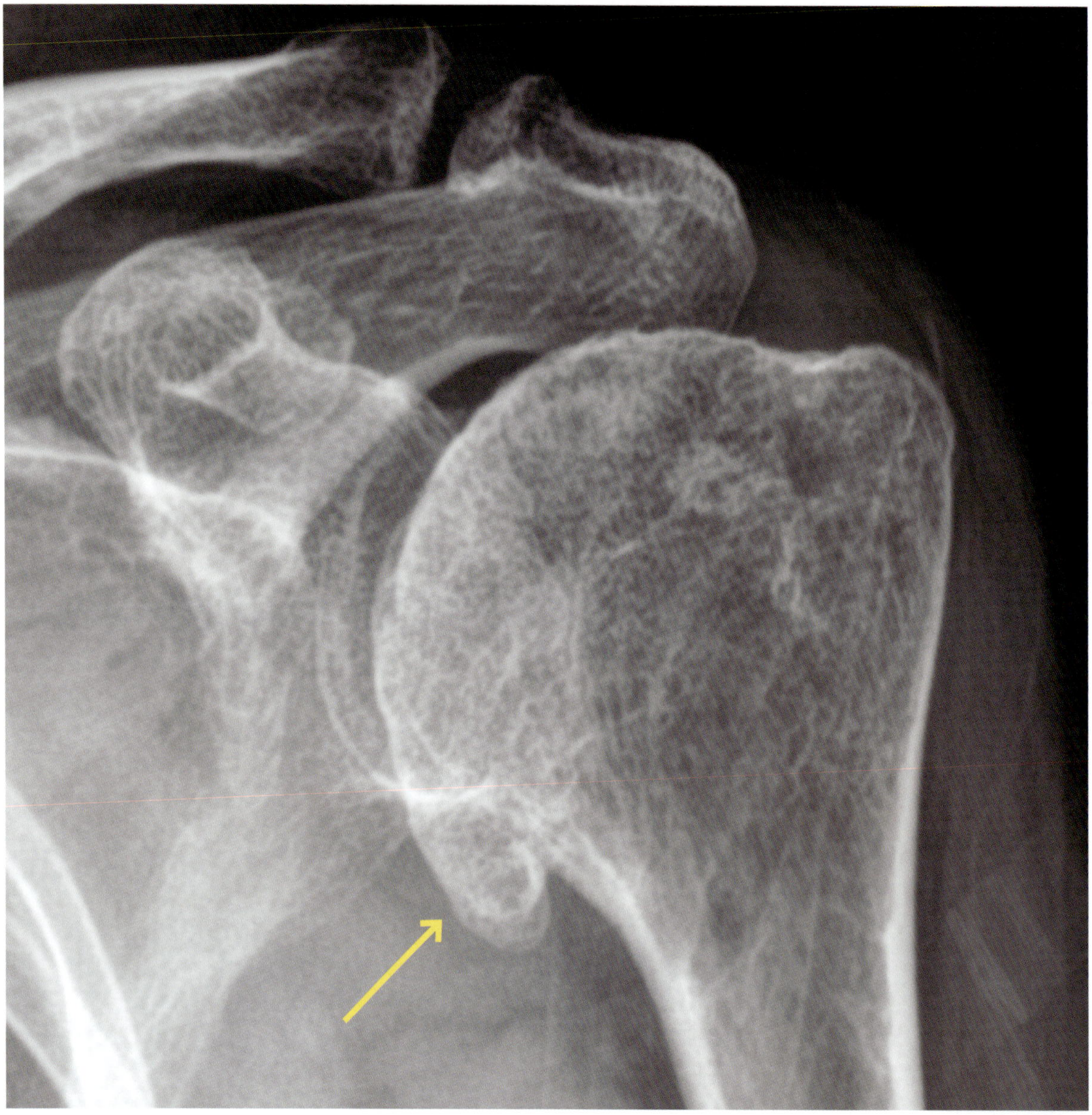

Fig. Shoulder-9.

Osteoarthritis가 더 진행하게 된다면, 다른 Joint의 Osteoarthritis처럼 Osteophyte가 커지고, Joint space narrowing, subchondral sclerosis, subchondral cysts가 X-ray에서 보이게 됩니다.

또한, 이 증례에서 보이는 것처럼 Large inferior humeral osteophyte(= Goat's beard deformity)(화살표)는 진행된 OA의 소견입니다.

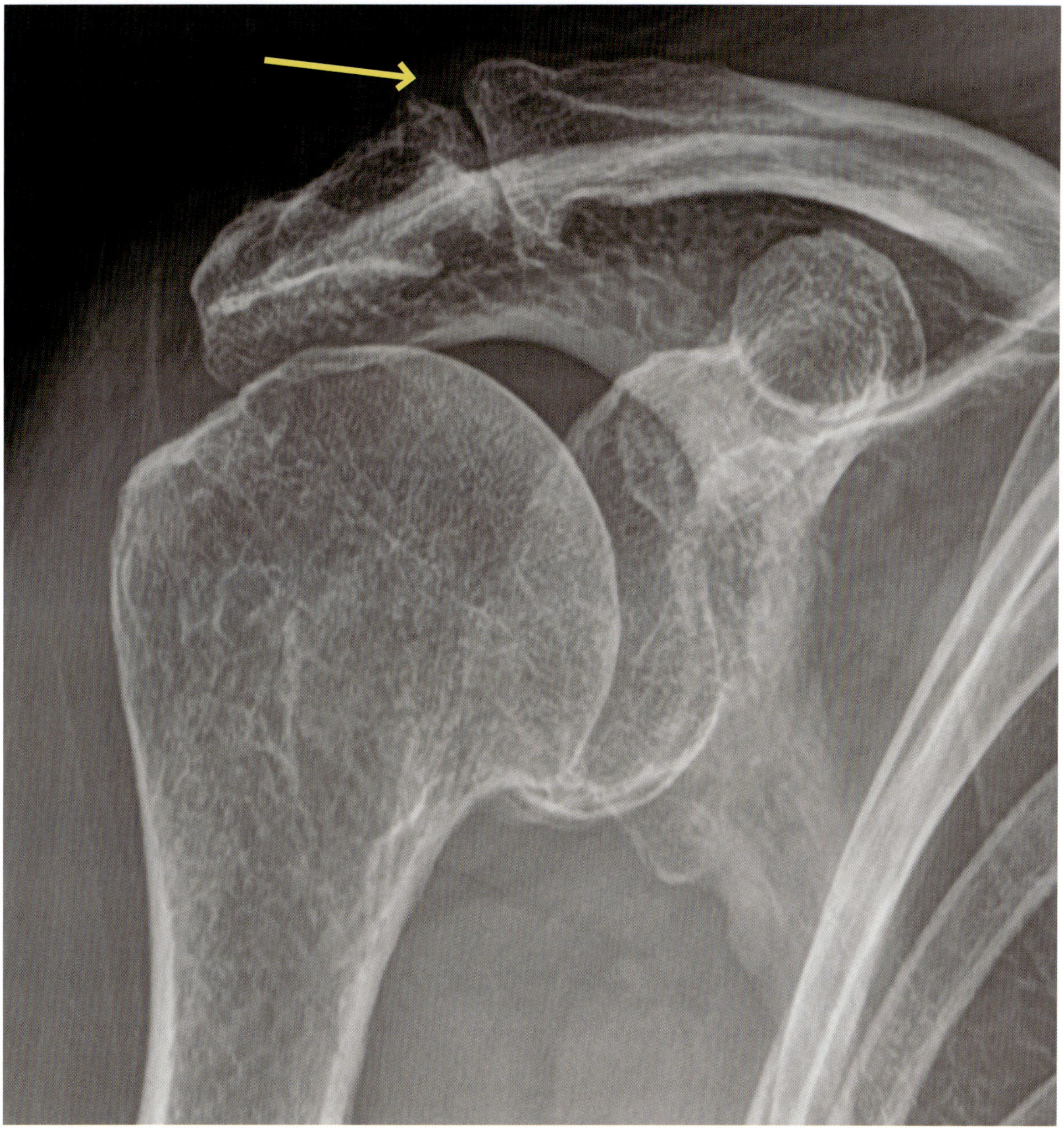

Fig. Shoulder-10.

AC joint의 Osteoarthritis로 Joint space narrowing, Osteophyte(화살표)가 보이는 환자입니다.

Greater tubercle의 Femoralization(Greater tubercle이 마치 Femoral head처럼 둥글게 보이는 형태), Subacromial spur가 보여 Rotator cuff arthropathy(Rotator cuff tendon tear에 의한 Osteoarthritis)도 의심되는 환자입니다. Rotator cuff arthropathy의 X-ray 소견은 뒤에서 자세히 설명하겠습니다(77p 설명).

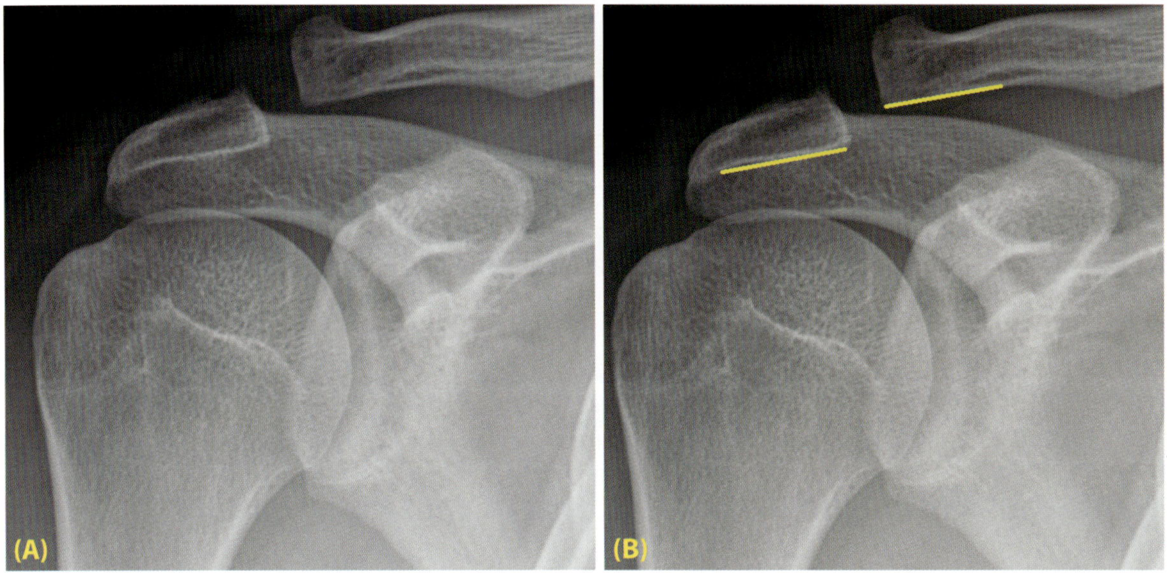

Fig. Shoulder-11.

달려가던 중 어깨를 벽에 부딪힌 후 발생한 통증으로 내원한 20대 환자의 AP view 입니다.

Acromion과 Clavicle의 Lower margin을 보면 맞지 않는 것을 확인할 수 있습니다. 초음파 검사 결과 Acromioclavicular ligament tear로 진단받은 환자입니다.

Acromioclavicular ligament tear에서 중요한 것은 Coracoclavicular ligament의 손상 여부이며, Acromioclavicular ligament가 손상되어도, Coracoclavicular ligament 손상이 없으면 Stable하기 때문에 수술하지 않습니다.

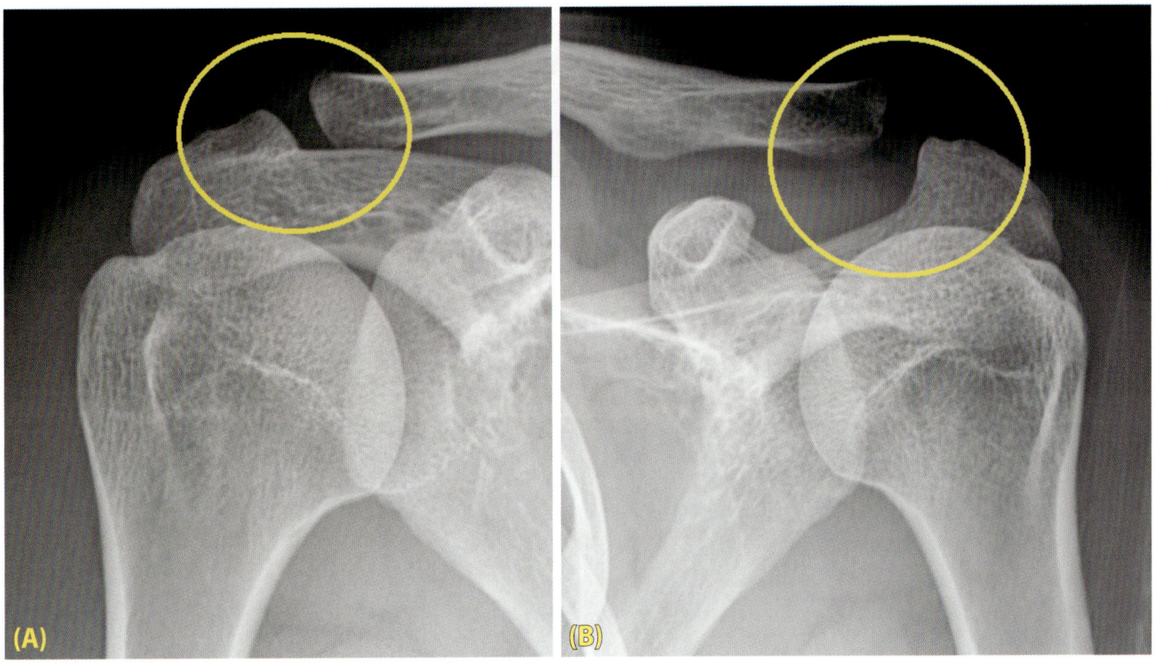

Fig. Shoulder-12.

Acromioclavicular(AC)joint stress view는 양 팔에 5 kg을 매달고 찍는 View 입니다. AC joint dislocation이 있는 경우 Joint가 벌어져 보이게 됩니다.

넘어지며 왼쪽 어깨를 부딪힌 후, AC joint tenderness가 있는 10대 환자의, (A)는 건측 AC joint stress view, (B)는 환측 AC joint stress view 입니다. AC joint stress view에서 AC joint가 건측에 비해 50% 이상 더 벌어져 있으면 AC joint dislocation을 진단할 수 있습니다.

2 External rotation view / Internal rotation view

Humeral head는 둥글기 때문에 하나의 View로 완벽하게 평가하기 힘듭니다. 따라서 External rotation view/Internal rotation view로 Humeral head를 돌려가며, 여러 가지 각도의 Humeral head를 보아야 합니다.

1) AP external rotation view

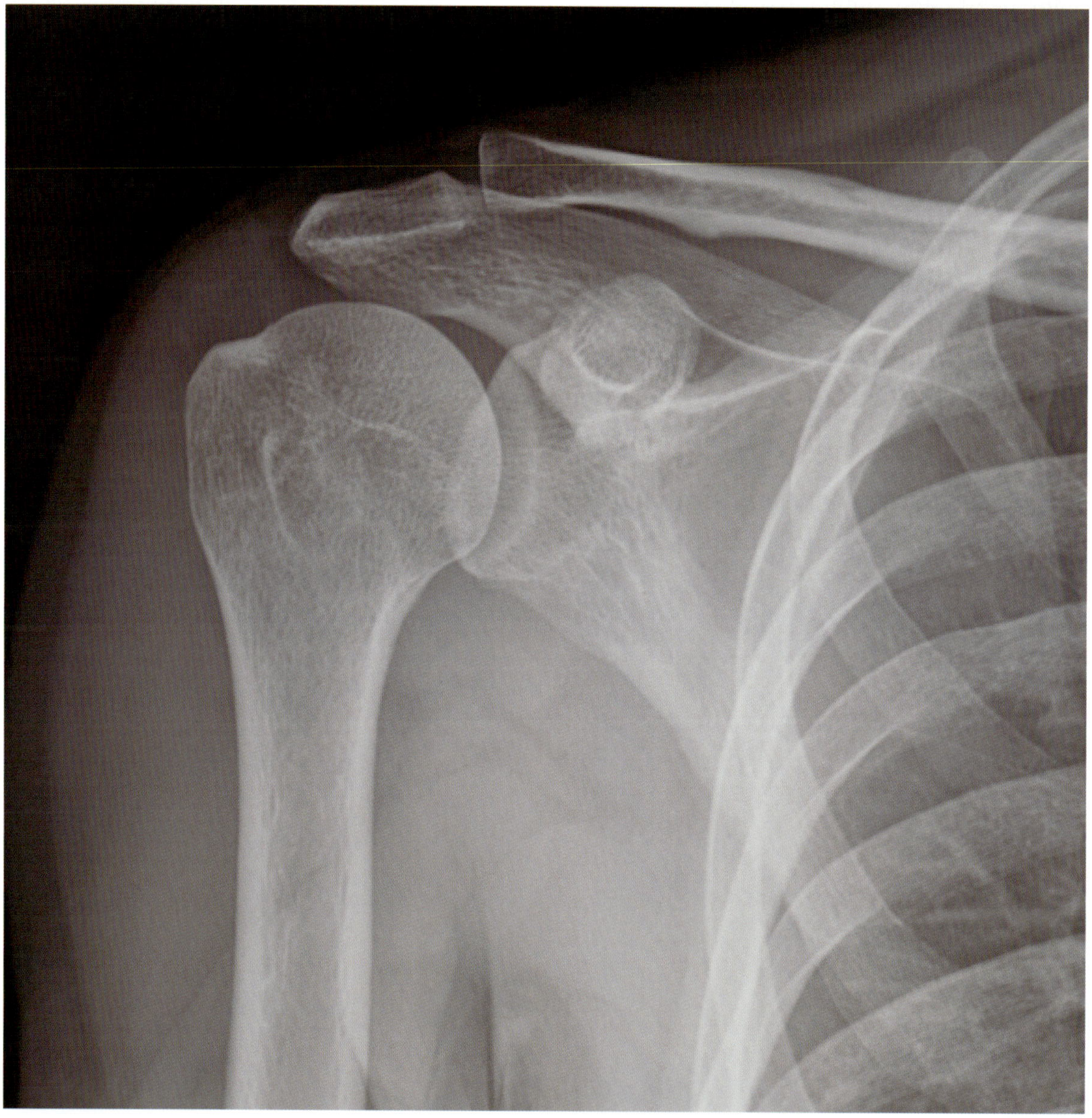

Fig. Shoulder-13.

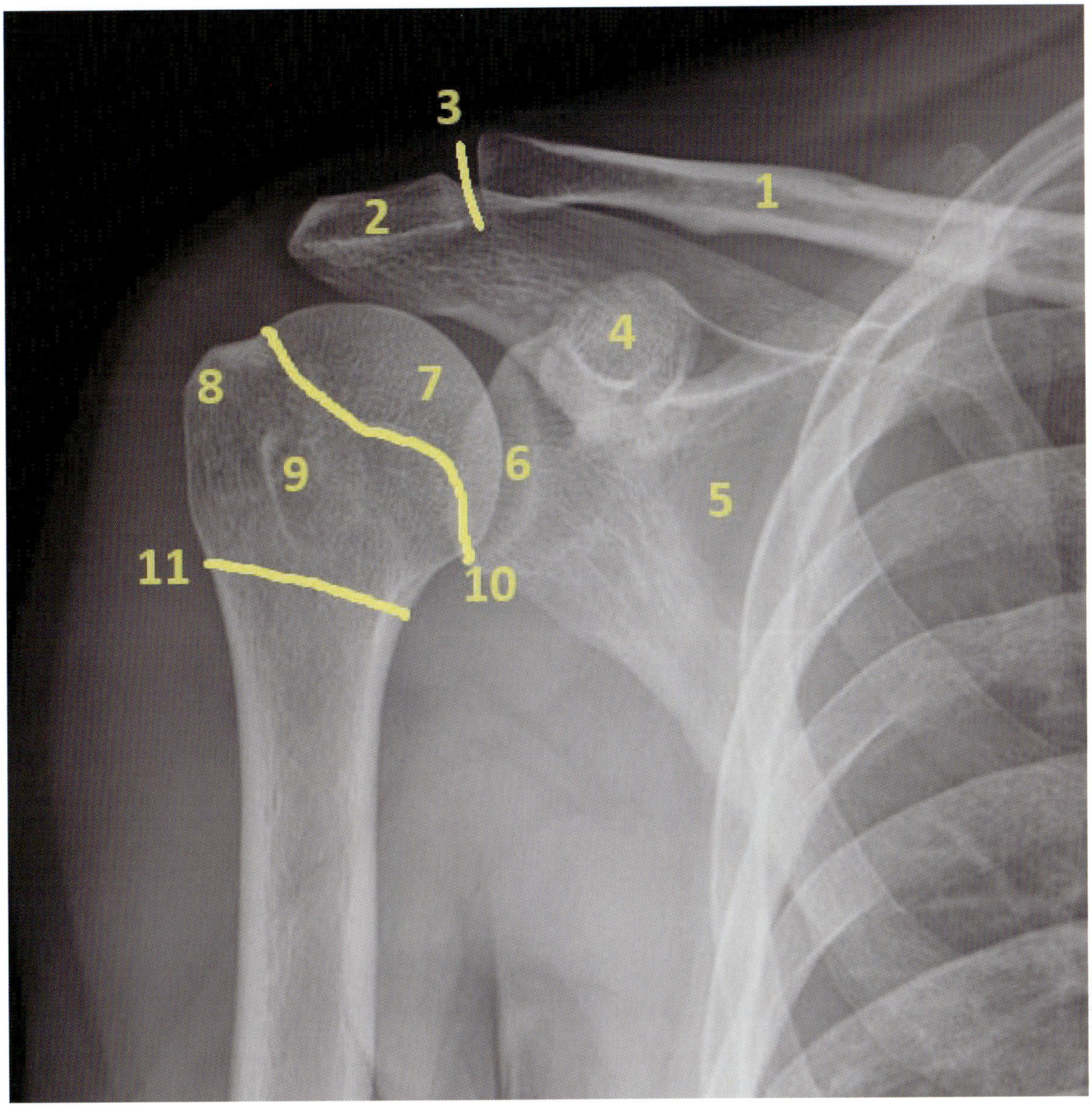

Fig. Shoulder-14.

1. Clavicle // 2. Acromion // 3. Acromioclavicular joint(AC joint) // 4. Coracoid process // 5. Scapula // 6. Glenoid // 7. Humeral head // 8. Greater tubercle // 9. Lesser tubercle // 10. Anatomical neck // 11. Surgical neck

External rotation view는 AP view에서 Shoulder joint를 External rotation하여 촬영합니다. External rotation view에서는 Humerus의 Greater tubercle(8)을 잘 볼 수 있습니다. Greater tubercle은 어깨에서 문제가 가장 많이 생기는 Supraspinatus tendon이 Insertion하는 부위로, Supraspinatus tendon에 만성적인 문제가 생겼을 때 Greater tubercle의 변화를 X-ray에서 볼 수 있습니다(78p 설명). 또한, Greater tubercle에서의 Avulsion fracture도 External rotation view에서 잘 볼 수 있습니다.

2) AP internal rotation view

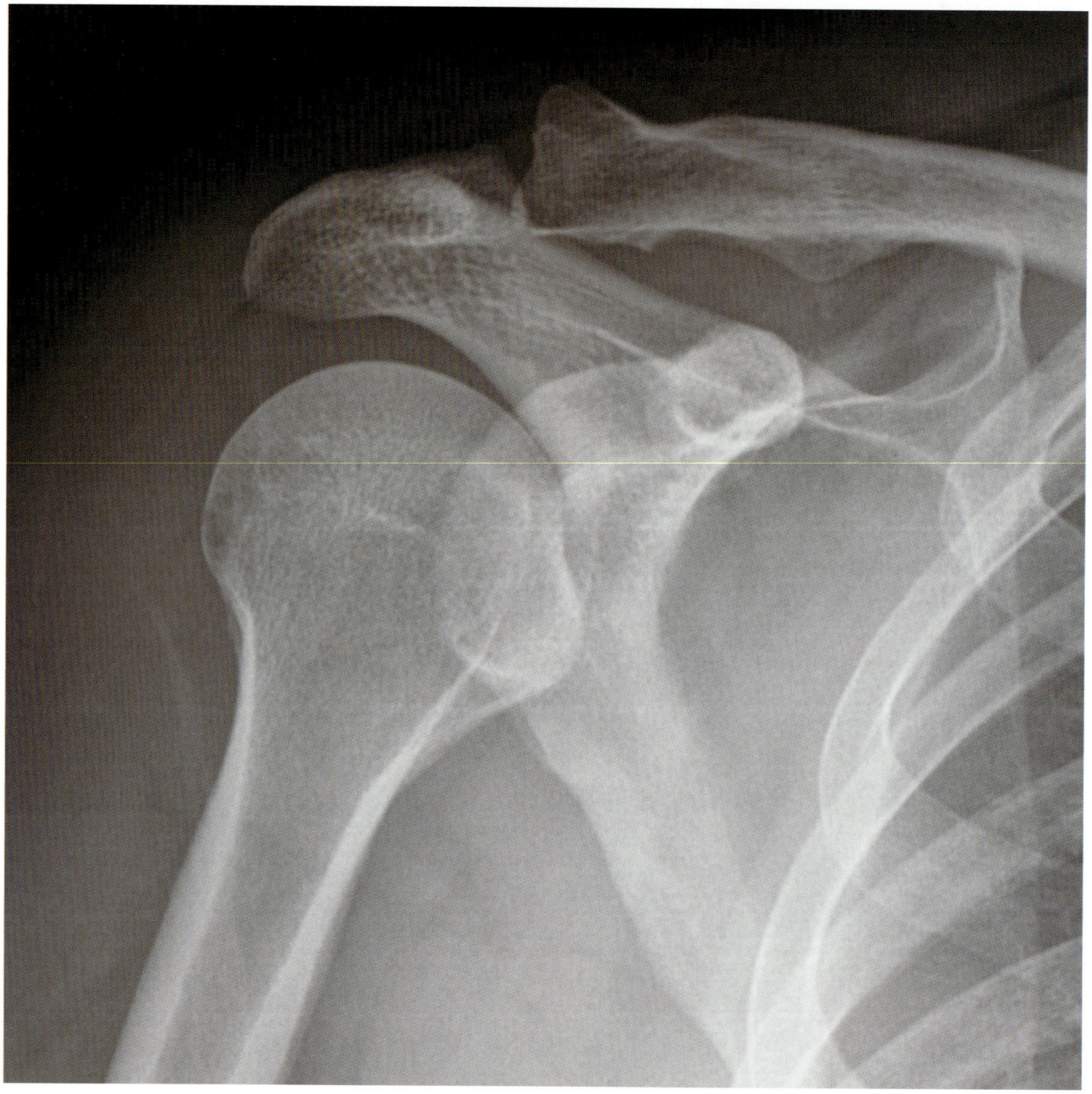

Fig. Shoulder-15.

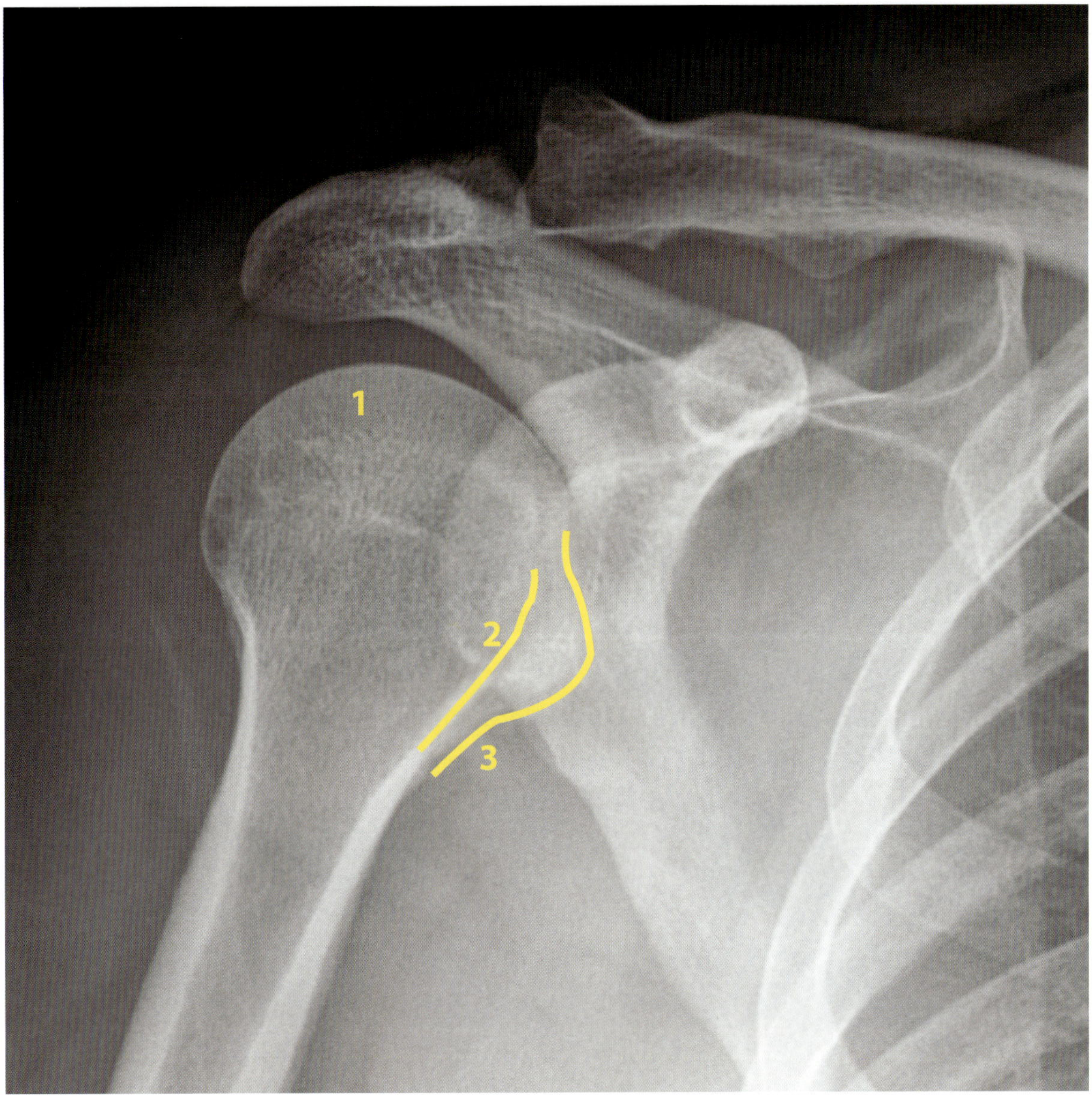

Fig. Shoulder-16.

1. Humeral head // 2. Greater tubercle // 3. Lesser tubercle

Internal rotation view는 AP view에서 Shoulder joint를 Internal rotation하여 촬영합니다.

Humerus의 Lesser tubercle(3)과 Hill-Sachs lesion을 보는 View 입니다.

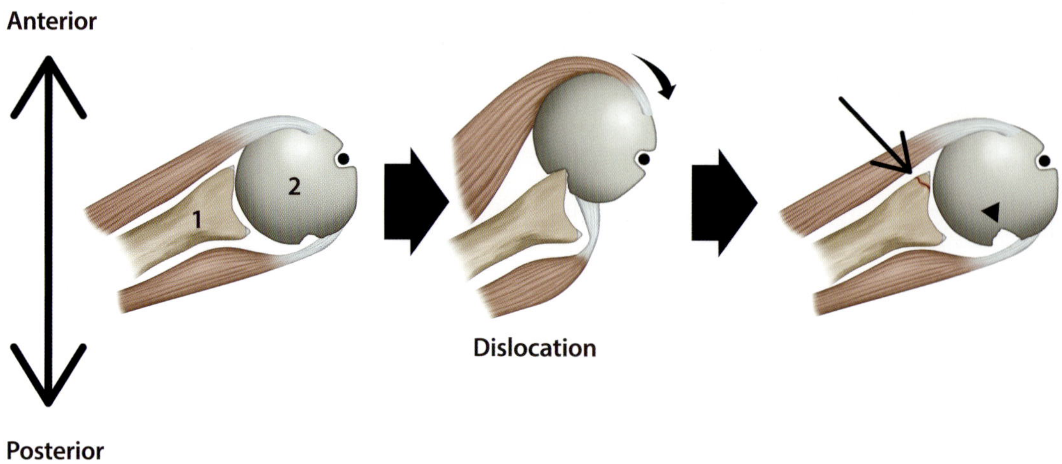

Fig. Shoulder-17.

Shoulder dislocation은 주로 Anterior 방향으로 발생합니다. 그림은 Glenohumeral joint의 Axial image를 나타낸 것입니다.

Glenoid(1)의 앞쪽으로 Humeral head(2)의 Dislocation이 발생하면, 부딪히는 부위에 Defect가 생깁니다. Glenoid(주로 Anteroinferior)에 생기는 Defect를 Bankart lesion(화살표)이라 하고, Humerus의 Posterolateral 부위에 생기는 Defect를 **Hill-Sachs lesion**(화살촉)이라 합니다.

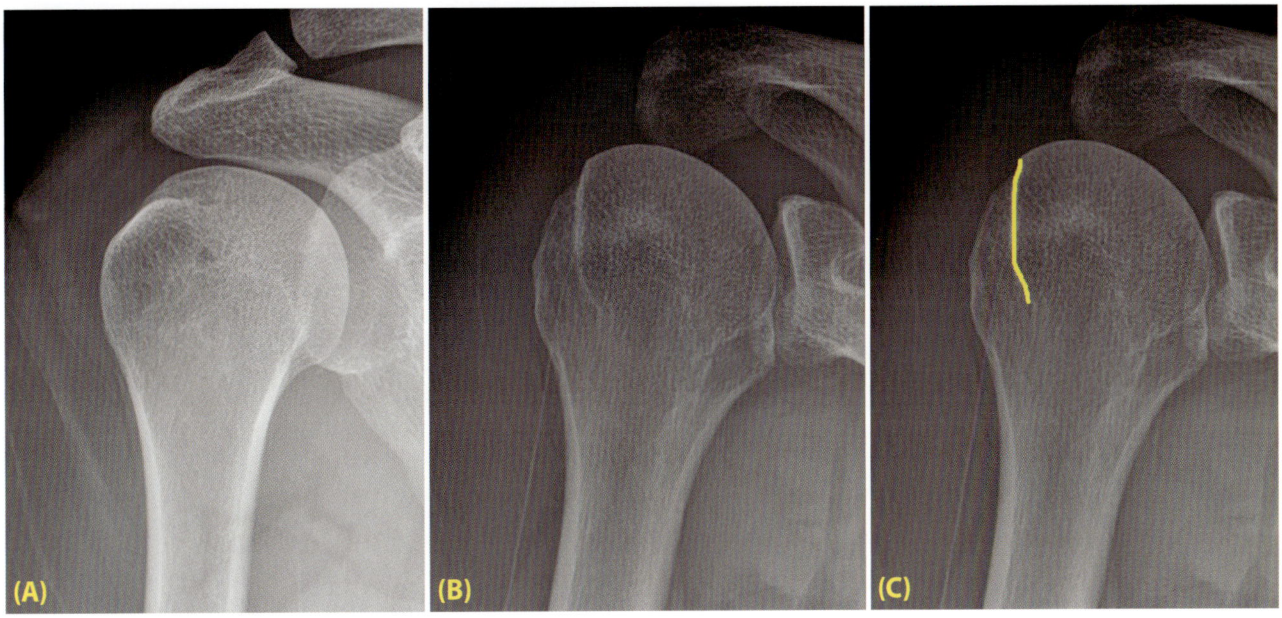

Fig. Shoulder-18.

Shoulder instability가 있는 환자 X-ray 입니다. (A)는 AP view이고, (B), (C)는 Internal rotation view 입니다.

AP에서는 잘 보이지 않는 Hill-Sachs lesion이 Internal rotation view에서는 잘 보입니다. (C)에 표시된 부분이 Hill-Sachs lesion 입니다.

Ossification

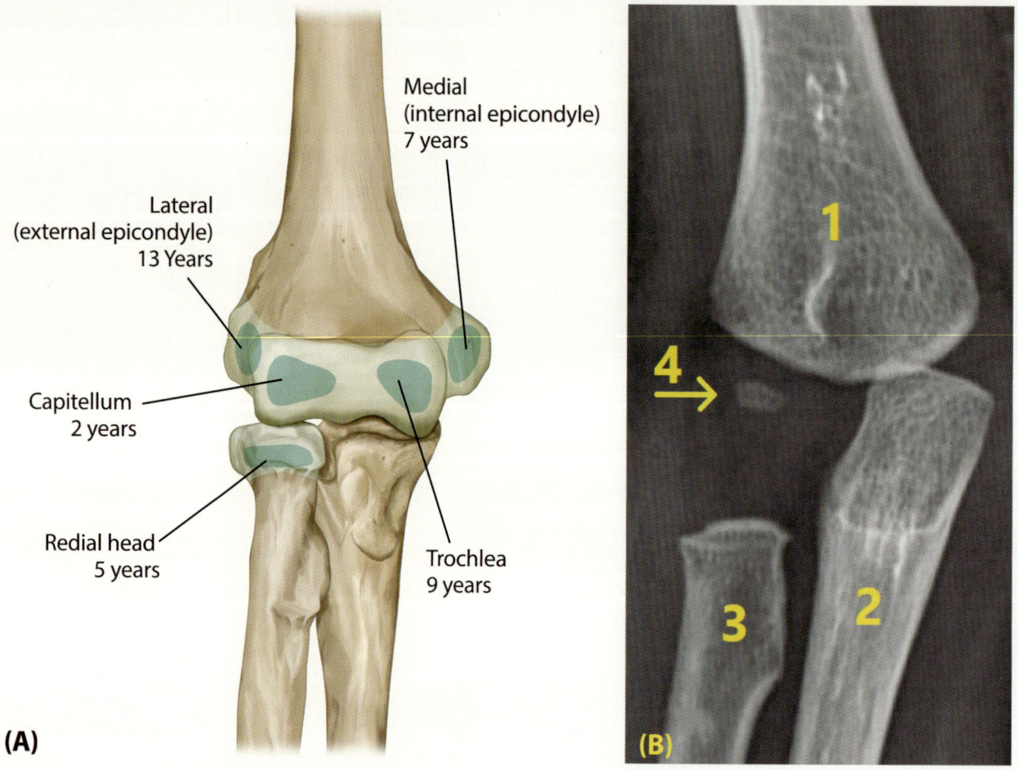

소아의 X-ray는, 성인처럼 뼈의 모든 부분이 보이는 것이 아니라, Ossification(골화)된 부분만 X-ray에서 보입니다. 아직 Ossification 되지 못한 부분은 Cartilaginous tissue이기 때문에 X-ray에서 보이지 않습니다. Ossification은 태어날 때부터 Ossification 되어 있는 Primary ossification과 성장하면서 Ossification되는 Secondary ossification이 있습니다. Secondary ossification은 각 부위마다 다른 시기에 발생하기 때문에, 잘 알아두지 않으면 골절로 오인할 수 있습니다. 위의 (A)를 보시면 Elbow에서의 Secondary ossification center와 그것이 발생하는 나이를 표시 해두었습니다. (B)는 2세 소아의 X-ray이며, Humerus의 Primary ossification(1), Ulna의 Primary ossification(2), Radius의 Primary ossification(3)과 Capitellum의 Secondary ossification center(4)가 보입니다. 나머지 부위는 아직 Ossification이 시작되지 않아 X-ray에서 보이지 않습니다. X-ray에서 보이지 않는 부분은 텅 비어 있는 것이 아니라, Cartilaginous tissue로 채워져 있습니다.

3 Grashey view(AP glenoid view)

Position

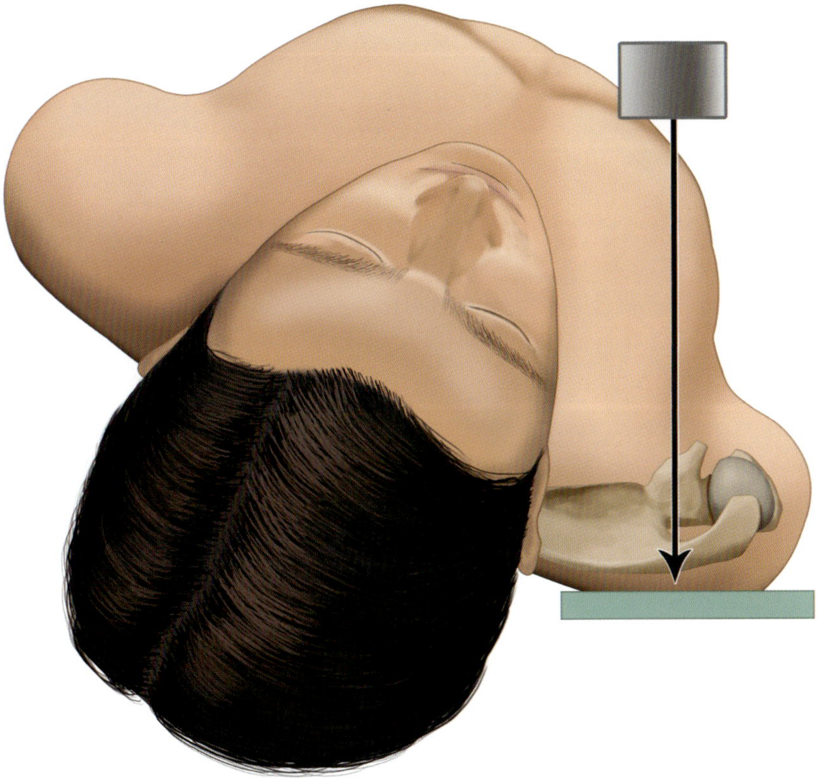

Fig. Shoulder-19.

AP view를 찍는 자세에서, 몸을 전체적으로 환측으로 30~45° Rotation하여 Glenohumeral joint line이 X-ray와 평행해지도록 합니다. 몸을 환측으로 Rotation하면, Humeral head가 External rotation이 된 것처럼 보이기 때문에, 보상적으로 Arm은 Internal rotation 해야 합니다.

각 병원의 촬영법에 따라 Arm을 Internal rotation하지 않고, External rotation 된 채로 찍기도 합니다.

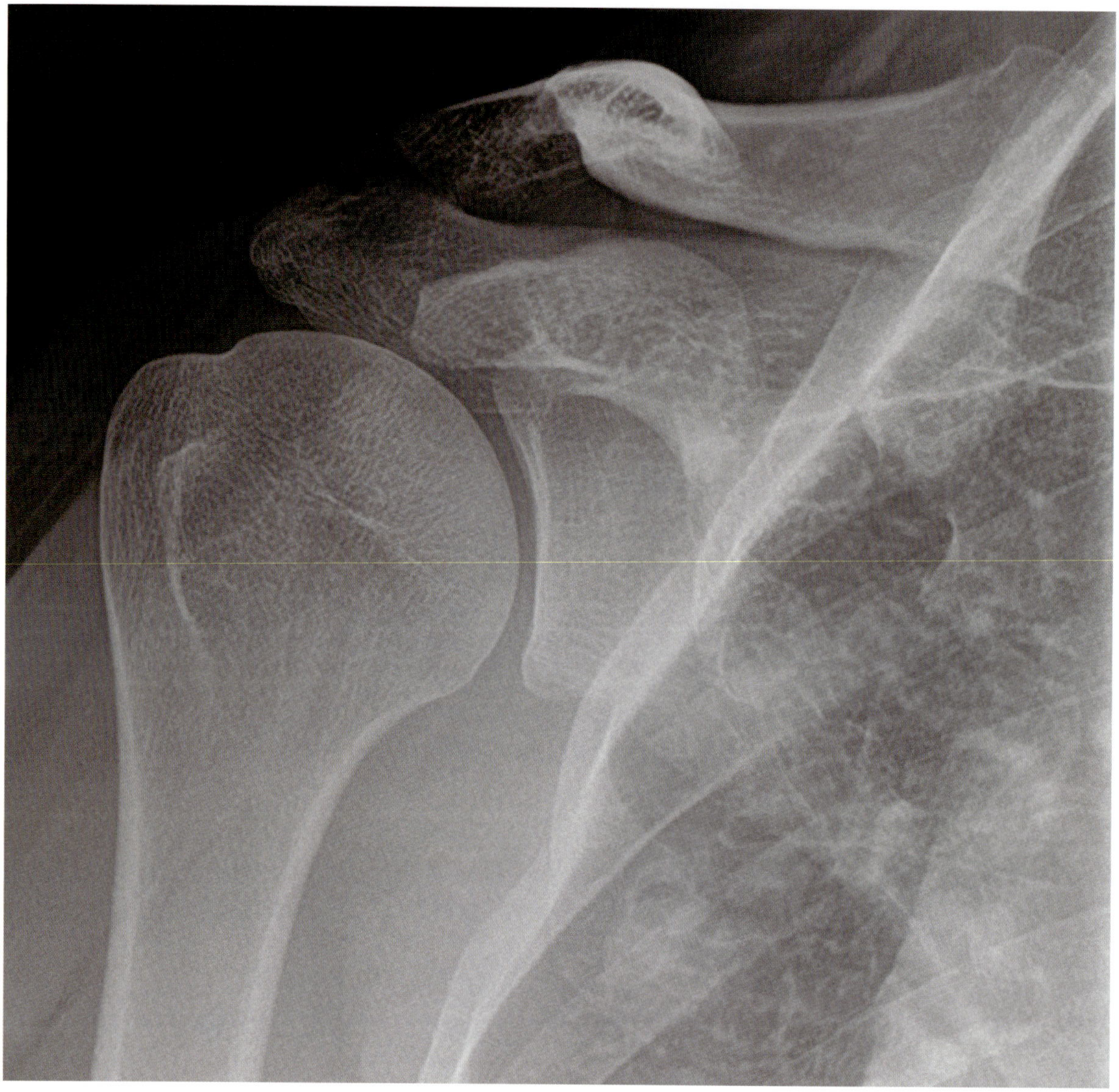

Fig. Shoulder-20.

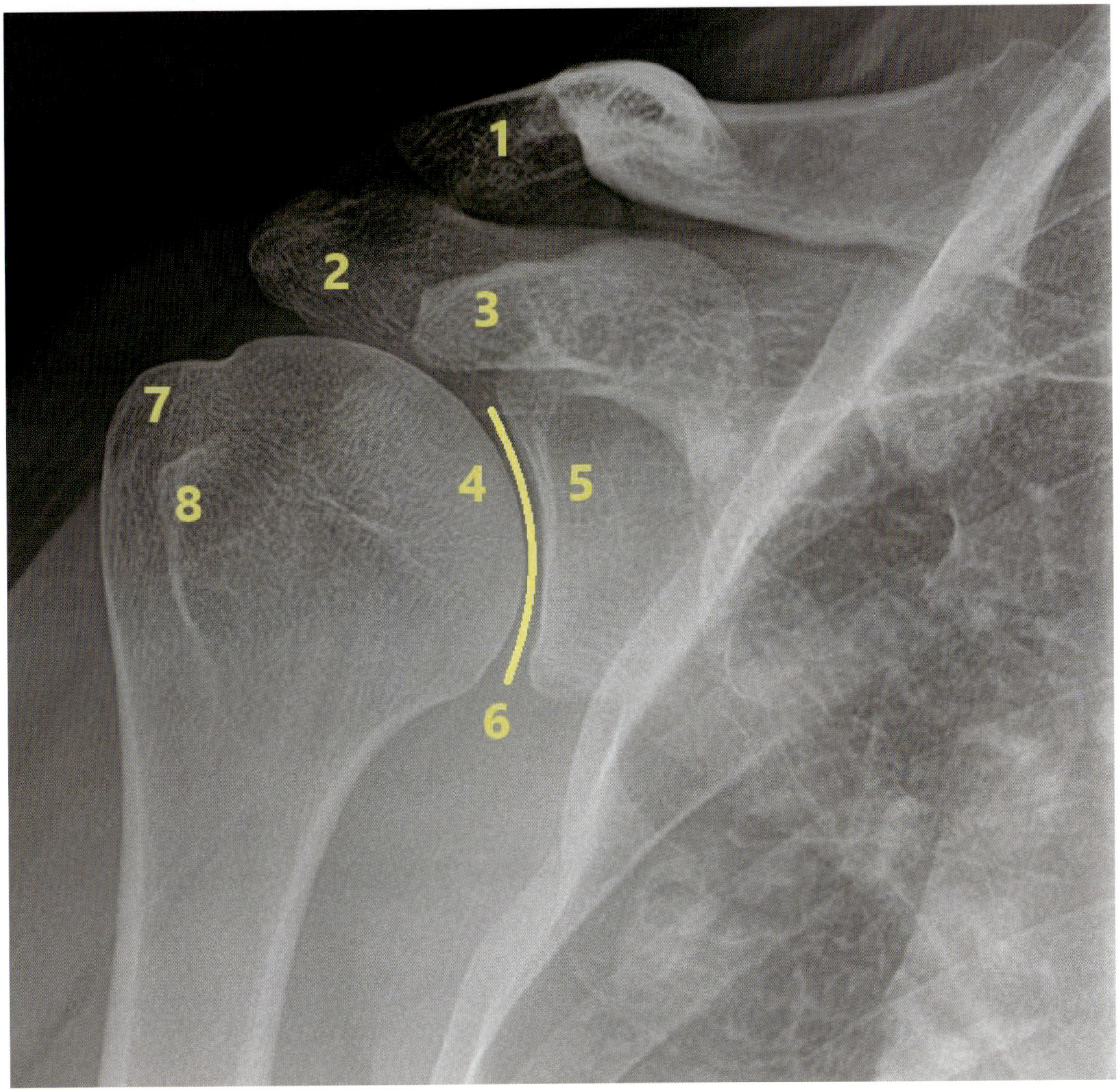

Fig. Shoulder-21.

1. Clavicle // 2. Acromion // 3. Coracoid process // 4. Humeral head // 5. Glenoid // 6. Glenohumeral joint // 7. Greater tubercle // 8. Lesser tubercle

Grashey view는 AP view에서 몸을 Rotation하여 Glenohumeral joint(6)가 잘 보이게 찍은 View 입니다.

Humeral head(4)의 Articular surface가 잘 보이며, Glenoid(5)의 Line이 하나로 보입니다. Glenohumeral joint space와 Glenoid의 Bankart lesion이 잘 보이는 view 입니다.

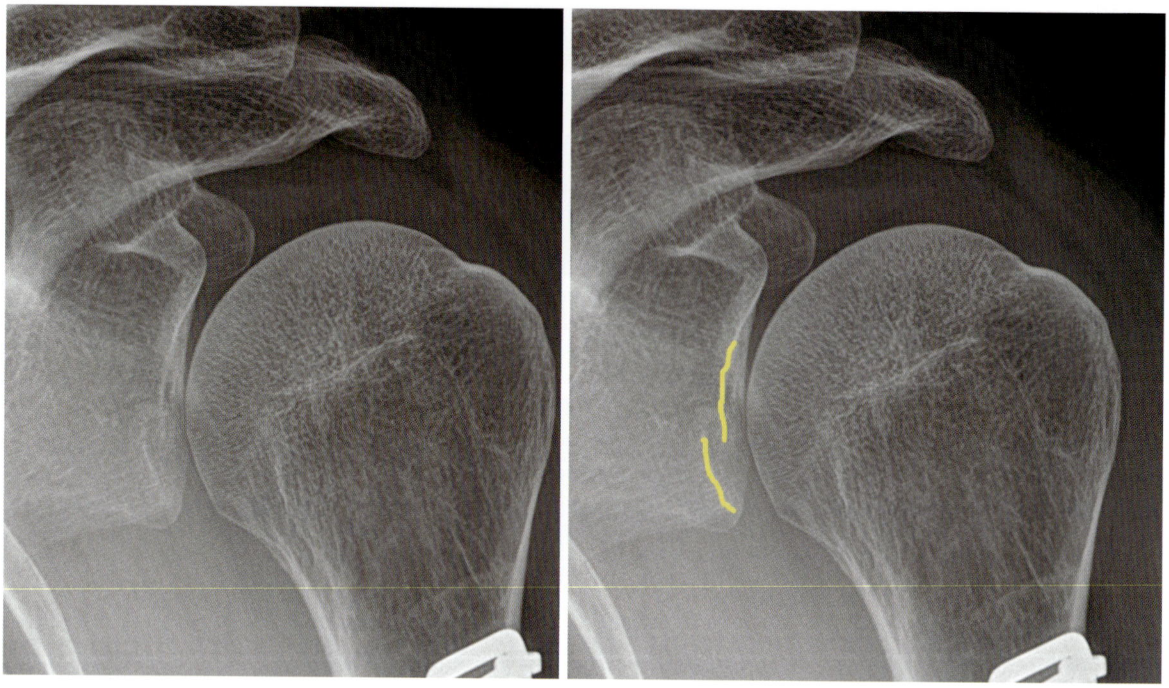

Fig. Shoulder-22.

Shoulder instability로 Recurrent dislocation이 있는 환자의 Grashey view X-ray 입니다.

Shoulder dislocation시 Glenoid의 Fibrous cartilage인 Labrum만 손상되는 경우가 있습니다. 하지만 본 증례처럼 Glenoid의 Fracture도 동반될 수 있는데, 그러한 소견을 보이는 것을 Bony **Bankart lesion**이라고 합니다.

오른쪽 사진의 표시된 부분을 보시면, Bony Bankart lesion의 Cortical breakage가 보입니다.

4 Lateral scapula view(Y view)

Position

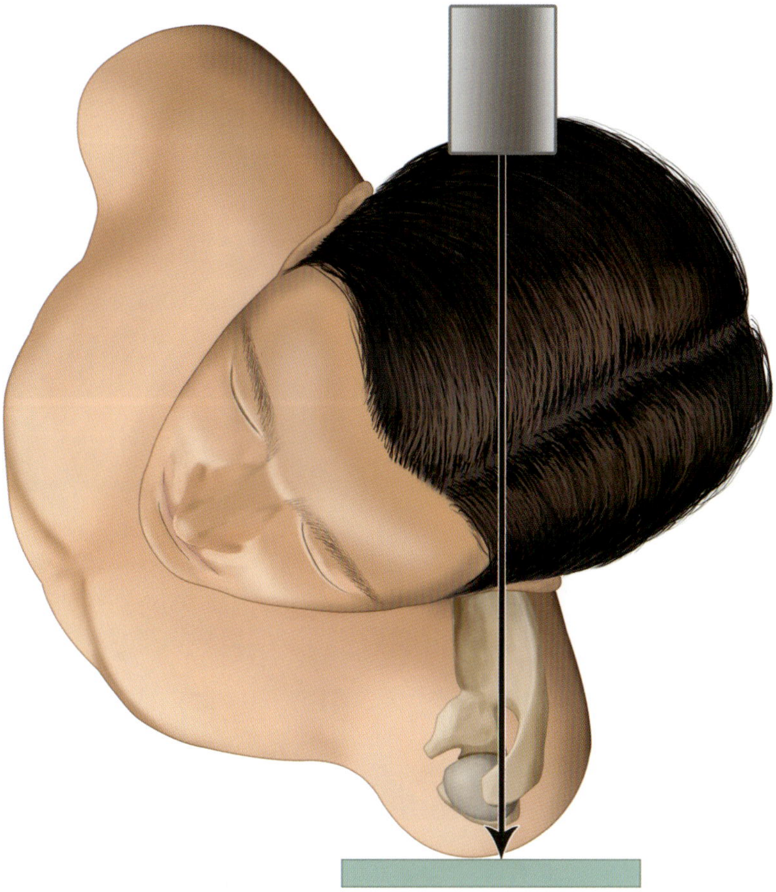

Fig. Shoulder-23.

앞선 View와는 다르게 Shoulder의 앞쪽이 Detector 판에 닿아야 합니다. 몸을 Rotation하여 Scapula 가 Detector 판에 수직이 되도록 해야 합니다. Scapula border를 촉진하여 Rotation정도를 정합니다. 손은 배 위에 위치하도록 하여 Elbow flexion 시킵니다.

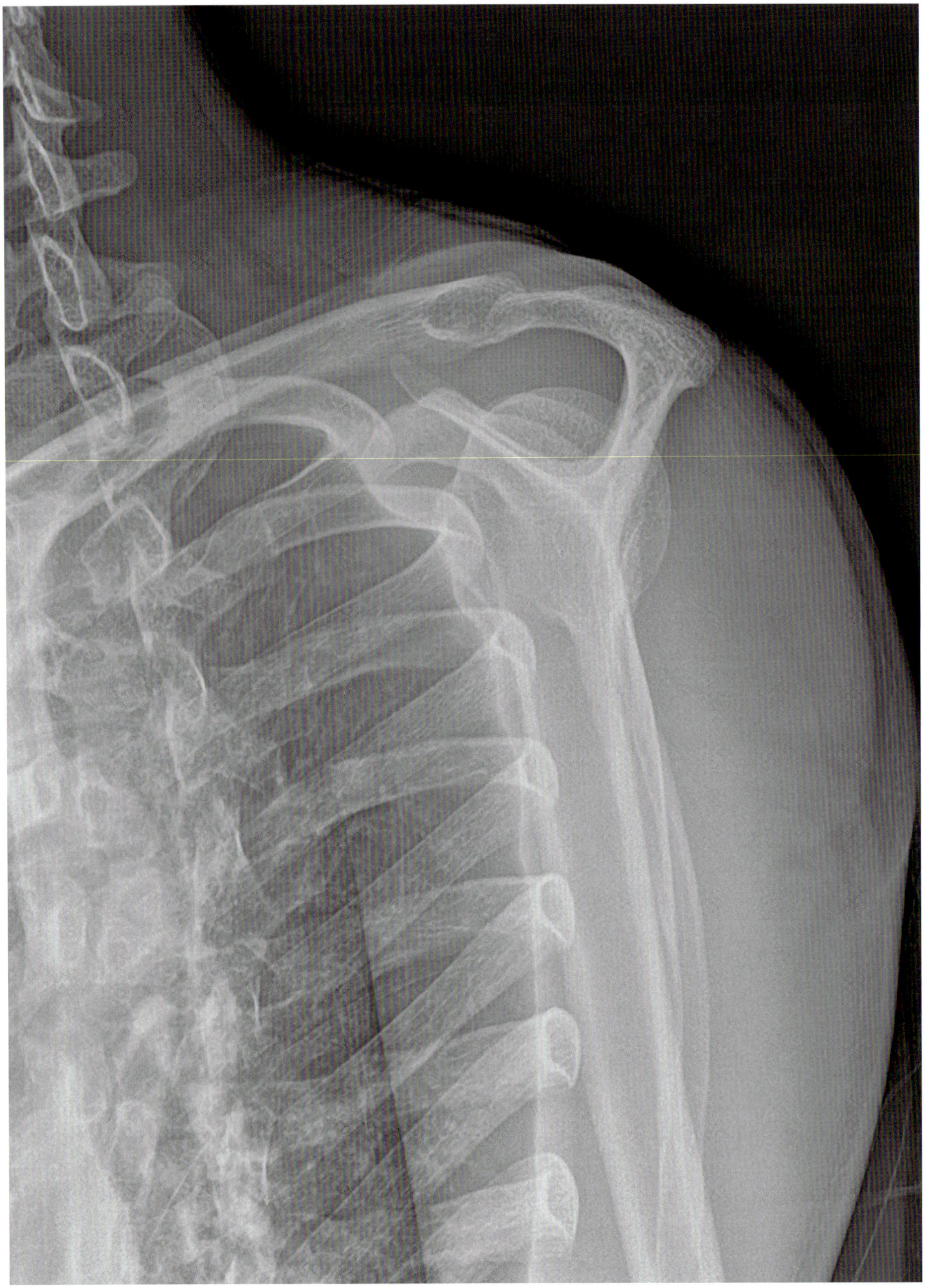

Fig. Shoulder-24.

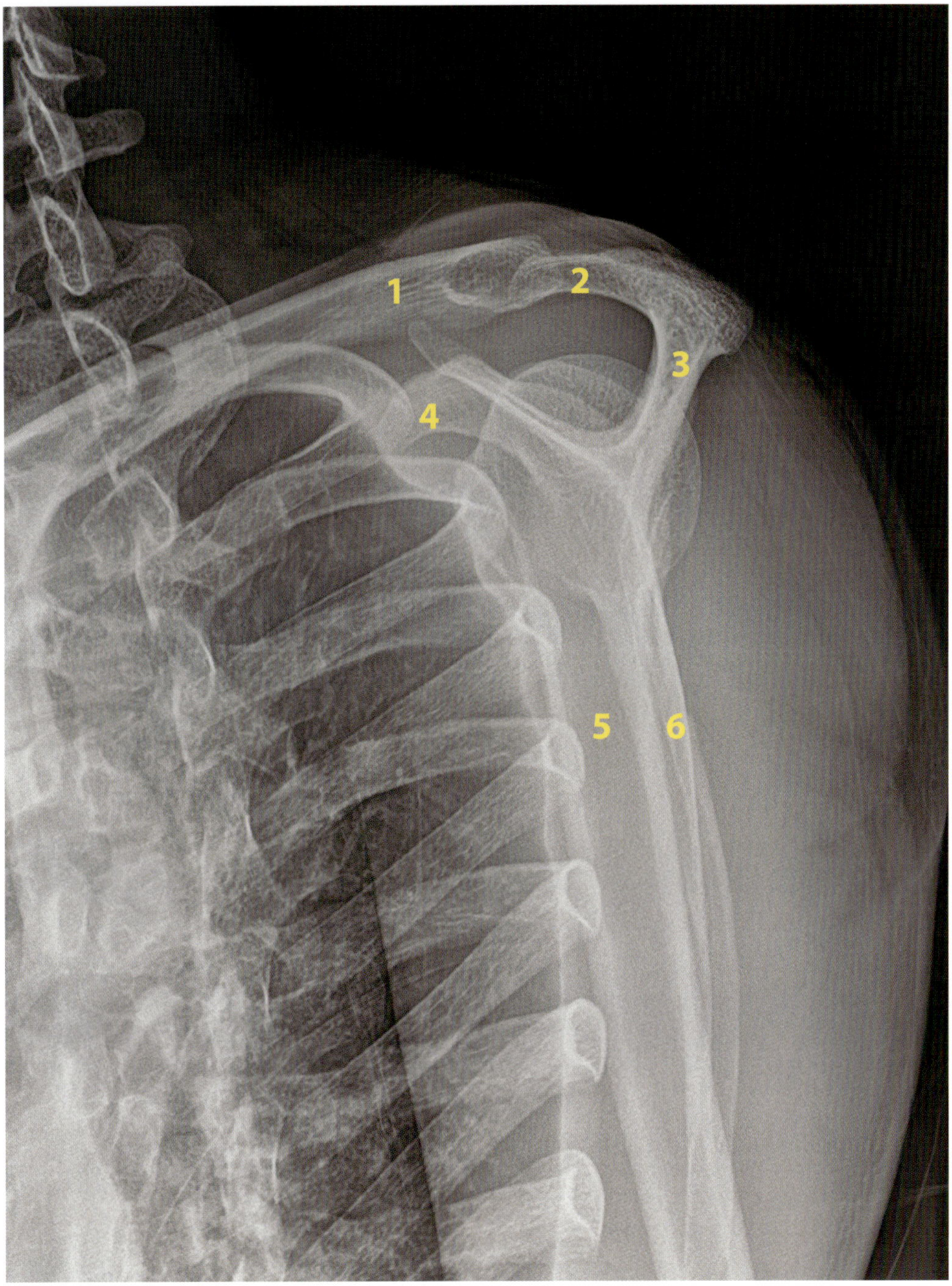

Fig. Shoulder-25.

1. Clavicle // 2. Acromion // 3. Spine of the scapula // 4. Coracoid process // 5. Shaft of the humerus // 6. Scapula

Lateral scapula view(= Y view)는 Acromion(2)과 Coracoid process(4)가 잘 보이고, Humeral head와 Scapula(6)의 상대적 위치를 파악하여 Dislocation을 보기 쉬운 View 입니다.

Acromion의 Type을 평가할 수 있으며, Subacromial spur 평가에 유용한 View 입니다. Tendon에 Calcification이 있는 경우, Spine of the scapula(3)에 비해 Calcification의 위치를 상대적으로 파악할 수 있기 때문에, 어느 Tendon에서 발생하였는지 감별할 수 있습니다.

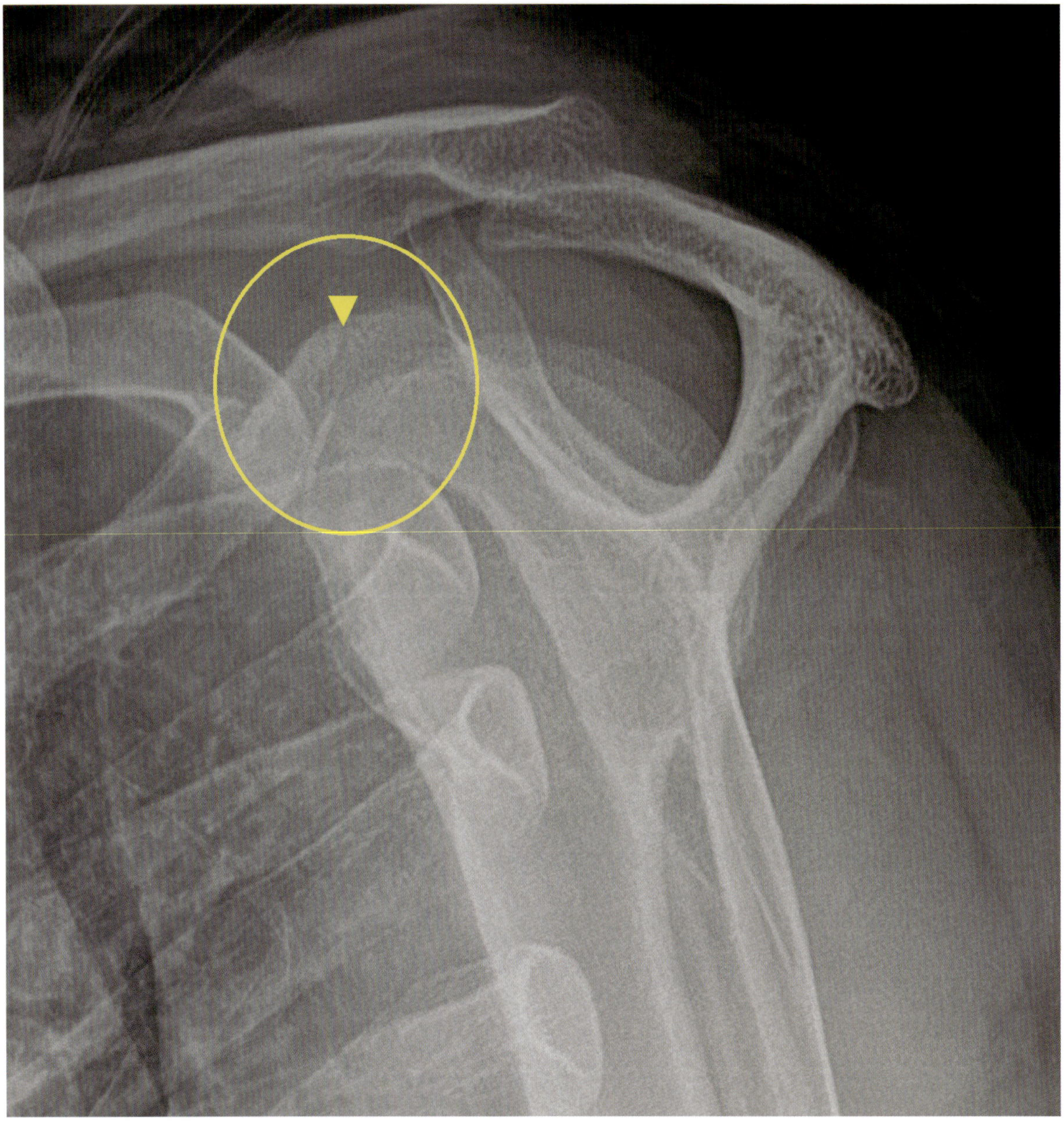

Fig. Shoulder-26.

AP view에서는 Coracoid process가 제대로 보이지 않지만, Lateral scapula view에서는 앞쪽으로 뻗은 Coracoid process를 볼 수 있고, Fracture 감별에도 더 용이합니다. 본 증례에서 Coracoid process(동그라미)의 Fracture line(화살촉)을 볼 수 있습니다.

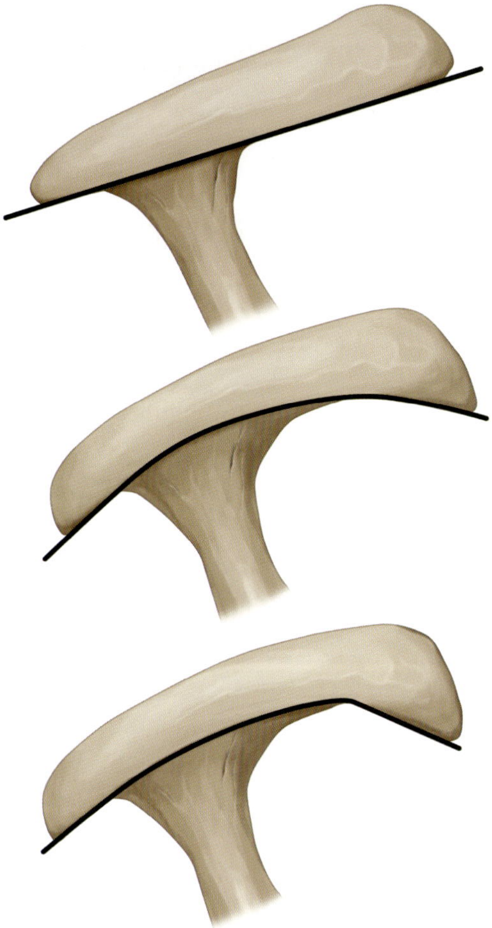

Fig. Shoulder-27.

Lateral scapula view에서 **Acromion**의 생김새에 따라 Type을 3가지 종류로 나눌 수 있습니다.

Flat(Type I), Curved(Type II), Hooked(Type III)로 나눌 수 있으며 구부러지지 않은 것이 Type I, 구부러진 것이 Type II 또는 Type III 입니다. Type III는 Shoulder impingement의 Risk factor 입니다.

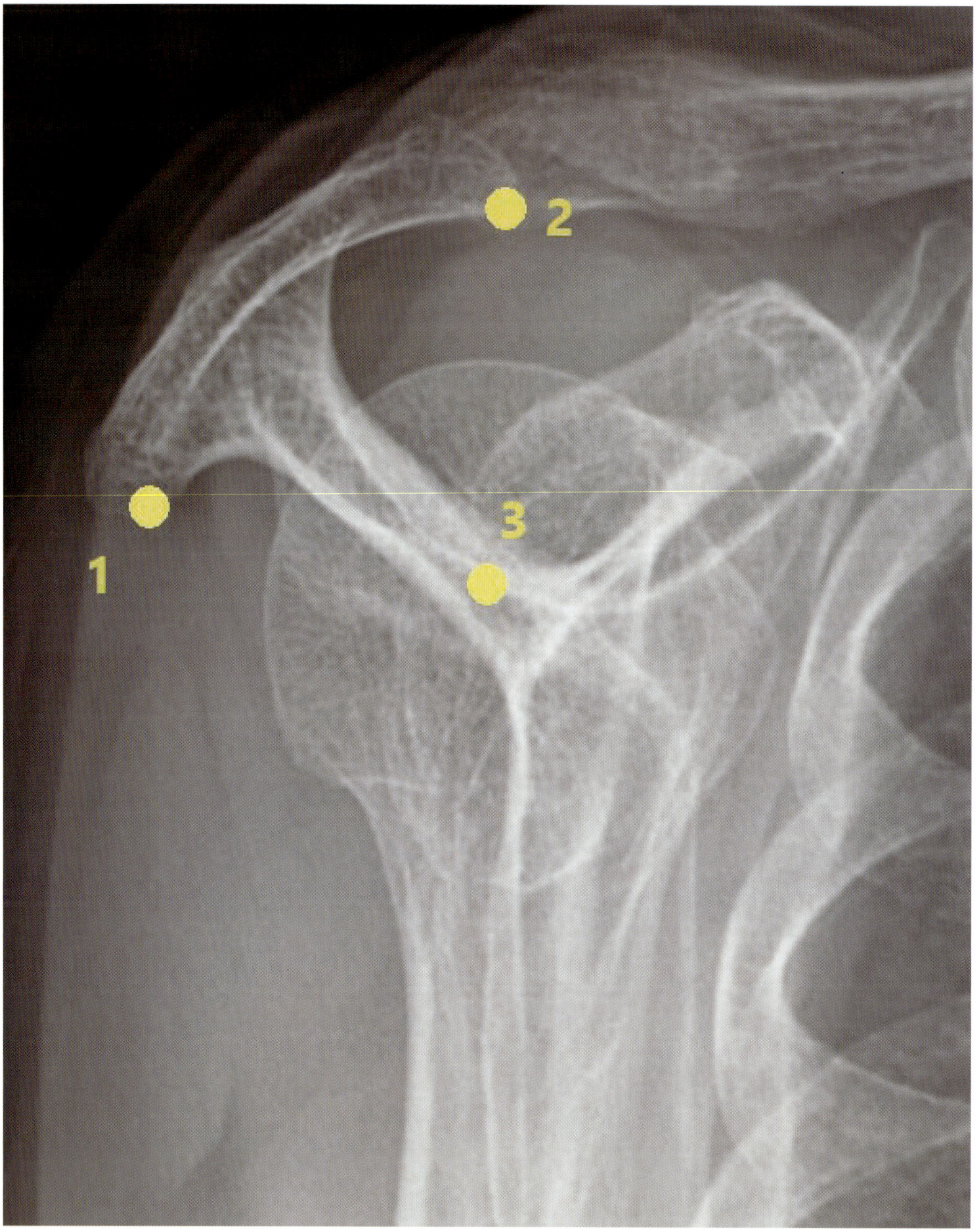

Fig. Shoulder-28.

Acromion의 아랫면에서 가장 뒤쪽에 있는 점을(1), 가장 앞쪽에 있는 점을(2)로 하고, Humeral head의 중심을(3)이라고 하였을 때, (1) – (3)의 거리보다 (2) – (3)의 거리가 더 짧은 경우 Type III Acromion이라고 합니다. 본 증례는 양쪽 거리가 같기 때문에 Curved(Type II) acromion 입니다.

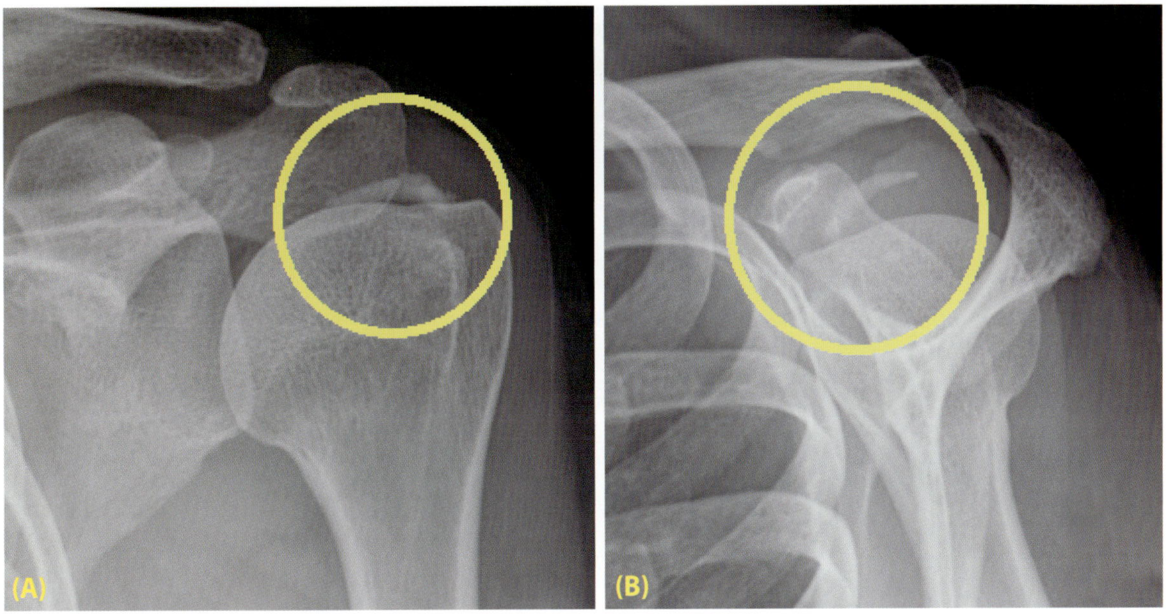

Fig. Shoulder-29.

(A)는 AP external rotation view이고, (B)는 Lateral scapula view 입니다.

(A)에서 보이는 Calcification의 정확한 위치를 보기 위해, Lateral scapula view를 확인합니다. (B)에서 Humeral head의 12시 방향에서 Calcification이 보이므로 Supraspinatus tendon의 Calcification이라는 것을 알 수 있습니다.

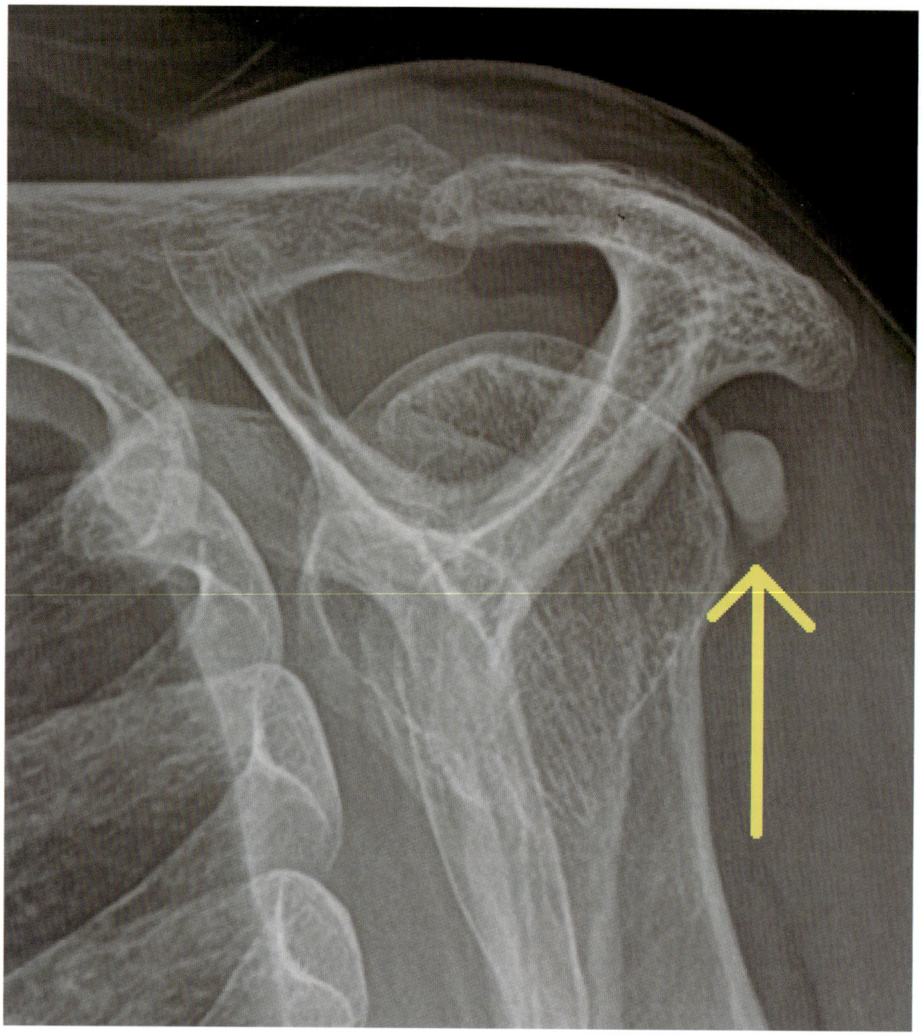

Fig. Shoulder-30.

이 증례에서는 Spine의 아래쪽으로 Calcification이 보이기 때문에, Infraspinatus tendon 또는 Teres minor의 Calcification이라는 것을 알 수 있습니다.

5 Axial view

Position

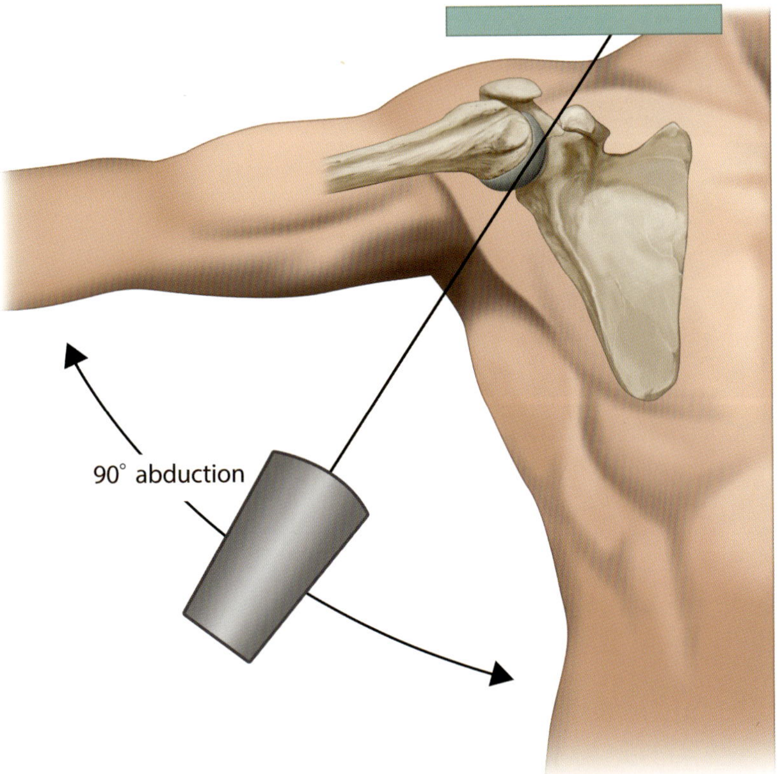

Fig. Shoulder-31.

Axial view는 Shoulder를 Abduction, External rotation 합니다. Glenohumeral(GH) joint가 화면 가운데로 오고, GH joint가 잘 보이도록 촬영합니다.

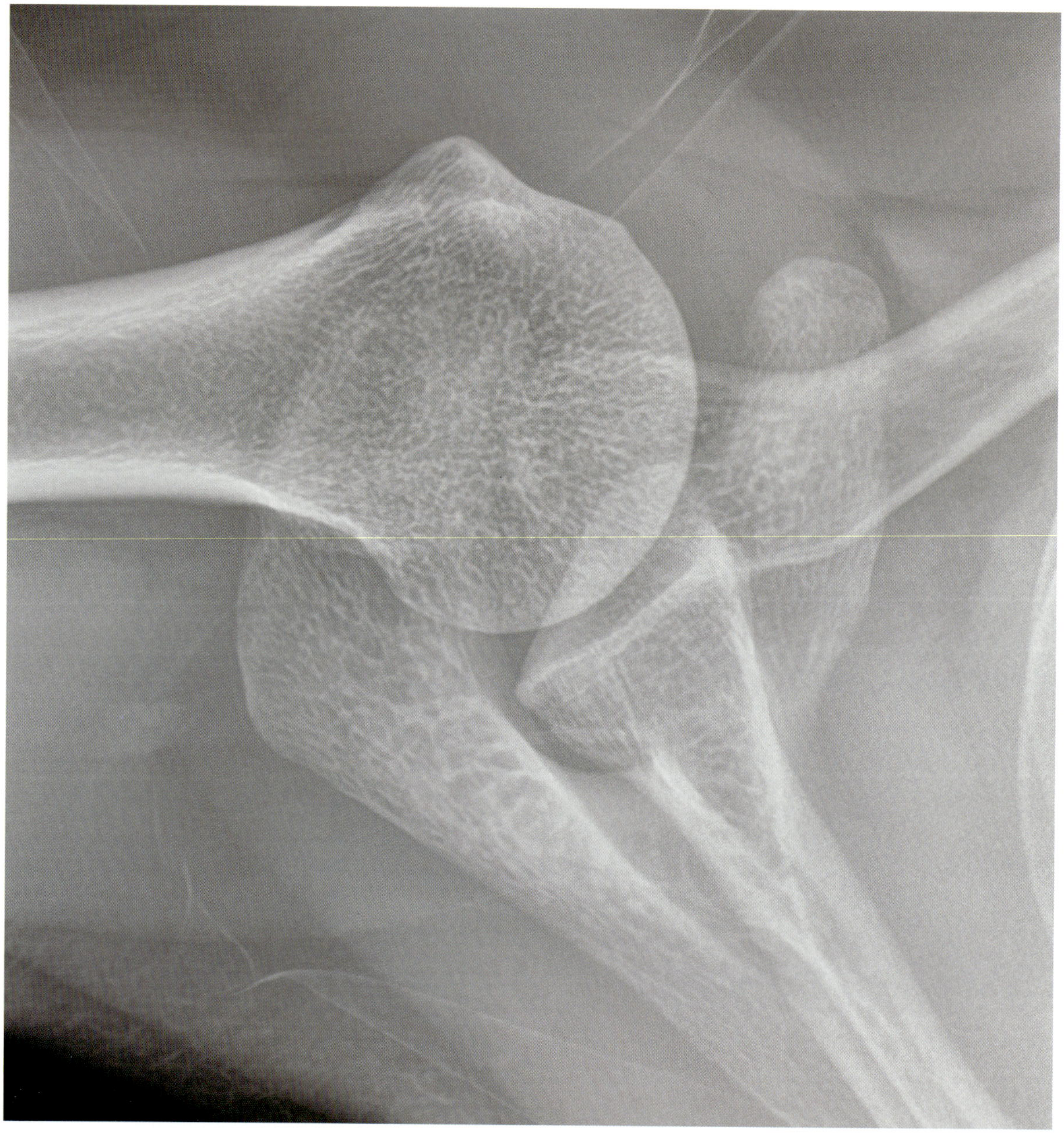

Fig. Shoulder-32.

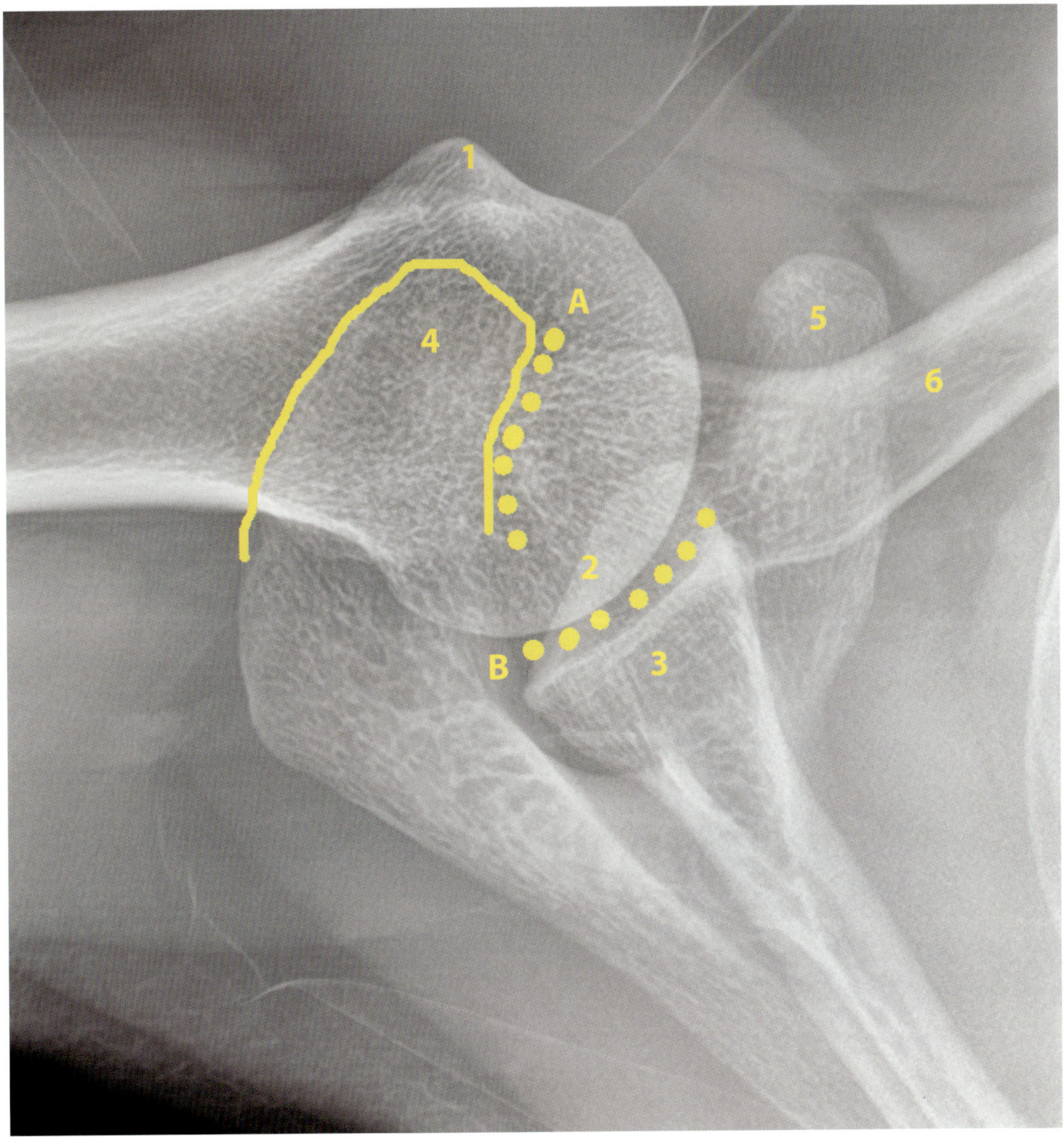

Fig. Shoulder-33.

1. Lesser tubercle // 2. Humeral head // 3. Glenoid // 4. Acromion // 5. Coracoid process // 6. Clavicle
A. Acromioclavicular joint // B. Glenohumeral joint

Axial view는 Shoulder joint를 아래에서 바라본 영상입니다. Acromion(4) Coracoid process(5)가 잘 보이며, Humeral head(2)와 Glenoid(3)와의 관계도 잘 볼 수 있습니다.

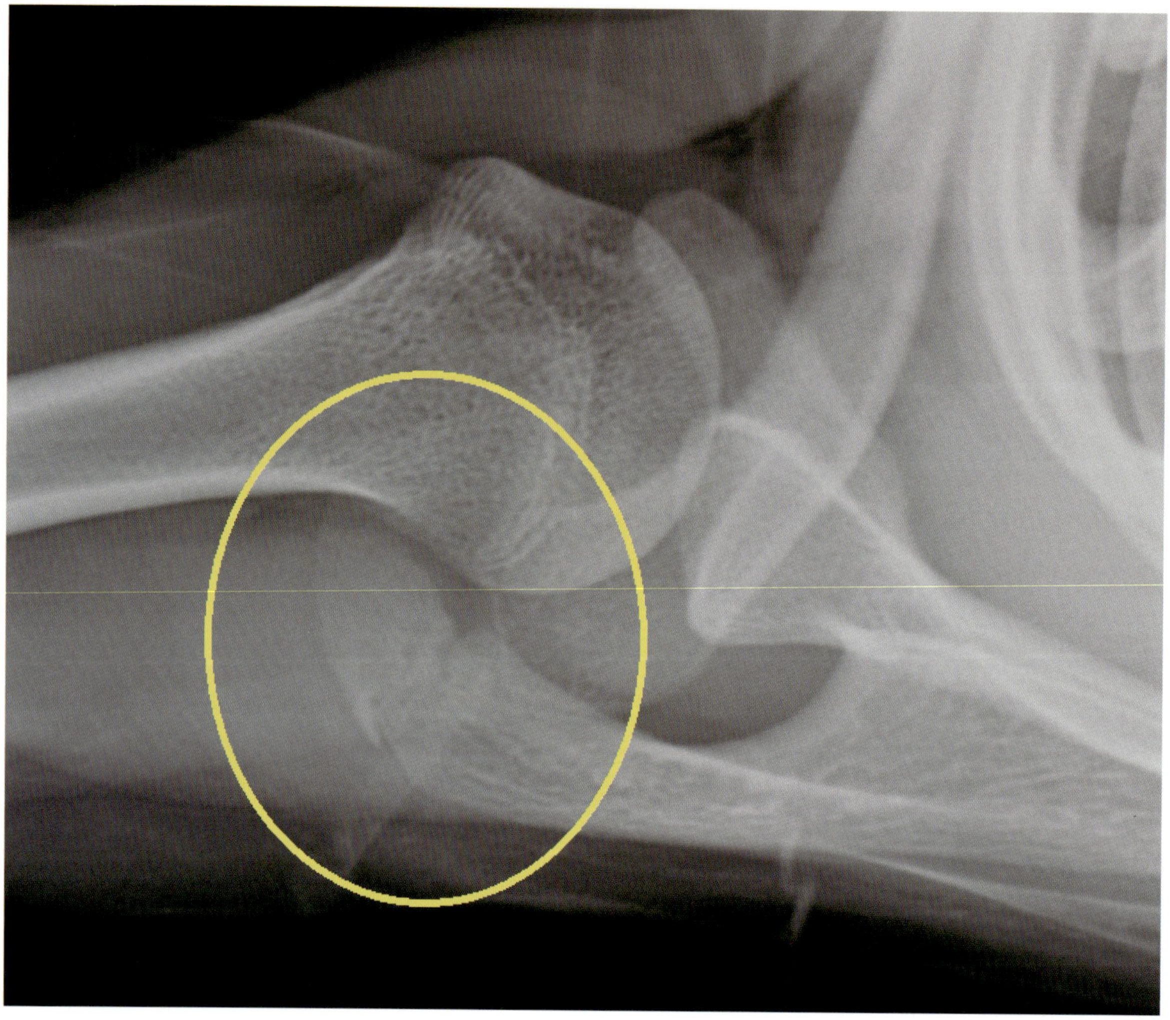

Fig. Shoulder-34.

11살 여아의 X-ray 입니다. Acromion에 Fracture처럼 보이는 부위는, Fracture가 아닌 Secondary ossification center 입니다.

Acromion의 Secondary ossification center는 10살 즈음부터 보이기 시작하여, 일반적으로 16세 이전에 Fusion되며, 25세까지 대부분 Fusion 됩니다. Fusion되지 않은채 남아있으면 Os acromiale라고 하며, Shoulder pain의 원인이 될 수 있습니다.

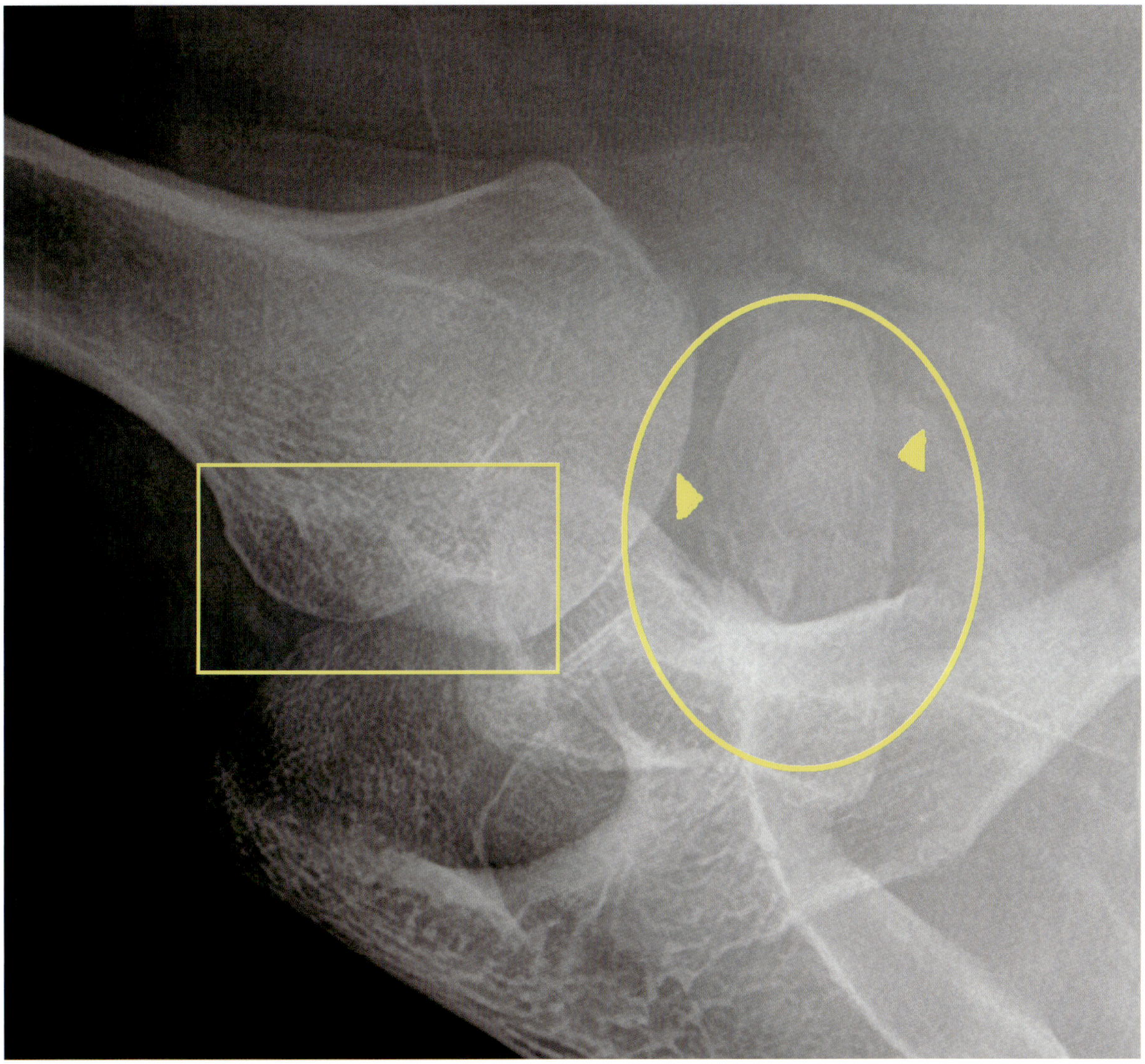

Fig. Shoulder-35.

Shoulder instability가 있는 35세 남자 환자의 X-ray 입니다.

Axial view에서 Coracoid process(동그라미) 및 Fracture(화살촉)가 보이며, Humeral head에 Hill-Sachs lesion(네모)이 보이는 증례입니다.

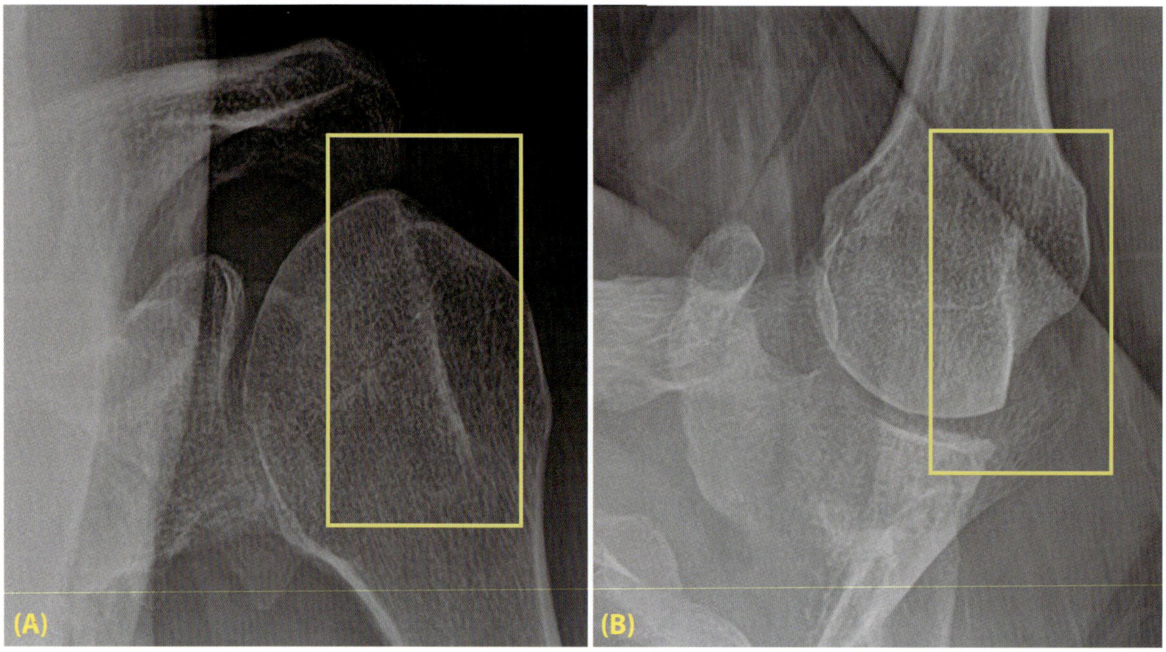

Fig. Shoulder-36.

Fig. Shoulder-35.와 같은 환자의 (A) AP internal rotation view와 (B) Stryker notch view를 비교하면, Hill–Sachs lesion(네모)은 AP internal rotation view, Stryker notch view에서 더 잘 보이지만, Coracoid process의 Fracture는 Axial view에서 잘 보입니다.

6 Stryker notch view

Position

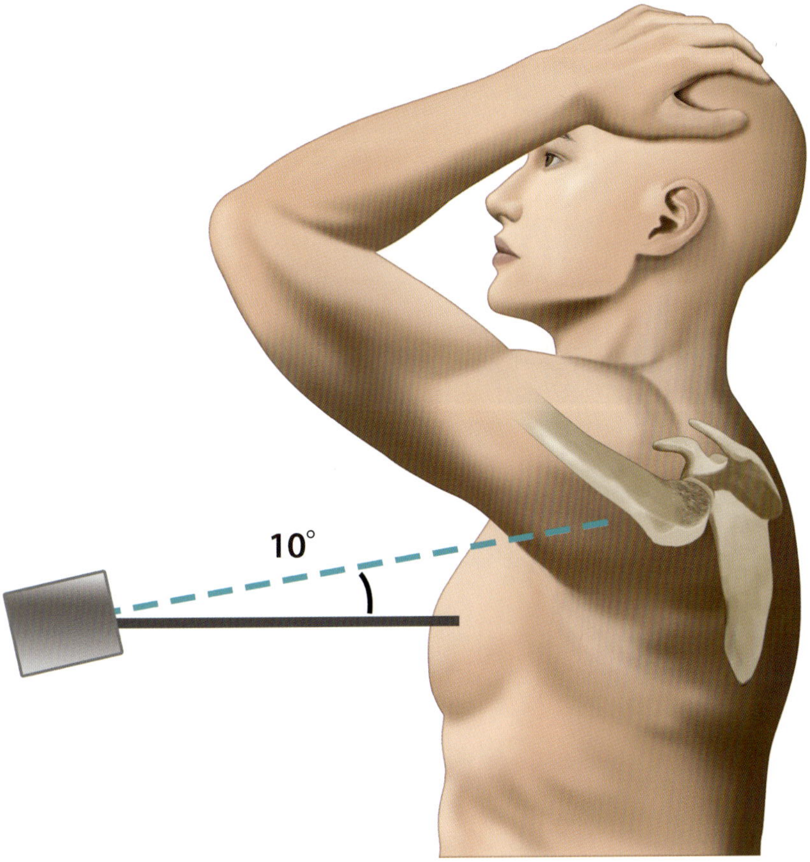

Fig. Shoulder-37.

등을 Receptor에 대고, 손바닥을 머리에 올립니다. Arm이 Abduction되지 않도록 하여 팔꿈치가 정면을 향하게 한 다음 촬영합니다.

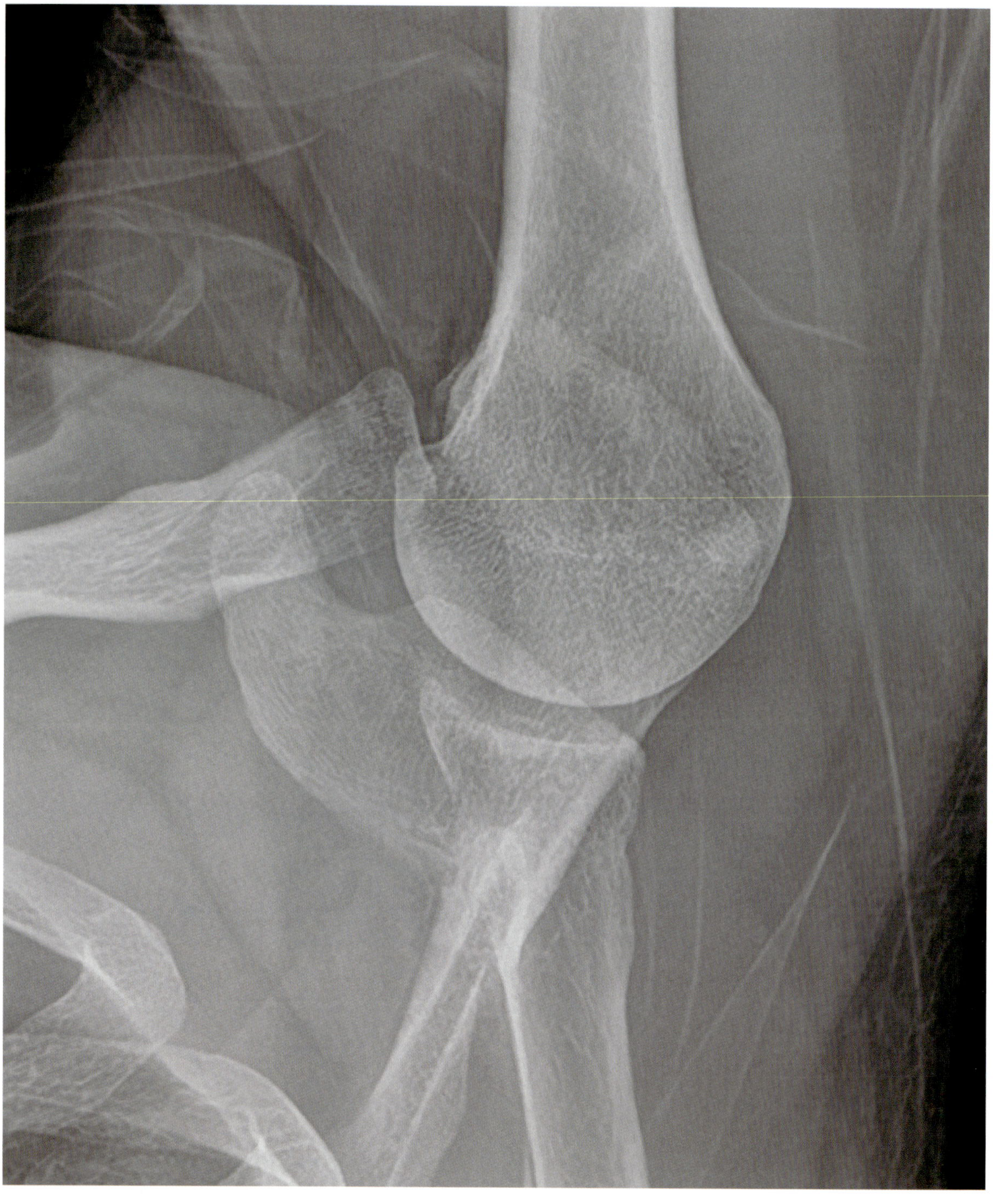

Fig. Shoulder-38.

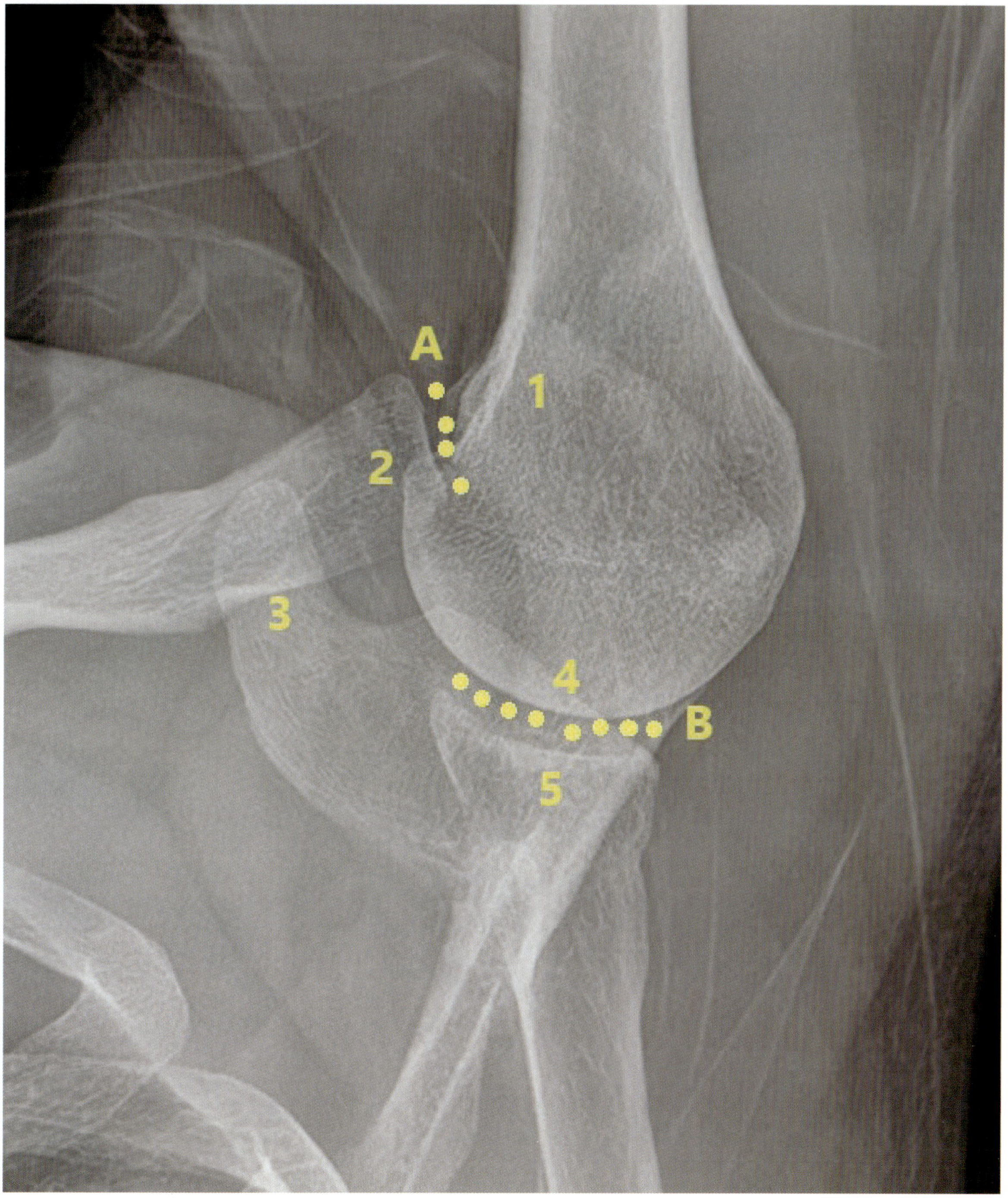

Fig. Shoulder-39.

1. Acromion // 2. Clavicle // 3. Coracoid process // 4. Humeral head // 5. Glenoid
A. Acromioclavicular joint // B. Glenohumeral joint

Stryker notch view는 Hill–Sachs lesion을 보기 위한 View 입니다.

팔을 머리 위로 올리면서 Internal rotation시킨 View이며, Hill–Sachs lesion이 생기는 Humeral head의 Posterolateral 부위를 잘 보여줍니다.

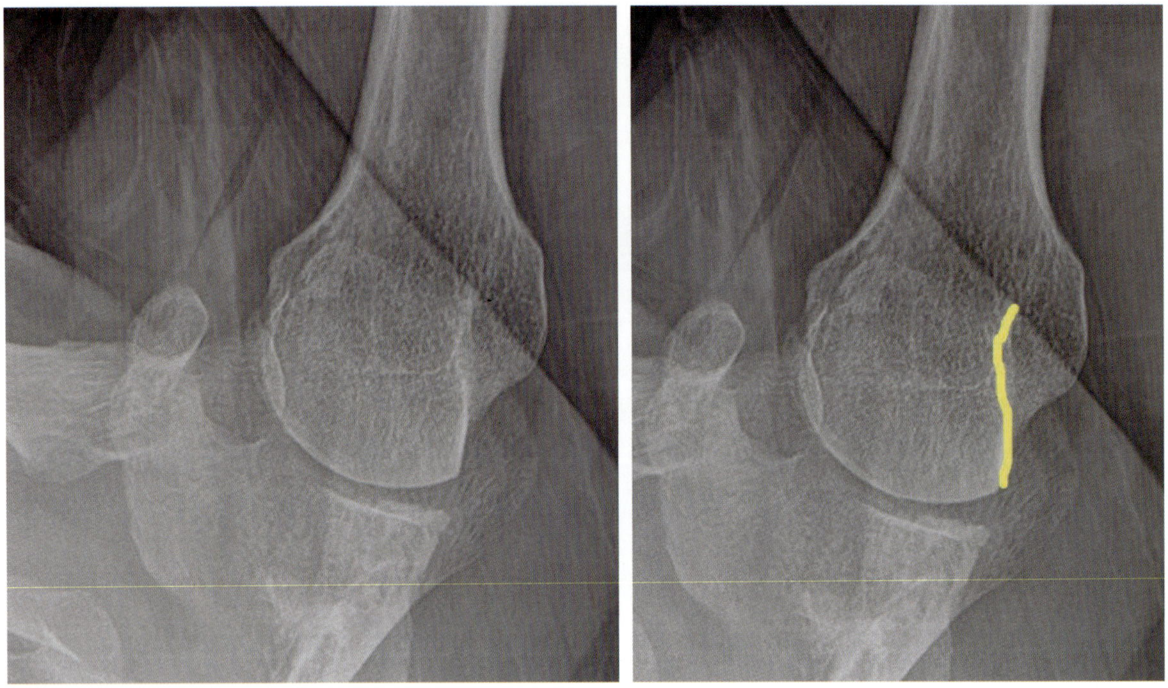

Fig. Shoulder-40.

이 증례처럼 Hill-Sachs lesion이 명확하게 보이는 경우도 있고,

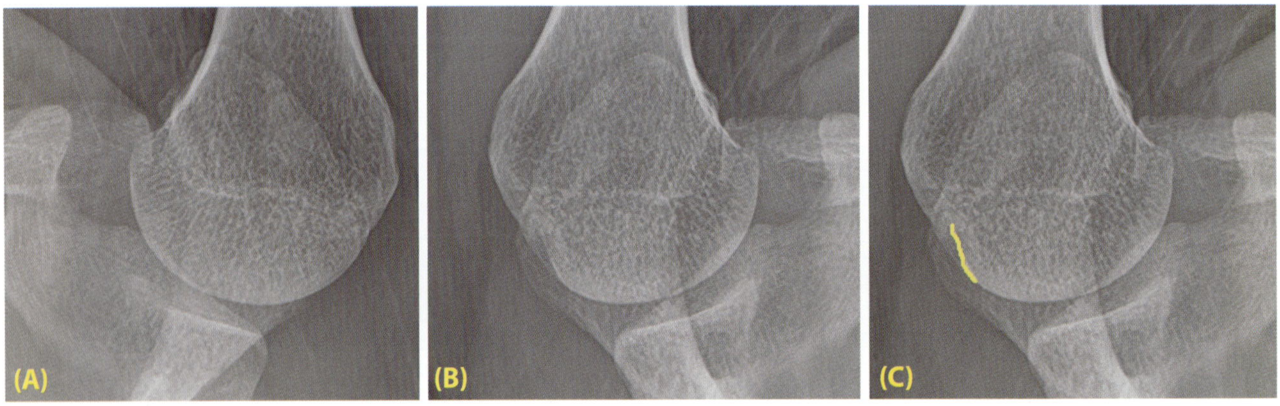

Fig. Shoulder-41.

(A) 건측, (B) 병변 부위, (C) Hill-Sachs lesion을 표시한 것입니다. 건측 (A)과 비교를 해야 Hill-Sachs lesion이 보이는 경우 있습니다

CASE

1. Rotator cuff disease에서의 X-ray 소견

Shoulder에서 Rotator cuff disease는 매우 흔합니다. Rotator cuff에 해당하는 Supraspinatus, Infraspinatus, Teres minor, Subscapularis는 초음파나 MRI를 통해 직접적으로 볼 수 있고, 정확히 평가할 수 있지만, 환자에 따라 X–ray에서도 Rotator cuff의 이상 소견을 찾을 수 있습니다.

Rotator cuff 에서 손상이 가장 흔하게 발생하는 Muscle은 Supraspinatus 입니다. Supraspinatus는 Greater tubercle에 Insertion하기 때문에, Rotator cuff disease의 환자에서 Greater tubercle의 변화를 X–ray에서 볼 수 있습니다. 그리고 Acromion과 Humeral head 사이로 Supraspinatus tendon이 지나가게 되는데, 이것이 찢어져 얇아지거나, 완전 파열되어 Medial side로 말려들어가게 된다면, Acromion과 Humeral head 사이의 거리(Acromiohumeral distance)가 짧아지게 됩니다. 또한 Acromion과 Humeral head가 맞닿게 되면서 Osteoarthritis와 비슷한 X–ray 변화를 볼 수 있습니다.

X–ray 소견으로는, Greater tubercle irregularity(윤곽의 불규칙), Sclerosis, Bone spur, Subchondral cyst가 생길 수 있고, 심한 경우는 Acromion에 의해 Greater tubercle이 닳아 Humeral head의 모양이 동그랗게 변형(Femoralization, Erosion of greater tubercle) 되기도 합니다. 또한 Humerus의 Superior subluxation, Subacromial spur도 보일 수 있습니다. Rotator cuff disease가 심해지면, Glenohumeral joint, Acromioclavicular joint(AC joint)에도 Osteoarthritis가 발생합니다.

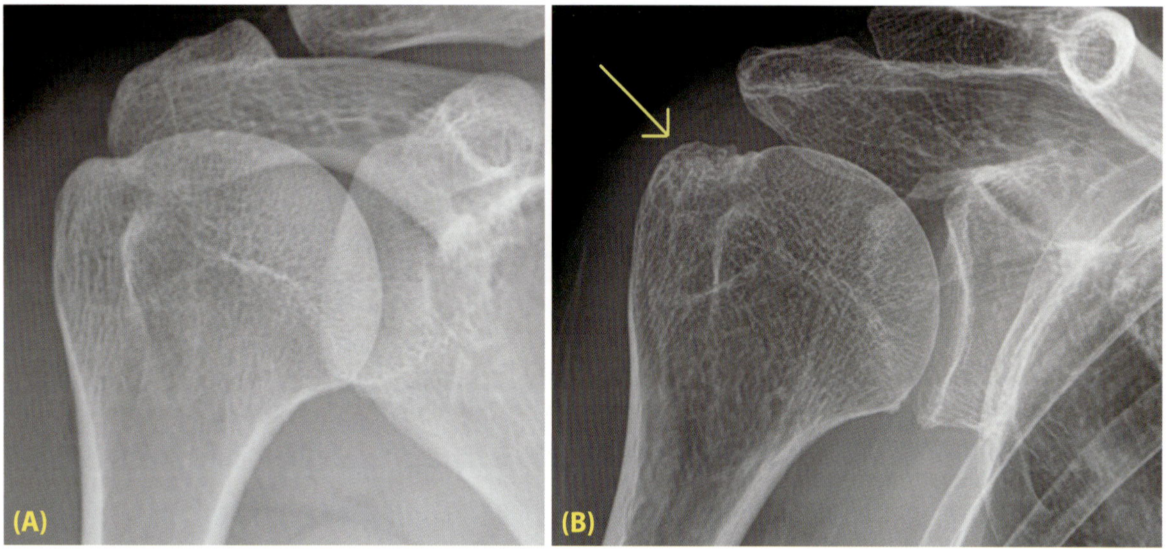

Fig. Shoulder-42.

(A)는 정상 소견, (B)는 Supraspinatus partial tear가 있는 환자의 AP external rotation view 입니다.

Greater tubercle은 AP external rotation view에서 잘 보입니다. Rotator cuff disease에서 볼 수 있는 Greater tubercle irregularity(화살표)소견이 있습니다.

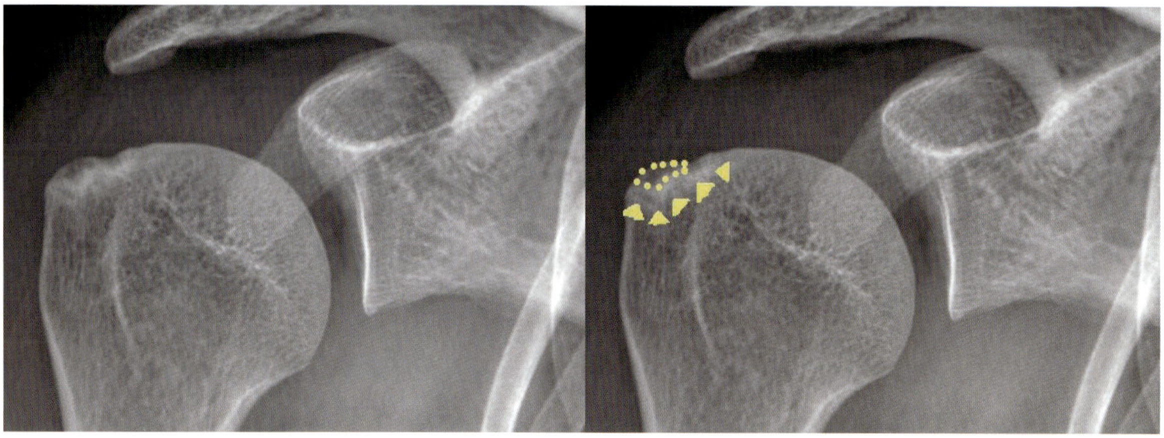

Fig. Shoulder-43.

Supraspinatus partial tear가 있는 환자의 Grashey view 입니다.

Fig. Shoulder-19.에서 설명한 것과 같이 Grashey view를 찍을 때, Glenohumeral joint의 방향을 맞추기 위해 몸을 환측으로 Rotation하면, Humeral head가 External rotation된 것처럼 보입니다. 따라서 AP external rotation view와 같이 Grashey view에서도 Greater tubercle이 잘 보입니다. Rotator cuff disease로 Greater tubercle sclerosis(화살촉)와 Subchondral cyst(점선) 소견이 보이는 환자입니다.

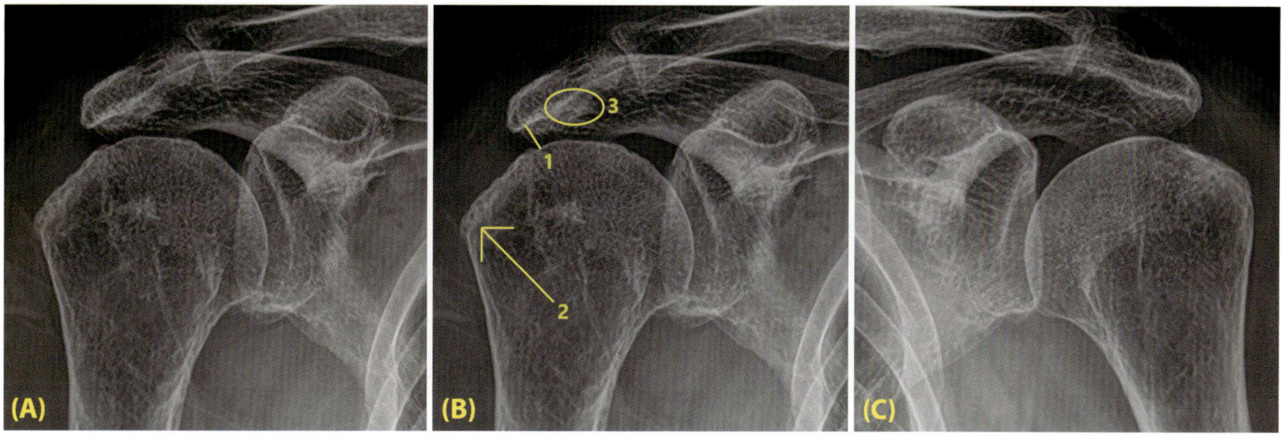

Fig. Shoulder-44.

Rt supraspinatus full thickness tear 환자입니다. (A)와 (B)는 Rt shoulder AP view, (C)는 Lt shoulder AP view(건측) 입니다.

Supraspinatus full thickness tear가 발생하면, Acromion과 Humeral head 사이를 채우고 있는 Tendon이 손상된 것이기 때문에, Acromiohumeral distance가 짧아지게 됩니다.

(C)와 비교하여, (A), (B)를 보시면, Rt Humerus의 Superior subluxation으로 Acromiohumeral distance(1)가 5.78 mm로 짧아져 있습니다. (정상적인 Humeral head–Acromion의 거리는 10 mm 이상입니다.) 또한 Greater tubercle도 닳아 Femoralization(2)이 보입니다. (Greater tubercle을 더 잘 보려면 AP external rotation view를 촬영하는 것이 좋습니다.) Acromion의 Sclerosis와 Acromion 아래쪽으로 Subacromial osteophyte(3)도 보입니다.

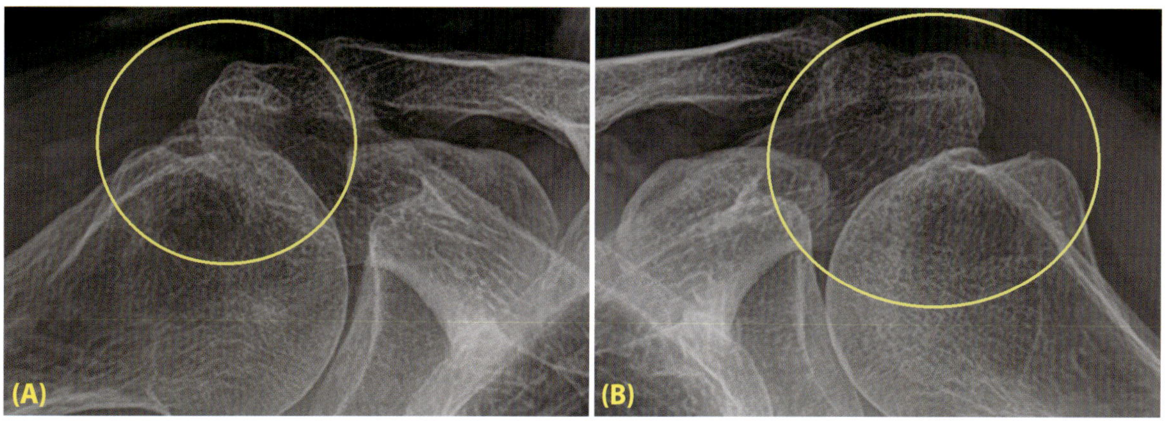

Fig. Shoulder-45.

Fig. Shoulder-44.과 같은 환자의 (A) 환측 Rt shoulder, (B) 건측 Lt shoulder Abduction view 입니다.

Lt shoulder 에 비해 Rt shoulder에서 Acromiohumeral distance가 더 짧아진 것을 볼 수 있습니다.

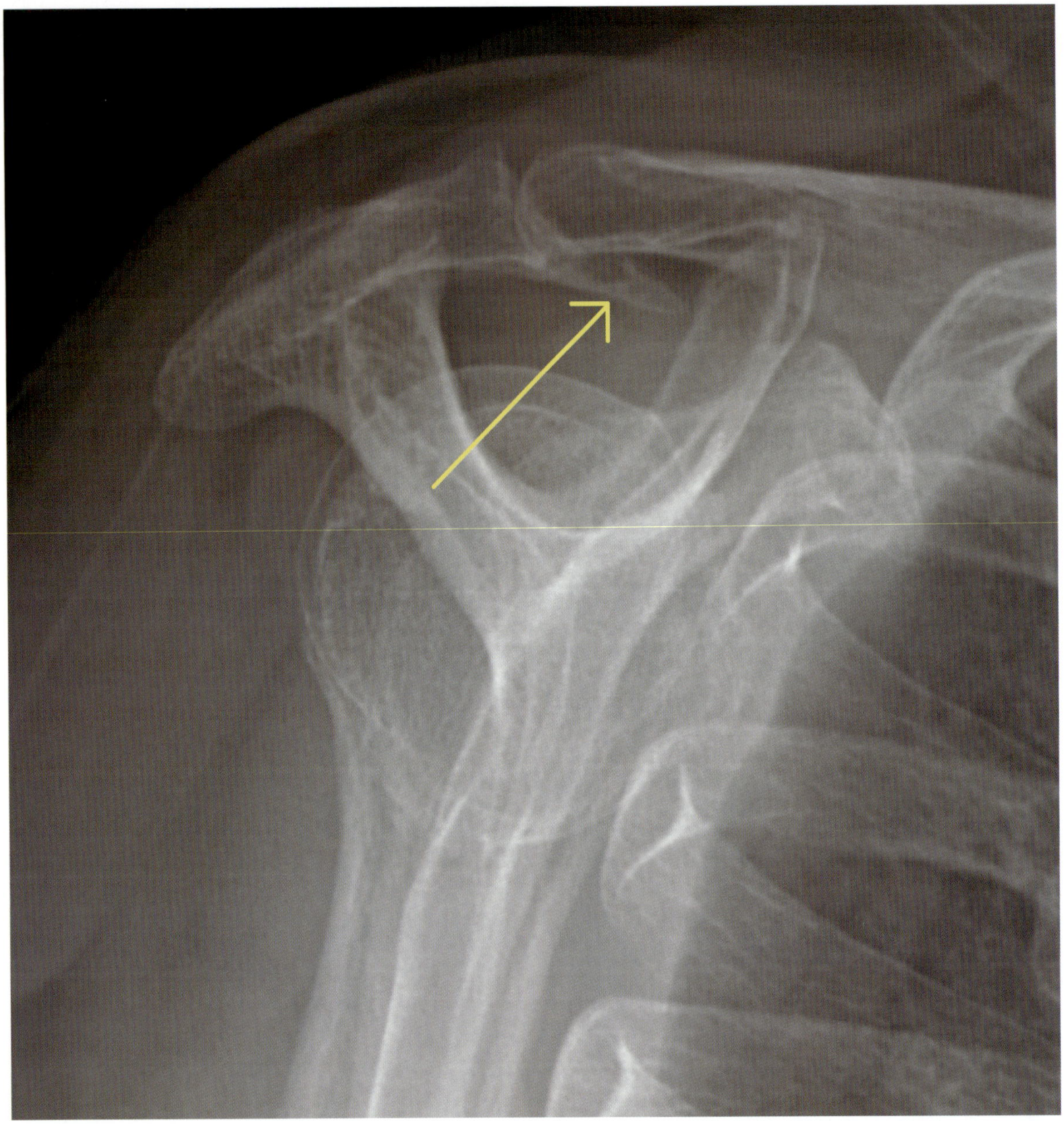

Fig. Shoulder-46.

Supraspinatus partial tear 환자의 Lateral scapula view(Y view)이며, Subacromial spur(화살표)가 뾰족하게 보입니다. Subacromial spur는 Lateral scapula view(Y view)에서 잘 보입니다.

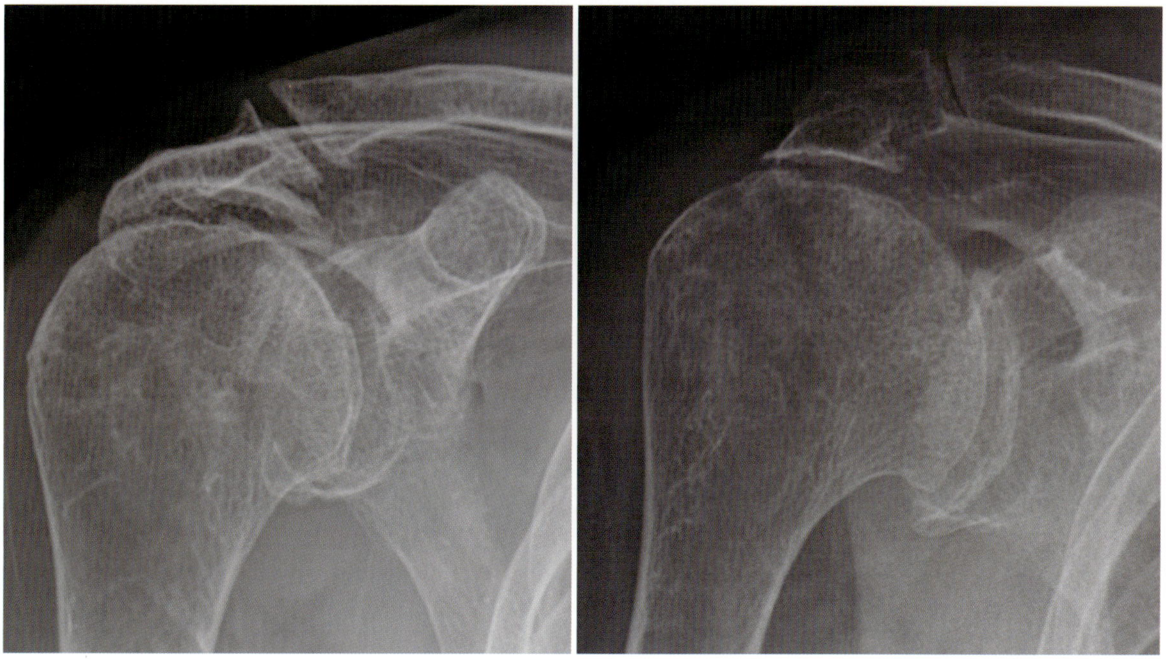

Fig. Shoulder-47.

Massive rotator cuff tear로 Rotator cuff tear arthropathy가 발생한 2가지 증례입니다.

두 경우 모두 Greater tubercle의 Erosion으로 Femoralization 되었으며, Acromiohumeral distance가 짧아져 있습니다. 또한 Glenohumeral joint와 Acromioclavicular joint(AC joint)의 Osteoarthritis 소견과 Subacromial spur도 보입니다.

2. Avascular necrosis(AVN)

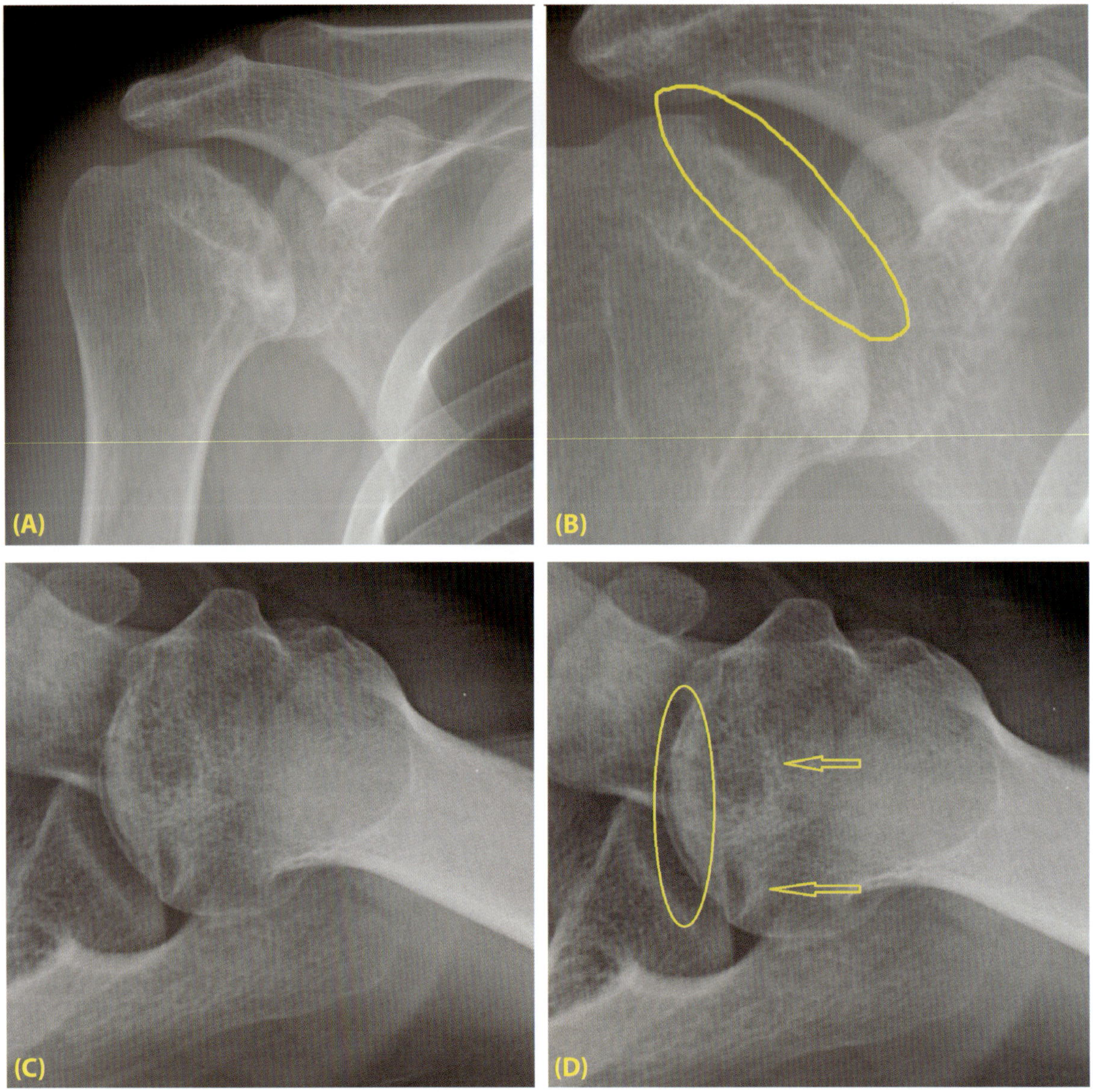

Fig. Shoulder-48.

30대 환자의 Avascular necrosis(AVN)of the humeral head 증례입니다. (A)는 AP view, (B)는 (A) 확대 사진, (C)와 (D)는 Axial view 입니다.

AVN은 Hip joint의 Femoral head에서 발생하는 것으로 많이 알려져 있으나, 다양한 위치에서 발생할 수 있으며, Humeral head는 Femoral head에 이어 두 번째로 흔하게 발생하는 위치입니다. Humeral head에서 AVN이 발생하면, Femoral head의 AVN과 비슷한 X-ray 소견이 보입니다. Necrosis에 의해 Radiolucent lesion이 생기고, Necrosis 주위로는 반응성 골 재형성에 의해 Sclerosis(D의 화살표)가 보여 얼룩덜룩하게 보입니다. 또한 Subchondral collapse로 인해 Crescent sign(Linear subchondral lucency) (B와 D의 동그라미)이 보이고, Cortical collapse(B와 D의 동그라미)의 소견도 보입니다. 더 진행한다면, Humeral head의 Articular surface가 손상되면서 Scapula의 Glenoid에도 변화를 일으키고, Glenohumeral joint의 Secondary osteoarthritis를 유발합니다.

이번 증례에서는 Humeral head의 손상 정도에 비해, Glenoid의 변화는 없어 보입니다. 일반적인 Primary osteoarthritis는 Joint를 이루는 두 뼈에서 동시에 변화를 보이지만, AVN에서는 Humeral head 자체에서 병변이 시작되기 때문에 Humeral head에 비해 Glenoid의 변화는 적습니다.

3. Scapular fracture

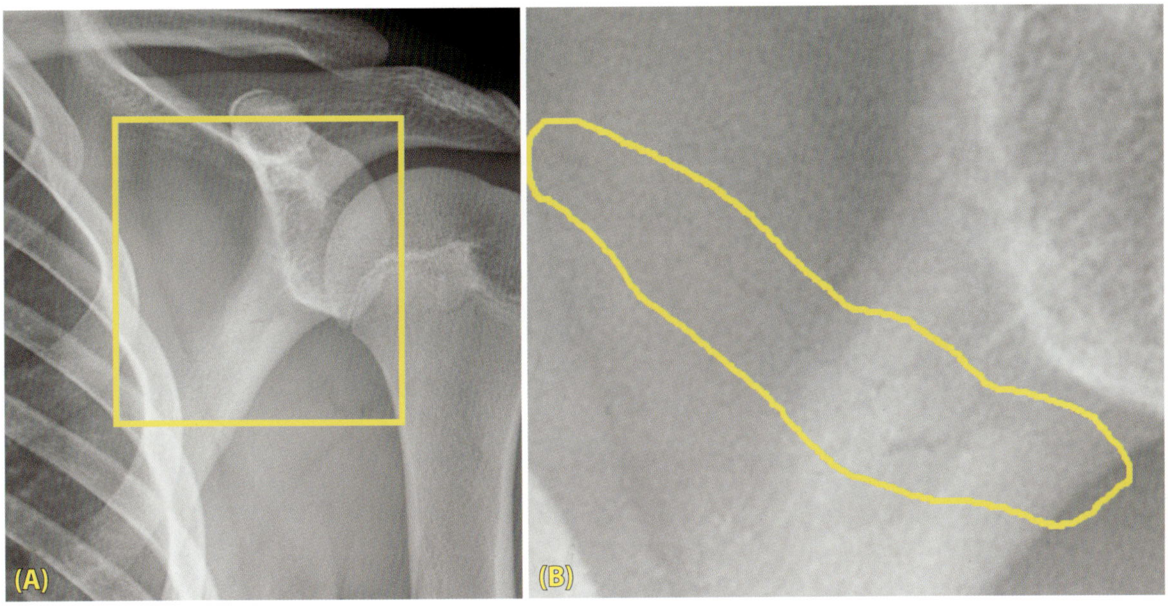

Fig. Shoulder-49.

태권도 하던 중 넘어진 후 발생한 Rt shoulder pain으로 내원한 10대 남자 환자입니다. (A)는 환측 Rt shoulder, (B)는 Fracture 확대 사진입니다.

(B)를 보시면 Scapula neck~body로 Fracture line이 미세하게 보입니다. Scapula fracture는 Scapular body와 Neck에서 많이 발생하며, 젊은 남성에서도 Scapula fracture가 발생할 수 있기 때문에 유의해서 보아야 합니다.

4. Osteoarthritis secondary to rheumatoid arthritis

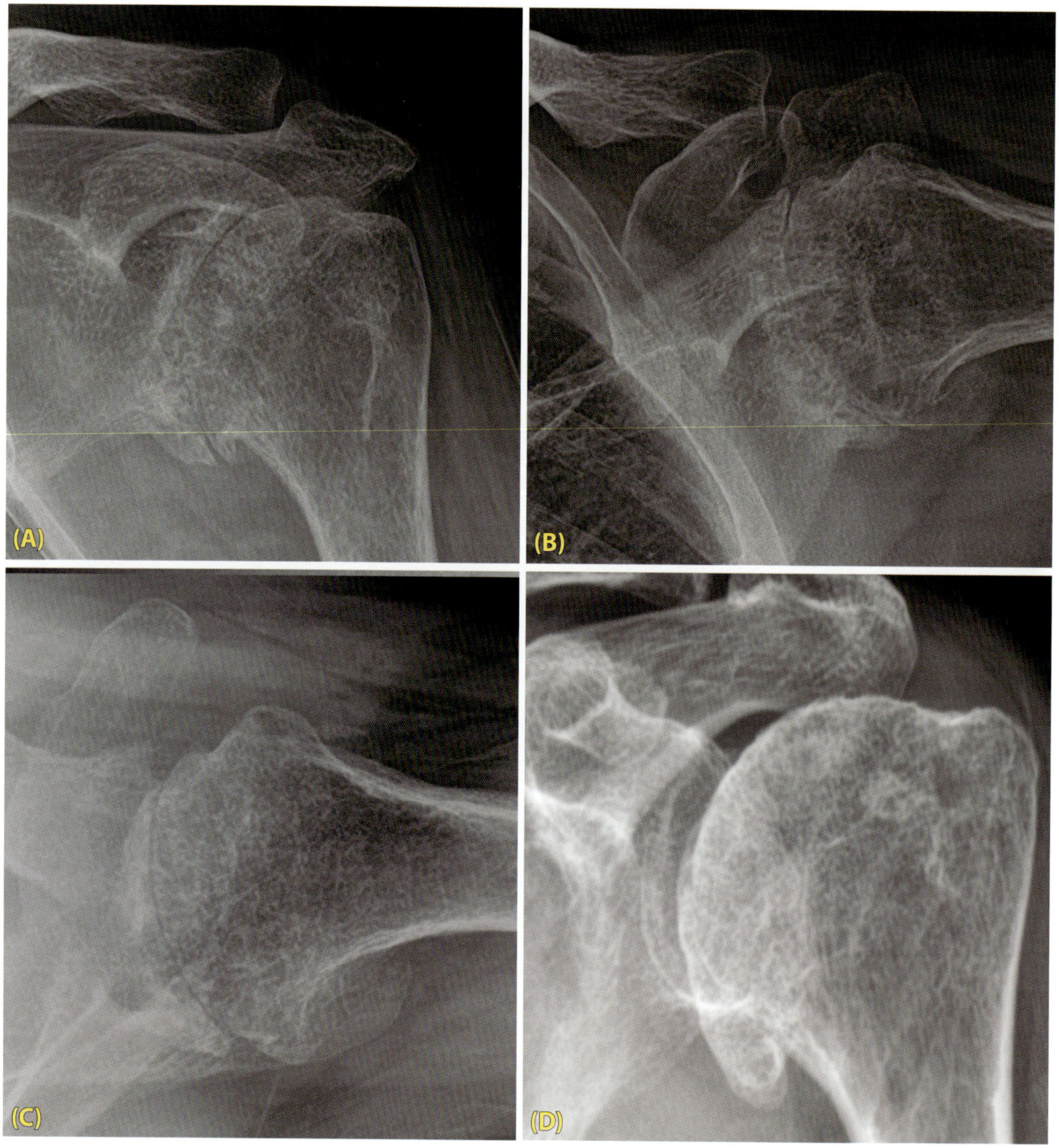

Fig. Shoulder-50.

Rheumatoid arthritis(RA)를 진단받은 40대 여성 환자의 (A) Grashey view, (B) Abduction view, (C) Axial view 입니다. (D)는 RA가 없는 다른 환자의 AP view 사진입니다.

일반적인 Glenohumeral joint의 Osteoarthritis와는 달리, RA가 있는 환자의 OA에서는 Joint space narrowing이 어느 한쪽에 치우쳐서 발생하는 것이 아니라, Symmetric joint space narrowing을 보입니다.

또한, 일반적인 Glenohumeral joint osteoarthritis는 (D)에서와 같이 Humerus의 Inferior osteophyte를 보이는게 특징입니다. 따라서, X-ray 상 Osteoarthritis가 보이더라도, 일반적으로 보이는 소견이 아니라면 이차적인 원인이 있는 것이 아닌지 의심해 보아야 하며, 또한 이른 나이에 심한 Osteoarthritis가 발생했다는 것도 다른 원인에 의해 발생한 것이 아닌지 생각해 보아야 합니다.

5. Pseudocyst of the humerus

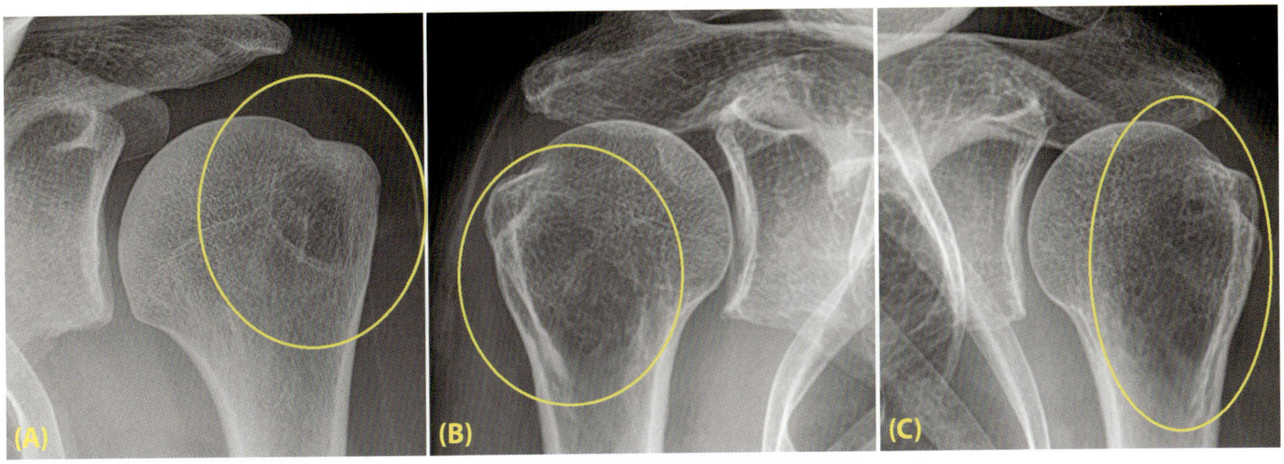

Fig. Shoulder-51.

(A)는 30세 남자 환자의 Lt shoulder Grashey view, (B), (C)는 64세 여자 환자의 Rt, Lt shoulder Grashey view 입니다.

Humerus에 Radiolucent lesion(까맣게 보이는 부분)이 보여, 마치 Cancer의 Osteolytic mass를 떠올리게 합니다. 하지만 이것은 Greater tubercle에 잘 생기는 Pseudocyst of the humerus이며, Spongy bone으로 이루어진 부분이 X-ray상 까맣게 보이는 것입니다. Normal variant로 Biopsy를 하지 않습니다.

6. Osteosarcoma

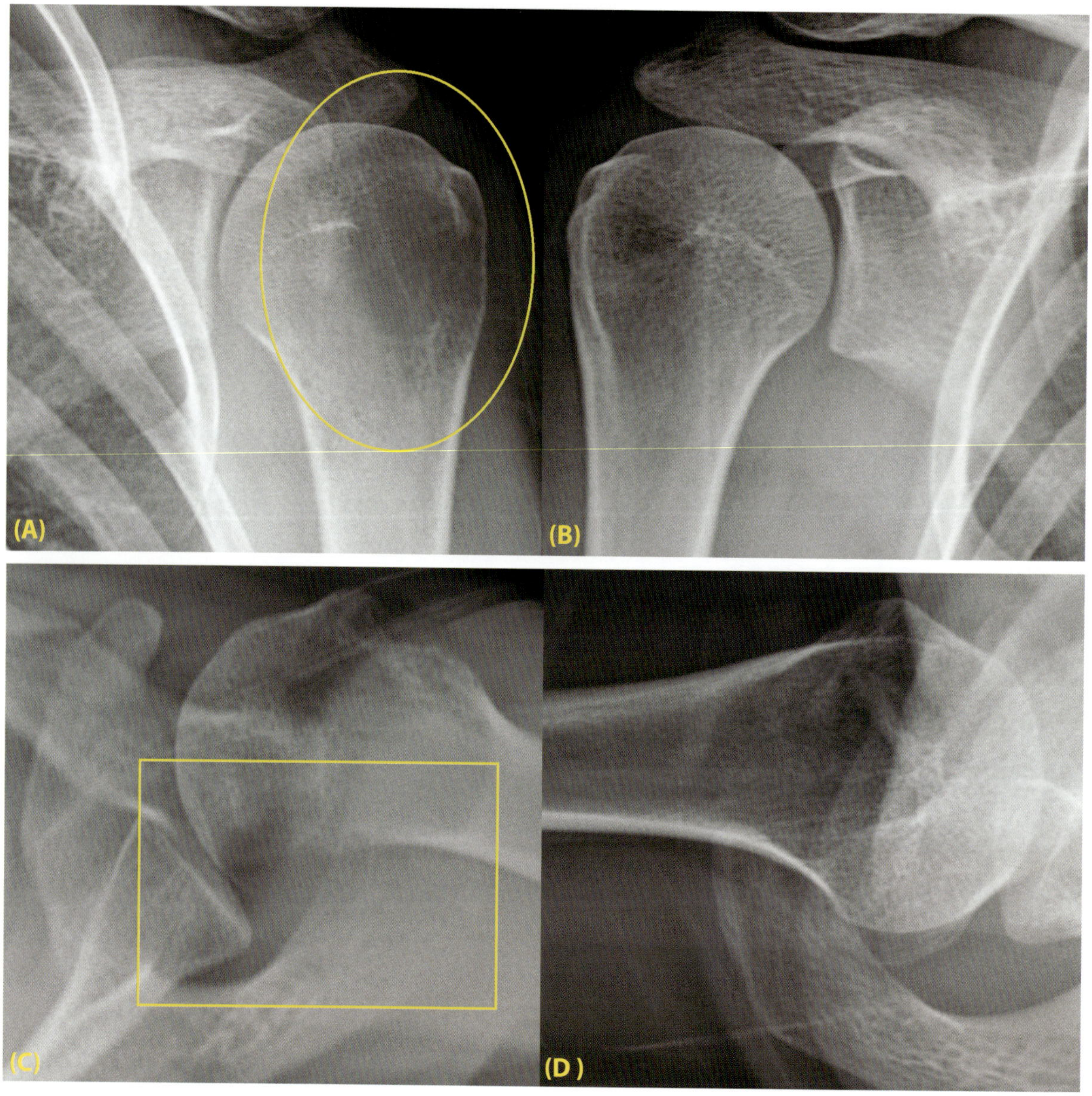

Fig. Shoulder-52. (계속)

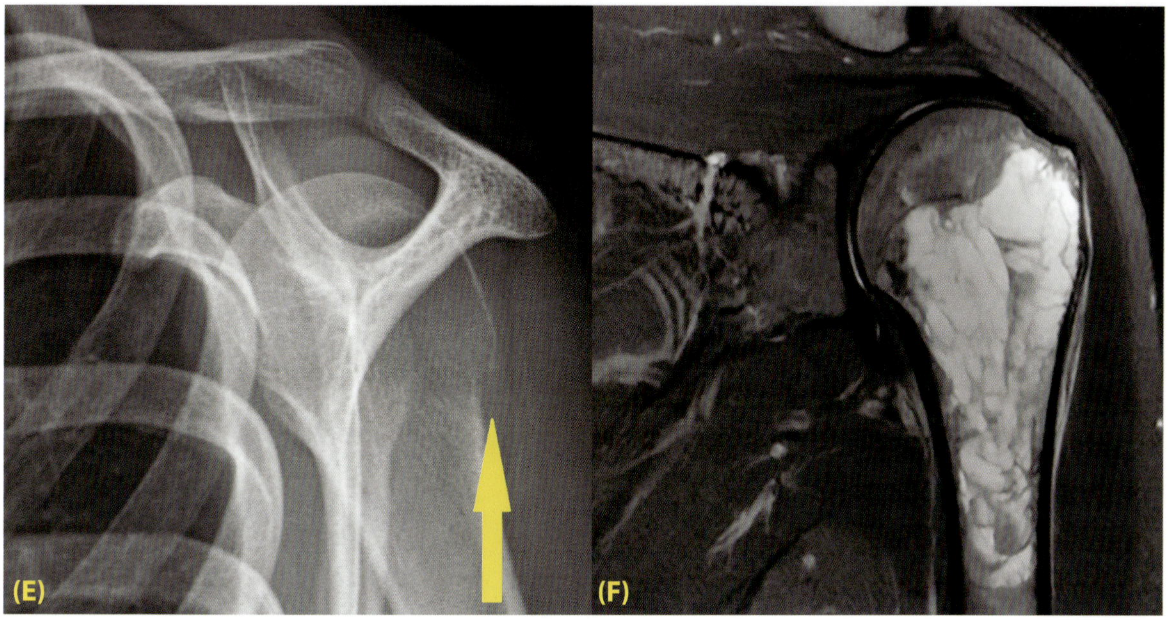

Fig. Shoulder-52.

1달 전부터 Lt shoulder pain이 있던 20대 여자 환자입니다. (A) Lt shoulder Grashey view, (B) Rt shoulder Grashey view, (C) Lt shoulder Axial view, (D) Rt shoulder Axial view, (E) Lt shoulder Lateral scapula view, (F) Lt shoulder MR T2 FS image입니다.

(A)의 동그라미 부위에 Osteolytic lesion(동그라미)이 보여, 마치 Pseudocyst로 생각할 수 있는 소견입니다. 하지만 정상 부위 (B)와 비교해 보면, Lesser tubercle의 Cortical line이 (A)에서는 보이지 않습니다.

또한, (D)와 비교했을 때, (C)에서 Humeral head의 Cortical line(네모)이 보이지 않으며, (E)에서 Cortical breakthrough(화살표)가 보입니다. Cortical bone의 침범 여부는 Bone lesion에서 Cancer를 시사하는 중요한 소견 중 하나입니다. 따라서 이것은 Pseudocyst 보다는 Cancer 가능성이 있는 병변으로, (F) MR의 T2 FS에서도 High signal intensity를 보이는 Mass가 보입니다. X-ray 소견 상 Malignancy를 의심할 수 있는 증례이며, Biopsy 결과 Osteosarcoma로 진단되었습니다.

7. Simple bone cyst

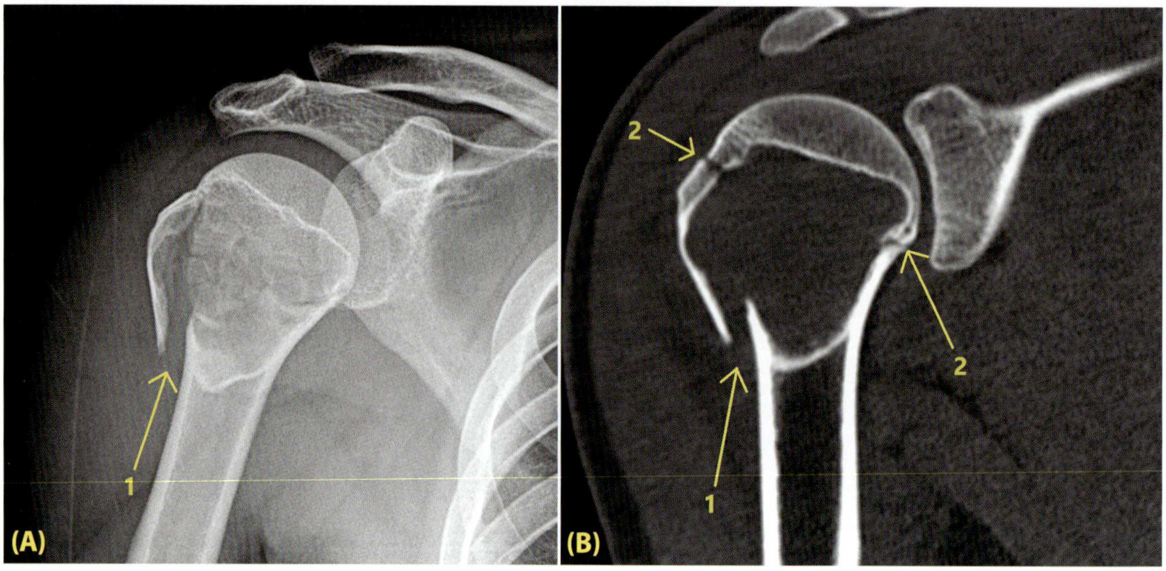

Fig. Shoulder-53. (계속)

야구하는 도중 팔을 부딪힌 20대 남자 환자의 X-ray 입니다. (A)는 AP view, (B)는 CT coronal image 입니다.

(A)를 보면 Humeral head에 Sclerotic rim의 경계가 좋은 Osteolytic mass가 있습니다. 또한 Greater tubercle에 Fracture(1)가 동반되어 있습니다. (B)를 보시면 마찬가지로 Sclerotic rim으로 둘러싼 경계가 좋은 mass가 있고 내부는 비교적 균일한 Low density mass 입니다. Greater tubercle fracture(1)와 추가적으로 Anatomical neck의 Fracture(2)를 확인할 수 있습니다. 수술 결과 Simple bone cyst로 진단되었습니다. Simple bone cyst는 Benign tumor이지만, 크기가 큰 경우 본 증례와 같이 Pathologic fracture를 일으킬 수 있습니다. (계속)

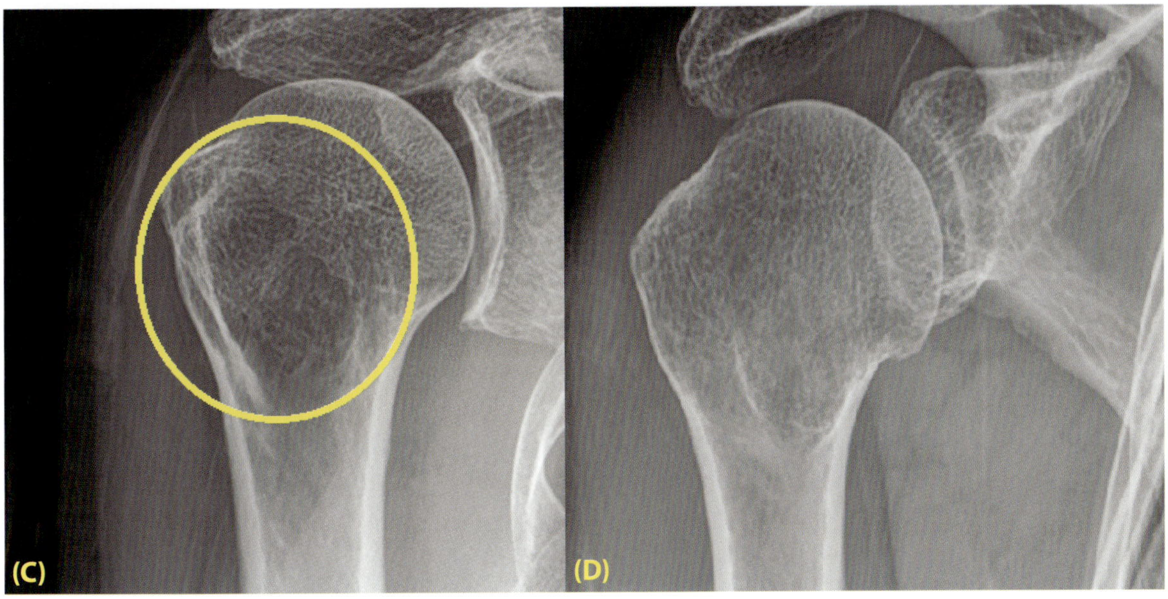

Fig. Shoulder-53.

(C)는 Grashey view, (D)는 AP view 입니다.

Simple bone cyst와 Pseudocyst의 감별점으로, Simple bone cyst는 어느 View에서든 병변이 보이지만, Pseudocyst는 View에 따라 잘 보이지 않습니다. (C)에서는 Pseudocyst(동그라미)가 보이지만, 같은 환자의 (D)에서는 잘 보이지 않습니다.

Malignancy와의 감별점으로, Simple bone cyst는 경계가 뚜렷하여 Mass 주변으로 Sclerotic rim을 보이며, Periosteal reaction이 보이지 않습니다.

8. Pseudotumor deltoideus

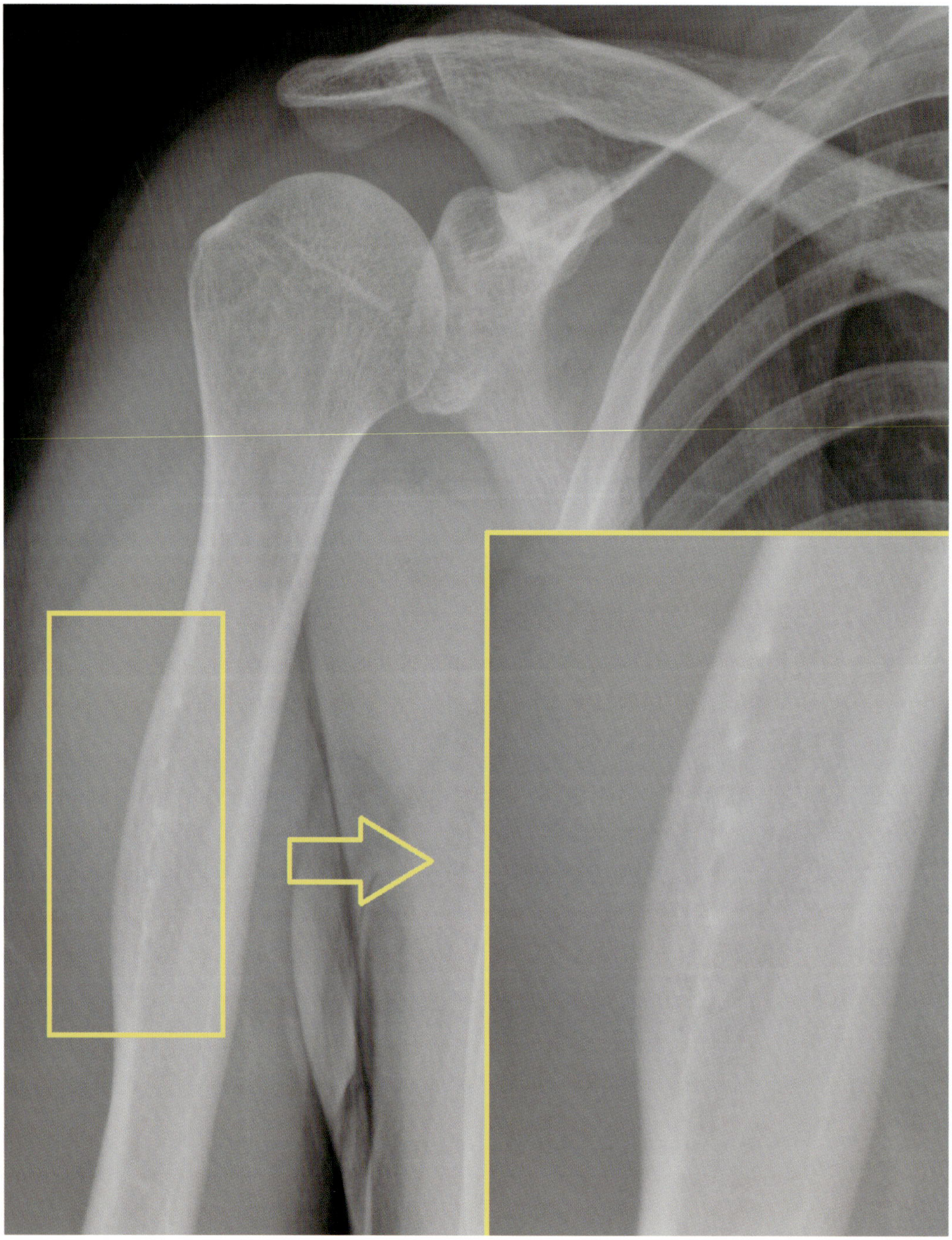

Fig. Shoulder-54.

Humerus의 Shaft에 마치 Bone tumor가 있는 것처럼 볼록하게 튀어나와 보입니다. 하지만 이것은 Pseudotumor deltoideus로 Normal variant 입니다. Deltoid insertion site라는 특징적인 위치와 X-ray 상 Intracortical lucency(Cortex 안쪽이 까맣게 보임)로 알 수 있습니다.

9. Little leaguer's shoulder

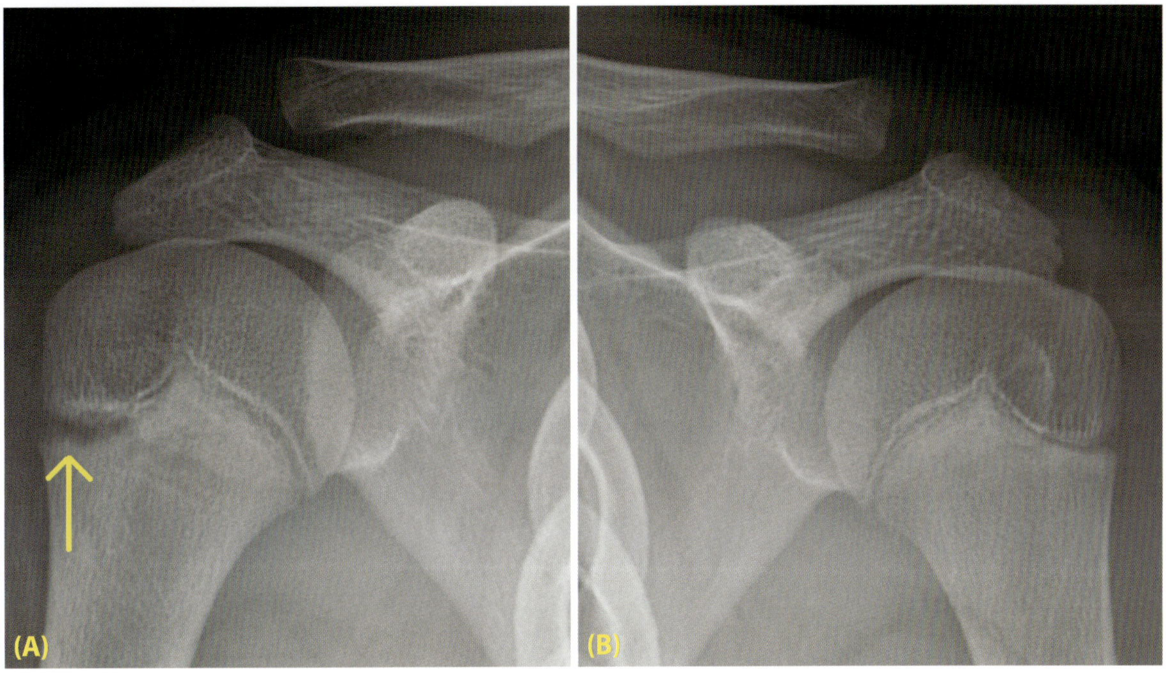

Fig. Shoulder-55.

야구를 한 뒤 발생한 Rt shoulder pain으로 내원한 12세 남자 환자입니다. (A)는 Rt shoulder AP view이고, (B)는 Lt shoulder AP view 입니다.

머리 위로 팔을 올려서 휘두르거나, 던지는 운동을 하는 청소년에서 발생할 수 있는 Little leaguer's shoulder 증례입니다. 야구, 테니스에서 발생 가능하며, X-ray 상에서 Proximal humerus physis의 Widening 소견(화살표)을 보입니다. 대부분 수술은 필요하지 않고, 보존적 치료를 시행합니다.

한페이지 지식

Physis / Epiphysis / Apophysis

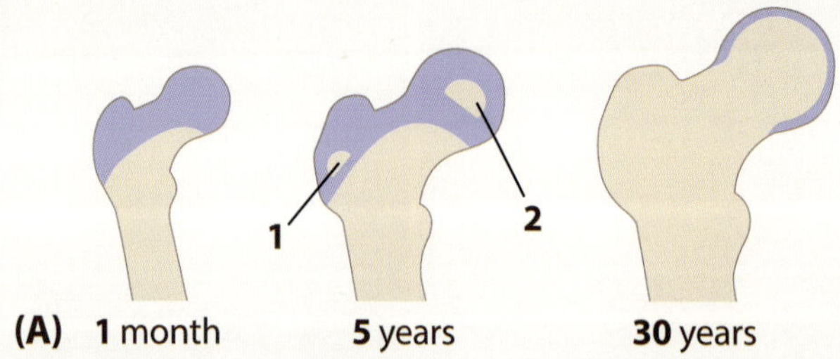

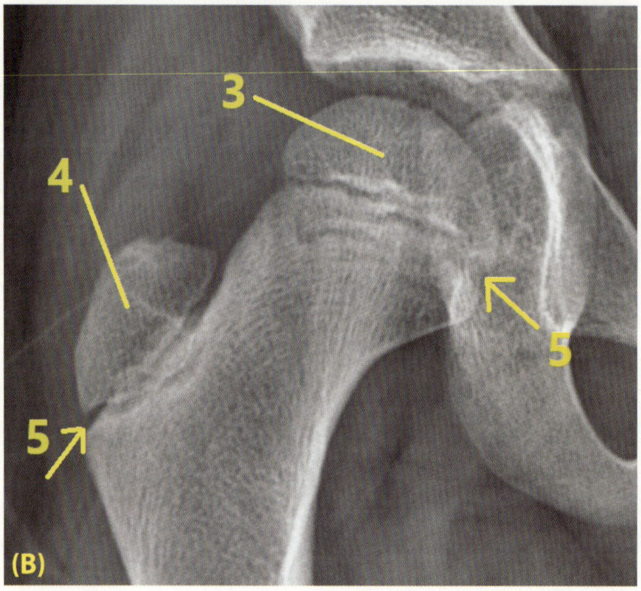

(A)는 Proximal femur의 Ossification 과정을 나타낸 그림입니다. 출생 직후에는 Primary ossification만 있고, Secondary ossification은 일어나지 않았습니다. 이 시기의 Femoral head는 Cartilaginous tissue(파란색)이기 때문에 X-ray를 찍게 되면, Femoral head는 보이지 않습니다. 성장(5 years)을 하면서 Secondary ossification center(1, 2)가 생기게 되면, X-ray에서 보이게 됩니다. 이러한 Ossification center가 자라면서 결국 성인(30 years)의 Femur가 되고, Cartilage는 Articular surface에만 남아 있게 됩니다.

(B)는 어느 정도 Secondary ossification center가 자란 소아의 X-ray 입니다. Secondary ossification center 중에서, Joint에 생긴 것을 Epiphysis(3)라고 하며, Joint가 아닌 Tendon이나 Ligament가 붙는 부분을 Apophysis(4)라고 합니다. Primary ossification center와 Secondary ossification center 사이를 흔히 말하는 Growth plate, Physis(5) 입니다. 성장이 끝나게 되면, Primary ossification center와 Secondary ossification center가 합쳐지면서 Physis는 흔적만 남게 됩니다.

Apophysis 중에 Fracture로 잘못 판독하기 쉬운곳으로, Acromion, Coracoid process, Vertebral body, Iliac crest, Calcaneus, 5th metatarsal base 등이 있습니다.

III. ELBOW

A. Anatomy of the Elbow ... 94

B. X-ray

1. AP view ... 96
2. Lateral view ... 99
   - *a. Radiocapitellar line* ... 101
   - *b. Anterior humeral line* ... 103
   - *c. Fat pad sign* ... 105
3. Coyle's view ... 109
4. Internal oblique view ... 112
5. External oblique view ... 115

C. Case

1. Osteoarthritis ... 118
2. Radius fracture ... 121
3. Calcific tendinitis ... 123
4. Loose body ... 126
5. Osteochondritis dissecans ... 127
6. Pediatric case ... 128

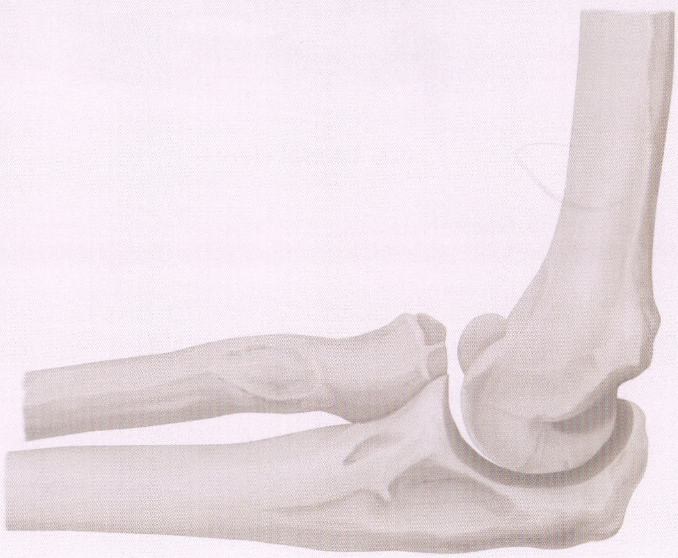

Elbow

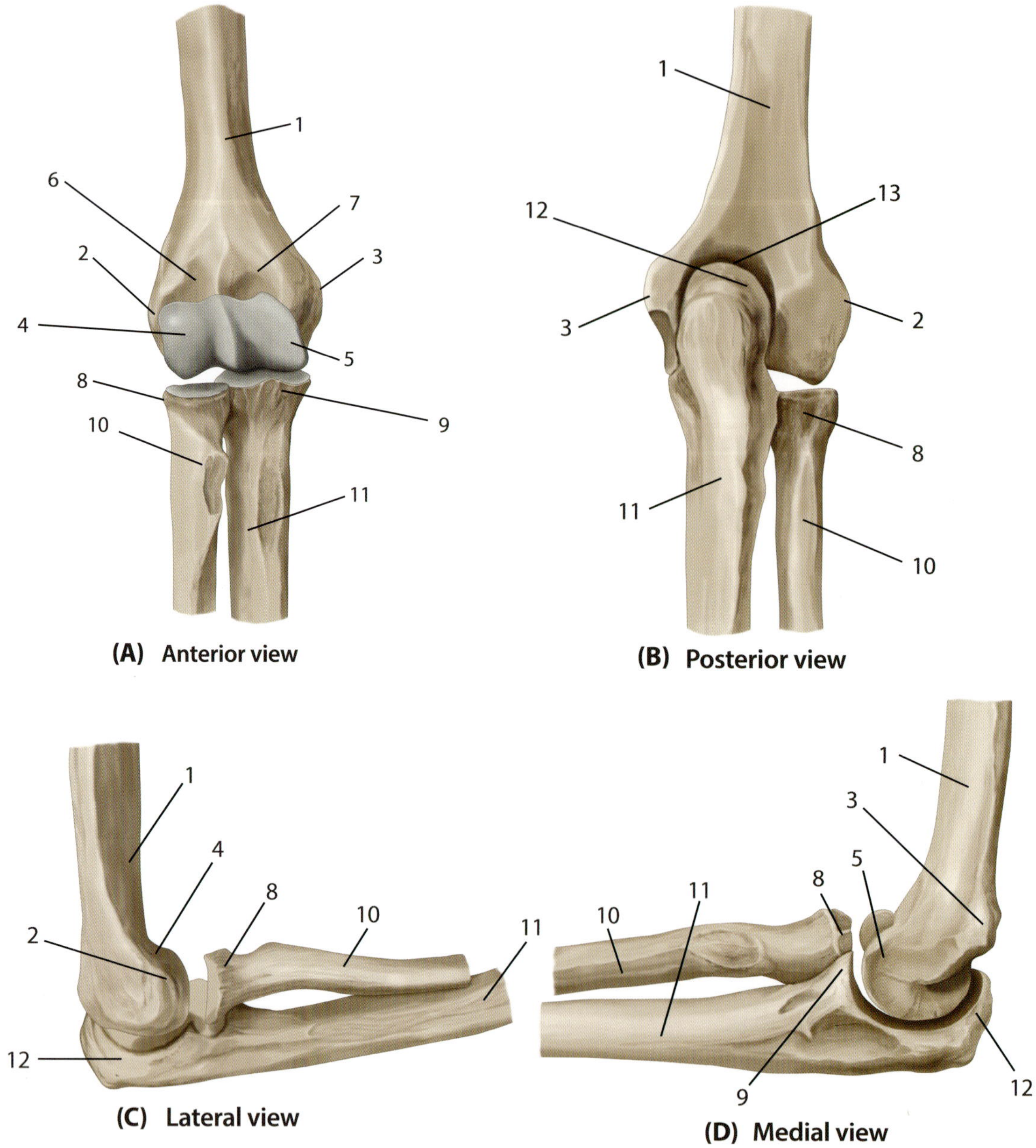

Fig. Elbow-1.

1. Humerus // 2. Lateral epicondyle // 3. Medial epicondyle // 4. Capitellum(= Capitulum) // 5. Trochlea // 6. Radial fossa // 7. Coronoid fossa // 8. Radial head // 9. Coronoid process // 10. Radius // 11. Ulna //

12. Olecranon // 13. Olecranon fossa

Elbow는 Humerus, Radius, Ulna로 이루어져 있으며, 3개의 Joint(Ulnotrochlear joint, Radiocapitellar joint, Proximal radioulnar joint)가 있습니다.

(A) Anterior view를 먼저 보시면, Humerus(1)의 Lateral과 Medial에 각각 Lateral epicondyle(2)과 Medial epicondyle(3)이 있습니다. Lateral epicondyle에서는 주로 Wrist를 Extension시키는 Muscle이 Origin하며, 이 부분의 통증을 호소하는 Lateral epicondylitis를 Tennis elbow라고 합니다. Medial epicondyle에서는 주로 Wrist를 Flexion 시키는 Muscle이 Origin하며, 이 부분의 통증을 호소하는 Medial epicondylitis를 Golfer's elbow라고 합니다.

Elbow joint에서, Humerus의 Capitellum(4)이 Radial head(8)와 Radiocapitellar joint를 이루고, Trochlea(5)가 Ulna(11)와 Ulnotrochlear joint를 이룹니다. [CRazy To U(Capitellum - Radius // Trochlea - Ulna)로 외웠습니다.]

Humerus의 앞쪽에는 움푹 파여있는 Fossa가 2개 있습니다. Elbow full-flexion을 하게 되면, Radial head(8)는 Humerus의 Radial fossa(6)로 들어가고, Ulna의 Coronoid process(9)는 Coronoid fossa(7)로 들어가게 됩니다. Humerus의 Radial fossa나 Coronoid fossa에 Loose body가 있게 되면, Full-flexion을 하지 못하는 증상이 생깁니다.

(B) Posterior view를 보시면, Ulna(11)의 Proximal로 Olecranon(12)이 있습니다. Humerus(1)의 뒤쪽에도 Fossa가 하나 있으며, Olecranon fossa(13)라 합니다. Elbow full-extension을 하게 되면, Olecranon은 Olecranon fossa로 들어가게 됩니다. 마찬가지로 Olecranon fossa에 Loose body가 있으면 Full-extension을 못하게 됩니다.

(C) Lateral view를 보시면, Radius 방향의 측면이 잘 보이고, (D) Medial view를 보시면 Ulna 방향의 측면이 잘 보입니다. Medial view에서 Olecranon(12)과 Coronoid process(9)의 모습을 잘 볼 수 있습니다.

Elbow X-ray의 View		
기본 View	1. AP view 2. Lateral view	**촬영 목적**
추가 View	3. Coyle's view	Radial head, Capitellum
	4. Internal oblique view	Coronoid process
	5. External oblique view	Radial head, Capitellum

1 AP view

Position

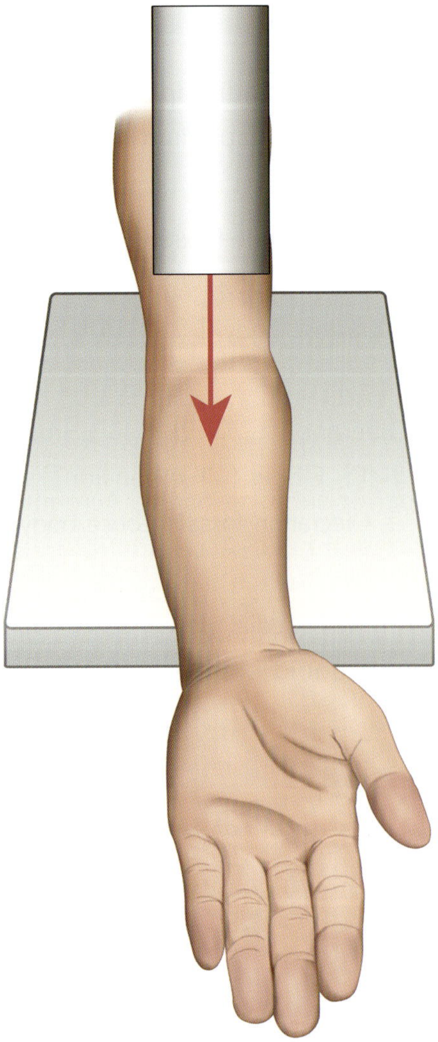

Fig. Elbow-2.

AP view는 우선 Detector table 옆에 앉습니다. Elbow를 Full extension시키고, Wrist supination하여 손바닥이 보이도록 합니다. 그리고 Detector를 Elbow 아래에 둔 다음에, Detector table 높이나 의자를 조절하여 Shoulder와 Elbow가 같은 높이로 되도록 합니다.

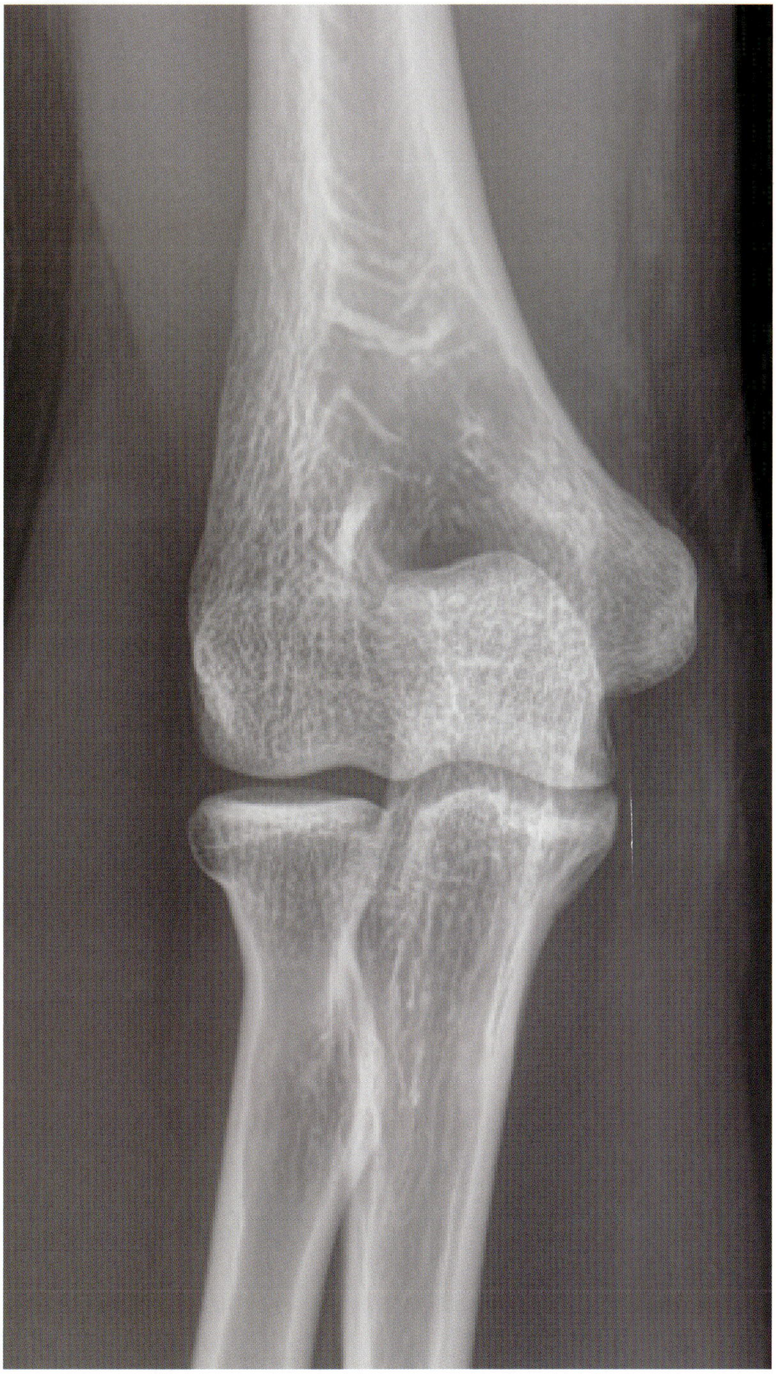

Fig. Elbow-3.

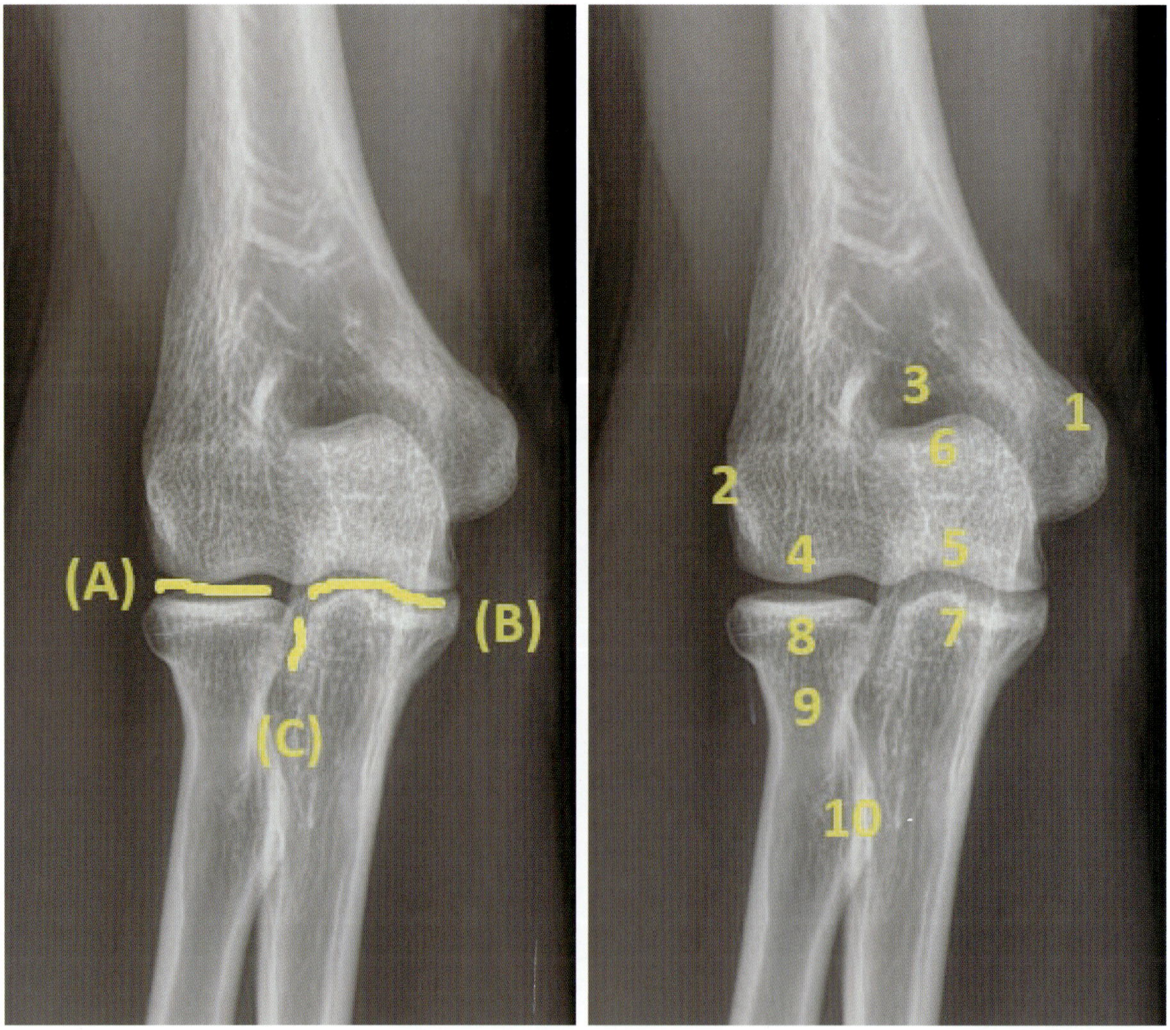

Fig. Elbow-4.

A. Radiocapitellar joint // B. Ulnotrochlear joint // C. Proximal radioulnar joint
1. Medial epicondyle // 2. Lateral epicondyle // 3. Coronoid / Olecranon fossa // 4. Capitellum // 5. Trochlea // 6. Olecranon process // 7. Coronoid process // 8. Radial head // 9. Neck of the radius // 10. Radial tuberosity

Elbow는 약간 Internal rotation 되어 있기 때문에, AP view에서는 정상적으로 Radial head(8)와 Ulna가 겹쳐 있습니다. 겹쳐있는 Radial head를 더 자세히 봐야 하는 경우에는 External oblique view나 Coyle's view로 확인해야 합니다.

2 Lateral view

Position

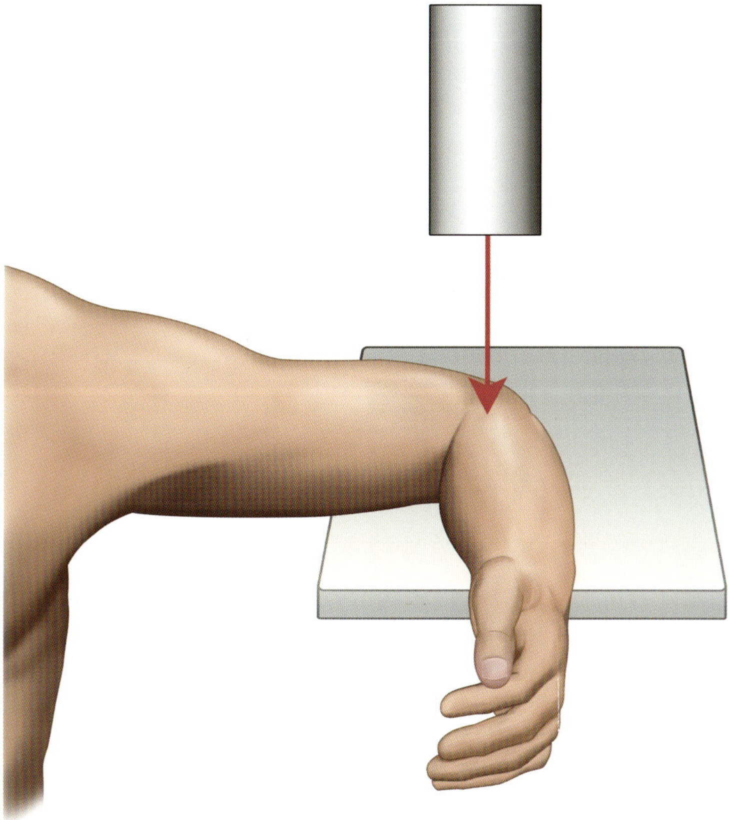

Fig. Elbow-5.

Lateral view는 Elbow flexion을 90° 하고, 손날(손의 Ulnar side)과 Forearm이 Table에 닿도록 한 뒤, 손과 바닥이 90°가 되도록 합니다. AP view와 마찬가지로, Detector table이나 의자 높이를 조절하여 Shoulder와 Elbow의 높이를 같게 합니다.

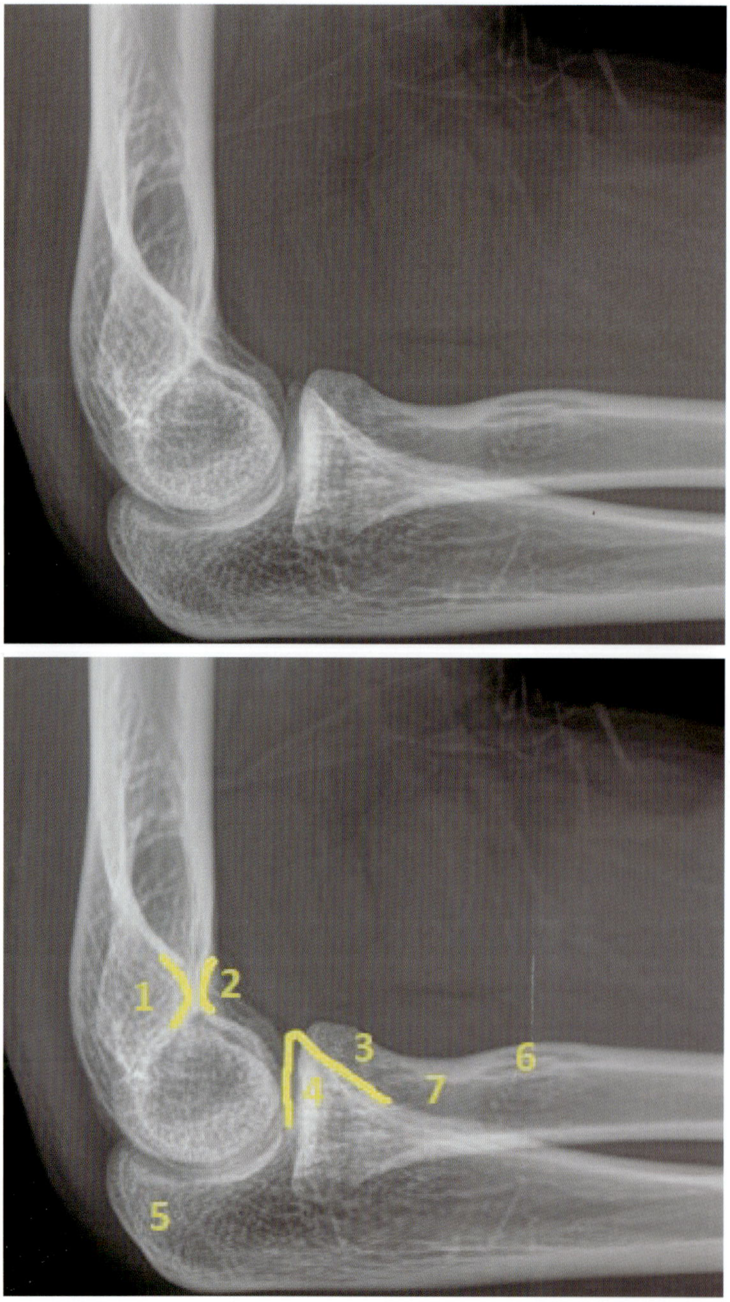

1. Olecranon fossa
2. Coronoid fossa
3. Radial head
4. Coronoid process
5. Olecranon
6. Radial tuberosity
7. Neck of the radius

Fig. Elbow-6.

Lateral view에서는 Olecranon(5)이 잘 보입니다. Extension시 Olecranon이 Humerus로 들어가는 Olecranon fossa(1)와 Flexion시 Coronoid process(4)가 Humerus로 들어가는 Coronoid fossa(2)가 보입니다. Fossa에서의 Cortical line도 같이 평가하여 Fracture가 있는지 보아야 합니다. Coronoid process도 AP view에서 보다는 잘 보이지만, Radial head(3)와 겹쳐 보입니다. Coronoid process를 더 정확하게 보기 위해서는 Internal oblique view를 찍어야 합니다.

Fracture line이 명확히 보이지 않는 경우나, Dislocation이 애매한 경우에는 X-ray에서 정확히 판단하기 힘듭니다. 그것을 보완하기 위해서, 간접적으로 Fracture나 Dislocation을 의심할 소견이 있습니다. Radiocapitellar line, Anterior humeral line, Fat pad 입니다.

특히 소아에서 Fracture를 평가할 때 어려운 경우가 많기 때문에, 이 세가지를 꼭 확인해야 합니다.

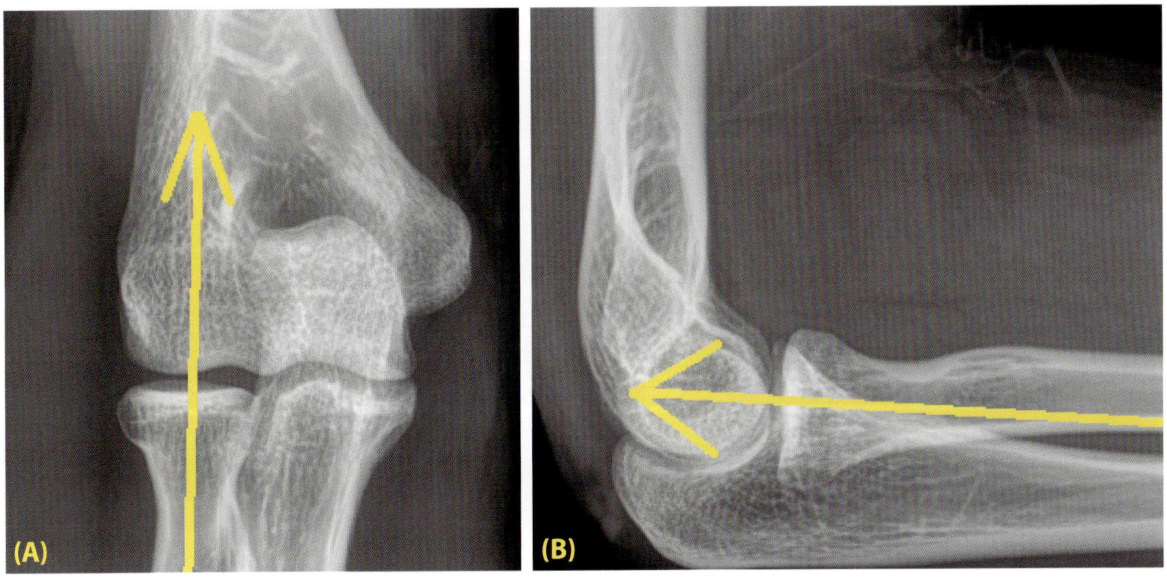

Fig. Elbow-7.

첫 번째로 **Radiocapitellar line** 입니다. (A)는 AP view에서, (B)는 Lateral view에서 그은 Radiocapitellar line 입니다.

Radius의 Neck의 중심과 Radial head의 중심을 이은 연장선이 반드시 Capitellum의 중심을 지나야 합니다. Radius의 Neck에서 Angulation이 있을 수 있기 때문에 Shaft가 아니라, Neck을 기준으로 선을 그어야 합니다. Radiocapitellar line은 Elbow를 어느 각도만큼 Flexion 했는지, 어느 View 인지 상관없이 반드시 Capitellum의 중심을 지나야 하며, 그렇지 않으면 Fracture나 Dislocation을 생각해야 합니다.

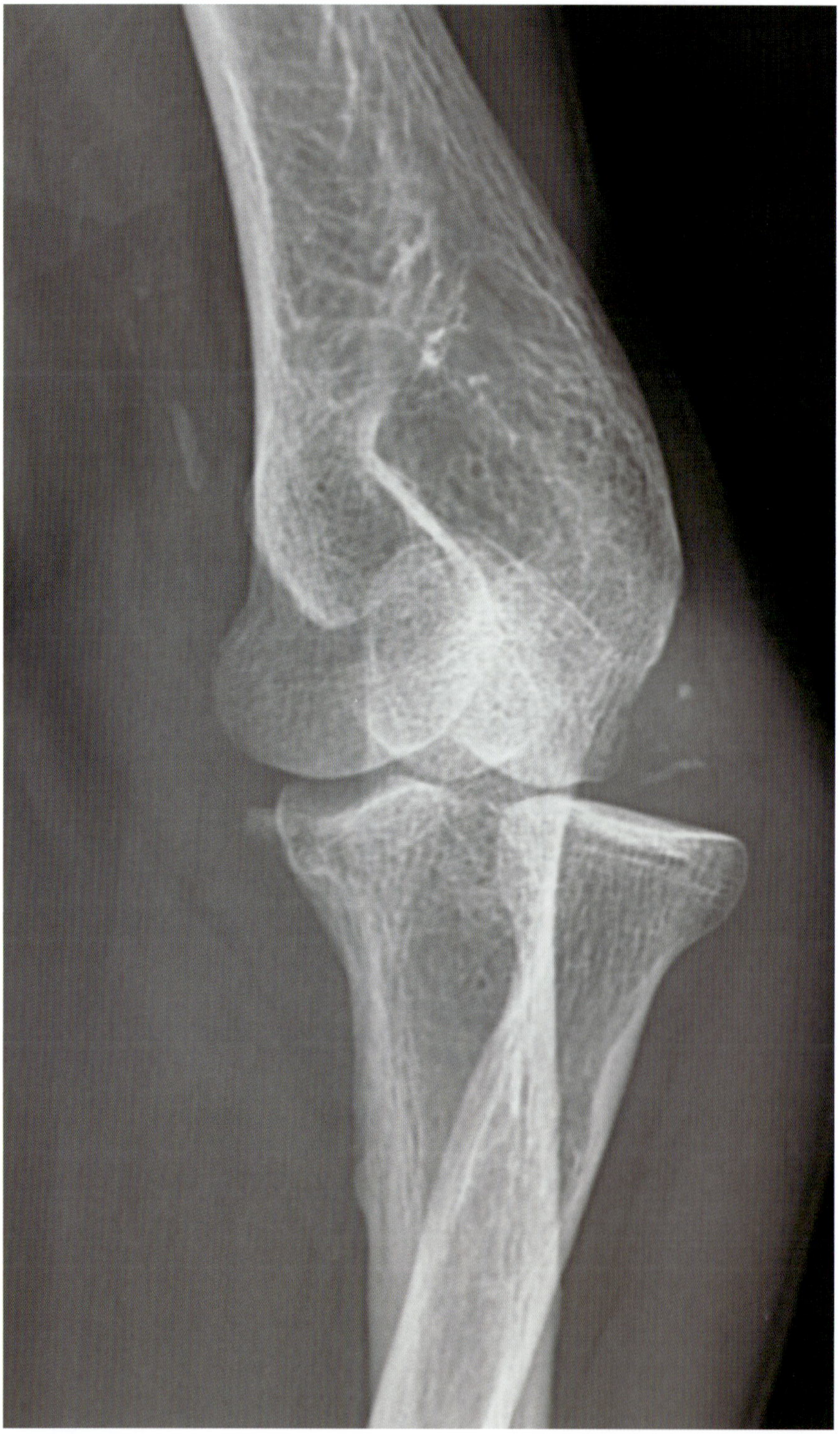

Fig. Elbow-8.

앞에서 설명한 Radiocapitellar line은 Internal oblique view를 포함한 모든 View에서 Capitellum의 중심을 지나야 합니다. Internal oblique view에서 Radiocapitellar line이 Capitellum의 중심을 지나지 않기 때문에 Dislocation이 있음을 알 수 있습니다.

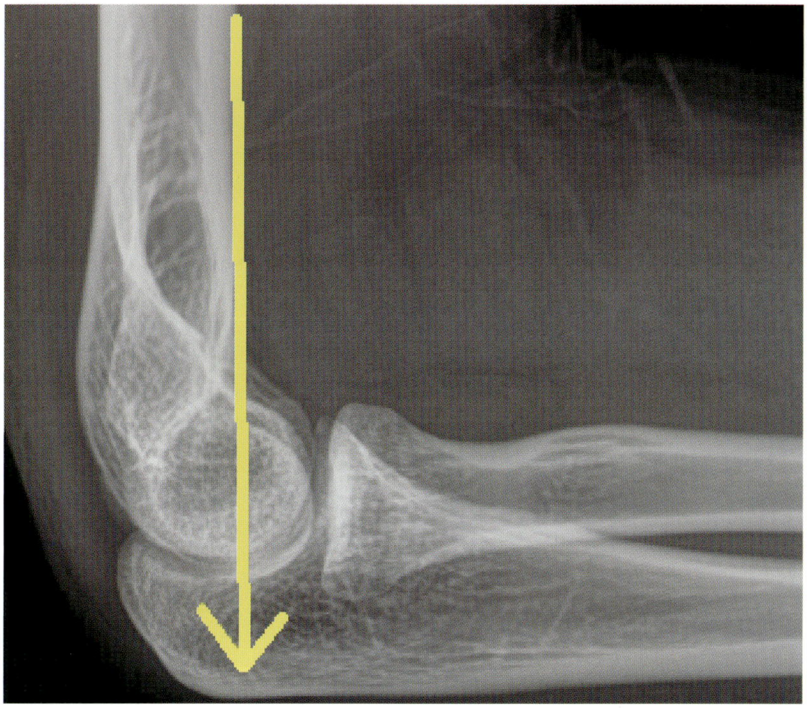

Fig. Elbow-9.

두 번째로 **Anterior humeral line**을 보아야 합니다. Lateral view에서 Humerus의 Anterior surface를 따라 그은 선이 Capitellum의 Middle third를 지나야 합니다. 그렇지 않다면 Supracondylar fracture를 의심할 수 있습니다.

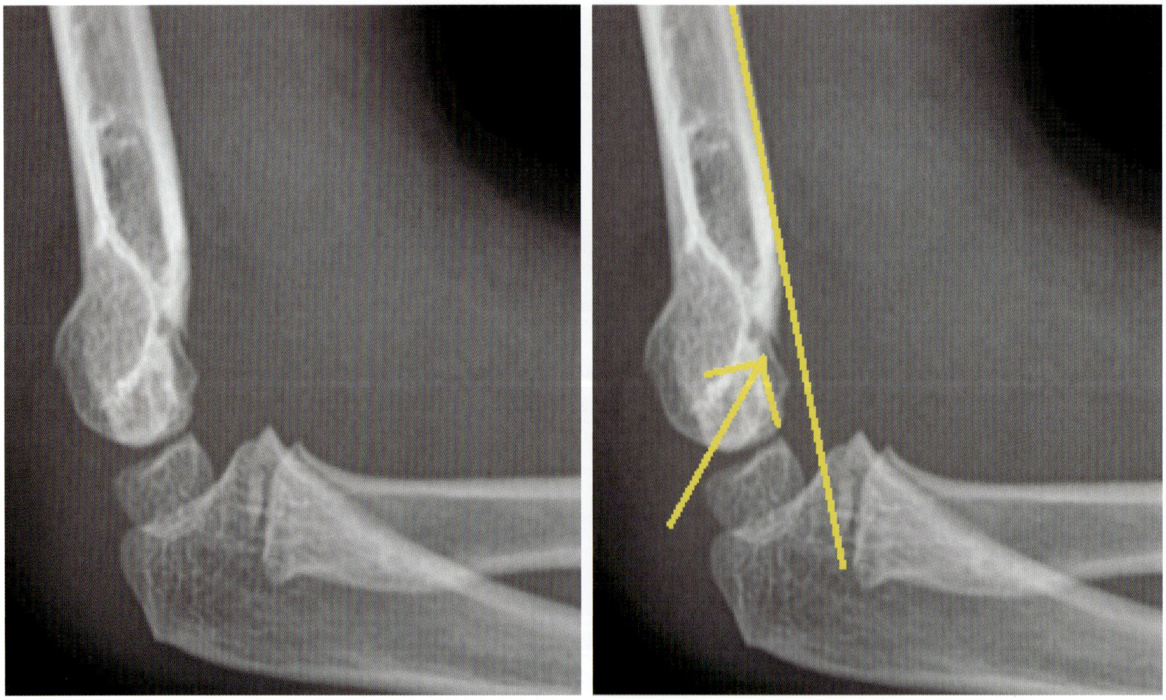

Fig. Elbow-10.

놀이터에서 놀다가 떨어지며 손을 짚은 소아 환자의 Lateral view 사진입니다.

Anterior humeral line이 Capitellum의 앞쪽을 지납니다. Line이 앞쪽으로 지나가기 때문에, Supracondylar fracture로 인한 Capitellum의 Posterior displacement 입니다. 또한 Distal humerus의 Fracture line(화살표)이 있습니다.

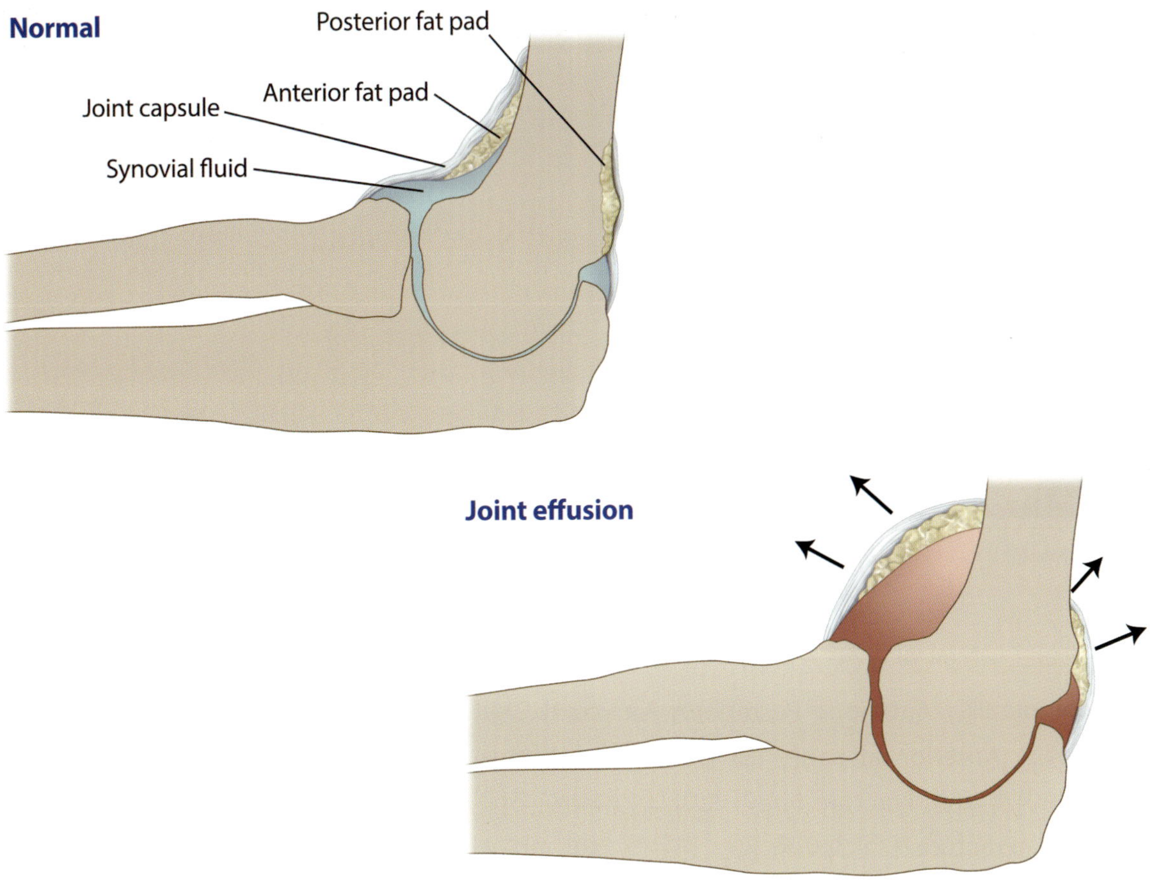

Fig. Elbow-11.

세 번째로 Fat pad를 보아야 합니다. Elbow의 Lateral view에서는 Anterior **fat pad sign**(Sail sign)이 매우 중요합니다. Elbow joint fluid의 위로 Anterior fat pad와 Posterior fat pad가 있습니다. 정상 Elbow의 Lateral X-ray에서는 Anterior fat pad는 까맣게 보이고, Posterior fat pad는 Olecranon fossa에 가려서 보이지 않습니다. Elbow joint effusion이 있게 되면, Synovial fluid에 의해 각각의 Fat pad가 Displacement 되는데, Anterior fat pad는 위쪽으로 올라가며 마치 배의 삼각돛 모양이 된다고 하여 Sail sign이라 합니다. Posterior fat pad 는 보이지 않던 것이 뒤로 밀리면서 X-ray에서 보이게 됩니다.

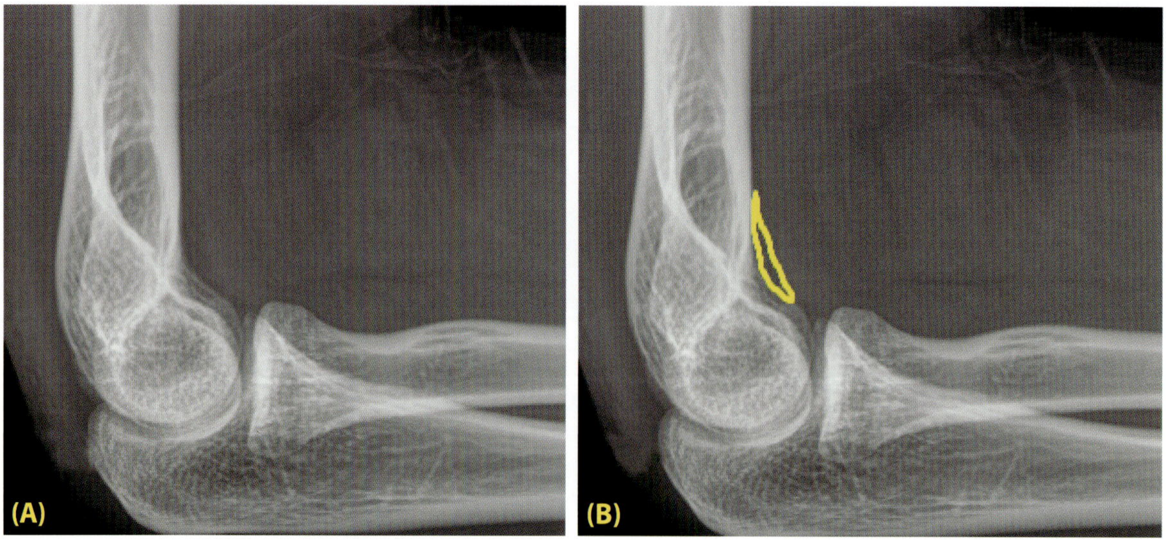

Fig. Elbow-12.

(A)는 정상 Lateral view 사진이고, (B)는 Anterior fat pad를 표시한 부분입니다.

Elbow joint에는 Anterior와 Posterior에 Fat pad가 있습니다. Posterior fat pad는 정상적으로는 잘 보이지 않고, Anterior fat pad는 (B)에서 표시된 부분에 Humerus를 따라 까맣게 보입니다. Fat pad sign이 보이게 되면, Fracture line이 보이지 않더라도 적극적으로 추가 검사를 시행해야 합니다. 특히 소아에서는 Fracture가 잘 보이지 않는 경우가 많아, 반드시 양측을 촬영하여 Fat pad sign이 있는지 비교하는 것이 중요합니다.

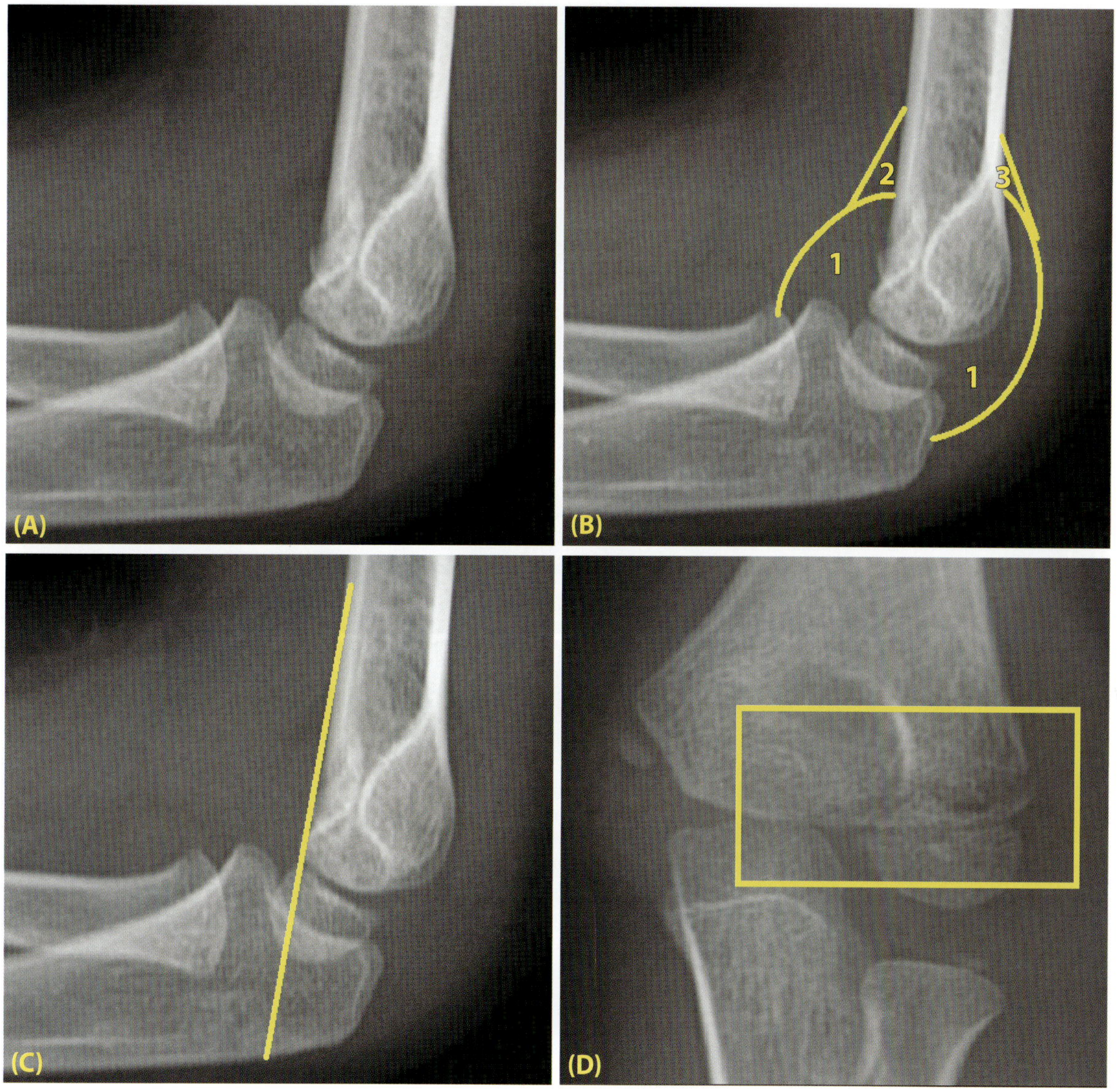

Fig. Elbow-13.

넘어지면서 Elbow가 Extension된 채로 바닥을 짚은 후 Elbow 통증이 발생한 소아 환자입니다. (A)는 Lateral view, (B)는 Joint effusion과 Fat pad를 표시한 것이며, (C)는 Anterior humeral line을 그은 것, (D) AP view 입니다.

(B)를 보시면 Joint effusion(1)에 의해 Anterior fat pad(2)가 위로 밀려 올라가면서 Anterior fat pad sign(Sail sign)을 보이며, 정상적으로 잘 보이지 않는 Posterior fat pad(3)도 밀려 올라가면서 보이고 있습니다. (C) Anterior humeral line이 Capitellum의 Anterior third를 지나고 있습니다. 정상적으로는 Middle third를 지나야하는 것을 생각하면, Capitellum의 Posterior displacement로 인해 Anterior humeral line이 Anterior third를 지나는 것입니다. (D) AP view를 보시면 Lateral condylar fracture를 확인할 수 있습니다.

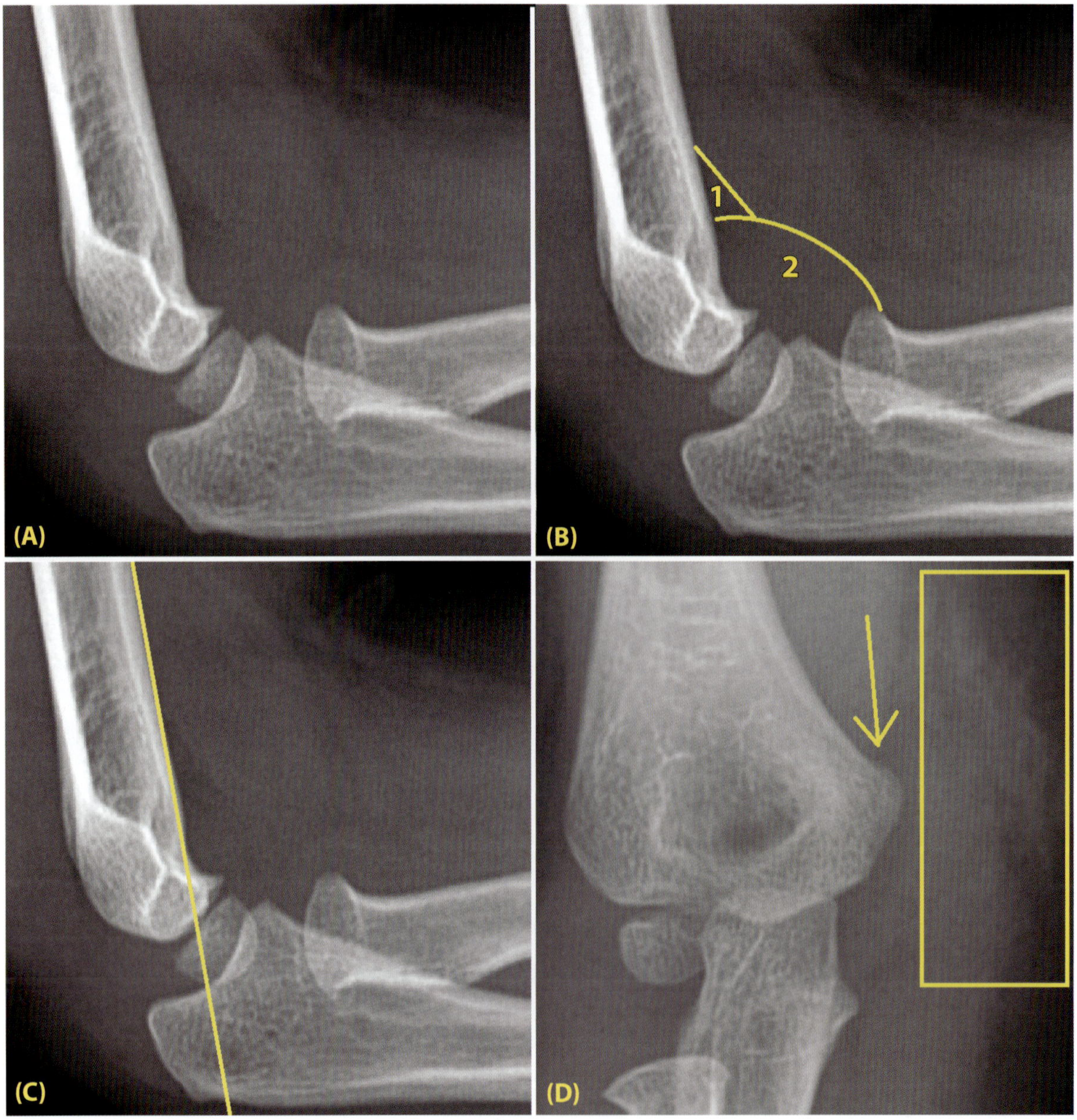

Fig. Elbow-14.

체육시간에 넘어진 후 내원한 5살 소아 환자의 Elbow X-ray 입니다. (A)는 Lateral view, (B)는 Anterior fat pad(1)과 Joint effusion(2)을 표시한 것이며, (C)는 Anterior humeral line, (D)는 AP view 입니다.

(B)에서 Anterior fat pad sign이 보이며, (C)에서 Capitellum이 약간 앞쪽으로 치우쳐 있는 것으로 보입니다. 따라서 Fracture 의심 하에 X-ray를 세심하게 보아야 하며, (D)에서 Medial condyle에 Fracture line(화살표)이 미세하게 보입니다. 주위 Soft tissue swelling(네모)도 보입니다. Anterior fat pad sign이 보이면 Fracture가 있는지 자세히 살펴야 하며, 만약 X-ray 상에서 Fracture line이 보이지 않더라도, MRI를 찍어서 확인해야 합니다.

3 Coyle's view

Position

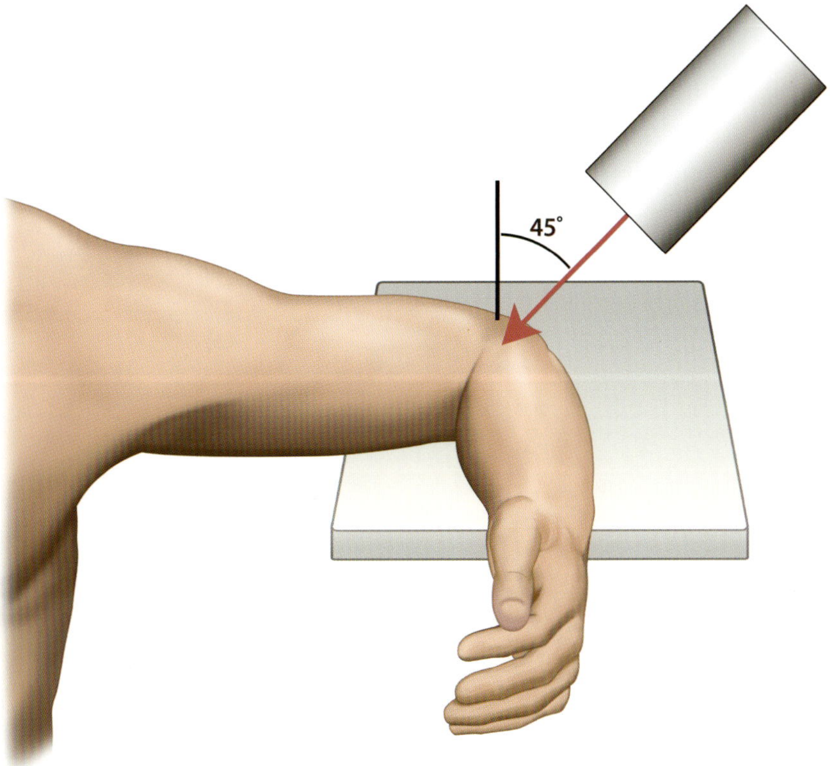

Fig. Elbow-15.

Coyle's view는 Lateral view를 찍는 자세에서 X-ray beam을 45° 돌린 뒤 촬영합니다.

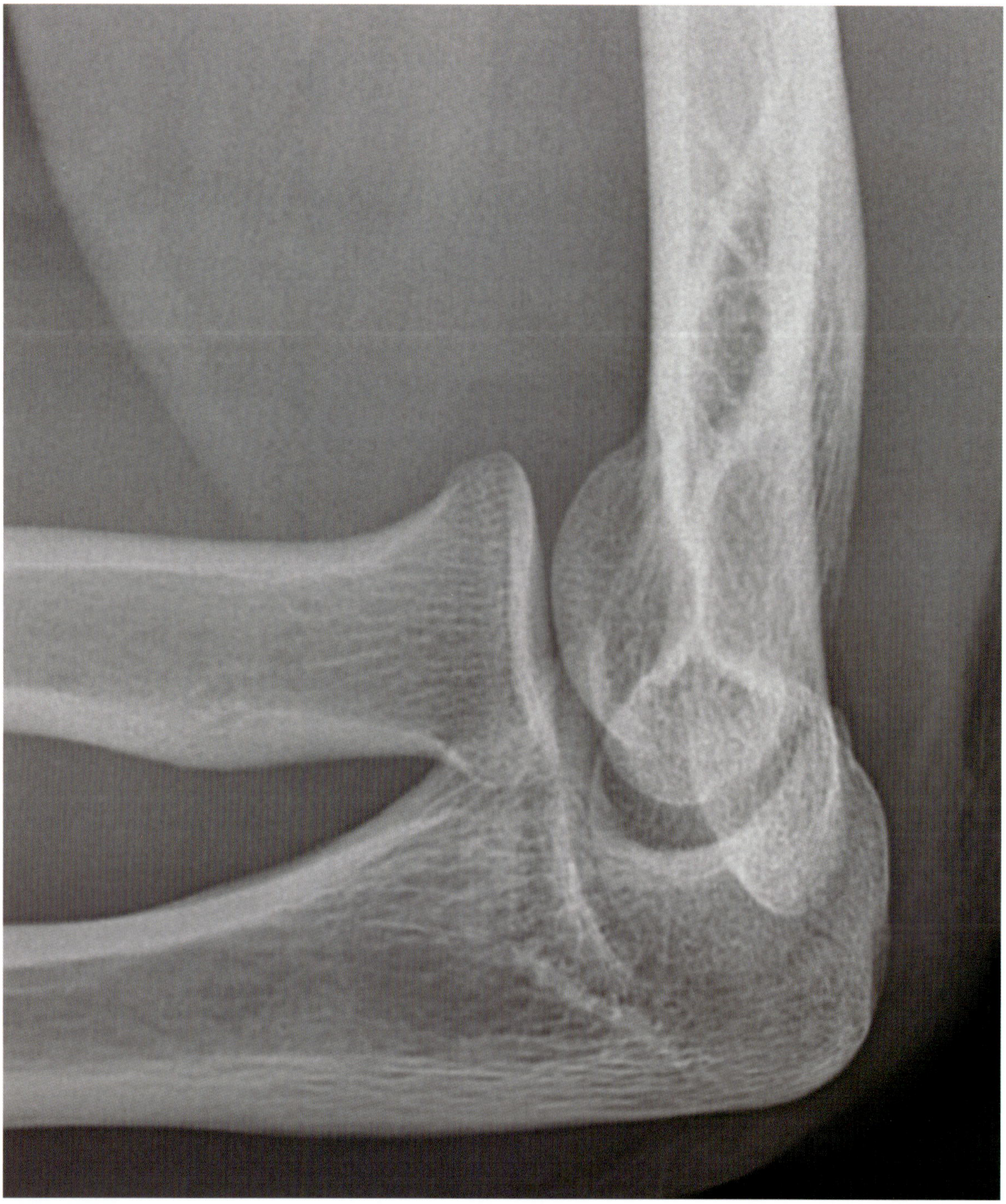

Fig. Elbow-16.

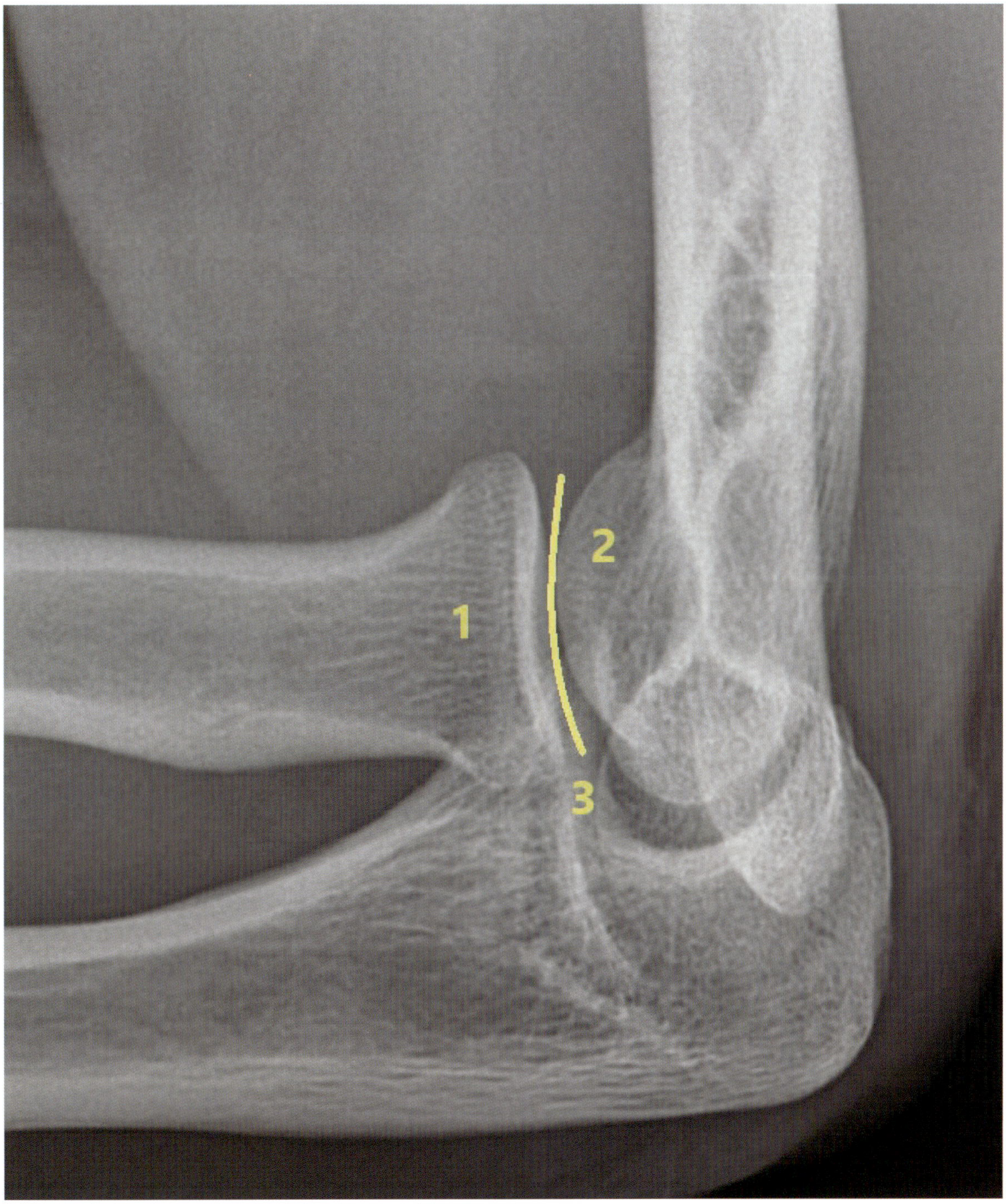

Fig. Elbow-17.

1. Radial head // 2. Capitellum // 3. Radiocapitellar joint

Lateral view에서 45° 기울여서 찍은 Coyle's view 입니다. Radial head(1)와 Capitellum(2)을 잘 보기 위한 View 입니다.

4 Internal oblique view

Position

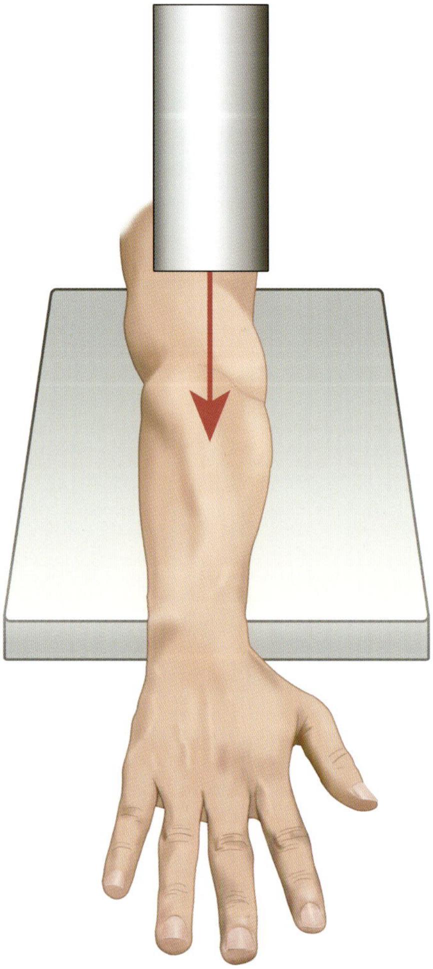

Fig. Elbow-18.

Internal oblique view는 AP view를 찍는 Position에서 Wrist pronation하여, 손바닥을 아래로 가도록 하면서 Elbow joint의 Anterior surface는 Medial side로 45° 기울어지도록 한 다음 촬영합니다.

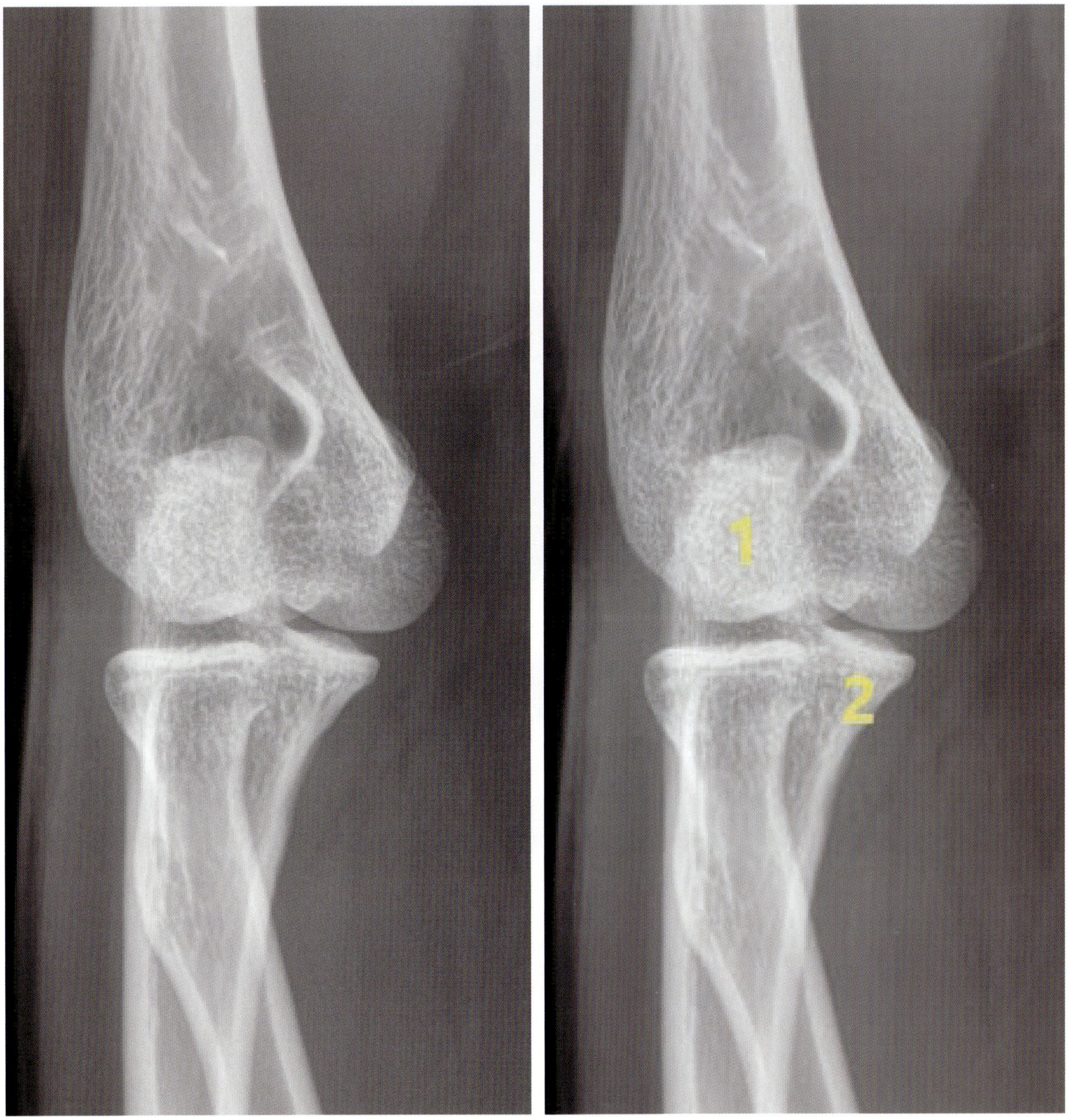

Fig. Elbow-19.

1. Olecranon process // 2. Coronoid process

Internal oblique view는 Coronoid process(2)가 잘 보이는 View 입니다.

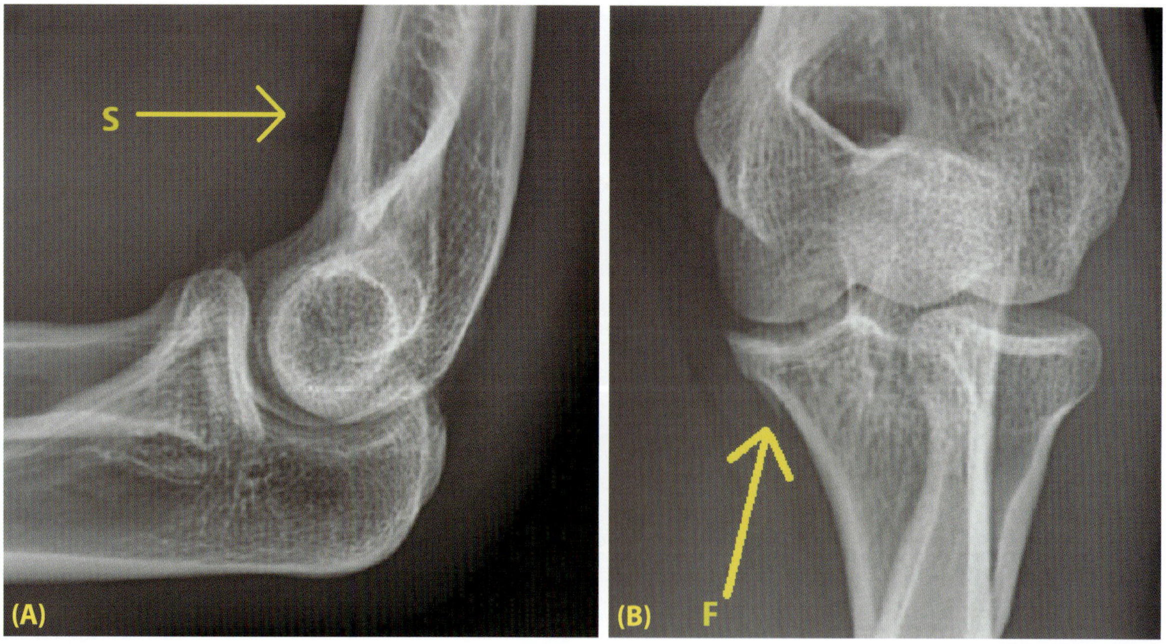

Fig. Elbow-20.

스키를 타다가 Elbow가 Extension된 상태로 손을 짚은 후 발생한 통증으로 내원한 환자입니다. (A)는 Lateral view, (B)는 Internal oblique view 입니다.

(A)에서 Anterior fat pad sign(Sail sign) (화살표 S)이 보이지만 Fracture line이 명확하게 보이지는 않습니다. (B)를 보면 (A)에서는 잘 보이지 않던 Coronoid process의 Fracture(화살표 F)를 발견할 수 있습니다.

5 External oblique view

Position

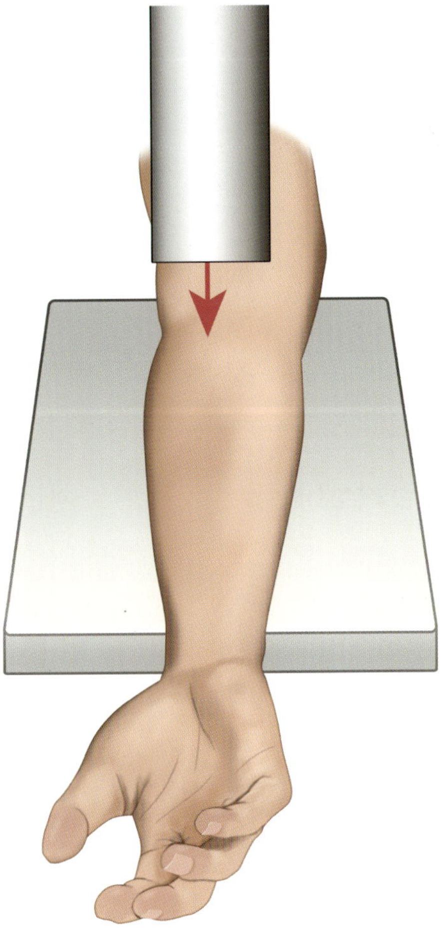

Fig. Elbow-21.

External oblique view는 Arm을 External rotation하여 Elbow joint의 Anterior skin이 Lateral side로 45° 기울어지도록 한 다음 촬영합니다.

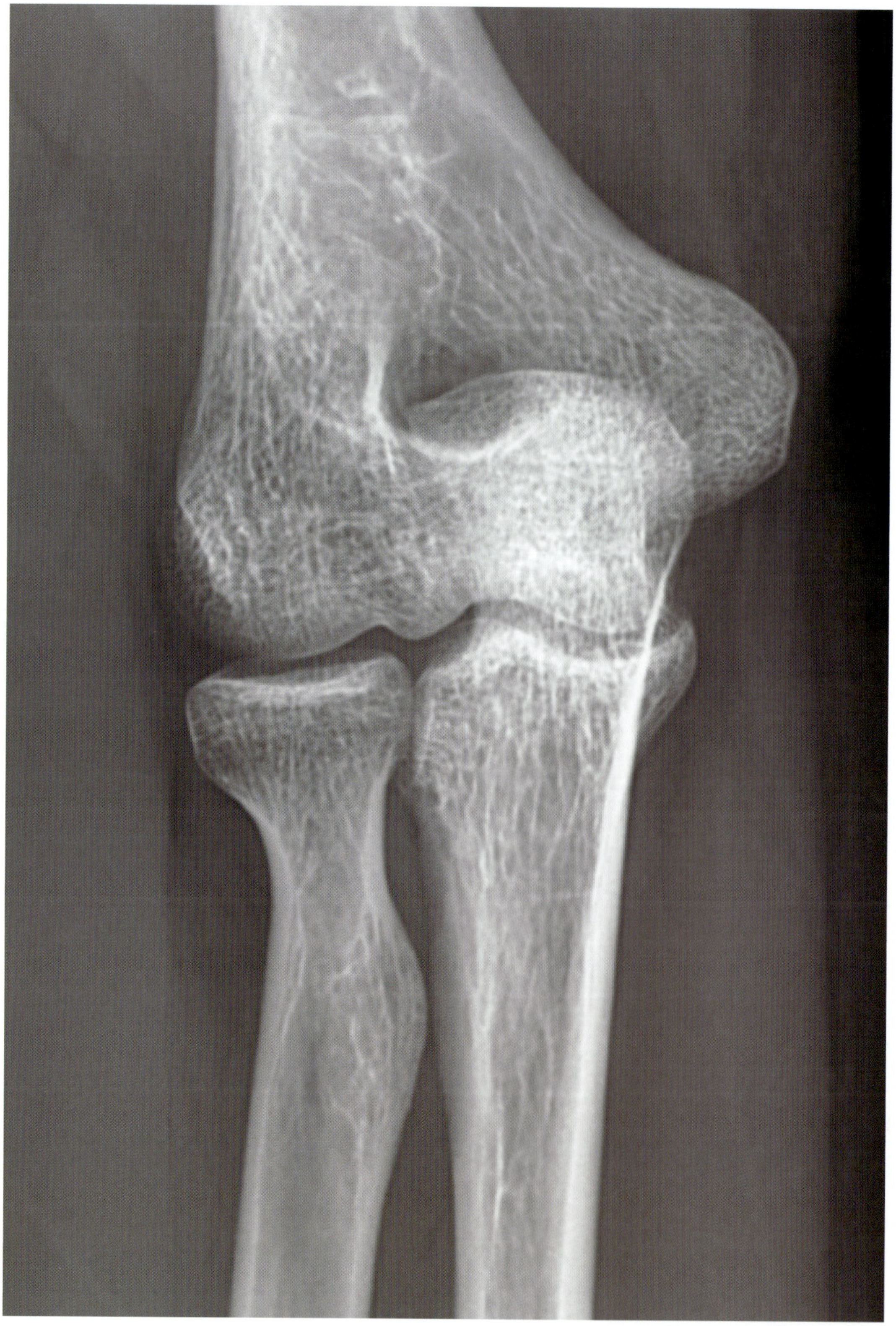

Fig. Elbow-22.

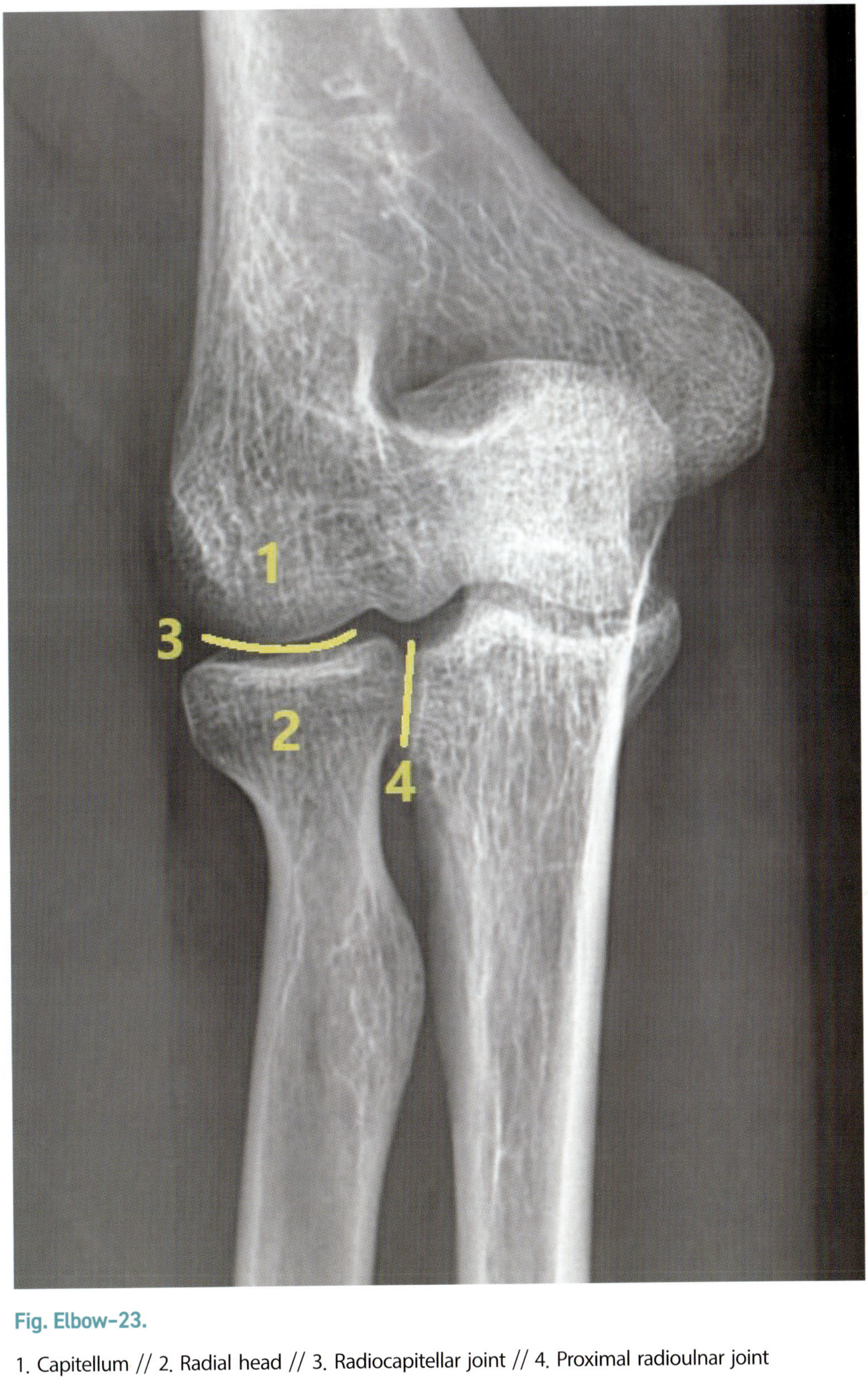

Fig. Elbow-23.

1. Capitellum // 2. Radial head // 3. Radiocapitellar joint // 4. Proximal radioulnar joint

External oblique view 입니다. Radial head(2)를 잘 보기 위해서 찍는 View 입니다. AP view에 비해 Radial head가 Ulna와 겹치지 않아 더 잘 보입니다.

CASE

1. Osteoarthritis

Elbow joint는 Osteoarthritis가 잘 발생하지는 않지만, 발생하더라도 심한 통증보다는, 관절 운동각 감소와 Full extension/flexion시 통증을 호소하는 경우가 많습니다.

초기 X-ray 소견은 Ulnotrochlear joint에서부터 나타나며, Olecranon과 Coronoid process의 Bone spur를 시작으로 Degenerative change가 보입니다. 이후 Radiocapitellar joint의 Degenerative change가 보이며, 더 심해지는 경우 Radiocapitellar subluxation이 생깁니다.

Osteoarthritis(Hastings and Rettig classification)	
Class I	Ulnotrochlear joint의 Degenerative change (Olecranon과 Coronoid process의 Spur, Joint space narrowing, Sclerosis)
Class II	Radiocapitellar joint의 Degenerative change
Class III	Radiocapitellar subluxation

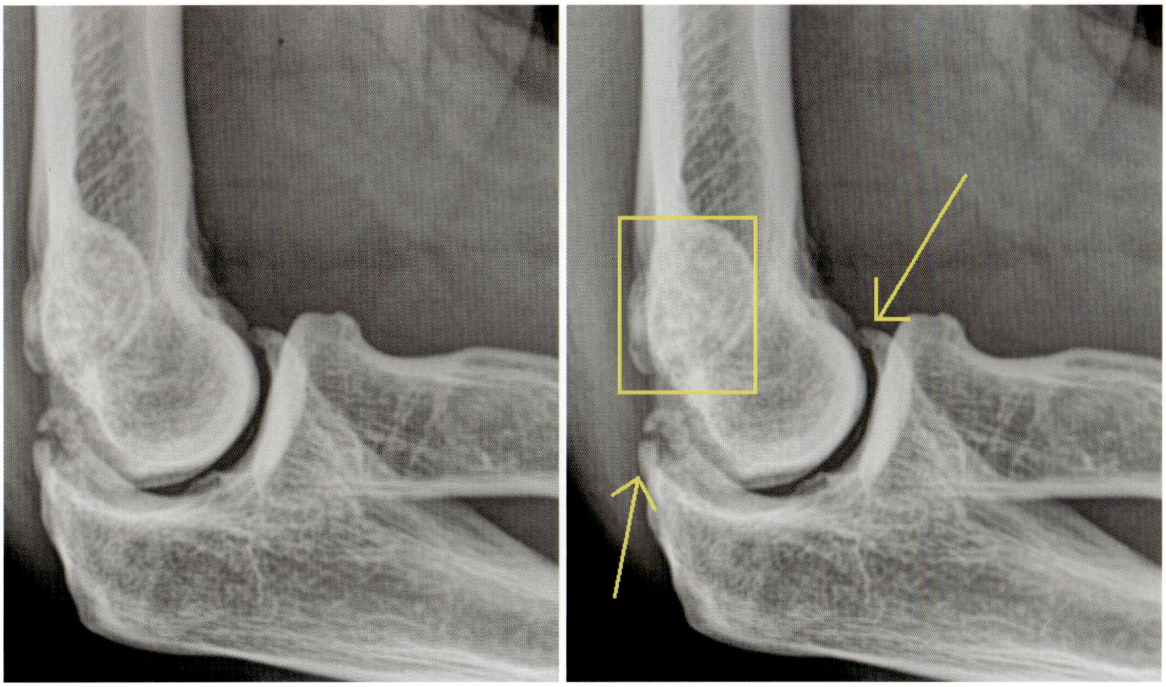

Fig. Elbow-24.

Elbow가 완전히 펴지지 않고, 팔을 많이 사용했을 때 발생하는 통증으로 내원한 환자입니다.

Coronoid process와 Olecranon에 Bone spur(화살표)가 보이며, Olecranon fossa에 Loose body(네모)가 보입니다. Full extension시 Olecranon이 Olecranon fossa로 들어가야 합니다. 하지만 이 환자에서는 Loose body가 있어 들어가지 못하기 때문에, Full extension에 제한이 있는 환자입니다. X-ray 상 Radius의 변화는 Mild 하거나 거의 없어 Class I–II의 Elbow osteoarthritis with loose body로 진단할 수 있습니다.

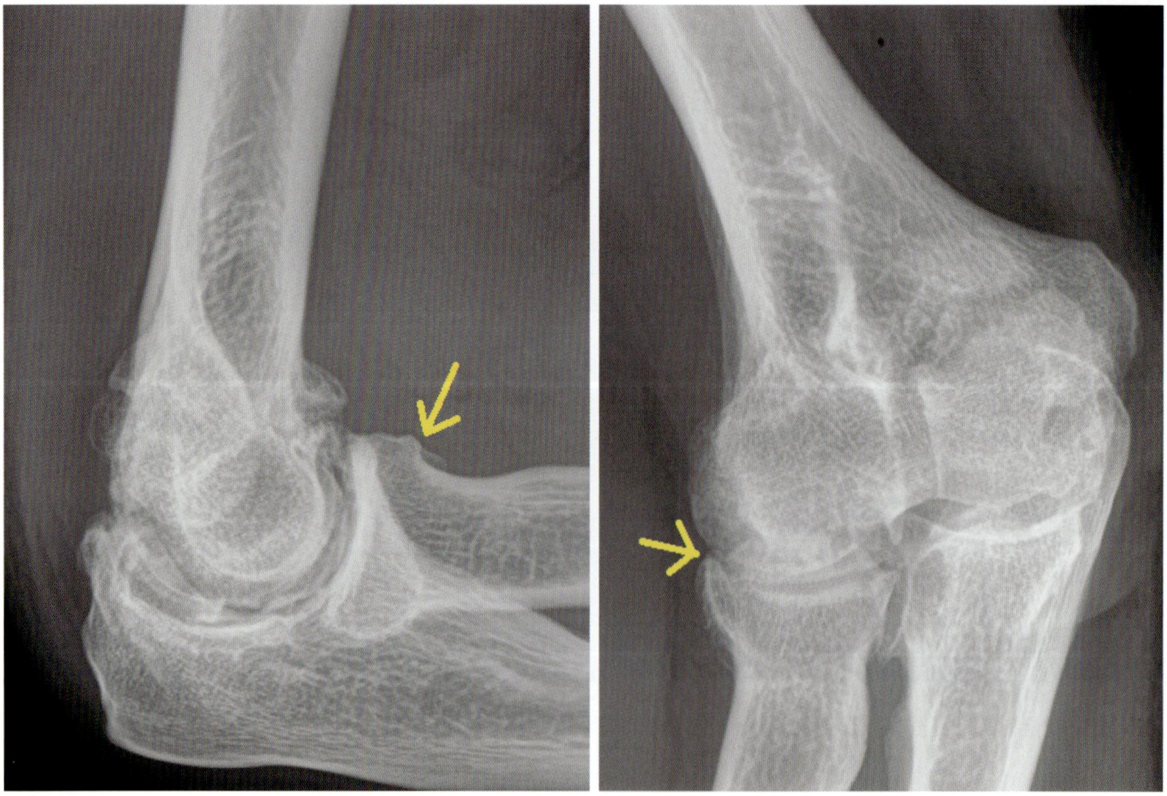

Fig. Elbow-25.

Elbow osteoarthritis가 있는 다른 증례의 Lateral view와 External oblique view 사진입니다.

Ulnotrochlear joint 뿐만 아니라 Radiocapitellar joint에도 Degenerative change가 있어 Bone spur(화살표), Joint space narrowing이 보이는 Class II OA 환자입니다.

2. Radius fracture

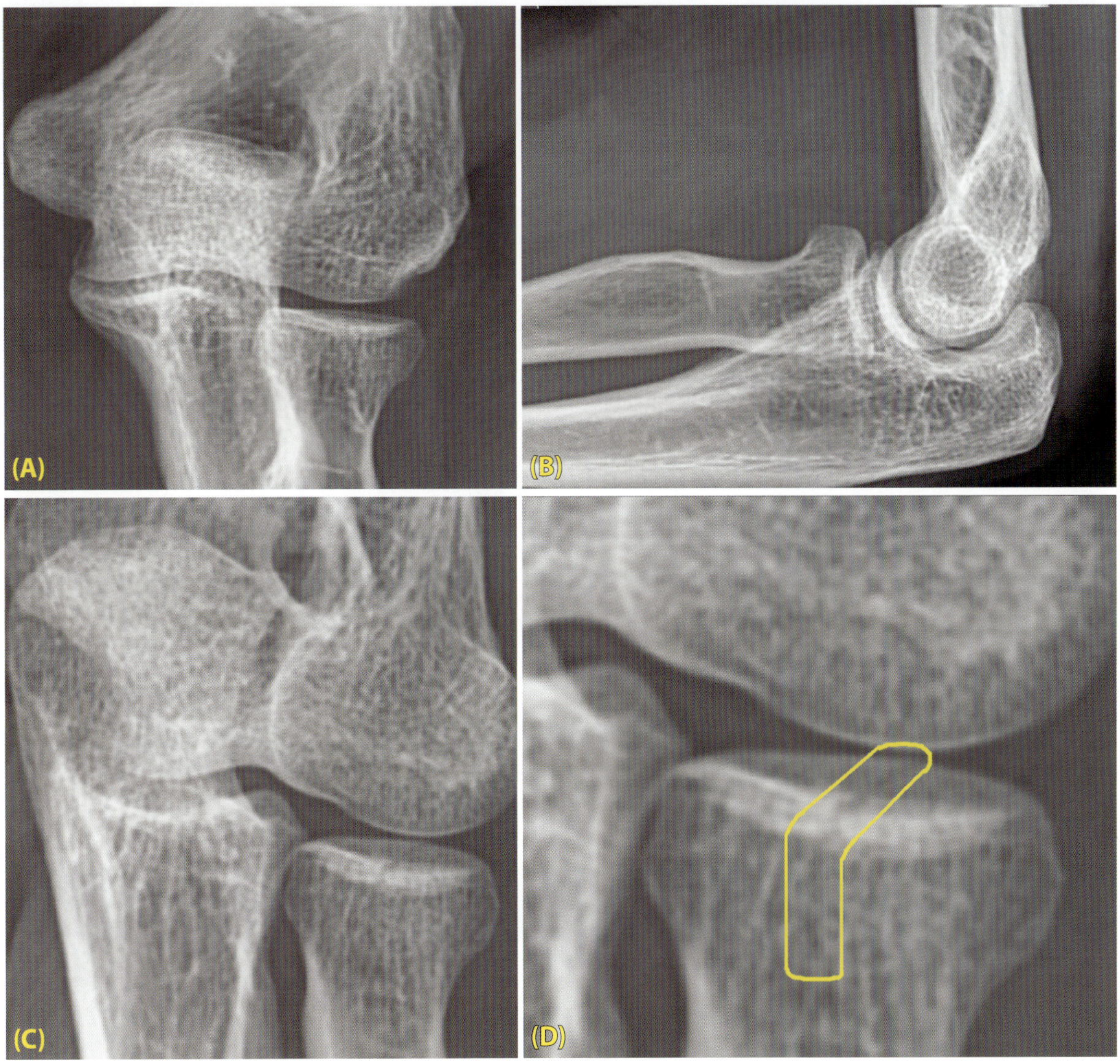

Fig. Elbow-26.

1주일 전에 넘어진 후 통증이 지속되어 내원한 환자입니다. (A)는 AP view, (B)는 Lateral view, (C)는 External oblique view, (D)는 (C)의 확대 사진입니다.

얼핏 보기에는 Fracture가 없어 보이지만, Lateral view를 보시면 Anterior fat pad sign이 보입니다. Trauma 환자에서 Fat pad sign이 Positive인 경우, 골절의 가능성이 높기 때문에 X-ray를 더 잘 살펴보아야 하고, 골절이 보이지 않더라도 CT나 MRI 같은 추가 검사를 고려할 수 있습니다.

이 증례에서는 (D)에 표시된 Radial head linear fracture가 있습니다. Radial head는 AP view에서 보다 External oblique view에서 더 잘 보이는 경우가 많습니다. 따라서 Radial head의 병변이 의심되는 경우 AP view 뿐 아니라 External oblique view도 같이 확인해야 합니다.

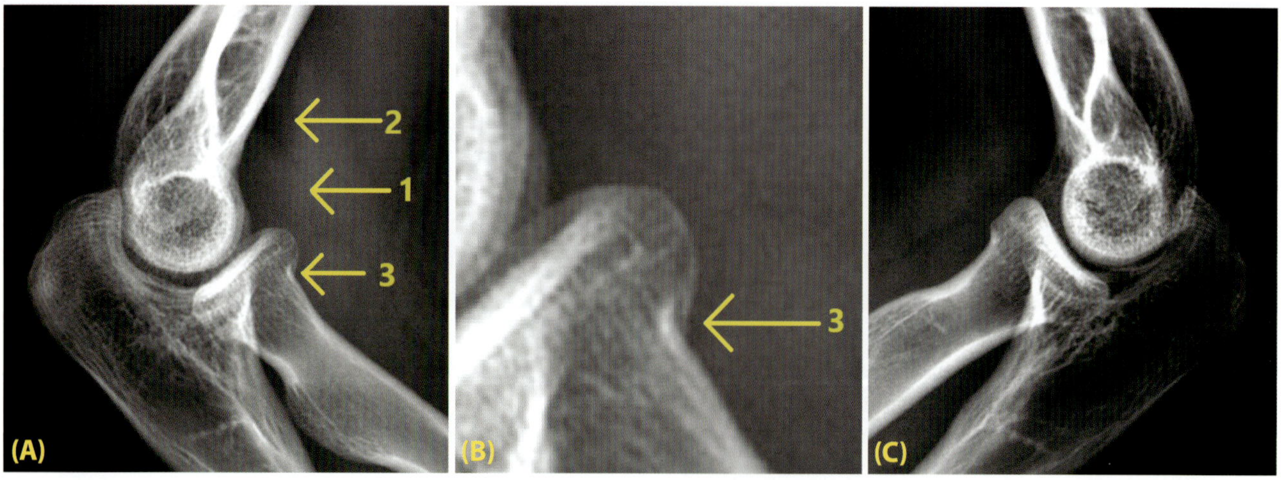

Fig. Elbow-27.

넘어진 뒤 발생한 팔꿈치 통증으로 내원한 30대 환자입니다. (A)는 환측 Lateral view, (B)는 Radial neck의 확대사진, (C)는 건측 Lateral view 입니다.

(A)를 보시면 Joint effusion(1)과 Anterior fat pad sign(2)이 보여, Fracture의 가능성을 생각해야 합니다. 얼핏 보면 Fracture가 없어 보이지만, Radial head와 Neck의 Cortex가 매끄럽게 연결되는 (C)와는 달리, (A)와 (B)에서는 Radial head와 Neck의 연결성이 끊어져 있습니다(3). 이러한 소견은 Radial neck fracture를 시사합니다.

Elbow에서 잘 놓칠 수 있는 Fracture 증례 중 하나로, Swelling과 Tenderness가 심하지만 Fracture가 잘 안보이는 경우에는 Radial head 또는 Radial neck fracture가 있는지 유심히 보아야 합니다.

3. Calcific tendinitis

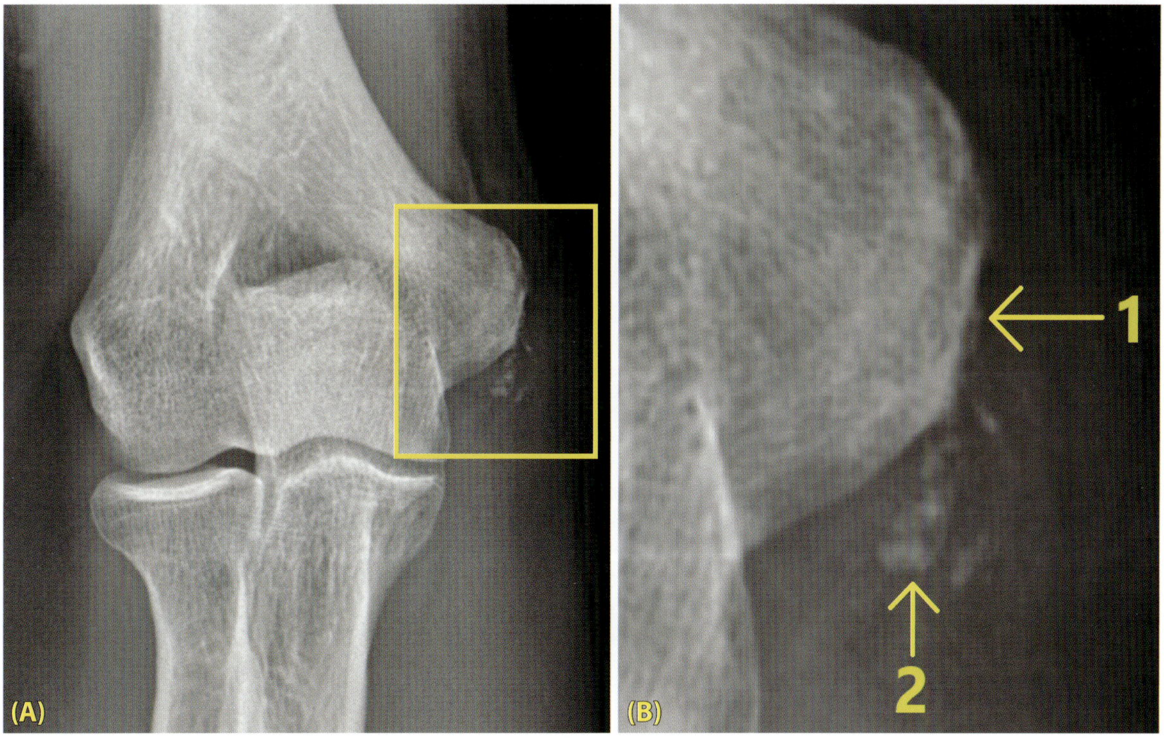

Fig. Elbow-28.

Wrist flexion시 Medial epicondyle 부위의 통증과 Tenderness를 호소하는 Calcific tendinitis, Golfer's elbow 증례입니다. (A)는 AP view, (B)는 (네모)의 확대 사진입니다.

Golfer's elbow(Medial epicondylitis)에서 대부분 X-ray에서 정상 소견을 보이지만, 본 증례와 같이 Medial epicondyle의 Cortical irregularity(1) 및 Calcification(2)을 보이는 경우도 있습니다.

X-ray상 Calcification을 보이더라도, 무증상인 경우도 있습니다. Calcification의 부위와 증상이 일치하는 경우 Calcific tendinitis로 진단합니다.

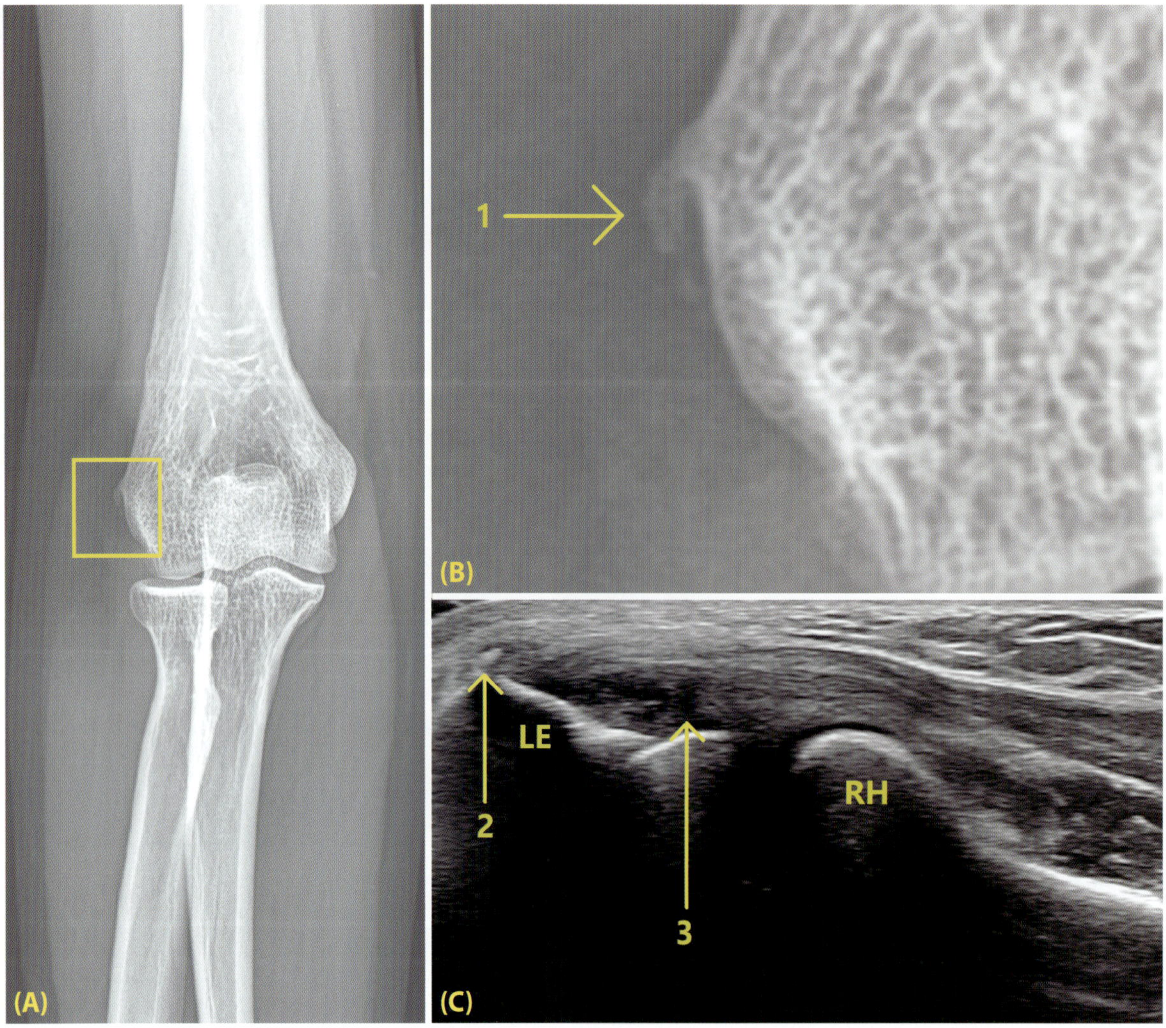

Fig. Elbow-29.

Lateral elbow pain으로 내원한 50대 환자입니다. (A)는 AP view, (B)는 (네모)의 확대사진, (C)는 Lateral elbow의 초음파 사진입니다.

(A)와 (B)를 보면 Lateral epicondyle에 인접하여 Calcification(1)이 보입니다. 같은 환자의 초음파 사진에서 마찬가지로 Lateral epicondyle에 있는 Hyperechoic calcification(2)을 확인할 수 있으며, Common extensor tendon에 Partial tear(3)가 동반되어 있습니다. (LE = Lateral epicondyle; RH = Radial head)

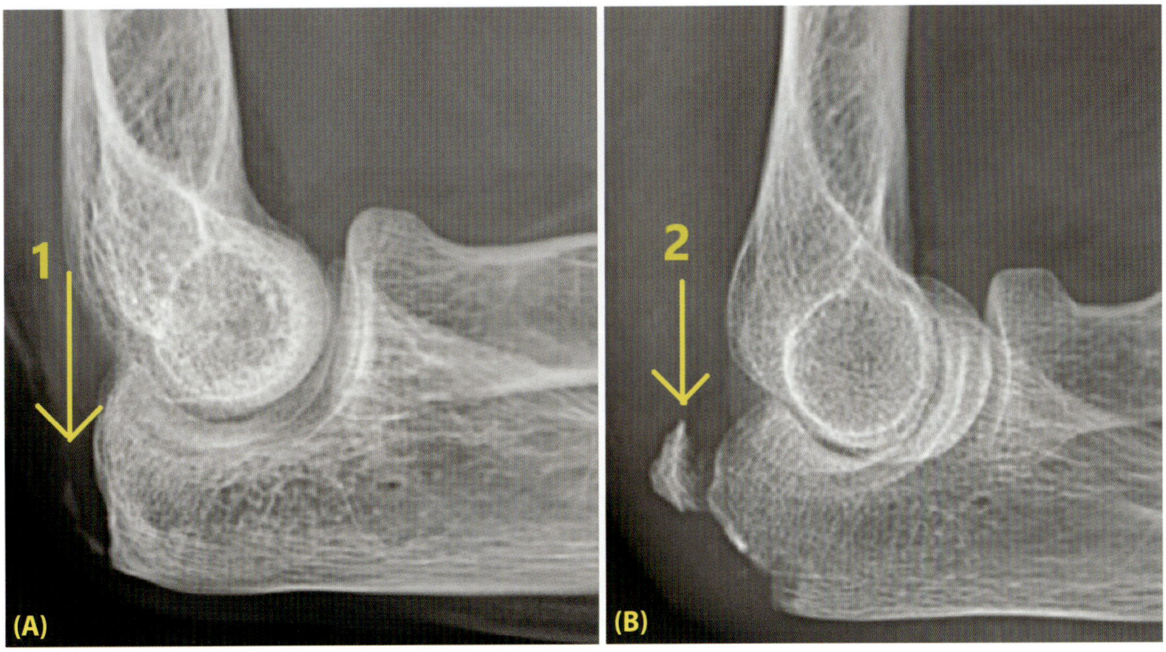

Fig. Elbow-30.

Posterior elbow pain을 호소하는 두 환자의 증례입니다. (A)는 Triceps tendon의 Calcific tendinitis 이고, (B)는 Triceps tendon의 Avulsion fracture 증례입니다.

Calcific tendinitis와 Avulsion fracture는 Trauma history로 쉽게 감별할 수 있습니다. Calcific tendinitis(1)는 Trauma history 없이 갑자기 통증이 시작되는 양상을 보이며, Avulsion fracture는 Trauma가 선행한 뒤 통증이 발생하는 양상을 보입니다. X-ray 상 Avulsion fracture(2)는 주위 Bone과 같은 Density를 보이며, 조각이 크다면 내부에 Trabecular pattern도 같이 볼 수 있습니다. 또한 떨어져 나온 Bone에서 Cortex가 끊어져 있는 것을 관찰할 수 있습니다.

4. Loose body

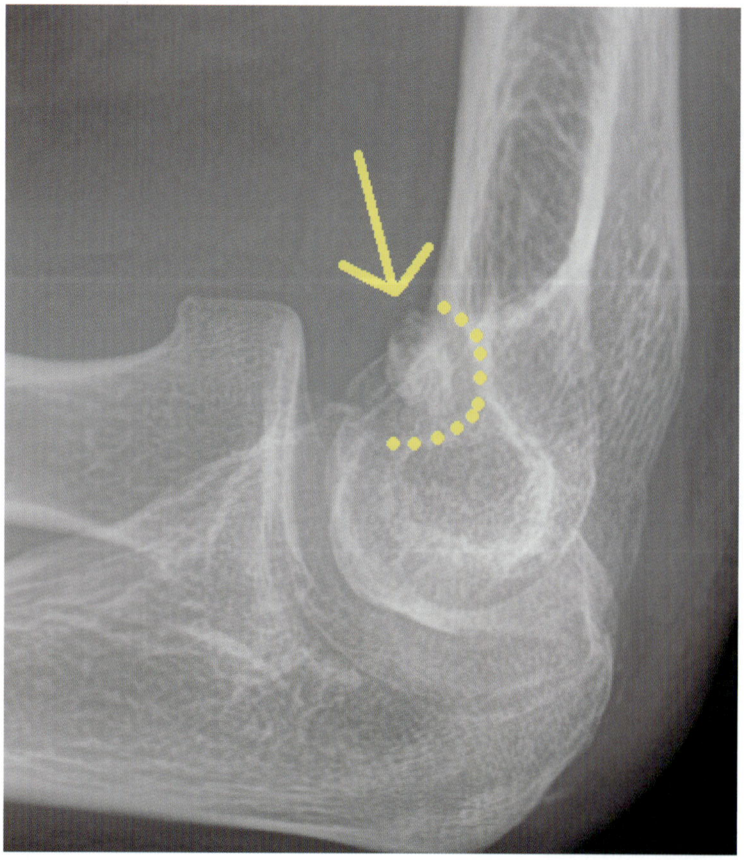

Fig. Elbow-31.

Full flexion시 통증을 호소하는 40대 환자의 Lateral view 입니다.

Coronoid fossa(점선)에 Loose body(화살표)가 있어 Flexion시 통증을 유발하고 있습니다. 기계적 자극으로 인해 Osteoarthritis의 원인이 되기 때문에 수술로 제거해야 합니다.

5. Osteochondritis dissecans

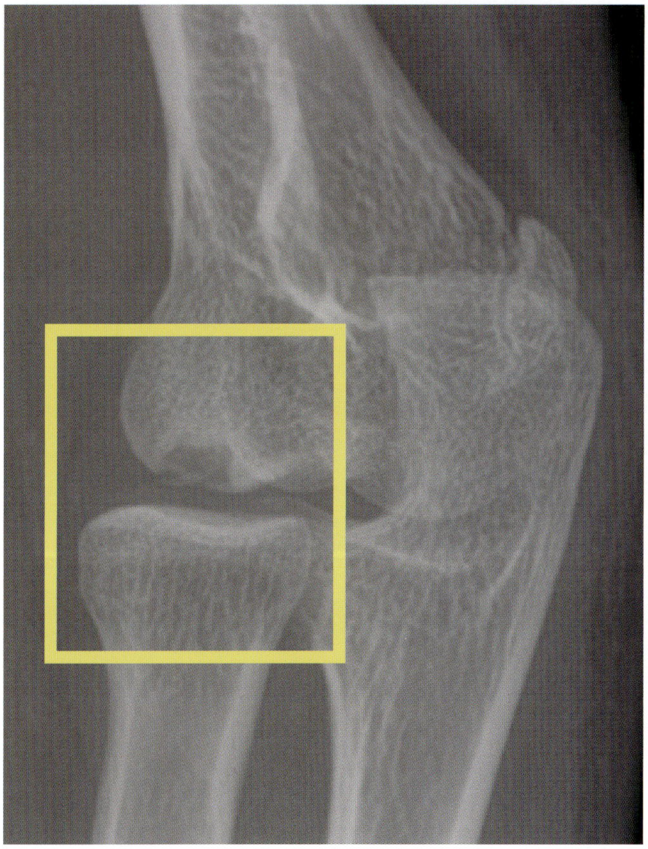

Fig. Elbow-32.

6개월 전부터 Trauma 없이 발생한 Elbow pain으로 내원한 13세 운동선수의 External oblique view 입니다.

Capitellum에 Subchondral radiolucent lesion이 보이며, 그 주변으로 Sclerotic lesion이 보이는 Osteochondritis dissecans(OCD)의 소견입니다. OCD는 주로 10대와 20대에서 발생하며, Subchondral bone의 Defect로 Osteochondral fragment가 떨어져 나가는 질환입니다. Knee에서 발생하는 경우가 가장 흔하지만, Elbow, Ankle에서도 발생 가능하며, Elbow에서는 주로 Capitellum을 침범합니다.

정확한 원인은 알려져 있지 않지만, Repetitive trauma가 원인이 될 수 있기 때문에, 휴식이 필요합니다. 진행되어 Osteochondral fragment로 떨어져 나가 Loose body가 된다면 수술이 필요합니다.

6. Pediatric case

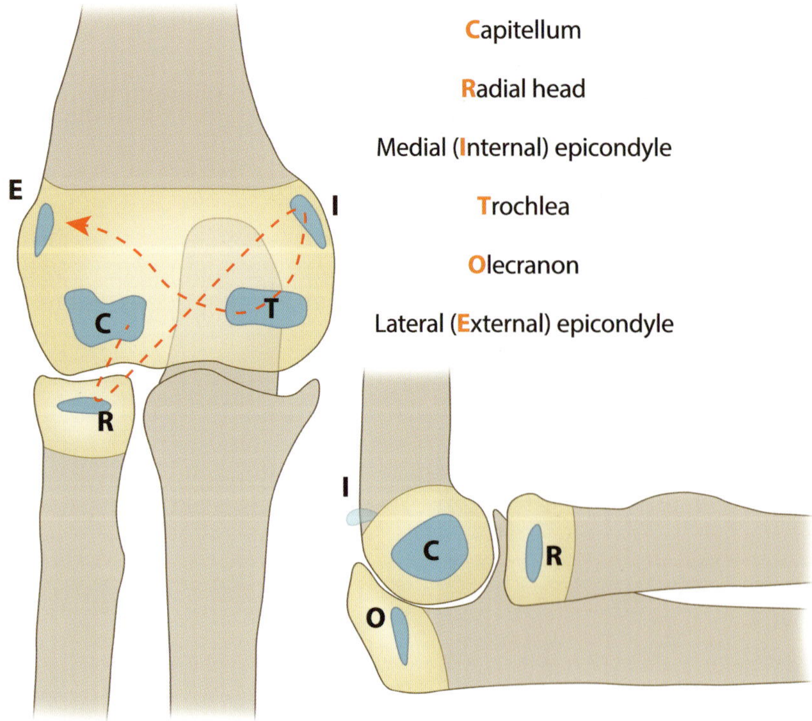

Fig. Elbow-33.

소아에서 Elbow X-ray가 어려운 이유 중 하나는, 여러개의 Ossification이 생기기 때문입니다. 따라서 나이에 따라 생기는 위치를 잘 알아두고, 반드시 양쪽을 비교하며 진료해야 합니다.

6개의 Ossification center가 있습니다

Capitellum(6 months~2 years)
Radial head(3~6 years)
Medial(Internal) epicondyle(5~7 years) → 이후 가장 늦게 융합됨
Trochlea(7~10 years)
Olecranon(9~10 years)
Lateral(External)epicondyle(9~13 years)

CRI(P)TOE 순서로 Ossification이 나타납니다.

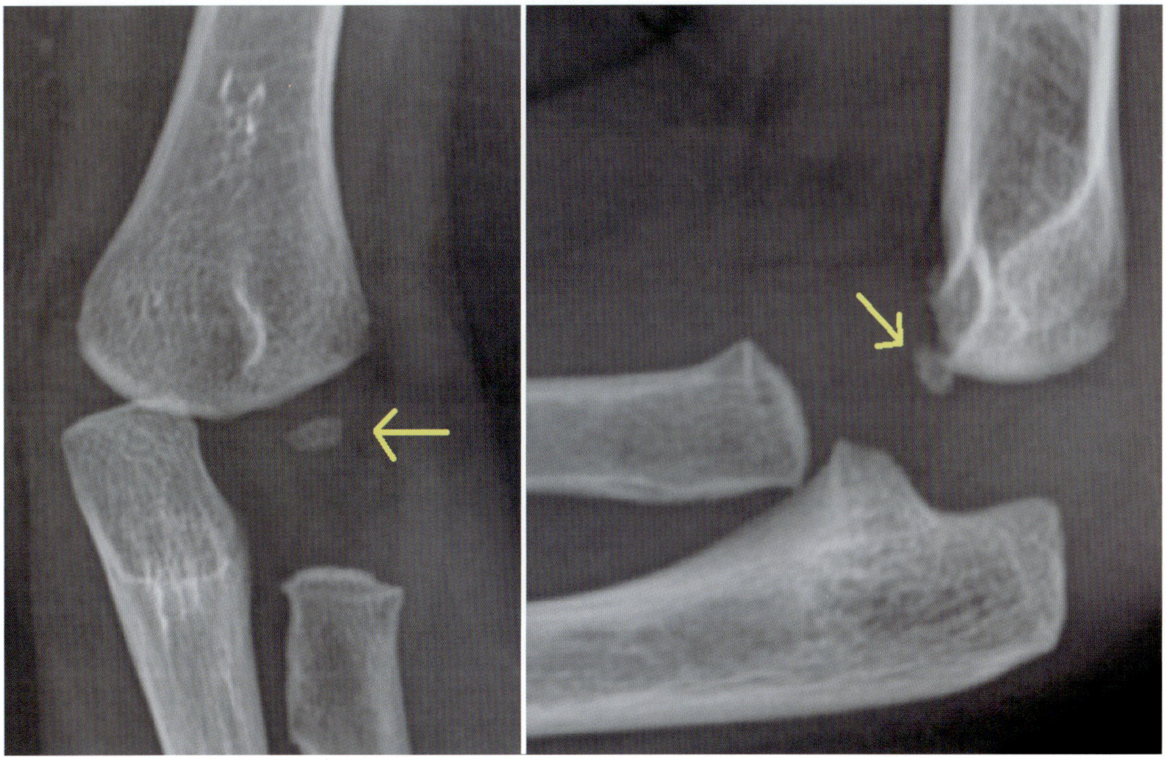

Fig. Elbow-34.

Capitellum의 Ossification center

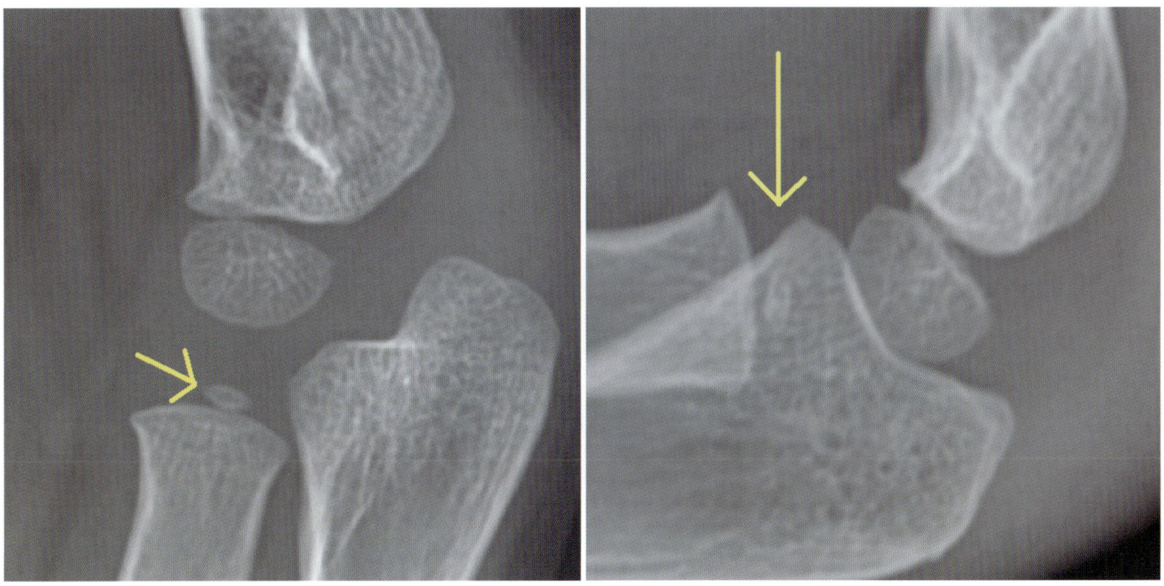

Fig. Elbow-35.

Radial head의 Ossification center

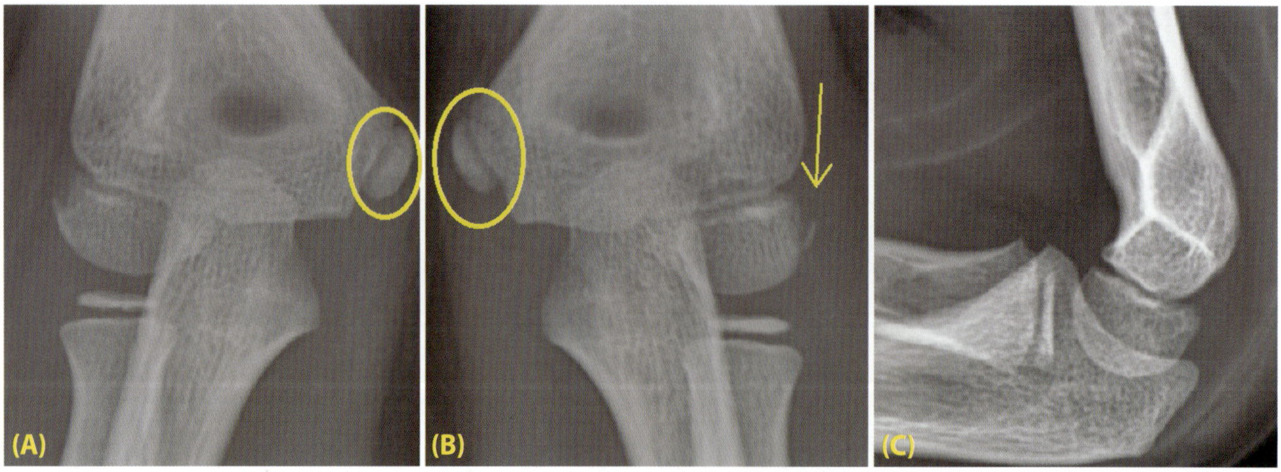

Fig. Elbow-36.

Medial epicondyle(동그라미)의 Ossification center가 보입니다. (B)의 Capitellum에 마치 Fracture 처럼 보이는 부분(화살표)이 있지만 반대측인 (A)와 비교하면 정상인 것을 알 수 있습니다. 이처럼 Elbow의 Ossification center는 Multipartition을 보이는 경우가 많아 반대측과 비교하여 판단해야 합니다. 한가지 예외로 Medial epicondyle ossification center에 Multipartition이나 Fragmentation을 보인다면, Trauma의 과거력이나 현재 Trauma 가능성을 생각해야 합니다.

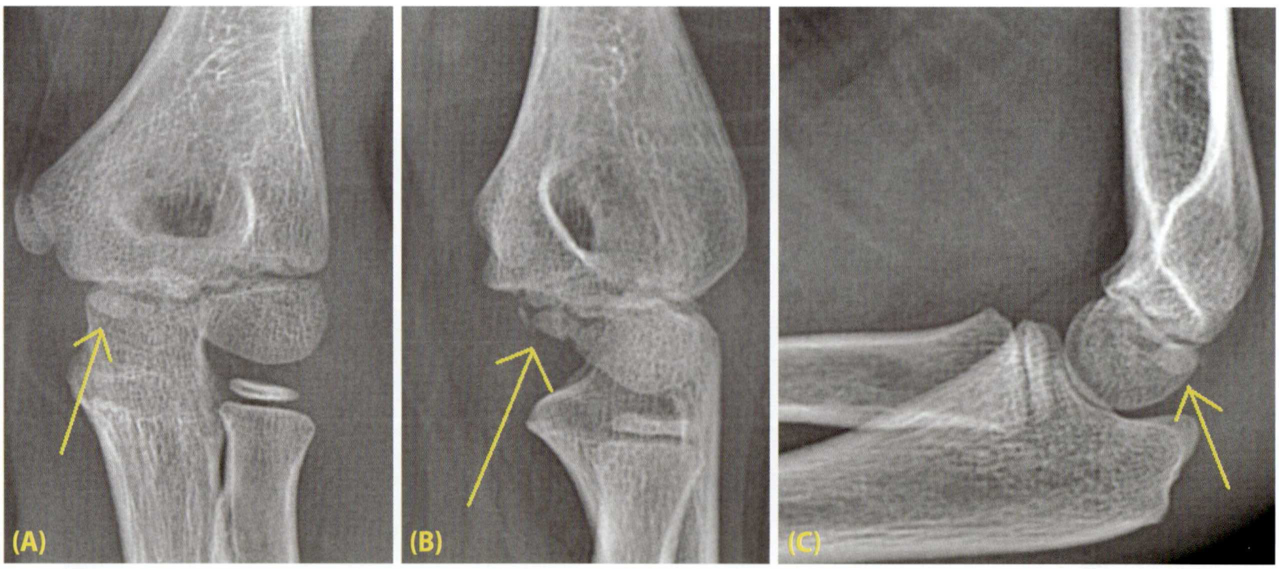

Fig. Elbow-37.

Trochlea의 Ossification center(Internal oblique view에서 가장 잘 보입니다.)

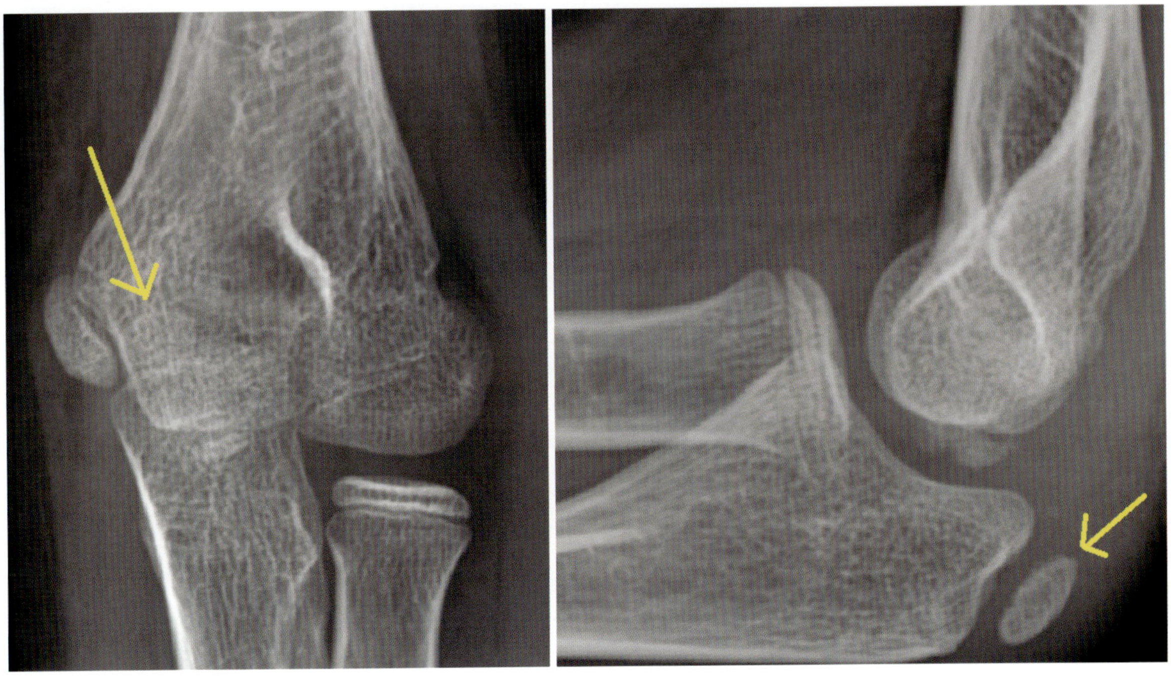

Fig. Elbow-38.

Olecranon의 Ossification center

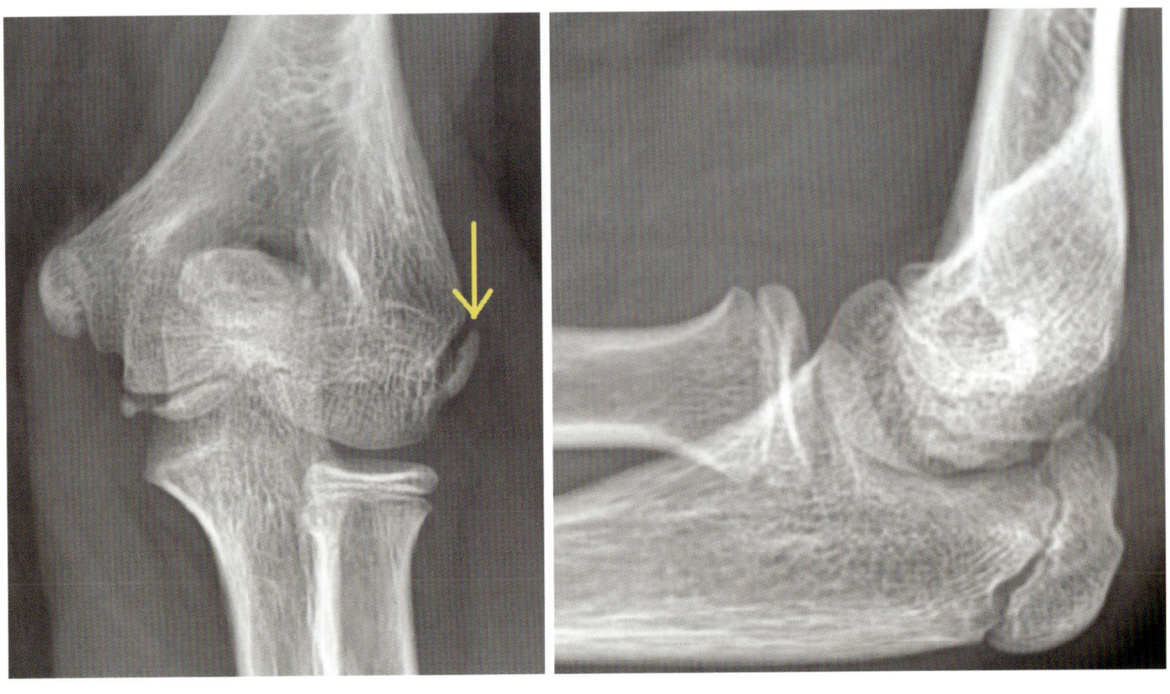

Fig. Elbow-39.

Lateral epicondyle의 Ossification center

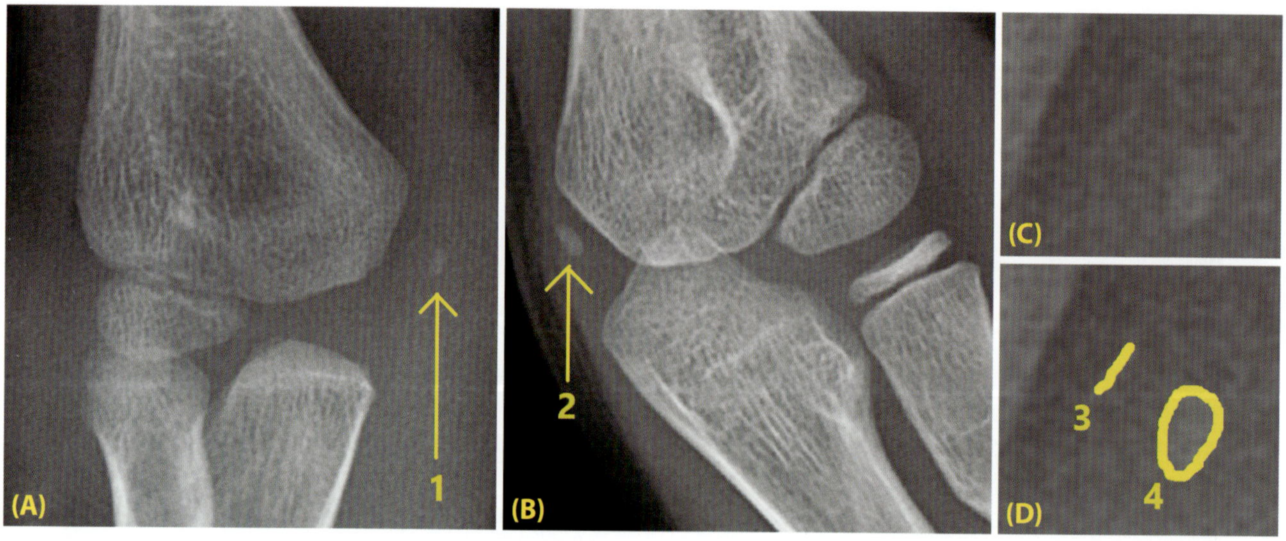

Fig. Elbow-40.

놀이터에서 떨어진 후 발생한 통증으로 내원한 환아입니다. (A)는 환측, (B)는 건측, (C, D)는 (A)의 Medial epicondyle ossification center의 확대 사진입니다.

얼핏 보기에는 Fracture line이 보이지 않지만, 환측 Medial epicondyle ossification center(1)가 건측 Ossification center(2)보다 더 멀어져있는 것을 알 수 있습니다. 또한 (C)와 (D)를 보면 Ossification center의 Fragmentation된 조각(3, 4)이 있습니다.

다른 Ossification center였으면 정상 소견일 수 있는 Fragmentation이 Medial epicondyle에서 보이면 Trauma를 시사합니다. MRI로 Avulsion fracture of medial epicondyle 확진받고 수술까지 시행한 환자입니다.

Ossification이 진행 중인 소아에서는 Fracture line이 보이지 않더라도, Ossification center의 위치가 다른 것으로 Fracture를 진단할 수 있습니다.

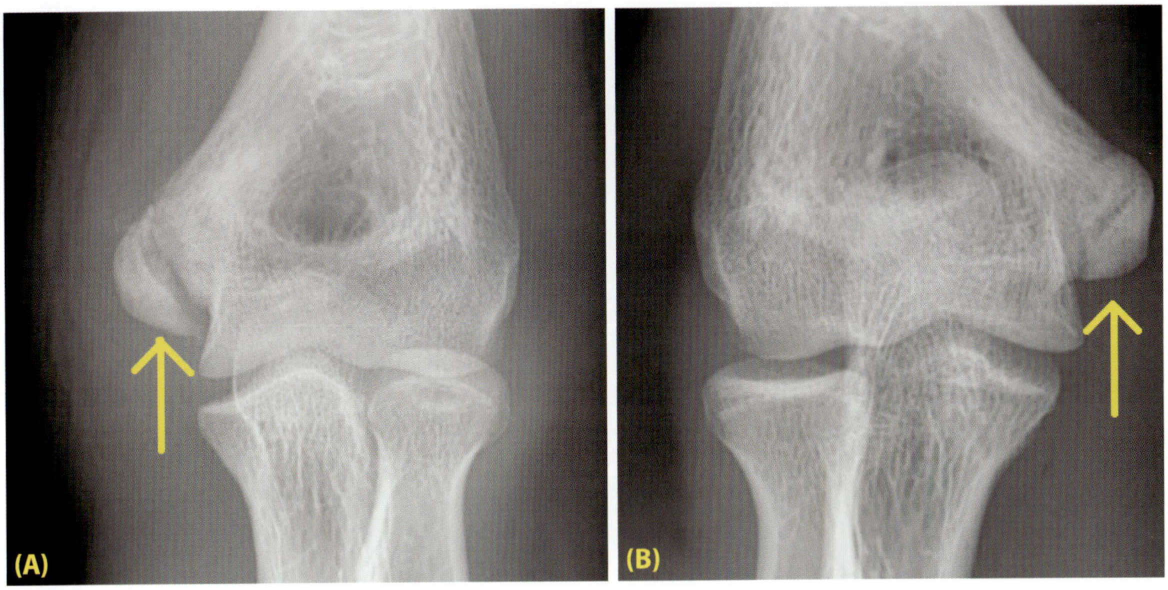

Fig. Elbow-41.

팔씨름을 하던 중 '뚝'하는 소리가 난 후 내원한 10대 환자입니다. (A)가 환측, (B)가 건측입니다.

Physis가 벌어지는 것도 Fracture이기 때문에, 간격을 잘 봐야합니다. (B)와 비교했을 때, (A)에서 Physis가 벌어진 Medial epicondylar fracture 입니다.

이번 증례의 Trauma와는 달리 반복적인 Valgus stress에 의해 Medial epicondyle physis가 넓어져 통증을 호소하는 경우가 있습니다. (본 증례와 비슷한 X-ray 소견을 보입니다.) 이는 주로 유소년 야구 선수에서 발생한다고 하여 Little leaguer's elbow라고 합니다.

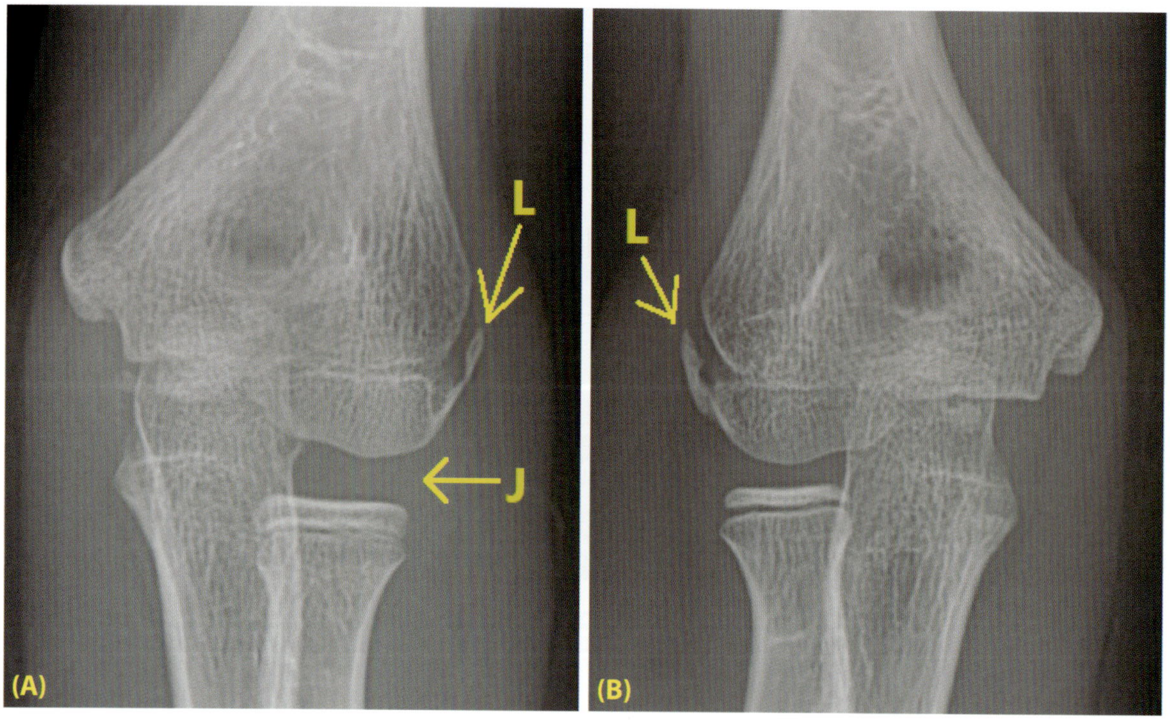

Fig. Elbow-42. (계속)

놀이터에서 떨어진 후 내원한 환아입니다. (A)는 환측 AP view, (B)는 건측 AP view 입니다.

(A)에서 Abnormal finding처럼 보일 수 있는 Lateral epicondyle(L)은 건측과 비교했을 때, 정상임을 알 수 있습니다. (B)와 비교했을 때 (A)의 Radiocapitellar joint space(J)가 넓어져 있습니다. (계속)

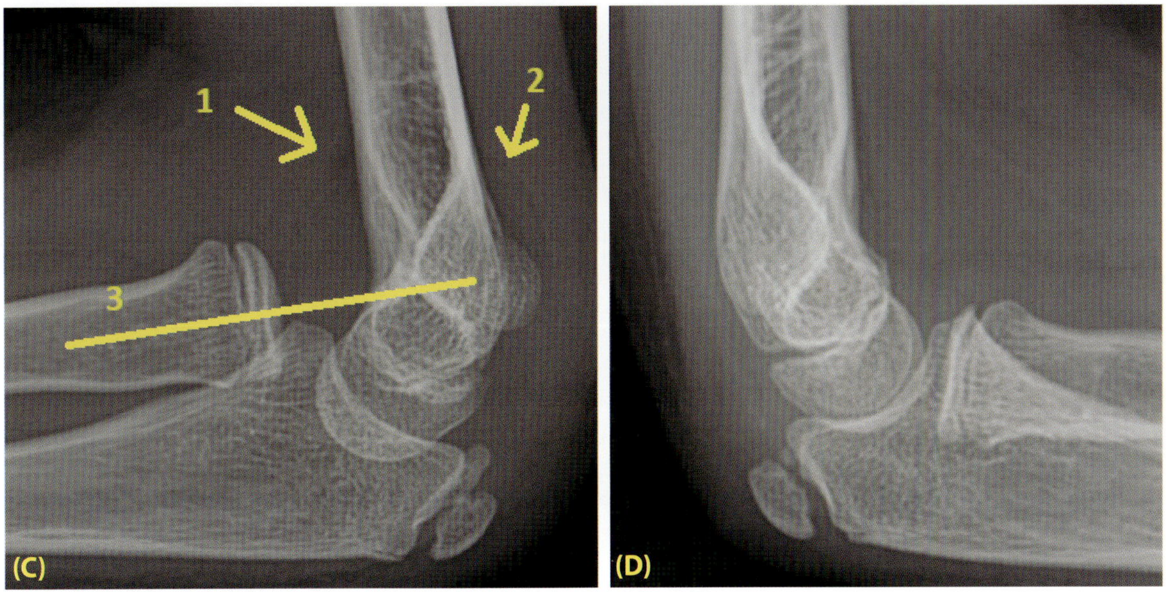

Fig. Elbow-42. (계속)

(C)는 환측 Lateral view, (D)는 건측 Lateral view 입니다.

Lateral view를 보면, Anterior fat pad sign(1)과 Posterior fat pad(2)가 보이고, Radiocapitellar line(3)이 Capitellum의 중심을 지나지 않습니다. 따라서 Radial head의 Dislocation이 있습니다. (계속)

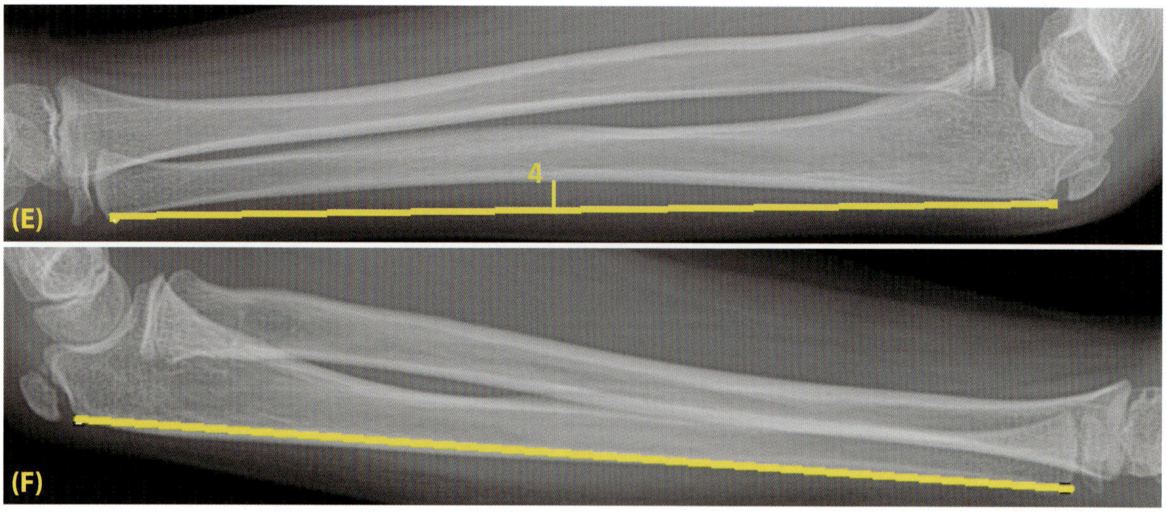

Fig. Elbow-42.

(E)는 환측, (F)는 건측의 Forearm lateral view 입니다.

(F)에 비해 (E)의 Ulna가 휘어 있어, Positive ulnar bowing sign 입니다. Ulnar bowing sign은 Forearm의 True lateral view에서 Distal ulna와 Olecranon을 그은 선으로부터 Ulna의 Dorsal border와의 거리가 가장 긴 부분을 측정(E사진의 4)하여, 1 mm 이상인 경우 Positive이며, Ulnar bowing fracture가 있는 것입니다. 지금과 같이 Cortex의 Fracture line이 보이지 않고, Bowing sign만 보이더라도 Bowing fracture로 진단합니다.

따라서 본 증례는 Radial head dislocation과 Ulnar fracture가 동반된 Monteggia fracture 증례입니다.

Ⅳ. WRIST

A. Anatomy of the Wrist ... 138

B. X-ray

1. **PA view** ... 143
   - *a. Ulnar variance* ... 152
   - *b. Ulnar impaction syndrome* ... 153
   - *c. Kienbock disease* ... 154
2. **Lateral view** ... 158
   - *a. Pronator quadratus sign* ... 167
3. **Oblique view** ... 168
4. **Pisotriquetral view** ... 172
5. **Clenched fist view** ... 176
6. **Ulnar deviation view** ... 177
   - *a. Scaphoid fracture* ... 178
7. **Carpal tunnel view** ... 180
   - *a. Hook of the hamate fracture* ... 181

C. Case

1. **Rheumatoid arthritis** ... 183
2. **Finger osteoarthritis** ... 184
3. **Calcification** ... 185
4. **Avascular necrosis** ... 186
5. **Enchondroma** ... 187
6. **Fracture** ... 188
7. **Don’t touch lesion** ... 189

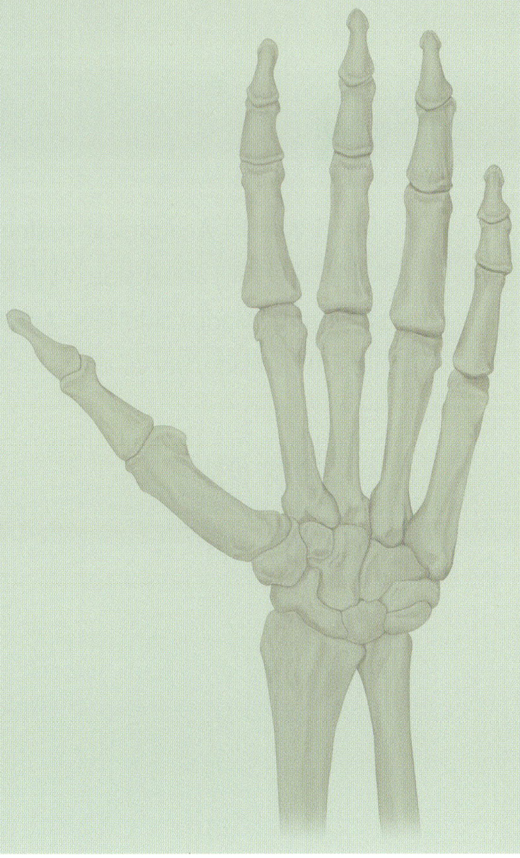

Wrist

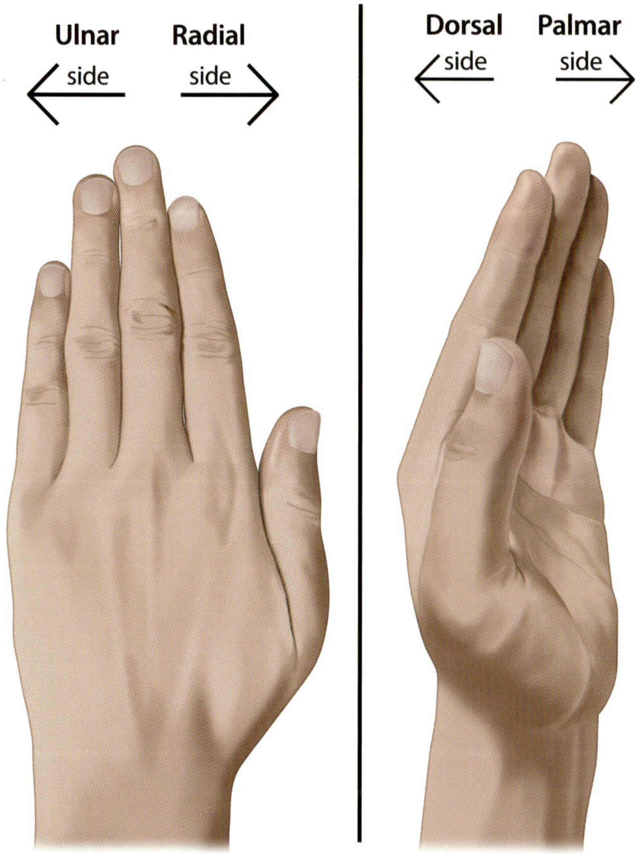

Fig. Wrist-1.

Hand/Wrist의 Anatomical supine position에서는 손바닥이 Anterior side, 손등이 Posterior side이며, 엄지손가락쪽이 Lateral side, 새끼손가락쪽이 Medial side 입니다. 하지만 Pronation/Supination에 따라 Lateral side/Medial side 또는 Anterior side/Posterior side가 헷갈릴 수 있어, Radial side/Ulnar side와 Palmar(Volar)side/Dorsal side를 더 많이 사용합니다.

새끼손가락 방향	Ulnar side	Medial side
엄지손가락 방향	Radial side	Lateral side
손등 방향	Dorsal side	Posterior side
손바닥 방향	Palmar(Volar)side	Anterior side

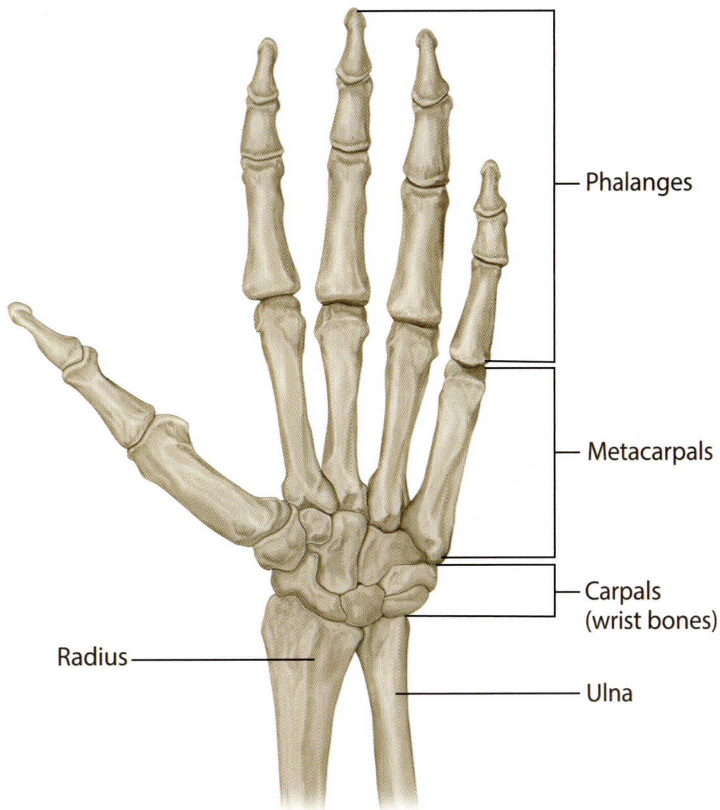

Hand and Wrist Bones(Palmar side)

Fig. Wrist-2.

Hand와 Wrist는 Radius와 Ulna, Carpal bone, Metacarpal bone, Phalanx로 이루어져 있습니다. Metacarpal bone은 엄지손가락부터 1st로 하여, 새끼손가락 5th metacarpal bone까지 있습니다. Phalanx는 엄지손가락을 제외하고, 손가락마다 Proximal phalanx/Middle phalanx/Distal phalanx가 있습니다. 엄지손가락은 Middle phalanx가 없기 때문에, Proximal phalanx/Distal phalanx만 있습니다.

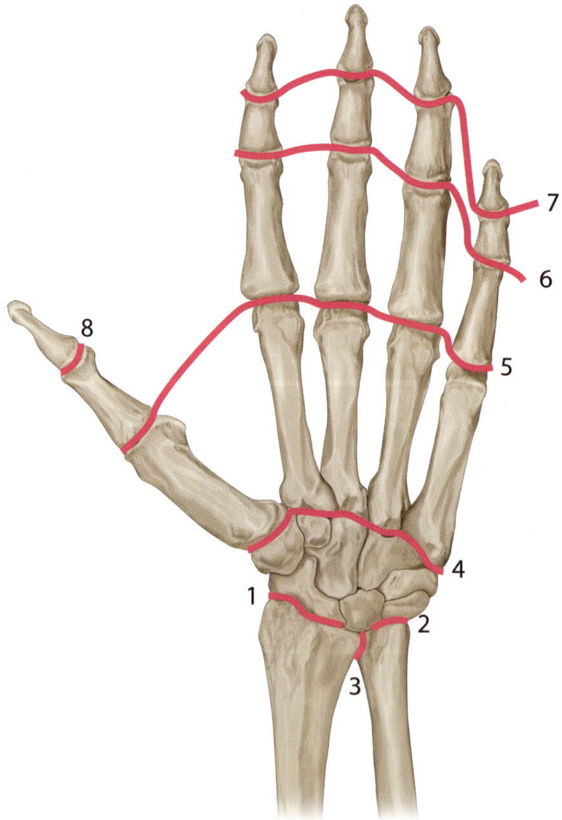

Joint(Palmar side)

Fig. Wrist-3.

1. Radiocarpal joint // 2. Ulnocarpal joint // 3. Distal radioulnar joint // 4. Carpo–metacarpal(CMC) joint // 5. Metacarpo–phalangeal(MCP) joint // 6. Proximal interphalangeal(PIP) joint // 7. Distal interphalangeal(DIP) joint // 8. Interphalangeal(IP) joint

Joint는 각각 맞닿고 있는 두 뼈의 이름을 붙여서 명명하며, 손가락의 경우는 몇번째 손가락인지 표시하면 됩니다. Phalanx 사이의 Joint는 Interphalangeal joint라고 하며, 손가락마다 2개의 Joint가 있기 때문에 Proximal/Distal을 붙여줍니다. 결과적으로 각각 Proximal interphalangeal(PIP) joint(6), Distal interphalangeal(DIP) joint(7)라고 합니다. 엄지손가락은 Phalanx 사이에 1개의 Joint만 있기 때문에, Interphalangeal(IP) joint(8)라 합니다.

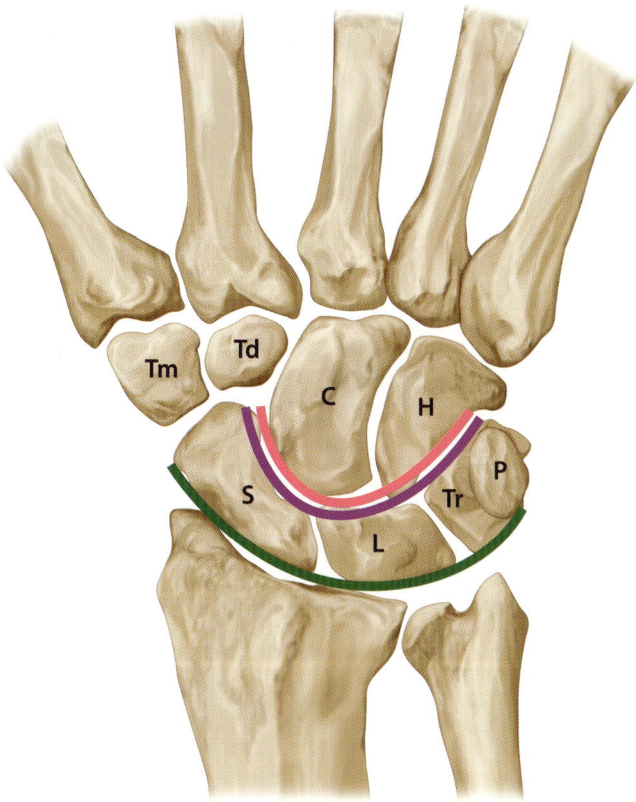

Fig. Wrist-4.

Carpal bone은 8개로, Proximal/Distal row로 4개씩 나누어져 있습니다.

Proximal row에는 Scaphoid(S), Lunate(L), Triquetrum(Tr), Pisiform(P)이 있으며, Distal row에는 Trapezium(Tm), Trapezoid(Td), Capitate(C), Hamate(H)가 있습니다.

Wrist X-ray의 View		
기본 View	1. PA view 2. Lateral view 3. Oblique view	**촬영 목적**
추가 View	4. Pisotriquetral view	Pisotriquetral joint
	5. Clenched fist view	Scaphoid, Scapholunate interval
	6. Ulnar deviation view	Scaphoid
	7. Carpal tunnel view	Hook of hamate, Pisiform, Trapezium

Calcification

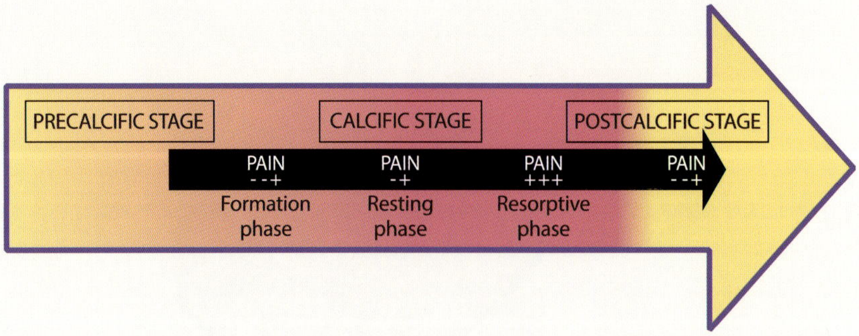

Calcific tendinitis는 Calcification에 의한 Tendon의 Inflammation을 의미합니다. Calcification은 시간 순서에 따라 Precalcific stage, Calcific stage, Postcalcific stage로 나뉘며, Calcific stage는 Formative phase, Resting phase, Resorptive phase로 나뉩니다. 다른 Phase에서도 통증이 있을 수 있지만, 가장 극심한 통증은 Resorptive phase에서 발생합니다.

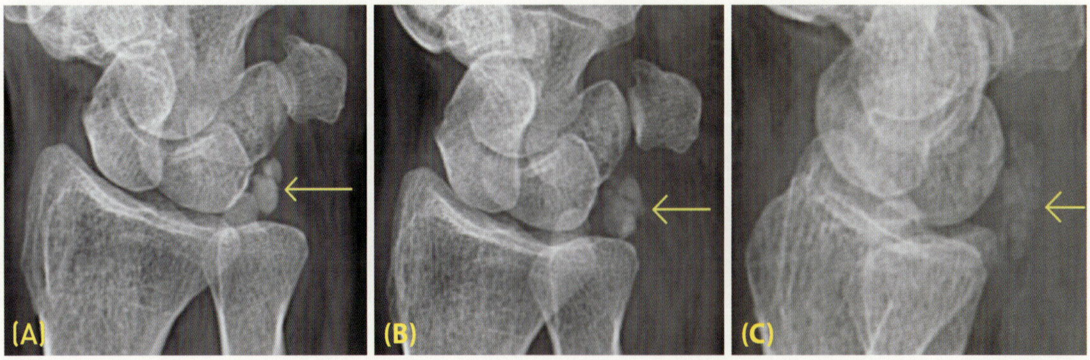

(A), (B), (C)는 Wrist X-ray이며, 같은 위치의 Calcification(화살표)이, Phase에 따라 X-ray에서 다른 소견으로 보이는 것을 알 수 있습니다. (A)에서 보이는 Calcification은 경계가 잘 지어지고(Well-defined), 내부 Density가 균질(Homogeneous) 합니다. 이러한 소견은 Formative phase의 Calcification 소견입니다. (A)를 촬영할 당시 환자는 운동시 불편한 정도의 통증만 호소하였습니다.

(B)에서 보이는 Calcification은 경계가 명확하지 않으며(Ill-defined), 흐릿하고(Hazy), 솜털같은(Fluffy) Density를 보이고 있습니다. 이러한 소견은 Resorptive phase의 Calcification 소견입니다. (B)를 촬영할 당시 환자는 갑작스럽게 발생한 극심한 통증으로 Wrist를 거의 움직이지 못하였고, 매우 심한 Tenderness를 보였습니다. (C)는 (B)를 찍은 2일 뒤, 증상이 어느 정도 호전된 상태에서 촬영되었습니다. Calcification이 빠르게 흡수되어 형태가 흐릿해진 것을 볼 수 있습니다.

1 PA view

Position

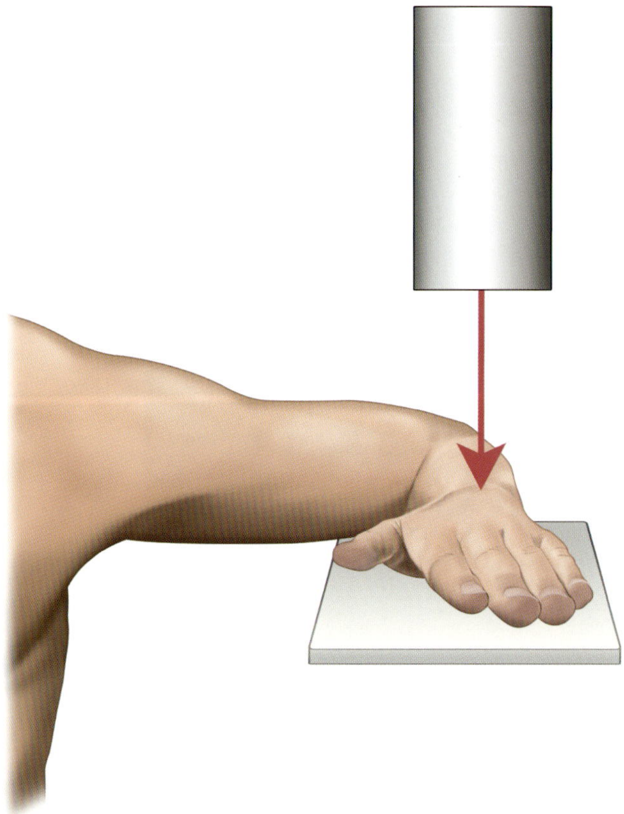

Fig. Wrist-5.

손바닥을 아래로 가도록 Image receptor에 올립니다. Shoulder 90° abduction, Elbow 90° flexion하여 Shoulder와 Elbow, Wrist가 같은 높이에 있도록 합니다. 같은 높이에 있어야 Radius와 Ulna가 평행하게 촬영됩니다. Shoulder 보다 낮은 높이에 있게 되면, Radius가 상대적으로 짧아 보이게 됩니다.

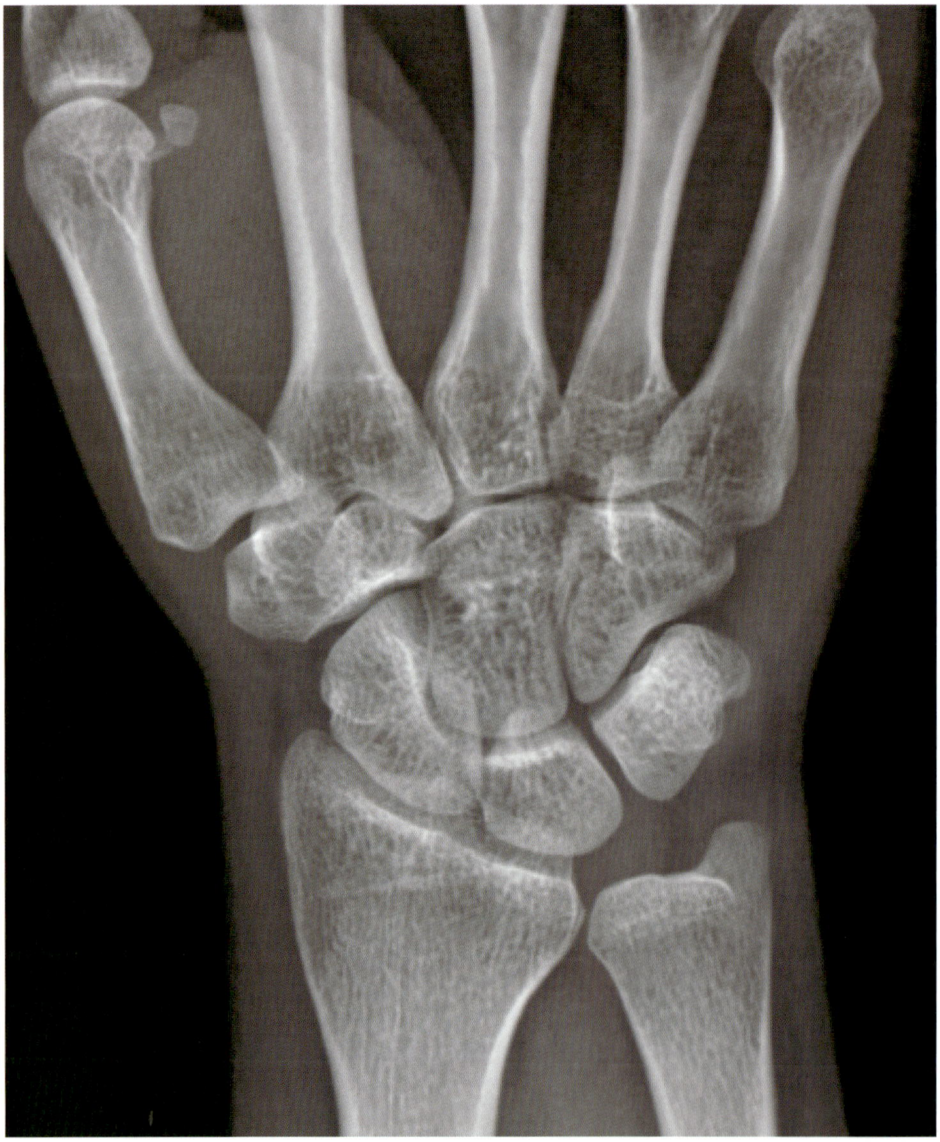

Fig. Wrist-6.

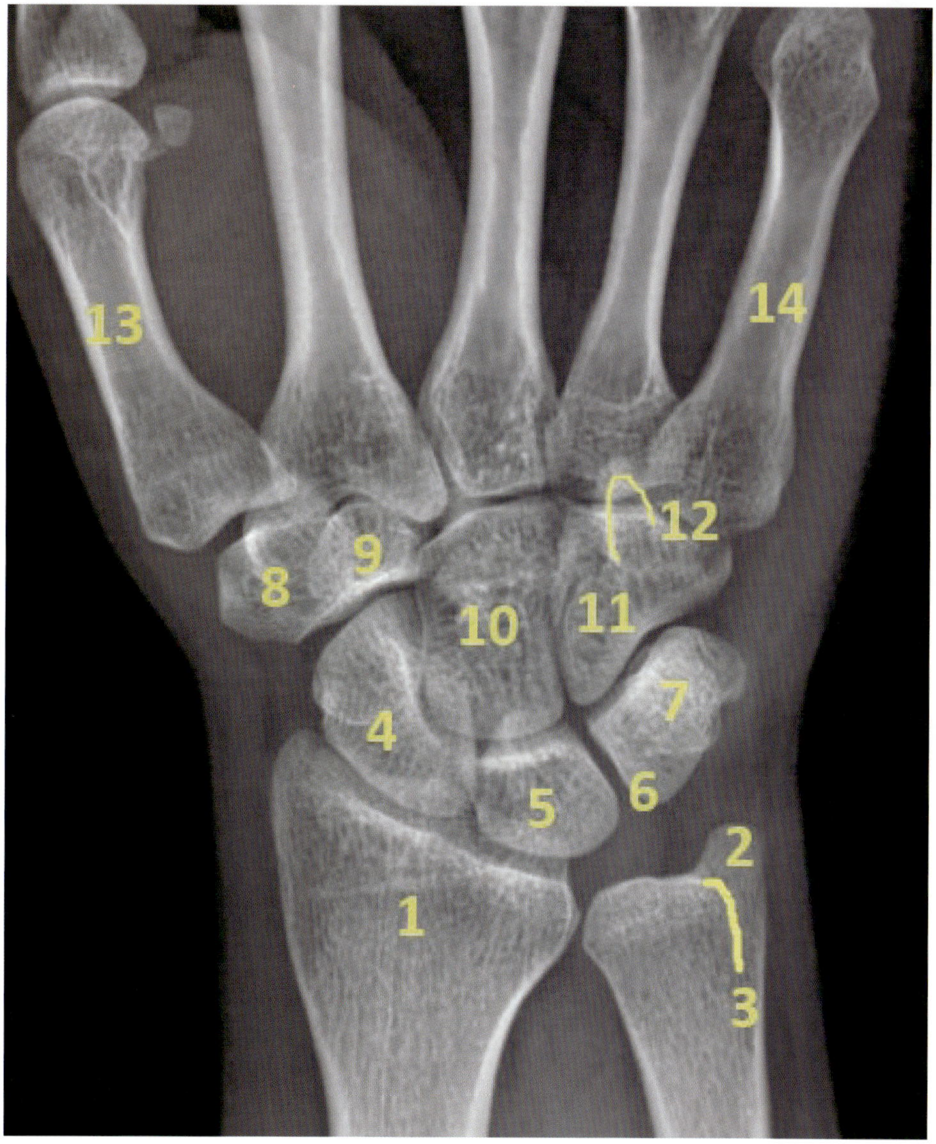

Fig. Wrist-7.

1. Radius // 2. Ulnar styloid // 3. Extensor carpi ulnaris(ECU) groove // 4. Scaphoid // 5. Lunate // 6. Triquetrum // 7. Pisiform // 8. Trapezium // 9. Trapezoid // 10. Capitate // 11. Hamate // 12. Hook of hamate // 13. 1st metacarpal bone // 14. 5th metacarpal bone

True PA view

Wrist PA view는 약간의 Pronation/Supination, Extension/Flexion에 따라 영상의 Quality가 변하게 됩니다. 따라서 True PA view를 평가하는 방법에 대해 알아두셔야 합니다.

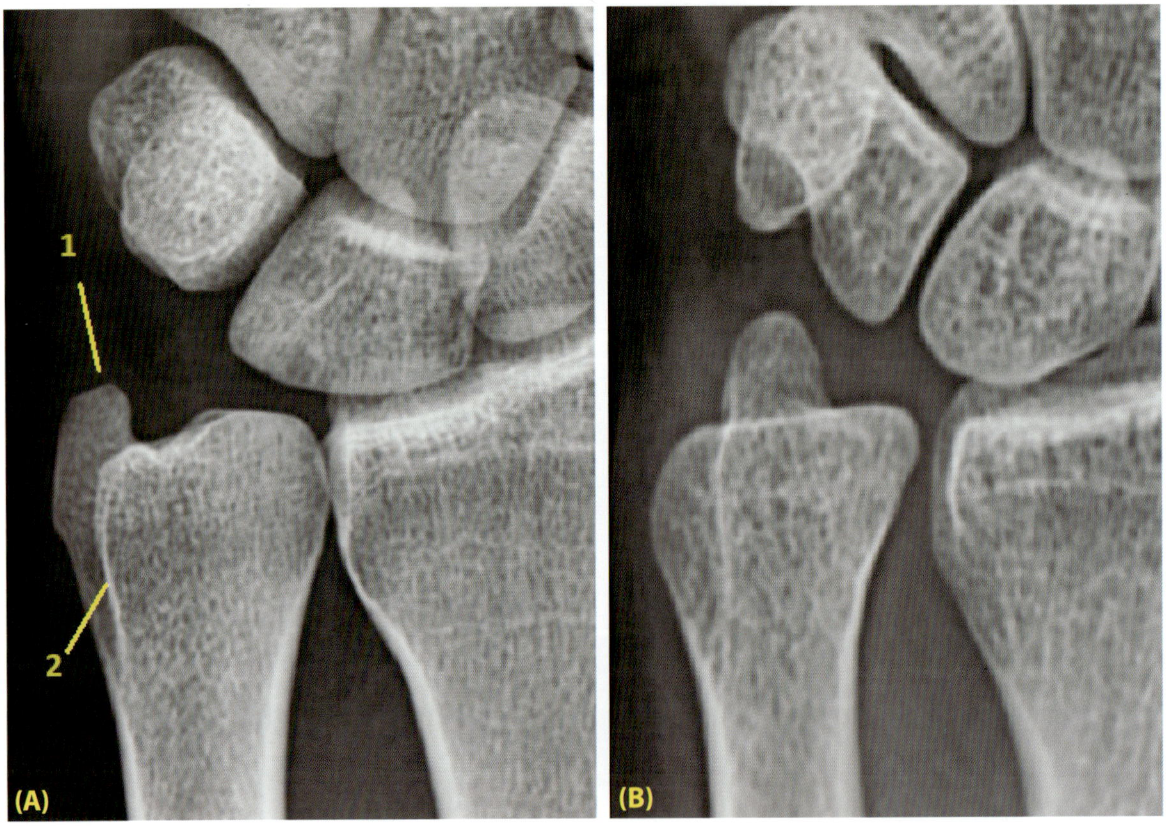

Fig. Wrist-8.

True PA view에서 (A)에서처럼 Ulnar styloid(1)가 가장 Ulnar side(Medial side)에 위치해야 하며, (B)에서처럼 Ulnar styloid가 Ulnar head의 가운데에 위치하지 않도록 합니다. 또한 Extensor carpi ulnaris(ECU) groove(2)는 Ulnar styloid의 중심보다 Radial side에 있어야 합니다.

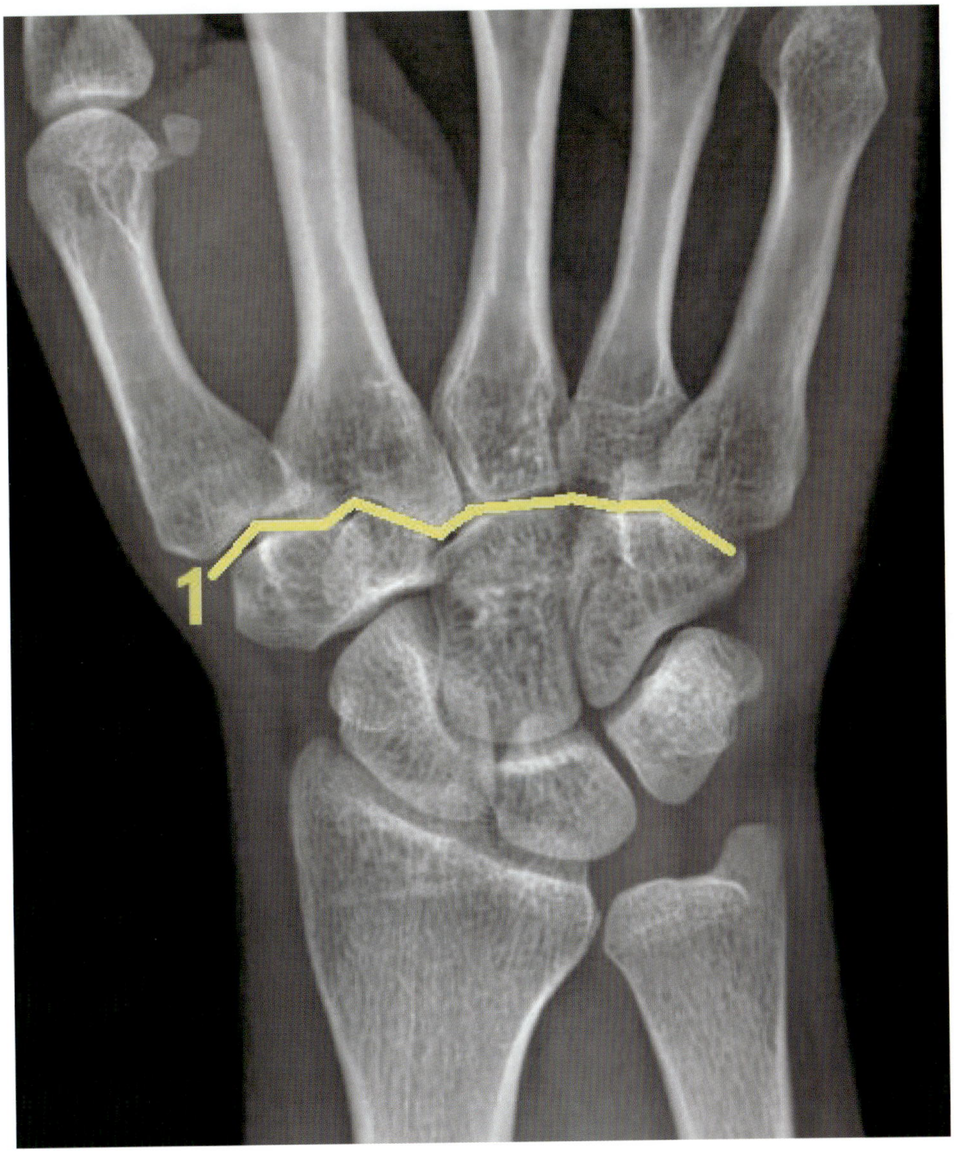

Fig. Wrist-9.

Wrist flexion/Extension의 적절성은 Carpometacarpal(CMC) joint line(1)이 잘 보이는것으로 판단합니다. CMC joint line이 깨끗하게 보이지 않고, 겹쳐 보인다면 적절한 PA view가 아닙니다.

정리하자면 적절한 Wrist PA view는 Ulnar styloid, ECU groove, CMC joint line을 보아 평가합니다.

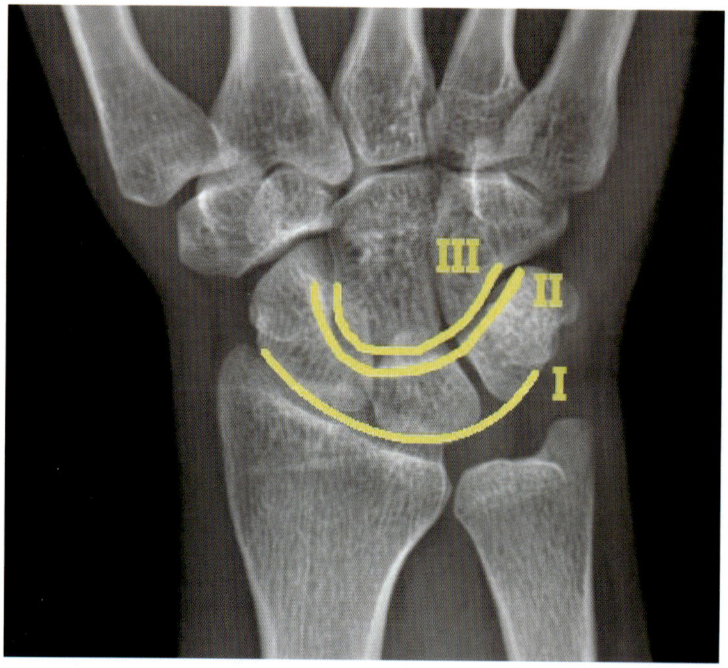

Fig. Wrist-10.

Carpal arc도 보아야 합니다. Scaphoid, Lunate, Triquetrum의 Proximal rim을 Arc I, Distal rim을 Arc II, Capitate, Hamate의 Proximal rim을 Arc III라고 합니다. 이 Arc가 모두 부드럽게 이어져야 하며, 어긋나 있으면 Fracture, Dislocation, Ligament injury를 의심해야 합니다.

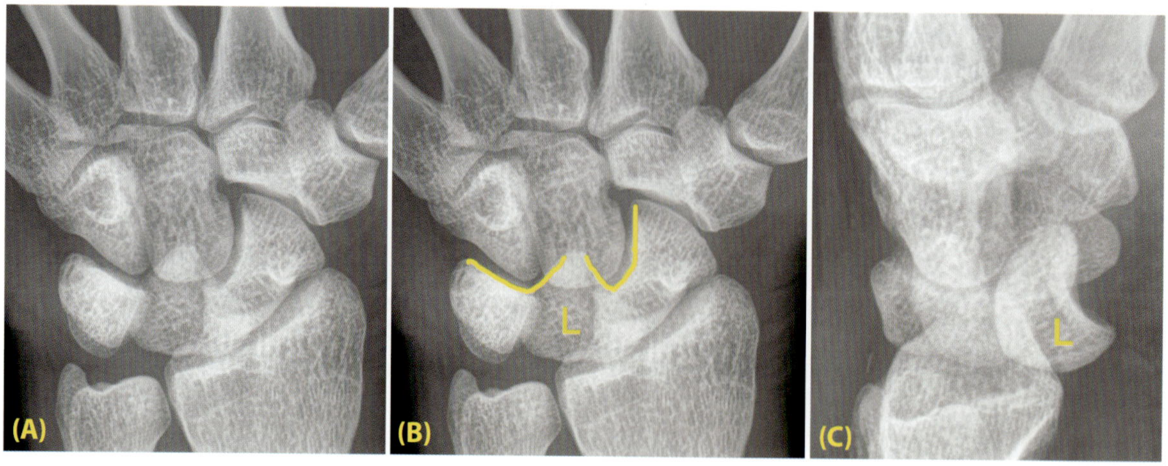

Fig. Wrist-11.

오토바이 사고 후 내원한 20대 환자입니다. (A), (B)는 Wrist PA view이고, (C)는 Lateral view 입니다.

(A)와 (B)에서 Lunate가 삼각형 모양(Piece of pie sign)이며, Arc II가 Lunate에서 꺾여있는 것을 알 수 있습니다. (C)에서 Lunate dislocation를 진단할 수 있습니다.

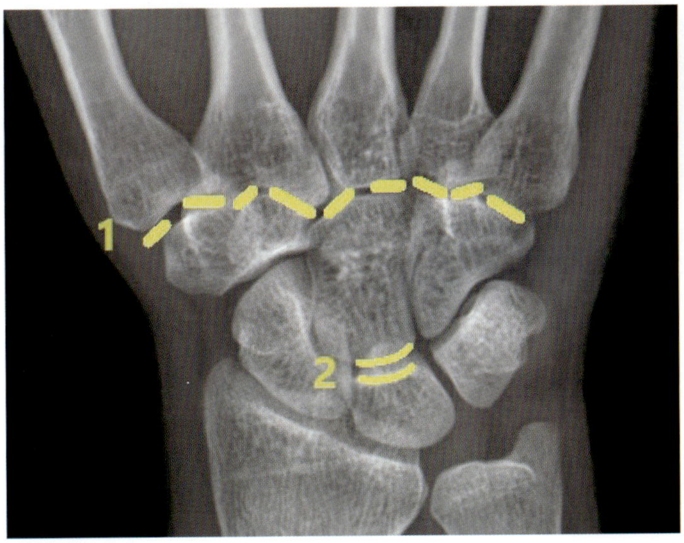

Fig. Wrist-12.

Carpometacarpal(CMC) joint를 이은 선(1)이 지그재그로 잘 이어져야 합니다. 또한, 각각의 CMC joint에서 Metacarpal bone이 알맞는 Carpal bone과 Joint를 이루고 있는지 보아야 합니다. (1st metacarpal bone – Trapezium), (2nd metacarpal bone – Trapezoid), (3rd metacarpal bone – Capitate), (4th metacarpal bone – Hamate), (5th metacarpal bone – Hamate)

그리고 모든 Carpal bone 사이의 거리(2)가 1~2 mm로 같아야 합니다. 더 좁아져 있는 경우 퇴행성 변화를, 더 넓어져 있는 경우는 Ligament injury를 의심할 수 있습니다.

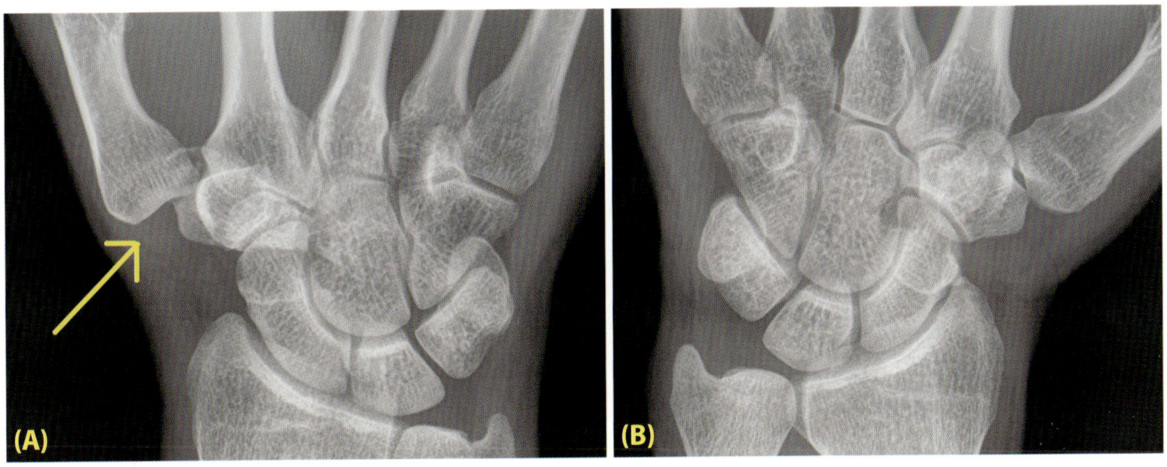

Fig. Wrist-13.

스키 타던 중 다쳐서 내원한 40대 환자입니다. (A)는 환측 PA view, (B)는 건측 PA view 입니다.

(B)와 비교해서 볼 때, (A)의 1st metacarpal bone이 Trapezium과 어긋나있는 것(화살표)을 볼 수 있습니다. 1st carpometacarpal(CMC)joint 의 Dislocation 증례입니다.

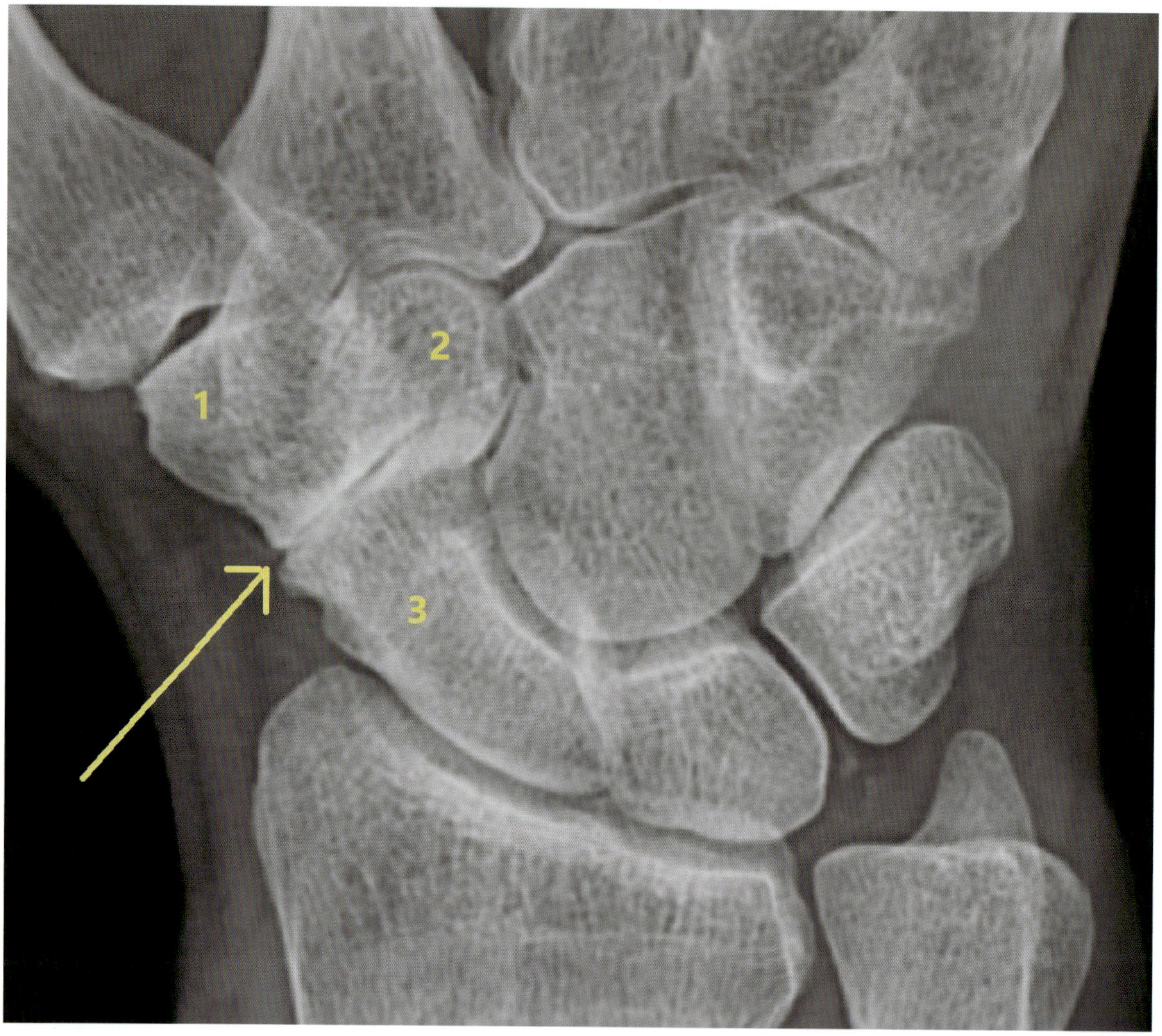

Fig. Wrist-14.

3개의 Carpal bone(1. Trapezium // 2. Trapezoid // 3. Scaphoid)은 같은 Joint를 이룹니다. 그 Joint를 Scaphotrapeziotrapezoid(STT) joint(화살표) 또는 Triscaphe joint 라고 합니다.

본 증례에서 STT joint가 다른 Inter-carpal joint에 비해 더 좁아져 있는 소견을 보이고 있습니다. 또한 STT joint에서 Joint space narrowing, Sclerosis, Bone spur의 소견을 보이고 있으며, Osteoarthritis로 진단할 수 있습니다.

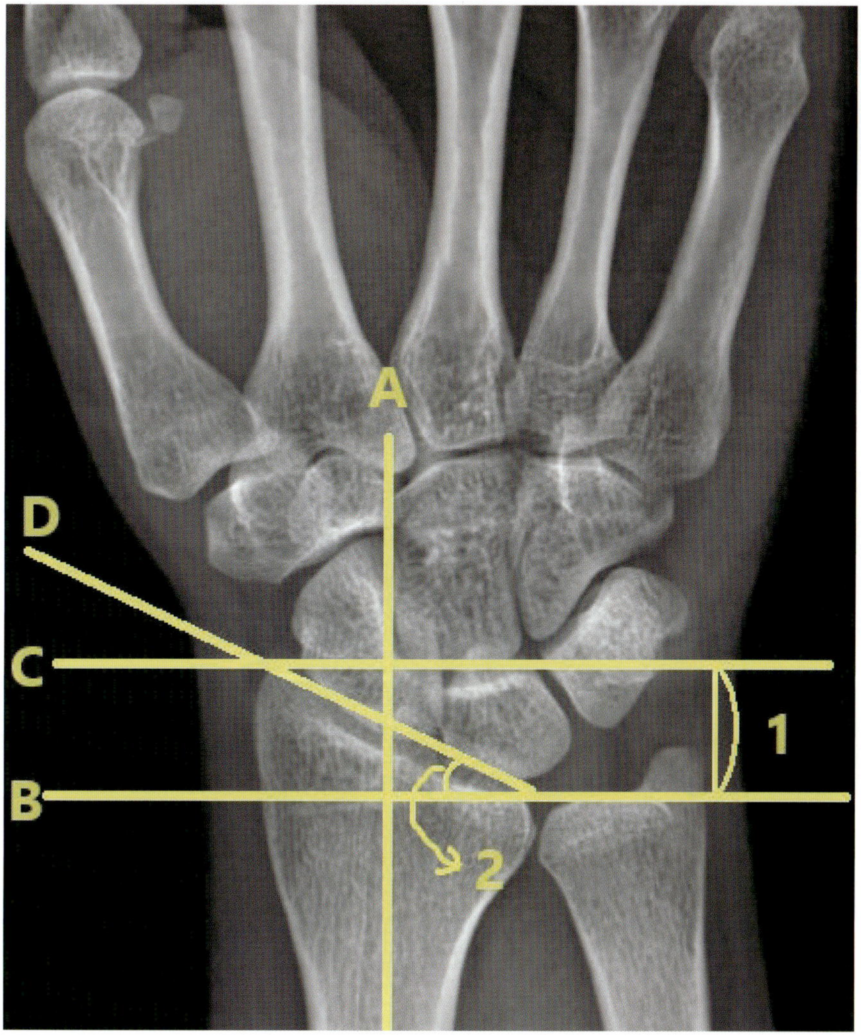

Fig. Wrist-15.

PA view에서 Radial length(1)와 Radial inclination angle(2)을 보아야 합니다. Distal radius의 Longitudinal axis를 그은 선(A)에 수직이 되면서, Ulna쪽의 Distal radius articular surface level에 해당하는 선을 긋고(B), Radial styloid level에 해당하는 선(C)를 그은 다음, 두 선의 직선 거리(1)를 Radial length라고 합니다. 정상적인 Radial length는 10~13mm 입니다.

Distal radius의 Joint 면이 정상적으로 Ulna를 향해 있어야 합니다. Radius의 Articular surface를 그은 선(D)과 (B)가 이루는 각도(2)를 Radial inclination이라고 하며 정상적으로 15~25° 입니다.

Radial length(1)가 짧거나, Radial inclination angle(2)이 작아진 경우 Fracture를 의심할 수 있습니다.

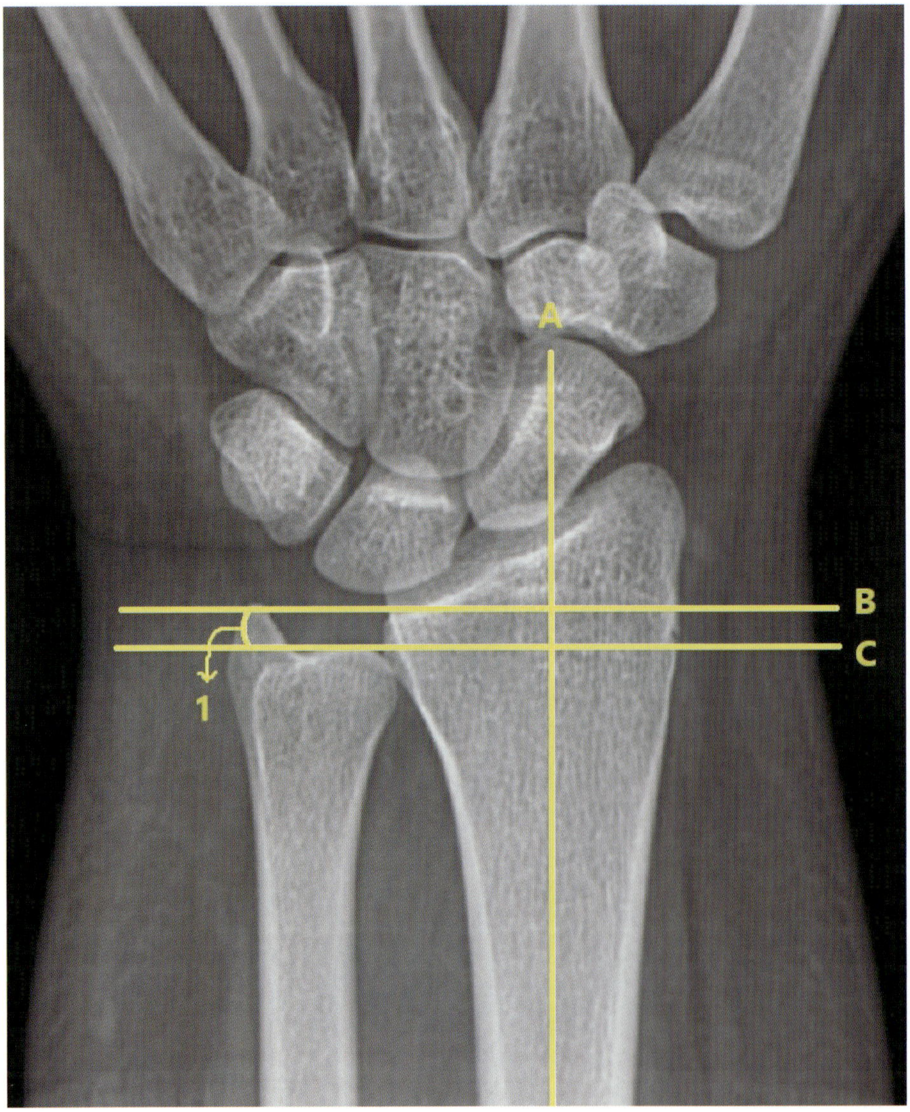

Fig. Wrist-16.

Radius의 Longitudinal axis를 그은 선(A)에 수직이 되면서, Radiocarpal joint의 Ulnar side를 그은 선(B), Distal radioulnar joint의 Ulnar distal margin을 그은 선(C), 그리고 B-C의 거리가 Ulnar variance(1) 입니다.

Radius와 Ulna의 길이가 정확히 맞으면 Ulnar variance가 0이며, Ulna의 길이가 짧으면 Negative variance, Ulna의 길이가 길면 Positive variance 입니다. **Ulnar variance**의 정상치는 −2.5 mm~+2.5 mm이며, 본 증례는 Ulna의 길이가 짧기 때문에 Ulna negative variance 입니다.

Wrist가 Pronation 되면 Positive variance인 것처럼, Wrist가 Supination이 되면 Negative variance인 것처럼 보이기 때문에, True PA view에서 평가해야 합니다.

Positive variance는 TFCC injury, Ulnar impaction syndrome과 연관이 있으며, Negative variance는 Kienbock disease, Ulnar impingement syndrome과 연관이 있습니다.

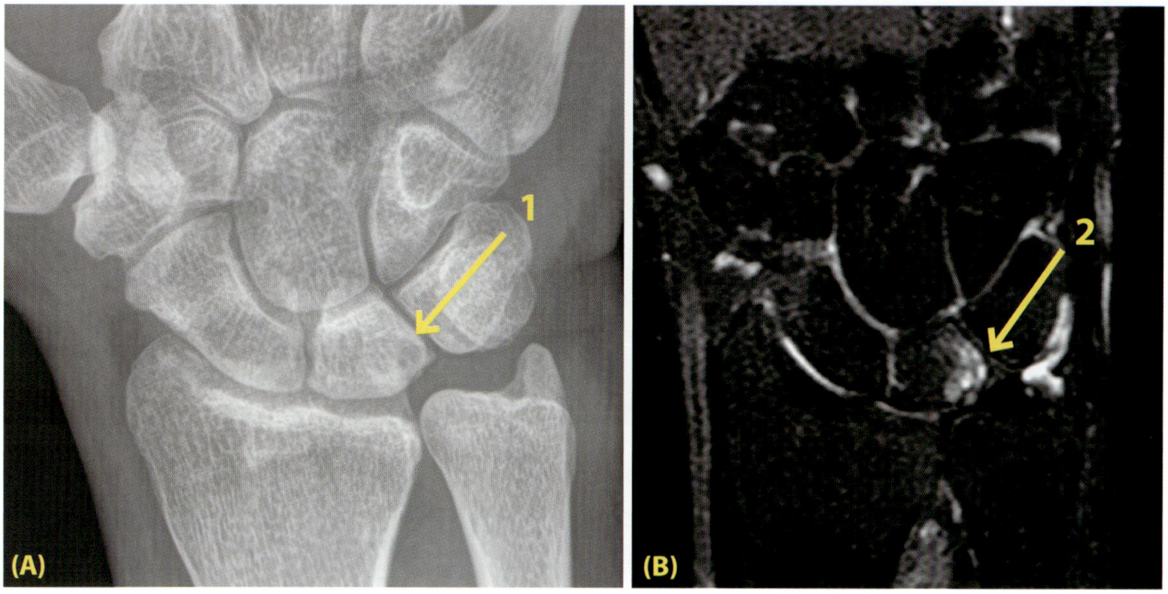

Fig. Wrist-17.

(A)는 Wrist PA view, (B)는 MR FS T2W COR image 입니다. 3년 전부터 손목 통증이 있는 50대 남자 환자이며, Pronation 할 때나, 주먹을 쥘 때 통증이 심해지는 증상으로 내원하였습니다.

(A)에서 Positive ulnar variance를 보이며, Ulna에 닿는 부위의 Lunate에 Subchondral cyst(1)가 보입니다. (B)에서도 해당 부위의 Subchondral cyst와, 주위 Bone edema(2)가 있어 Ulnar impaction syndrome으로 진단할 수 있습니다. Pronation을 하거나, 주먹을 쥘 때에 Positive variance가 더 심해지기 때문에, 본 증례와 같이 **Ulnar impaction syndrome**이 있는 경우 해당 동작에서 통증이 더 악화되는 양상을 보입니다.

NSAID나 생활습관 교정의 보존적 치료를 시행해볼 수 있고, 보존적 치료로도 증상이 계속되는 경우 Ulna의 길이를 짧게 만드는 Ulnar shortening osteotomy를 시행하여 Positive ulnar variance를 교정할 수 있습니다.

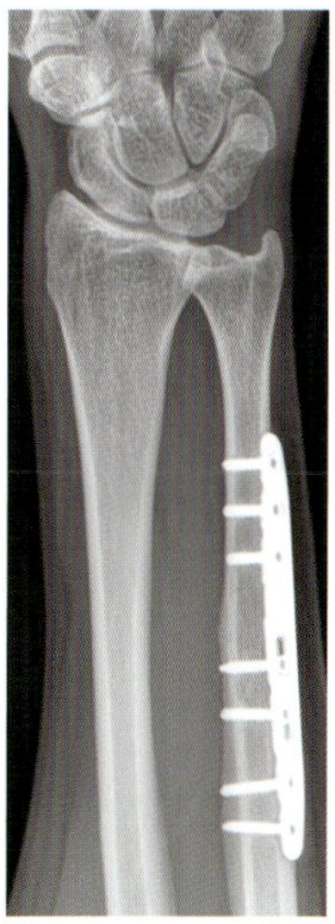

Fig. Wrist-18.

다른 환자에서 Ulnar shortening osteotomy 수술 후 촬영한 X-ray 입니다.

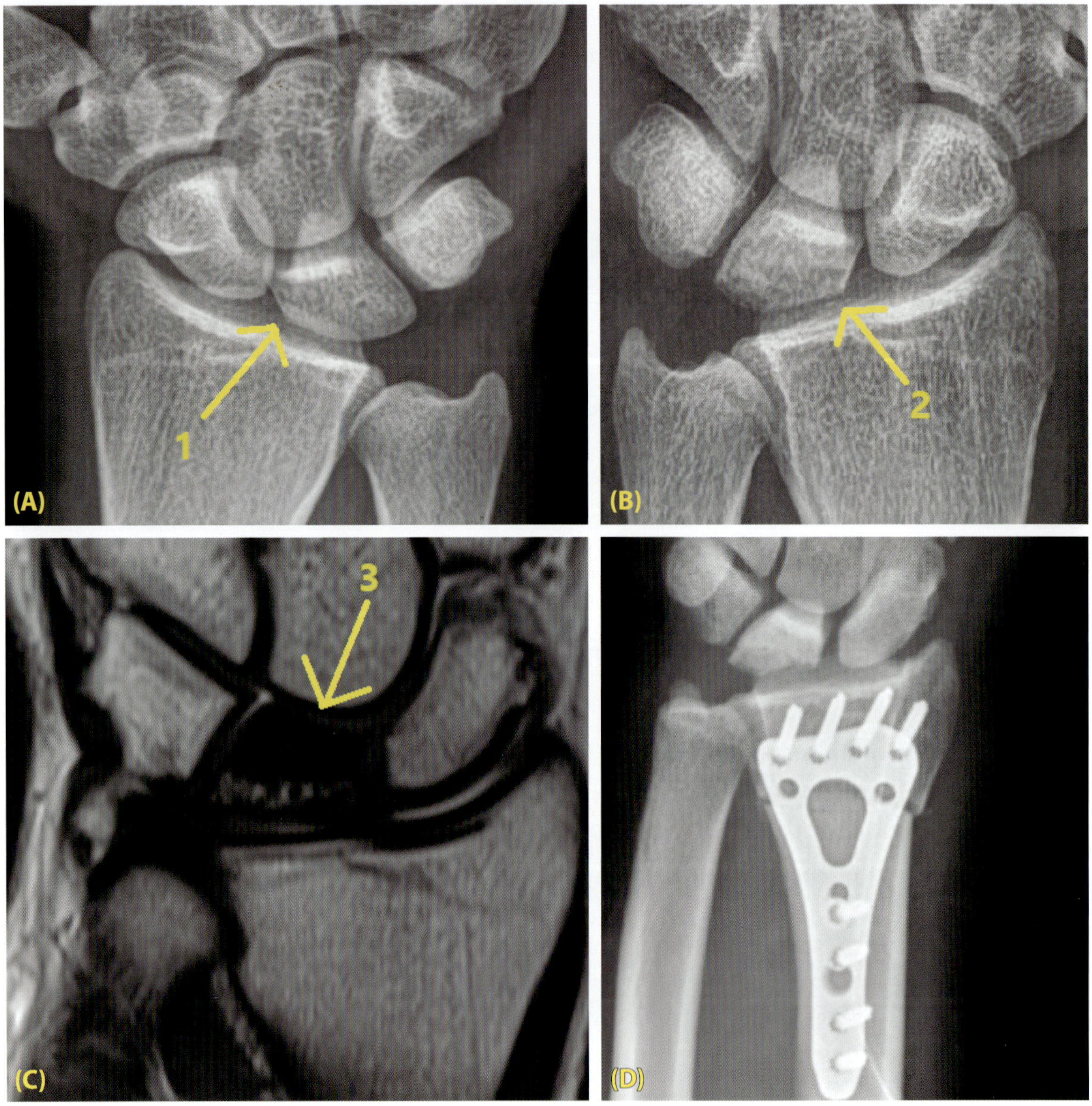

Fig. Wrist-19.

손을 많이 쓰는 직업을 가진 20대 남자 만성 손목 통증 환자입니다. (A)는 건측 PA view, (B)는 환측 PA view, (C)는 MR T1W image, (D)는 수술 후 PA view 입니다.

화살표로 표시한 Carpal bone은 Lunate 입니다. (A)와 (B)를 보면, Ulnar negative variance를 보이고 있습니다. (A)의 Lunate(1)나 다른 Carpal bone과 비교했을 때, (B)의 Lunate는 Sclerosis(2)로 인해 Density가 다릅니다. (C)에서도 Lunate의 Low signal intensity(3)를 보이는 **Kienbock disease**의 증례입니다. Ulnar negative variance가 동반된 경우, Radius의 길이를 맞추기 위한 Radial shortening osteotomy(D)를 시행할 수 있습니다.

Kienbock disease는 Lunate에 발생하는 Avascular necrosis 입니다. 주 증상은 움직임에 심해지는 Wrist pain 입니다. 20~40대의 젊은 남성의 Dominant hand에서 잘 발생하며, Ulnar negative variance, Decreased radial inclination, Trauma와 연관이 있습니다. X-ray 소견으로, 초기에는 Lunate의 Sclerosis를 보이며, 진행될수록 Lunate flattening, Lunate collapse, Scaphoid rotation을 보입니다. 많은 환자에서 수술을 필요로 하기 때문에, 초기 Sclerosis를 보일 때부터 정확한 진단이 필요합니다.

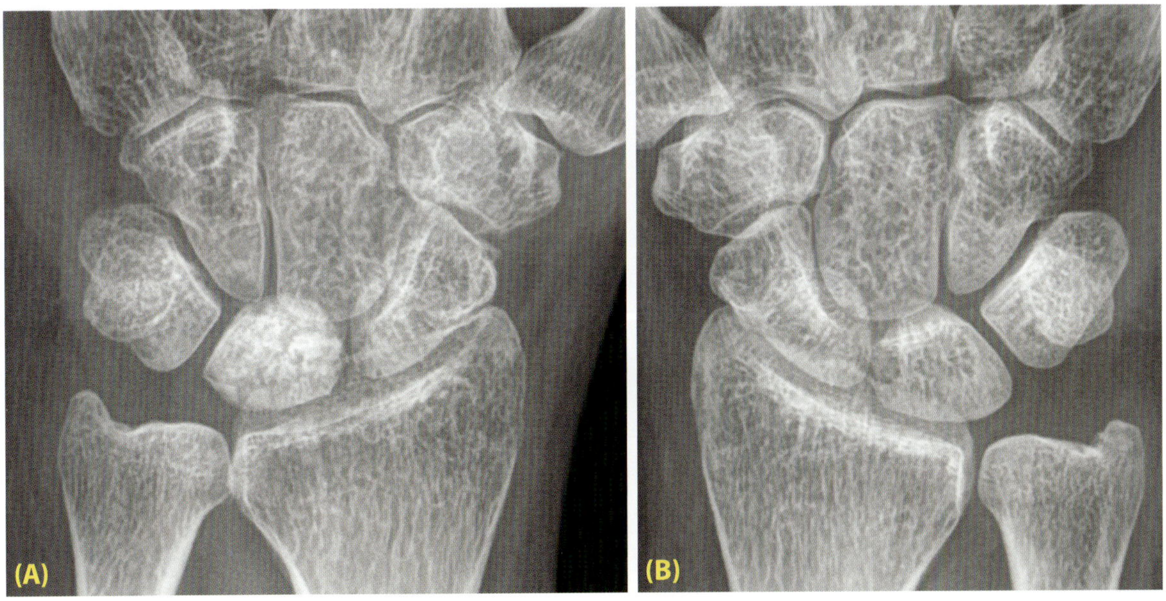

Fig. Wrist-20.

40대 여자 환자의 Kienbock disease 증례입니다. (A)는 환측, (B)는 건측입니다.

(A)의 Lunate가 (B)와 비교해서 Sclerosis를 보이고 있습니다. 초기 Kienbock disease 환자입니다.

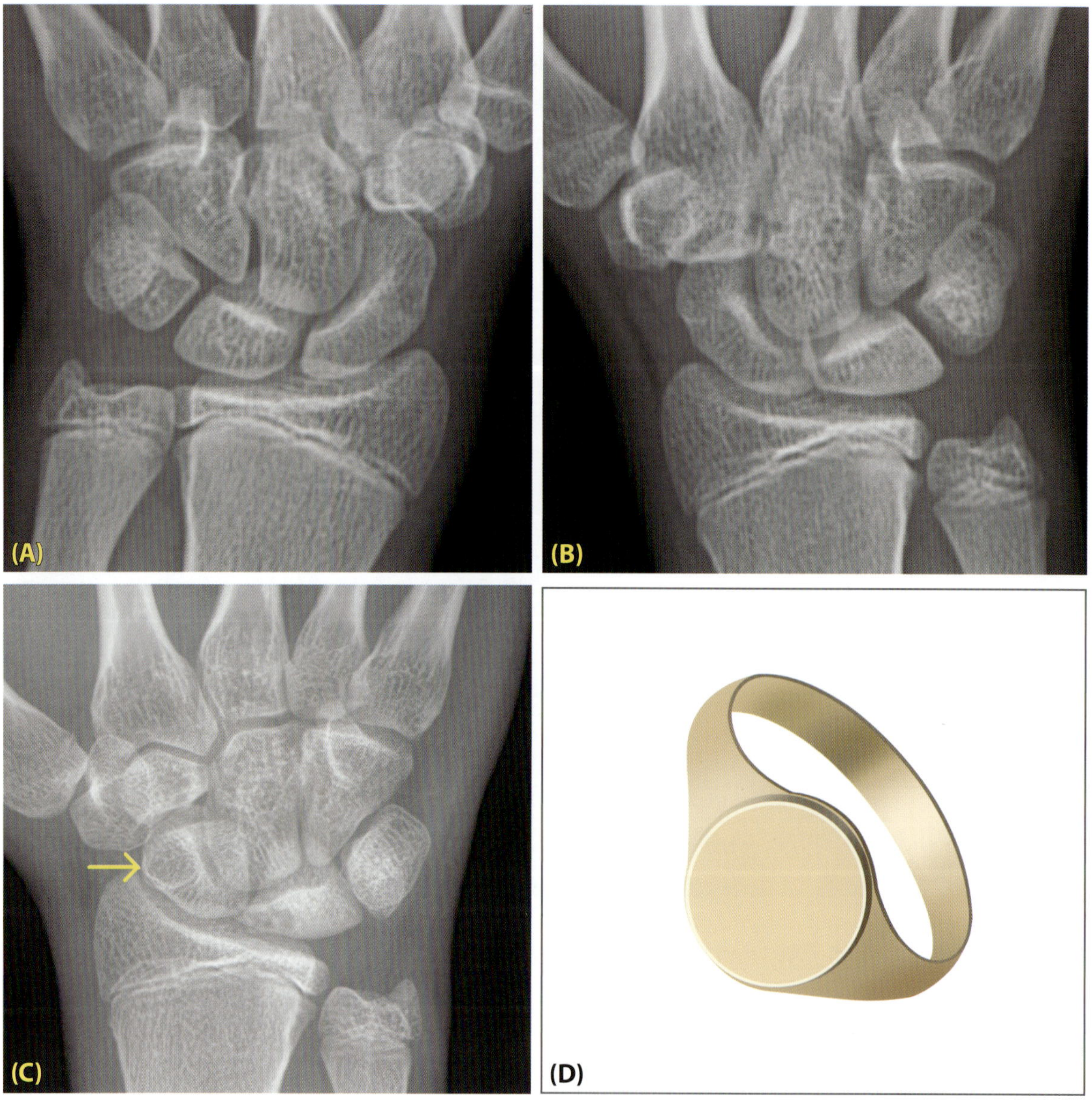

Fig. Wrist-21.

2개월 전 손을 짚으면서 넘어진 후 통증이 발생한 10대 환자의 Kienbock disease 증례입니다. (A)는 건측, (B)는 환측, (C)는 5개월 뒤 X-ray, (D)는 Signet ring의 그림입니다.

(A)와 비교했을 때, (B)를 보시면, Ulnar negative variance가 있으며, Lunate의 Sclerosis와 Flattening도 보이고 있습니다. (C)의 5개월 뒤 F/U X-ray에서 Lunate collapse가 보이며 Scaphoid의 Rotation도 동반되어 Scaphoid signet ring sign(화살표)을 보이고 있습니다.

본 증례처럼 5개월의 짧은 기간 동안 Collapse로 진행할 수 있기 때문에 초기 진단이 중요합니다.

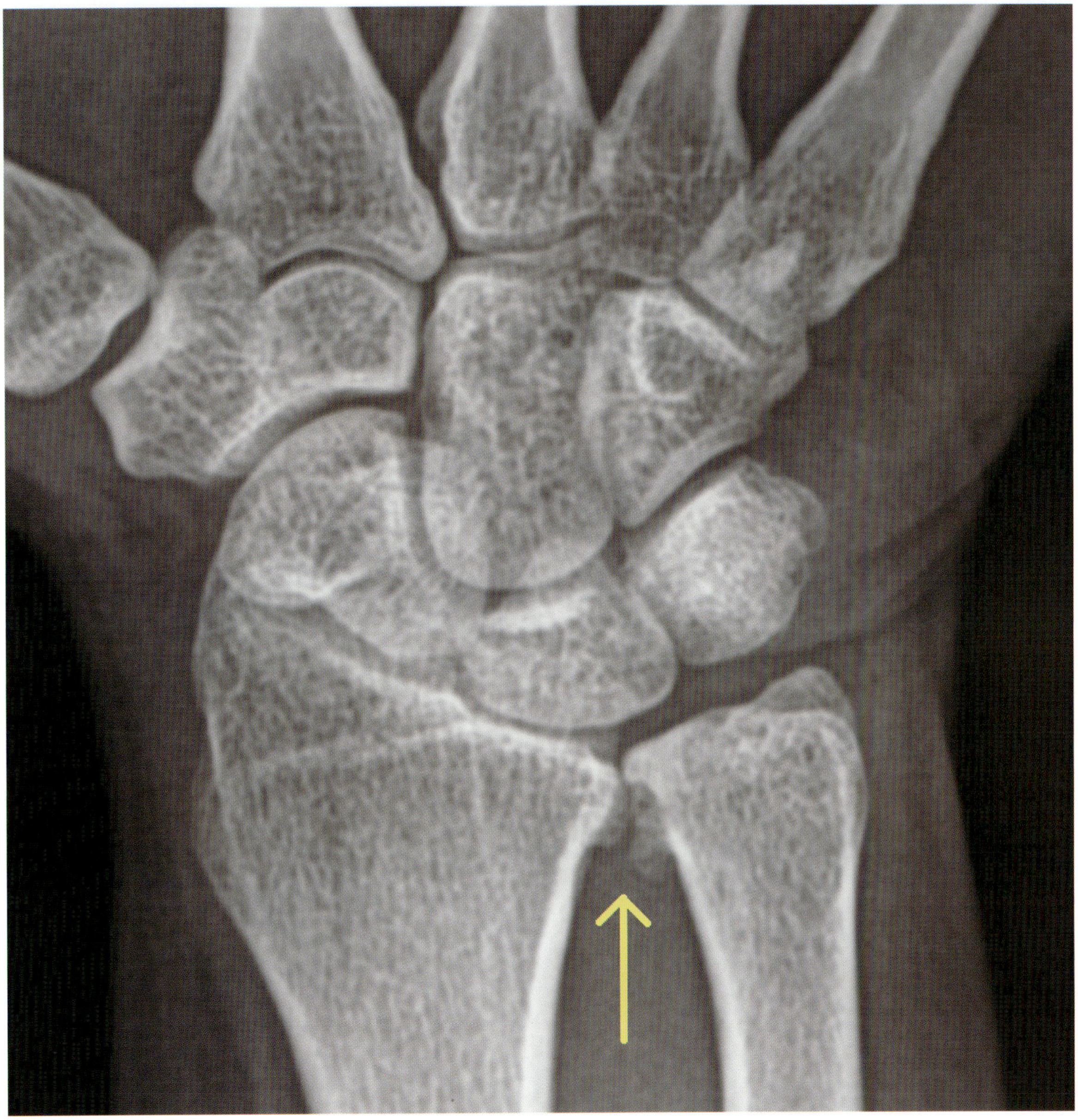

Fig. Wrist-22.

컴퓨터 작업을 많이하는 20대 환자의 증례입니다.

문을 열거나, 행주를 짜거나, 뚜껑을 따는 자세에서 통증이 심해지는 손목 통증을 호소하고 있습니다. PA view에서 Distal radioulnar joint에 Osteophyte(화살표) 소견이 보여 Distal radioulnar joint의 Osteoarthritis로 진단할 수 있습니다.

Distal radioulnar joint의 OA는 주로 Supination/pronation시 통증이 심해집니다. Distal radioulnar joint의 Provocation test인 Piano key sign으로 의심할 수 있습니다.

2 Lateral view

Position

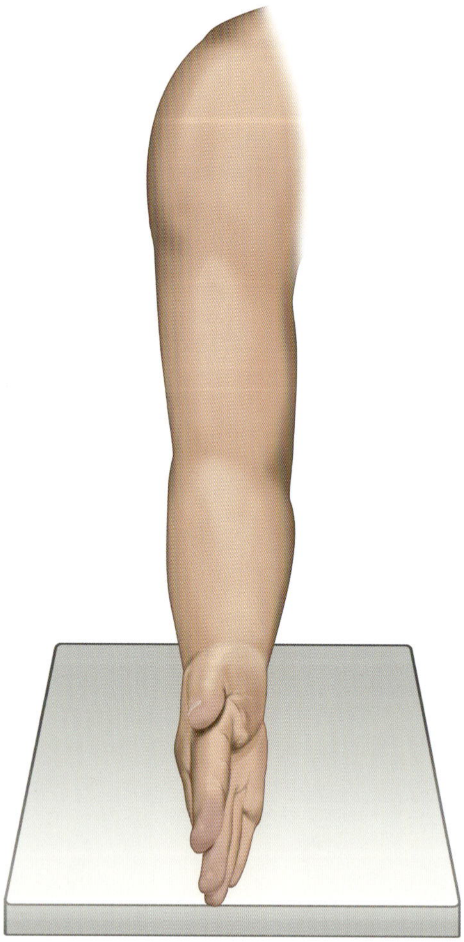

Fig. Wrist-23.

Lateral view를 찍을 때, 단순히 PA view에서 90° Supination 한 뒤 촬영하면 안됩니다. Supination을 하면 Ulna는 가만히 있는 상태에서 Radius만 움직이게 됩니다. 따라서 PA view에서 단순히 Supination만 하면, Radius만 움직이고, Ulna는 PA view와 똑같은 상태로 찍히게 되는 것입니다. 그러므로 Lateral view를 찍을 때는, PA view에서 Shoulder adduction하여 Trunk에 붙이고 찍습니다.

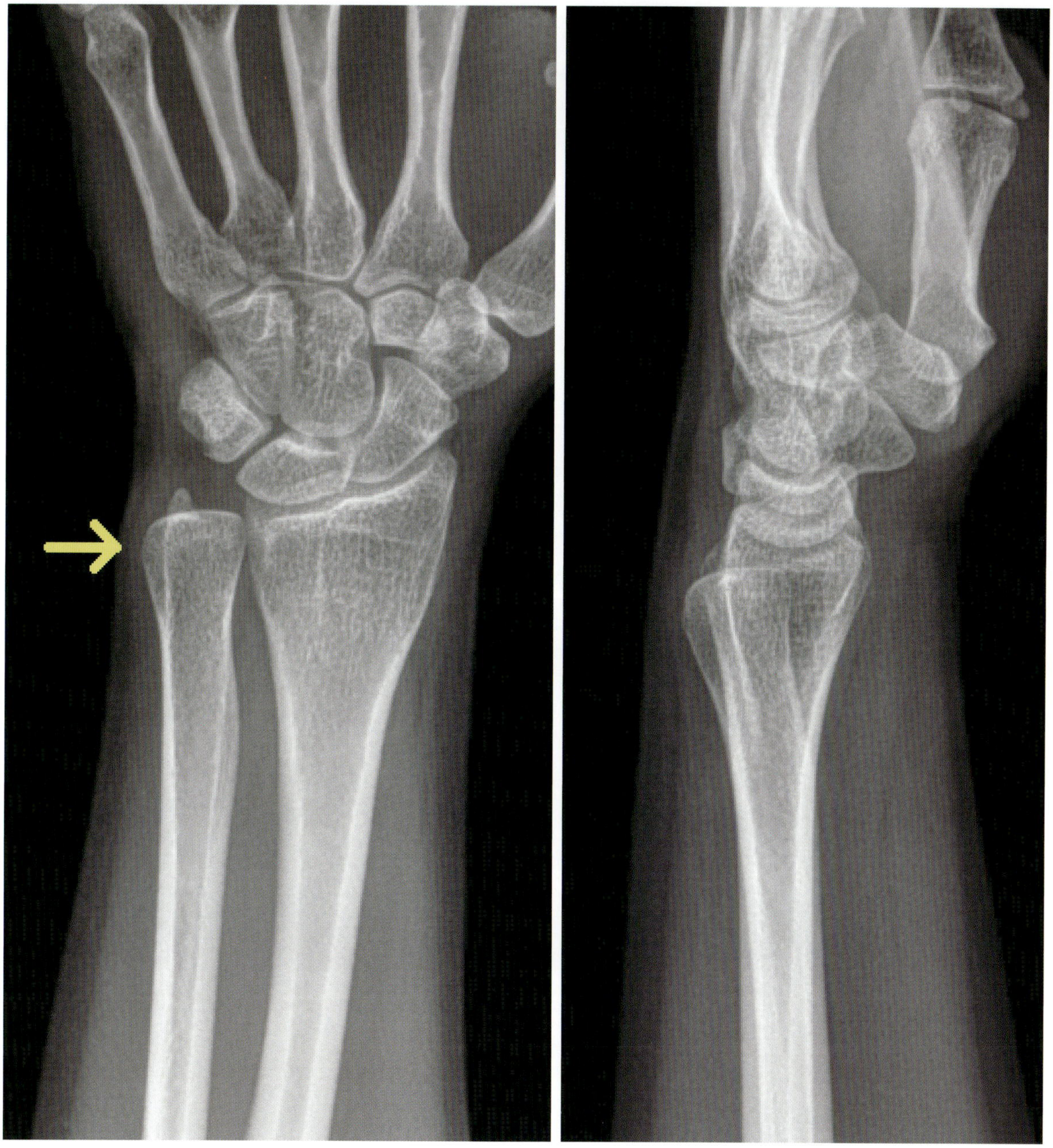

Fig. Wrist-24.

PA view와 Lateral view를 찍을 때, 반드시 Shoulder abduction/adduction을 해야 합니다. 본 증례의 PA view와 Lateral view의 Ulna를 잘 보시면 모양의 차이가 없습니다. Pronation–Supination시 Ulna를 축으로 Radius가 돌아가기 때문에, Shoulder abduction을 하지 않고 단순히 Pronation–Supination으로 각도를 돌려 찍으면 Ulna의 모양이 똑같이 나오게 되는 것입니다.

본 증례에서는 Lateral view를 찍는 Shoulder neutral position에서 Lateral view를 찍고, Shoulder abduction 없이 Wrist pronation만 한 뒤, PA view를 찍은 것입니다. 결과적으로 Ulnar styloid가 ulna의 중심에 위치한 잘못된 PA view가 찍힌 것입니다. (Fig. Wrist-8. 참조)

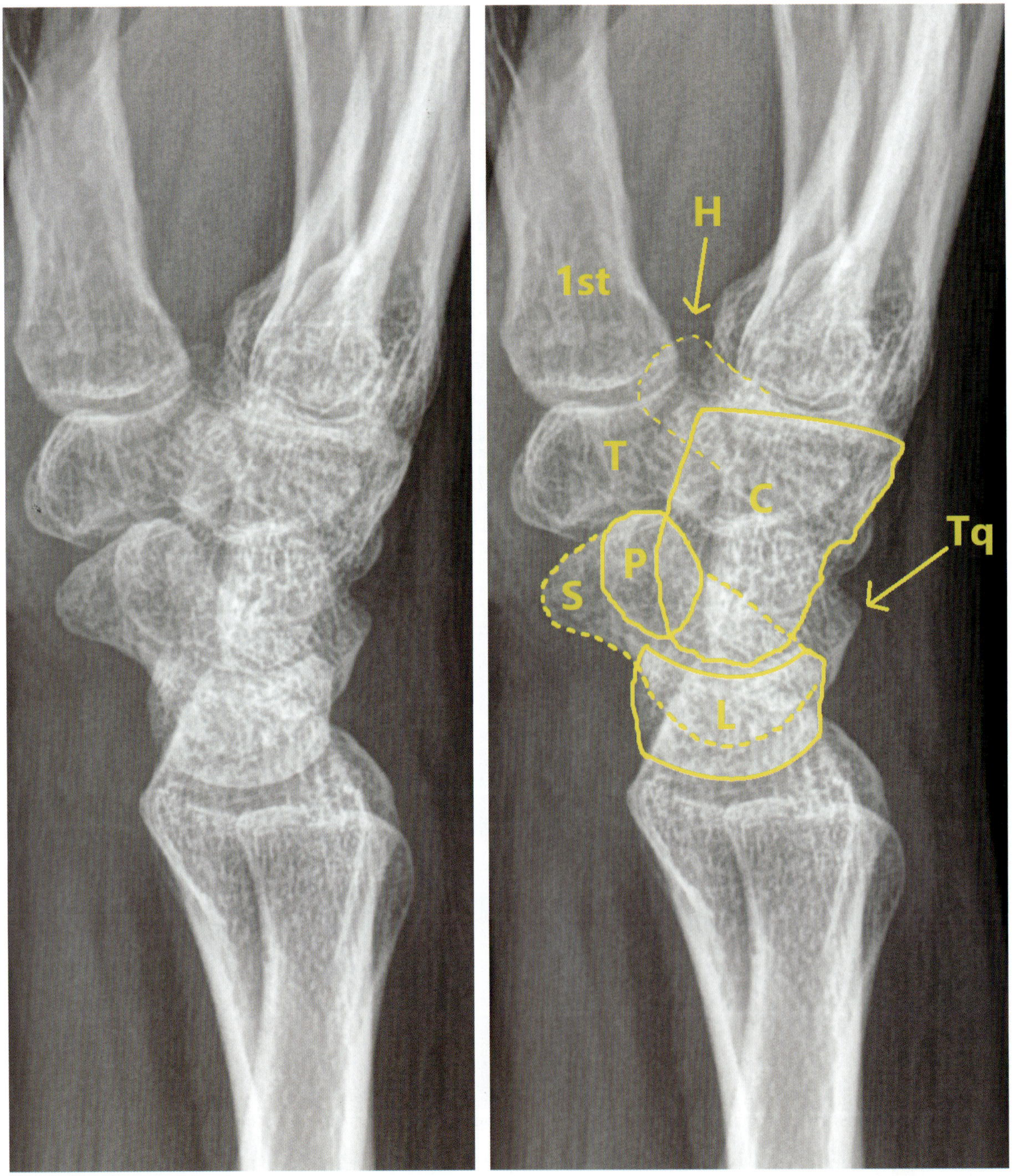

Fig. Wrist-25.

1st – 1st metacarpal bone // H – Hamate hook // T – Trapezium // C – Capitate // P – Pisiform // S – Scaphoid // L – Lunate // Tq – Triquetrum

Lateral view는 Carpal bone 이 겹쳐 보이기 때문에, 판독하기가 쉽지 않습니다. Carpal bone 8개 중에 Proximal carpal row를 이루는 4개(Pisiform, Triquetrum, Lunate, Scaphoid)와 Distal carpal row를 이루는 4개(Hamate, Capitate, Trapezoid, Trapezium)를 생각하고 하나씩 찾아봐야 합니다.

Proximal carpal bone 4개 부터 보아서, Radius의 바로 위에 있는 반달 모양 Carpal bone이 Lunate(L) 입니다. Volar쪽으로 튀어나와 있는 것이 Scaphoid(S)이며, 그 주위에 동그랗게 있는 것이 Pisiform(P) 입니다. Proximal carpal row 4개 중 마지막으로, Dorsal쪽으로 각진 형태이면서 Pisiform과 Joint를 이루는 것이 Triquetrum(Tq) 입니다.

Distal carpal bone으로 Lunate와 관절을 이루고 있는것이 Capitate(C) 입니다. Lunate의 오목한 모습에 맞춰 들어가 있는 Capitate를 찾을 수 있습니다. (Capitate의 Distal로 3rd metacarpal bone이 있습니다. Radius－Lunate－Capitate－3rd Metacarpal bone이 잘 이어져 있는지 확인하는 것이 중요합니다.) 1st metacarpal bone과 Joint를 이루고 있는 것은 Trapezium(T) 입니다. Capitate와 Trapezium의 사이로 볼록 튀어나와 있는 것이 Hamate hook(H) 입니다. Trapezium 옆으로 남아있는 Carpal bone이 Trapezoid 입니다. (Trapezoid는 그림에 표시되어 있지는 않습니다.)

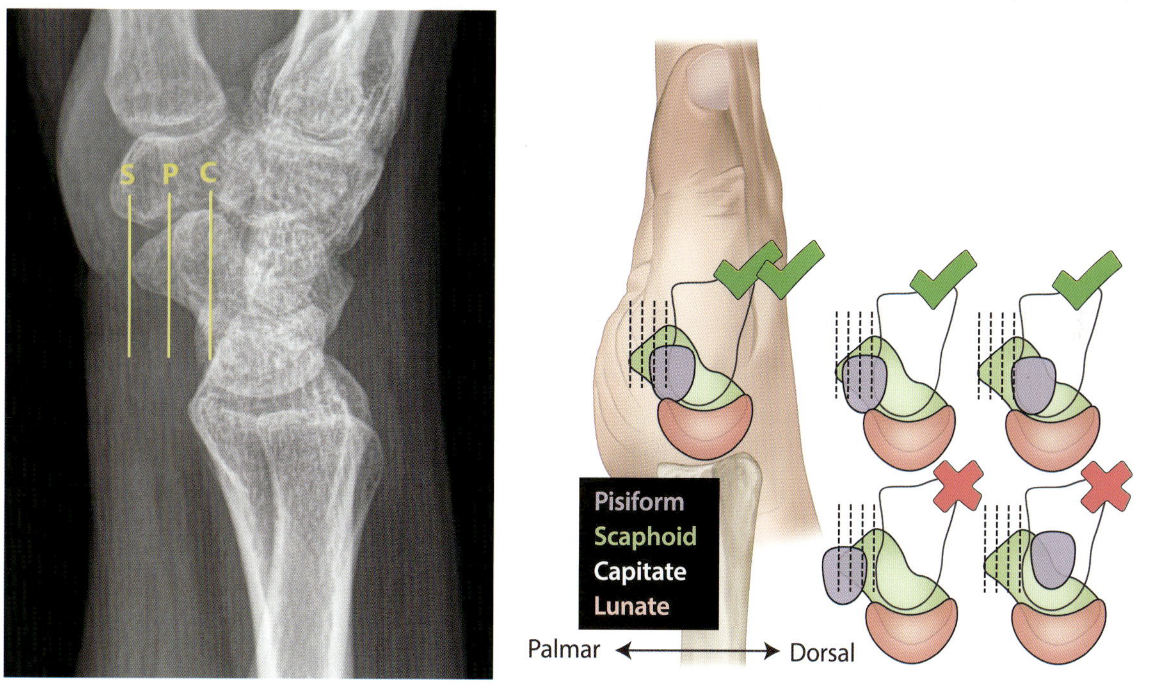

Fig. Wrist-26.

Lateral view에서도 우선 True lateral인지 확인을 해야 합니다. True lateral의 평가는 Scaphoid, Pisiform, Capitate의 위치로 평가를 합니다. 각각의 Volar cortex를 보아, Pisiform의 Volar cortex를 이은 선(P)이, Scaphoid(S)와 Capitate(C) 사이에 있어야 합니다. 이상적으로는 (S)-(C)의 Middle third에 위치해야 True lateral 입니다.

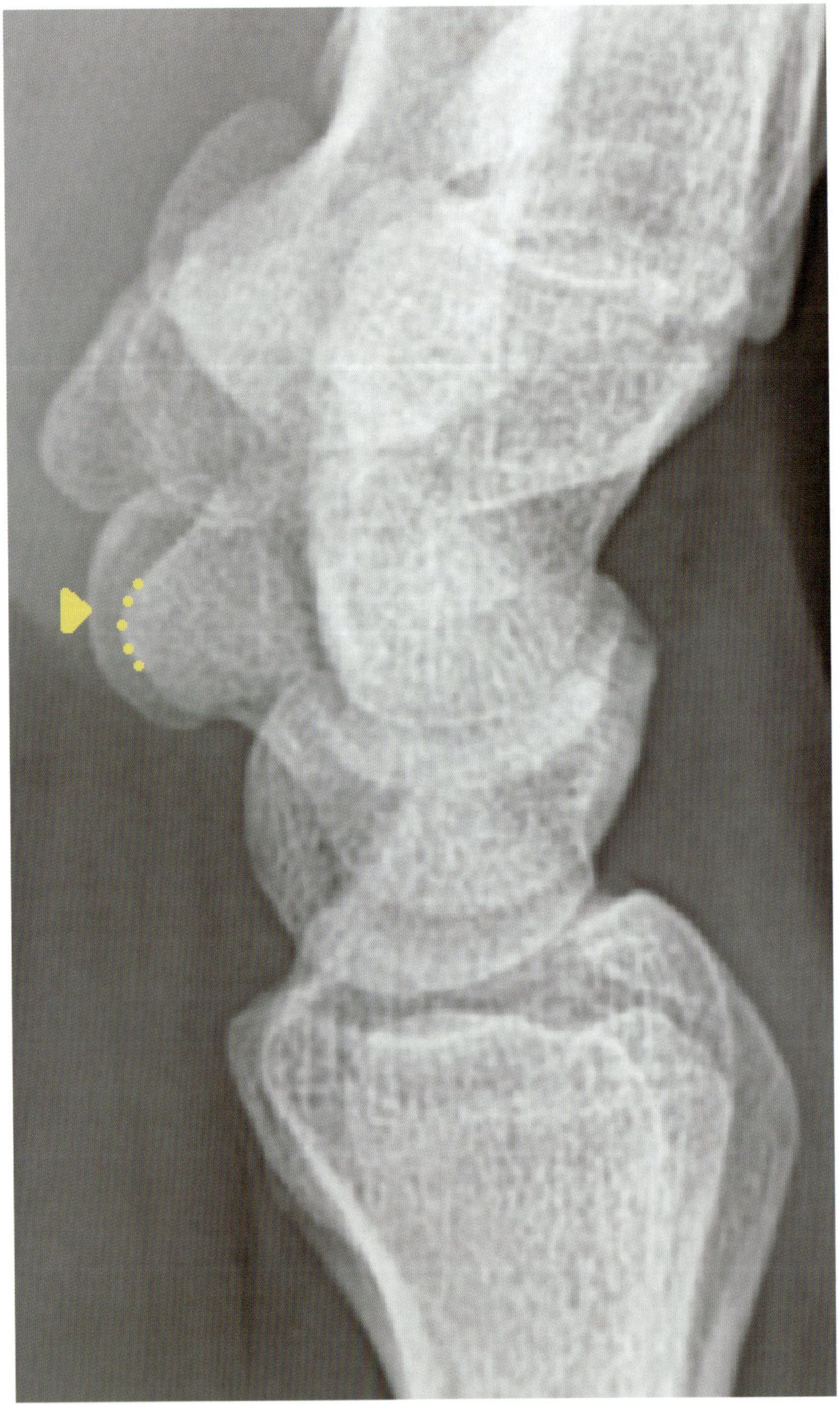

Fig. Wrist-27.

Pisiform의 Volar cortex(화살촉)가 Scaphoid 의 Volar cortex(점선)보다 더 앞쪽에 있기 때문에, 잘못 촬영된 Lateral view 입니다.

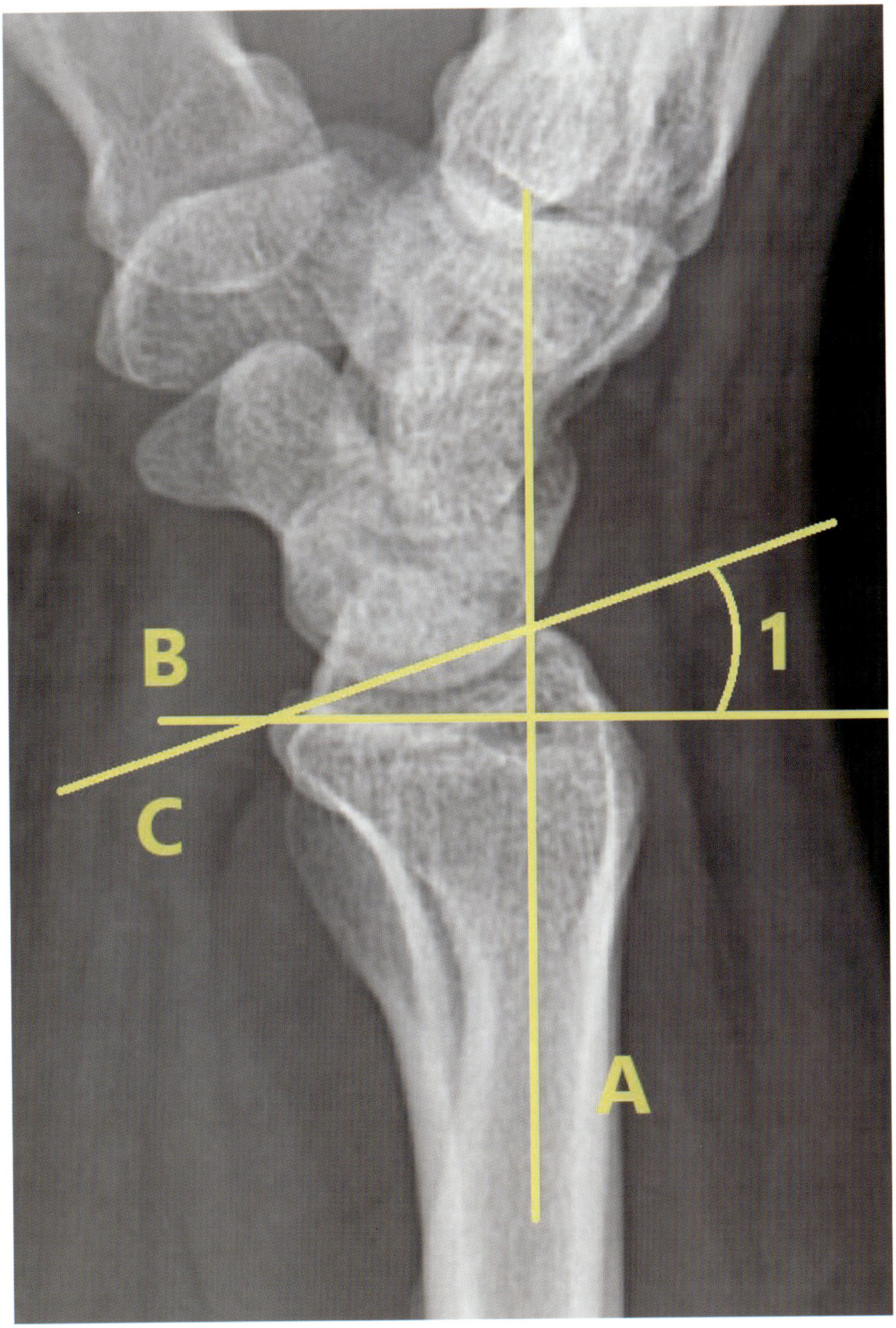

Fig. Wrist-28.

Lateral view에서 Radius의 Joint space는 손바닥쪽으로 약간 기울어 있습니다. Radius의 Longitudinal axis를 그은선(A)에 수직인 선(B)을 긋고, Radius의 Joint space 이은 선(C)을 그은 뒤, (B)와 (C)가 이루는 각도(1)가 Volar tilt 입니다. 정상 Volar tilt는 2~20° 입니다. 손바닥쪽으로 기울어지지 않았다면 Fracture를 의심해야 합니다.

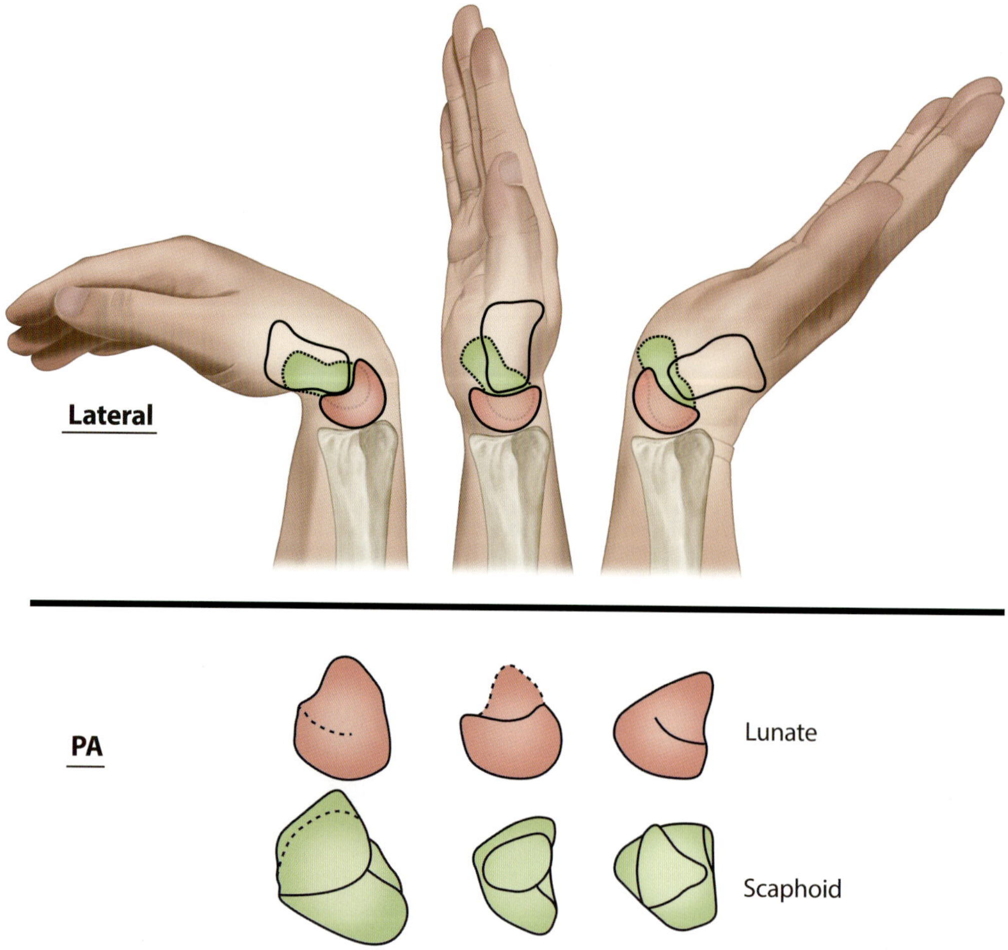

Fig. Wrist-29.

Dislocation이나 Instability를 보는 것이 중요한데, Wrist flexion/extension된 정도에 따라 Lunate와 Scaphoid가 다양한 모습을 보이기 때문에, Carpal bone 하나만 보아서는 정확히 판단하기 어렵습니다. 그렇기 때문에, 다른 Bone과의 관계를 보아, Dislocation/Instability를 판단합니다.

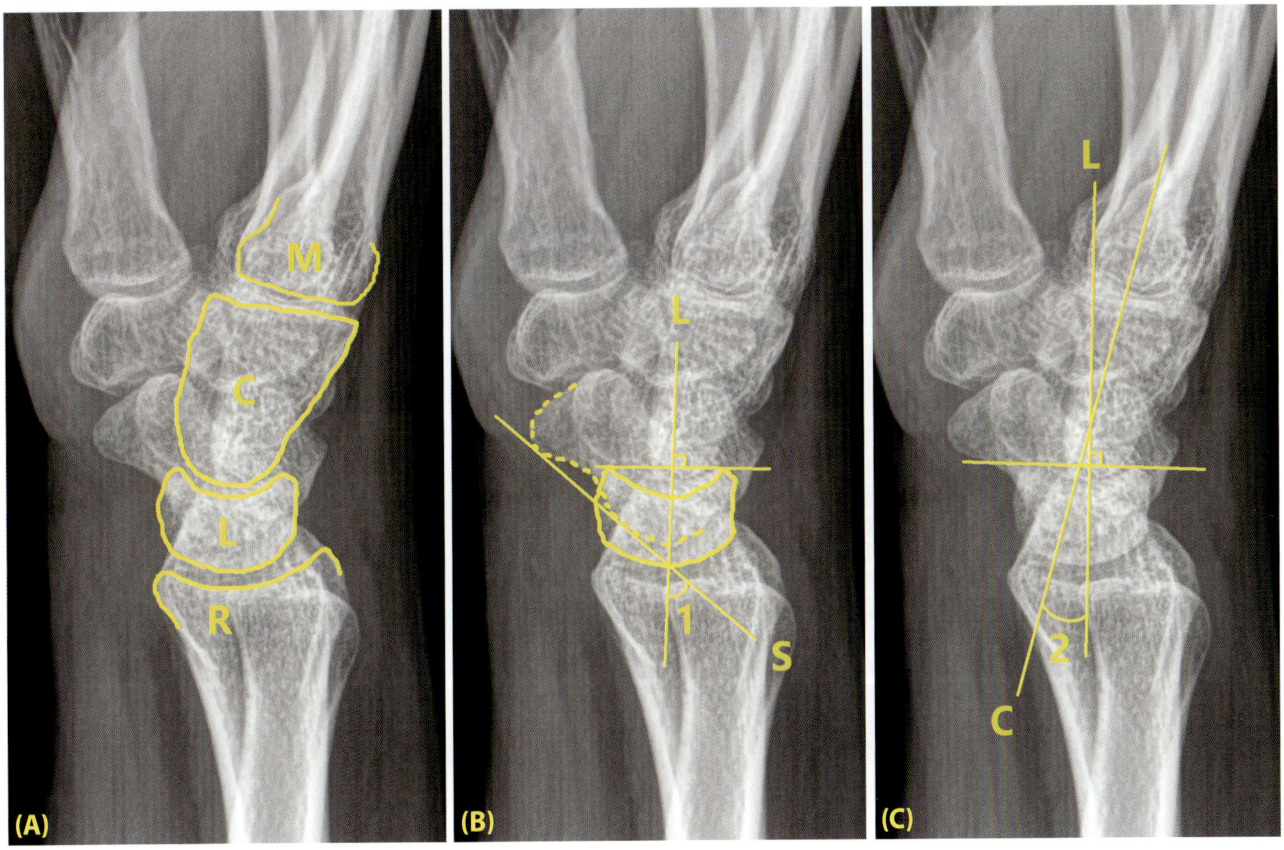

Fig. Wrist-30.

Dislocation이나 Instability를 보기 위한 방법들입니다.

(A) 첫 번째로 Radius, Lunate, Capitate, Metacarpal bone이 Joint를 잘 이루고 있어야 합니다.

(B) 두 번째로 Scaphoid의 Long axis[S, Scaphoid의 Surface(점선)에서 앞쪽 두곳을 이은 선]와 Lunate의 Mid axis[L, Lunate의 Distal cup의 두 Tip을 이은 선의 수직인 선]를 긋습니다. 그리고, (S)와 (L)의 각도를 Scapholunate angle(1)이라고 합니다. 30~60°가 정상 범위이며, 30° 보다 작으면 Volar intercalated segmental instability(VISI), 60° 보다 크면 Dorsal intercalated segmental instability(DISI)라고 합니다.

VISI의 경우 Lunate의 Mid axis가 Volar tilt 되어 있다고 하며, Normal variant, Lunotriquetral ligament injury에 의한 Instability와 연관되어 있습니다.

DISI의 경우 Lunate의 Mid axis가 Dorsal tilt 되어 있다고 하며, Scapholunate ligament injury, Scaphoid fracture와 연관되어 있습니다.

(C) 세 번째로 Lunate의 Mid axis(L)와 Capitate의 Long axis(C)와의 각도를 Capitolunate angle(2)라고 합니다. Capitolunate angle은 30° 보다 작아야 하며, Carpal instability 때 증가합니다.

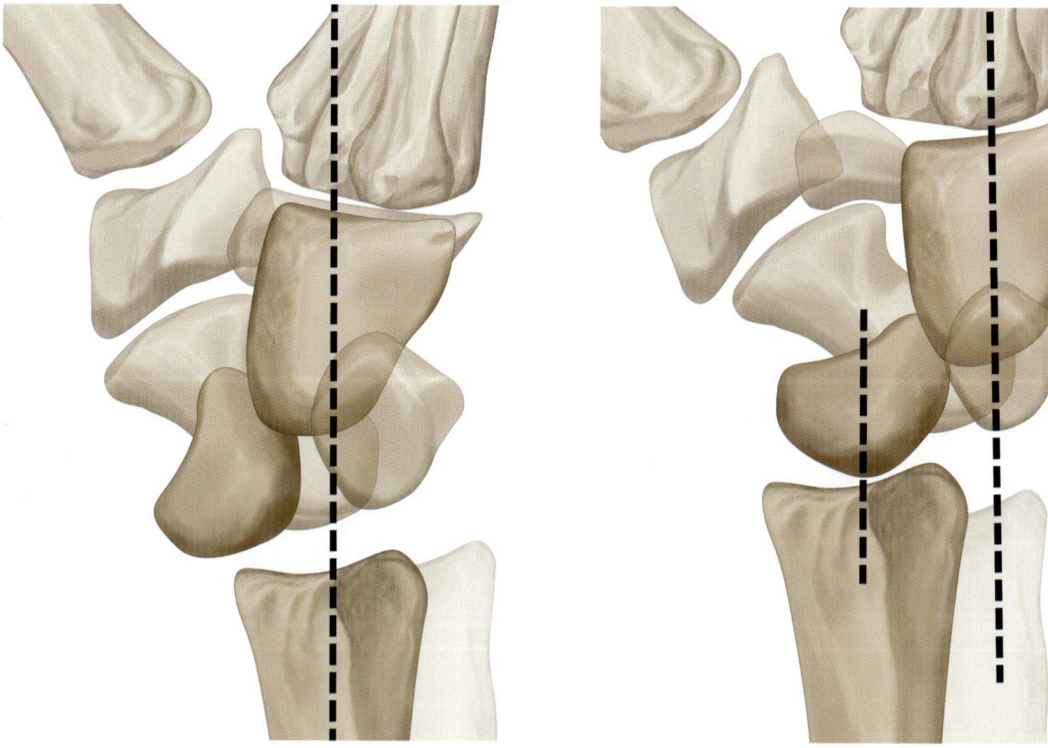

Fig. Wrist-31.

Dislocation을 명명할때, Radius를 기준으로 봅니다. 왼쪽 그림처럼 Radius를 기준으로 Lunate가 빠져나가 있으면 Lunate dislocation, 오른쪽 그림처럼 Capitate가 빠져나가 있으면 Perilunate dislocation 입니다.

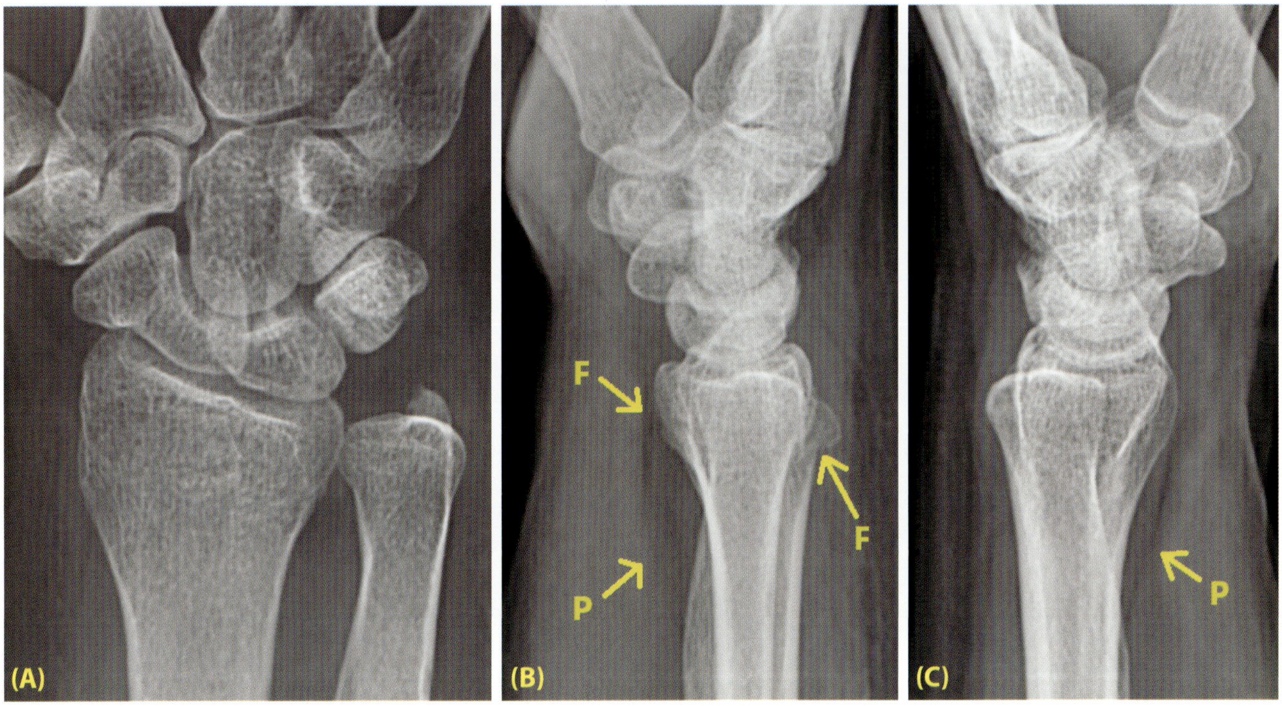

Fig. Wrist-32.

Lateral view에서는 PA view에서 보이지 않는 Radius의 Volar/Dorsal cortex가 보이기 때문에, PA view에서는 골절이 잘 보이지 않더라도 Lateral view에서 보이는 경우가 있습니다. 또한 Lateral view에서 보아야할 Fat pad sign으로 Pronator quadratus sign이 있습니다.

본 증례는 넘어지며 손을 짚은 후 통증이 발생한 60대 환자입니다. (A)는 PA view, (B)는 환측 Lateral view, (C)는 건측 Lateral view 입니다.

(A)에서 정확한 Fracture line이 보이지 않습니다. 하지만 (B)에서는 Radius의 Volar cortex와 Dorsal cortex의 Fracture line(F)이 잘 보입니다.

또한 Radius 의 Volar side로 Pronator quadratus muscle과 Fat pad가 있습니다. 본 증례와 같이 Radius의 Fracture가 있을 때, (B)처럼 Pronator fat pad(P)의 Hypodense한 선이 부풀어 보이는 것을 Pronator quadratus sign이라 합니다. Pronator quadratus sign은 Trauma 환자에서 Specificity 가 높지만, Sensitivity는 낮아, Negative **pronator quadratus sign**이 Fracture가 없다고 말할 수는 없습니다만, Positive라면 Fracture를 의심하고 자세히 살펴야 합니다.

3 Oblique view

Position

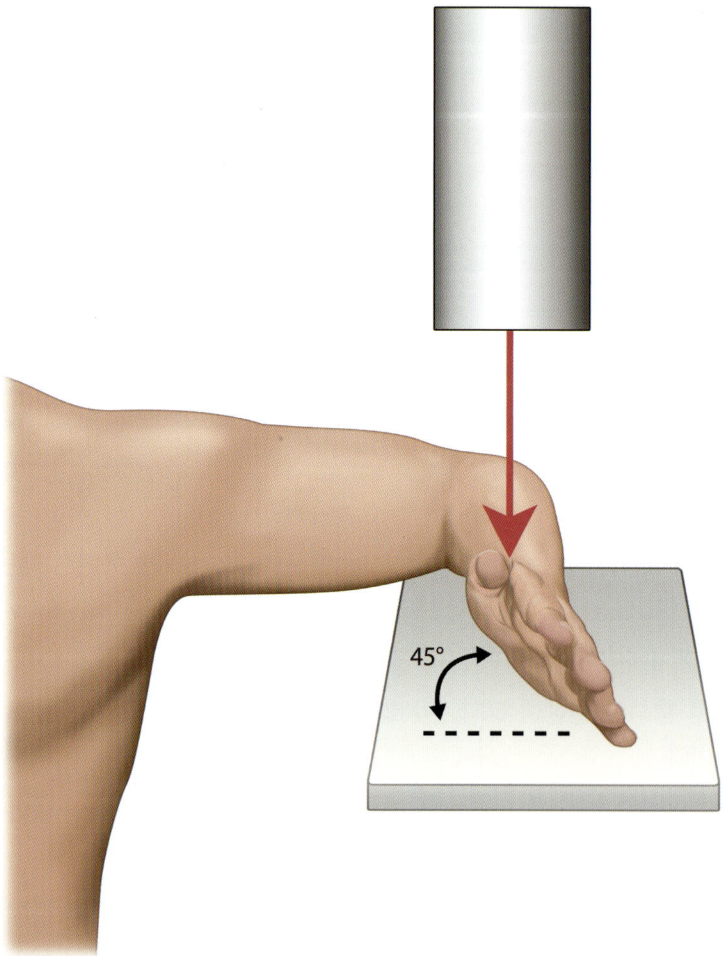

Fig. Wrist-33.

Oblique view는 PA view에서 45° Supination하여 찍습니다.

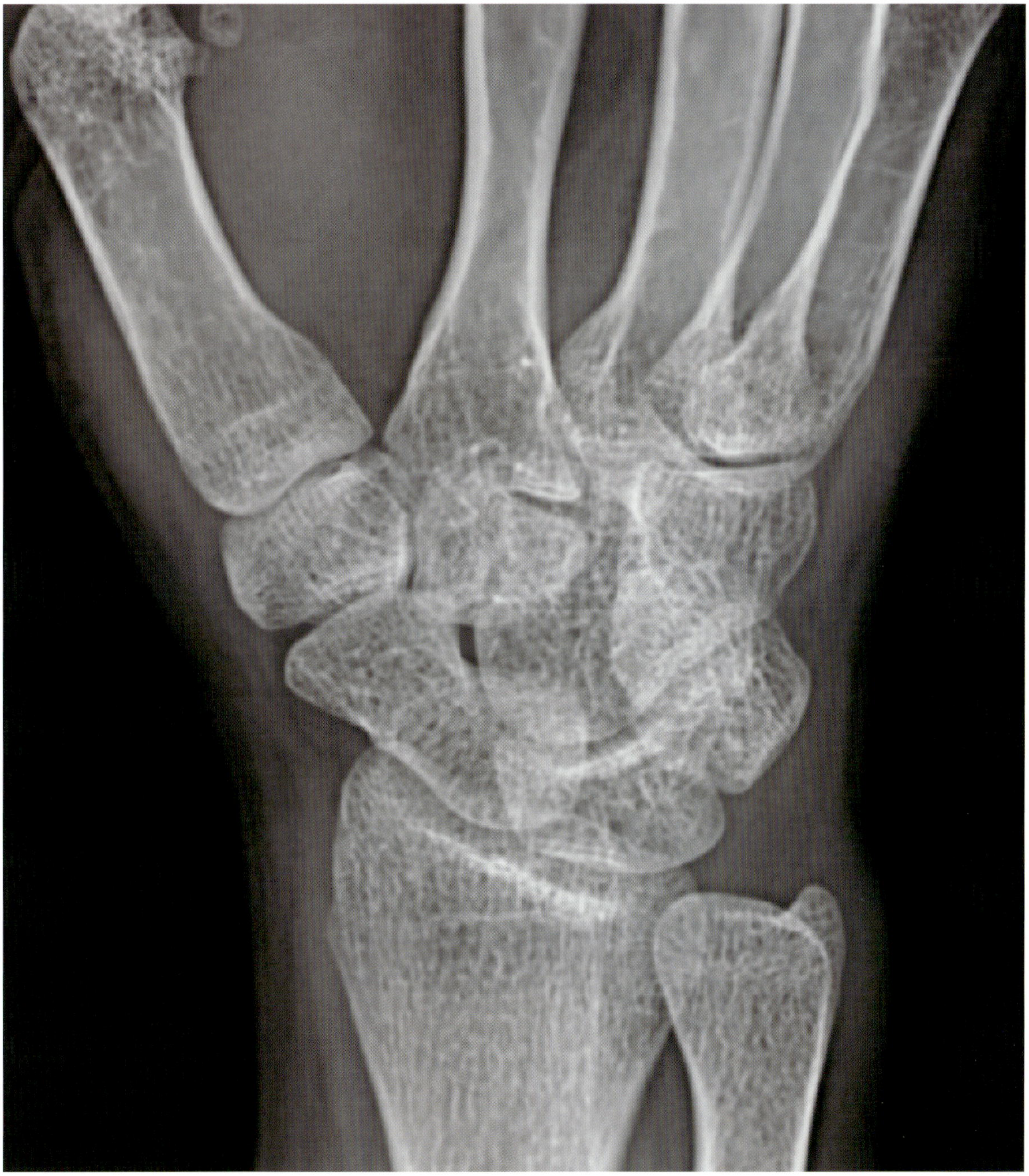

Fig. Wrist-34.

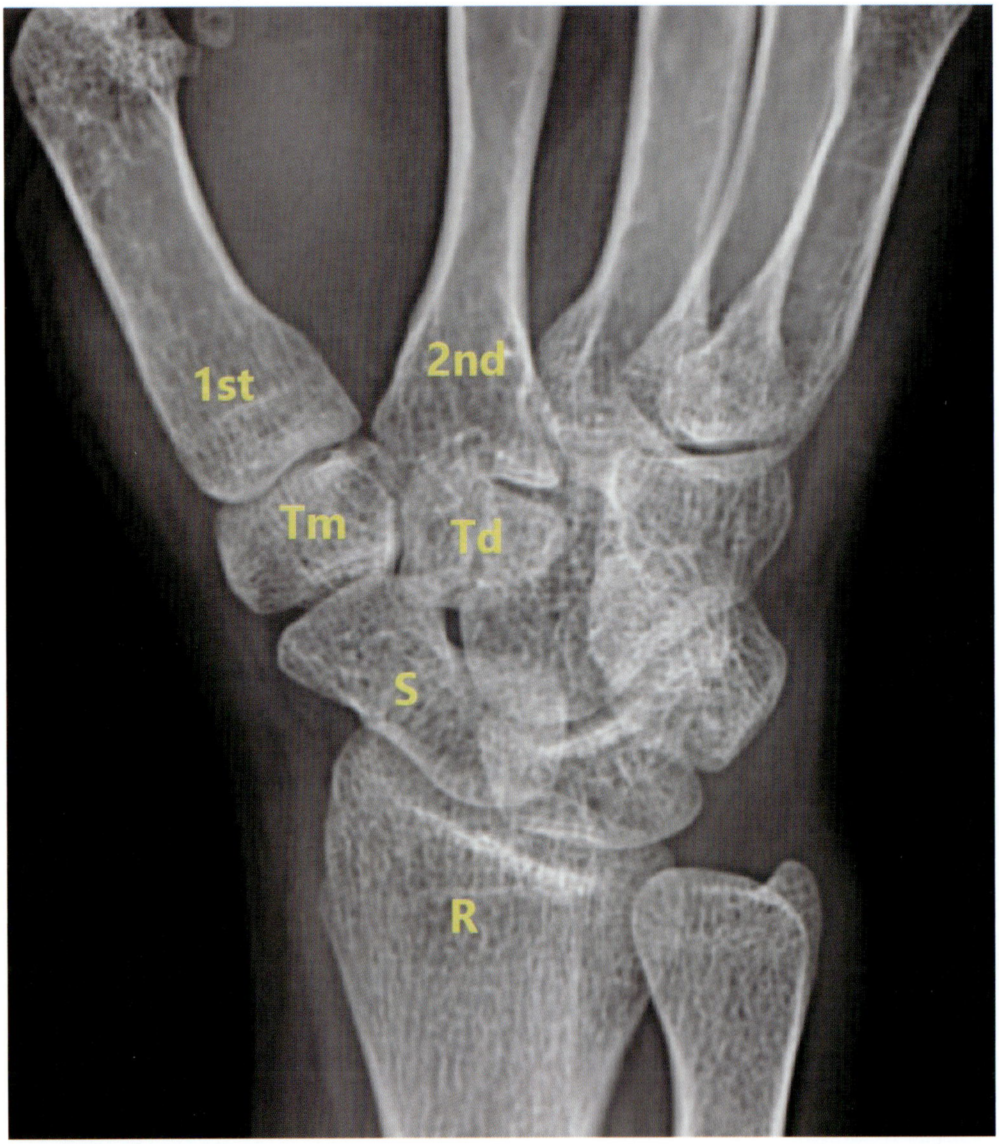

Fig. Wrist-35.

1st – 1st metacarpal bone // 2nd – 2nd metacarpal bone // Tm – Trapezium // Td – Trapezoid // S – Scaphoid // R – Radius

Oblique view는 1st, 2nd metacarpal bone을 잘 보기 위해, 3rd, 4th, 5th metacarpal bone이 겹쳐지도록 찍는 View 입니다.

결과적으로 Radial side의 Carpal bone이 더 잘 보이게 되고, Trapezium(Tm), Trapezoid(Td), Scaphoid(S)가 PA view에 비해 더 잘 보입니다. Radial side에 있는 Joint인, 1st carpometacarpal(CMC) joint, Scapho-trapezio-trapezoidal(STT) joint(= Triscaphe joint)도 더 잘 보입니다. Radius도 PA, Lateral view와는 다른 각도의 Cortex를 볼 수 있기 때문에 Fracture가 의심되는 경우 Oblique view에서도 Radius의 Cortex도 잘 확인해야 합니다. Scaphoid fracture는 놓치기 쉽고 PA view 보다 Oblique view에서 더 잘 보이기 때문에, Scaphoid도 잘 살펴야 합니다.

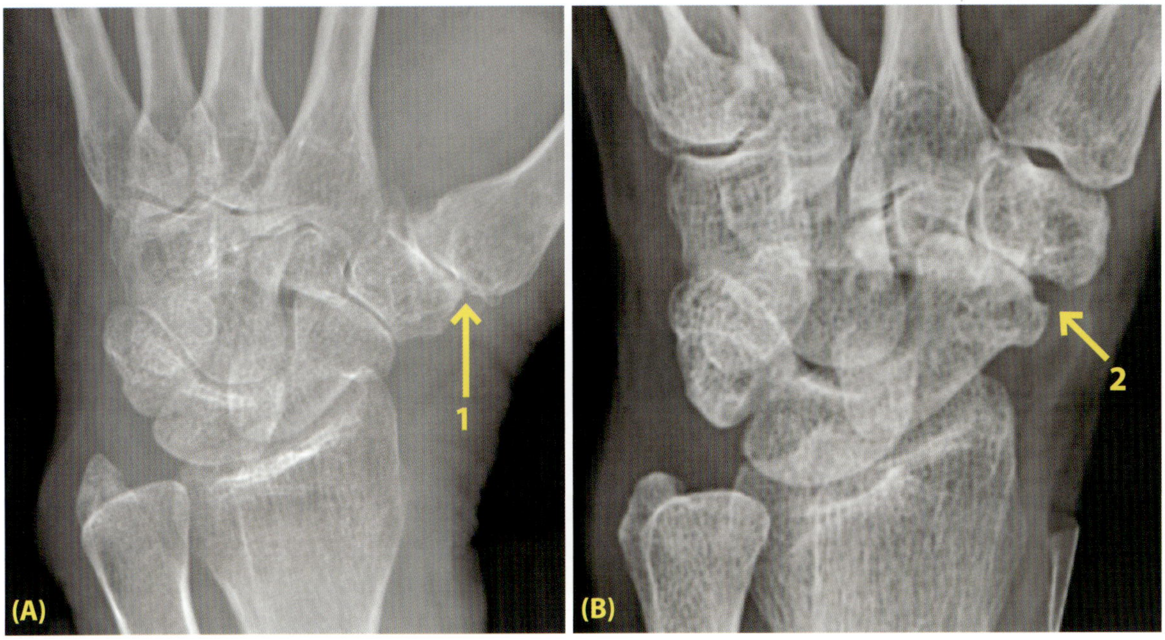

Fig. Wrist-36.

Radial side에 있는 Joint는 Oblique view에서 잘 보입니다. 본 증례는 Radial side wrist pain으로 내원한 두 명의 환자입니다.

(A)는 Trapezium과 1st metacarpal bone 사이의 Joint인 1st CMC joint(1)의 Osteoarthritis 환자이고, (B)는 Scapho-trapezio-trapezoidal(STT) joint(2)의 OA 환자입니다. OA의 X-ray 소견인 Joint space narrowing, Sclerosis를 보이고 있습니다. 1st CMC joint와 STT joint는 Oblique view에서 더 잘 보입니다.

4 Pisotriquetral view

Position

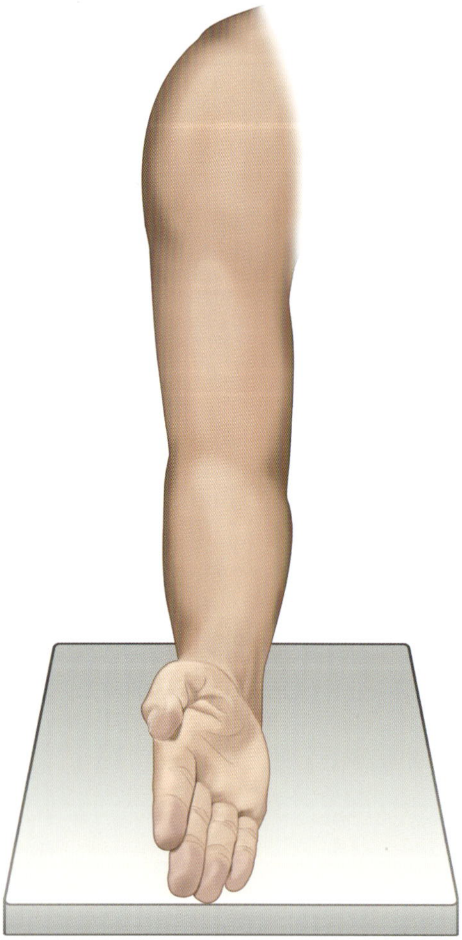

Fig. Wrist-37.

Pisotriquetral view는 True lateral view를 찍는 Position에서 Supination을 30° 더 한 뒤, Wrist와 Finger extension하여 찍습니다.

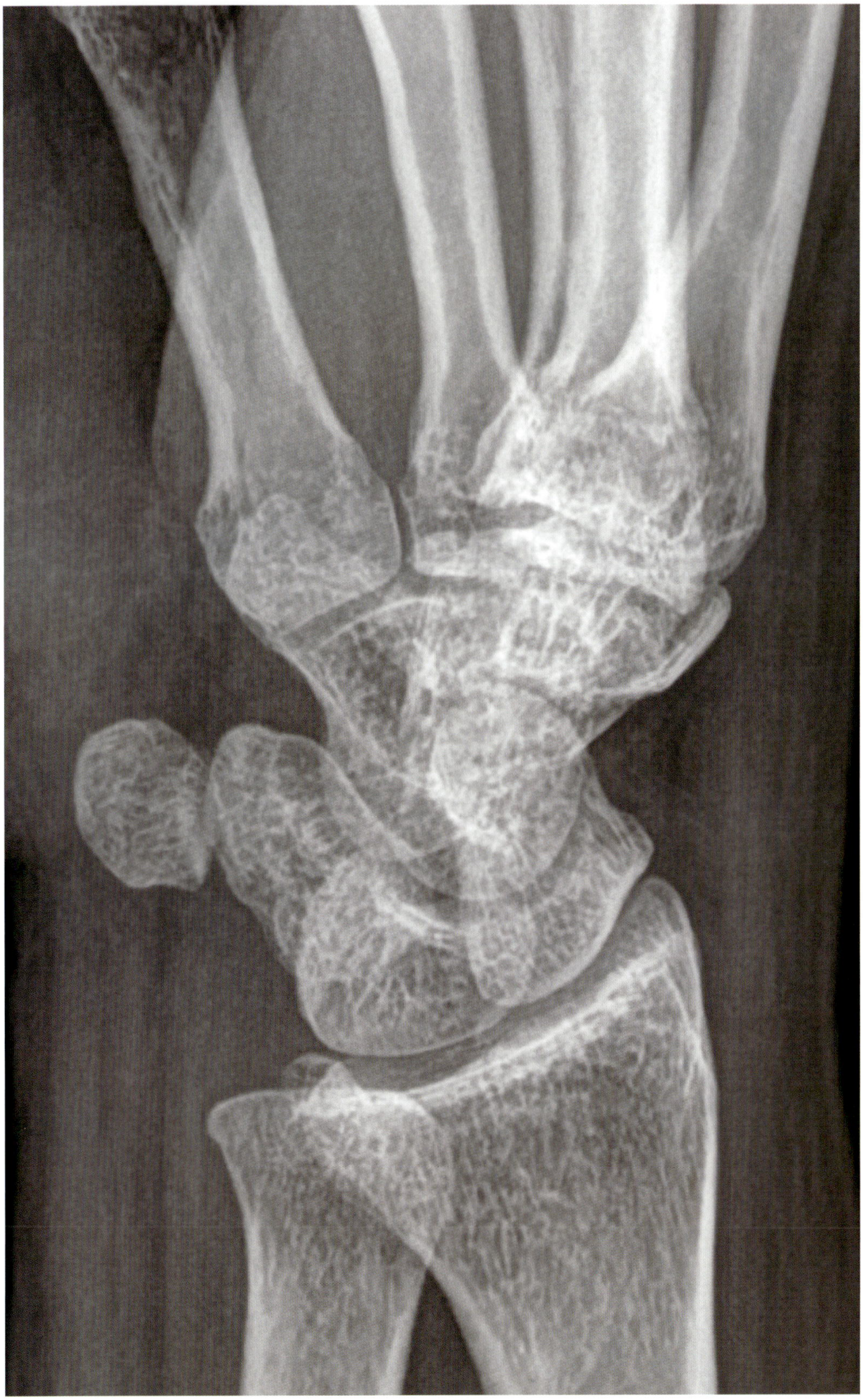

Fig. Wrist-38.

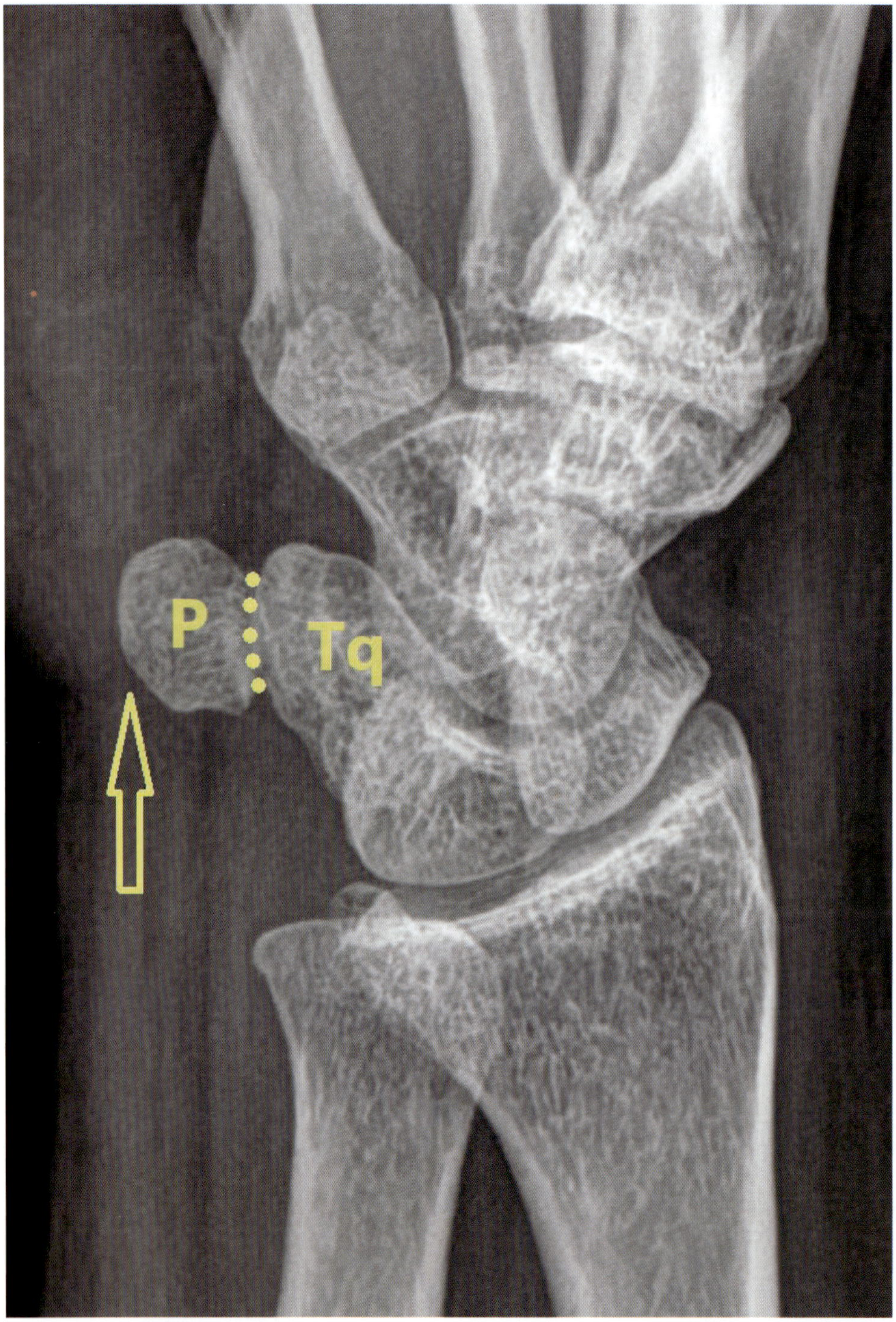

Fig. Wrist-39.

Pisotriquetral view에서는 Pisiform(P), Triquetrum(Tq), 그리고 Piso-triquetral joint(점선)를 잘 보기 위한 View 입니다.

Pisiform에 Flexor carpi ulnaris(FCU)tendon이 Insertion(화살표)하며, Calcific tendinitis가 생기는 경우 이 부위에서 Calcification을 확인할 수 있습니다.

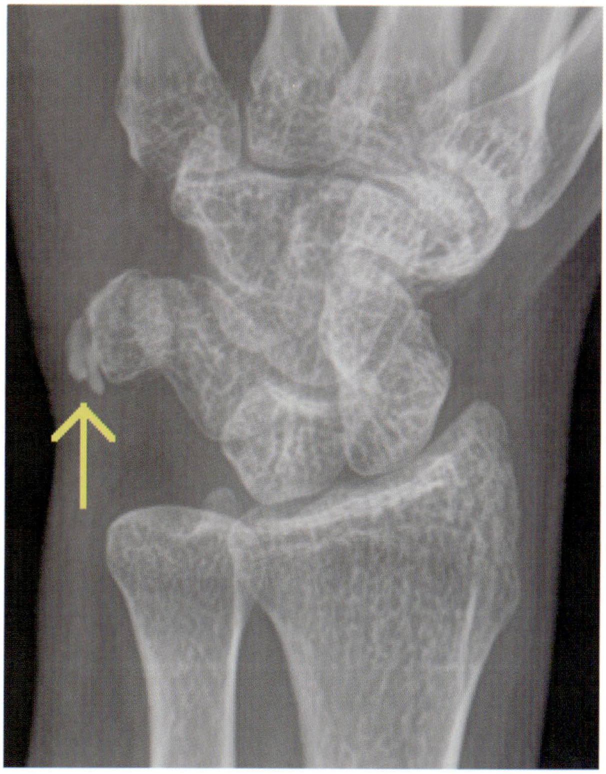

Fig. Wrist-40.

Flexor carpi ulnaris(FCU)에 Calcification (화살표)이 있는 FCU calcific tendinitis 증례입니다.

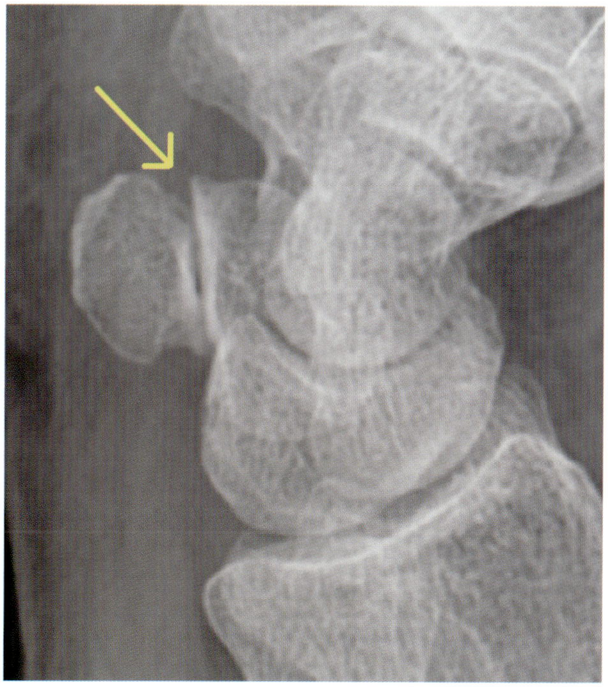

Fig. Wrist-41.

Pisotriquetral joint에 Osteoarthritis가 생겨 Joint space narrowing, Sclerosis, Bone spur 소견을 보이고 있습니다.

5 Clenched fist view

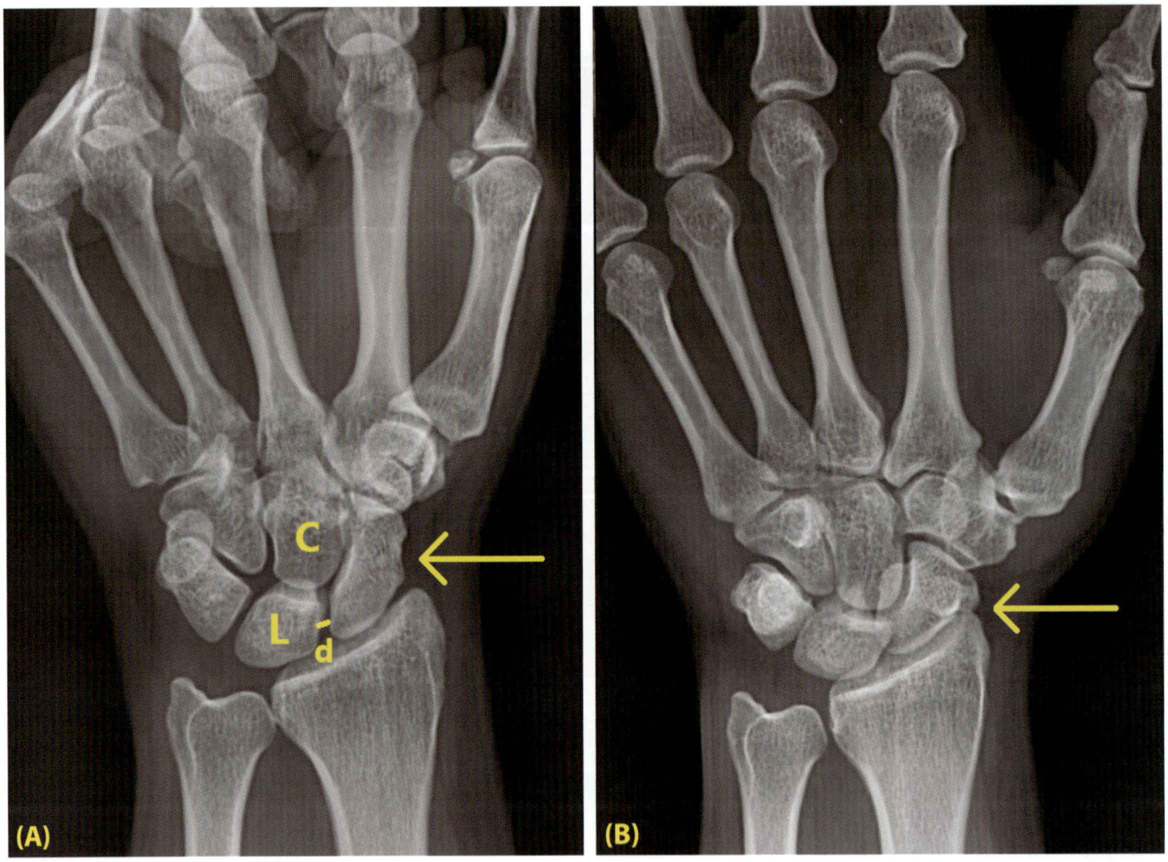

Fig. Wrist-42.

(A) Clenched fist view는 환자가 주먹을 쥐고 있을 때 찍는 Functional view 입니다. Scaphoid를 잘 보기 위한 Scaphoid series 중 하나입니다. (B) PA view에서 Scaphoid가 겹쳐보이는 것과 비교했을 때, (A)에서는 Scaphoid(화살표)가 겹치지 않고 전체적으로 잘 보입니다. 따라서 Scaphoid fracture가 의심되는 경우 PA view 보다 Clenched fist view에서 더 잘 보이게 됩니다.

또한, 주먹을 쥐게 되면, Capitate(C)가 Proximal로 당겨지는 힘을 받으면서, Capitate로부터 Scaphoid와 Lunate 사이에 있는 Scapholunate ligament쪽이 힘을 받게 됩니다. Scapholunate ligament injury로 인해 Instability가 있다면, Clenched fist view에서 Scapholunate interval(d)이 벌어지게 됩니다. Wrist PA 또는 Clenched fist view에서 Scapholunate joint의 Mid–portion에서 측정한 Scapholunate interval이 3 mm 이상인 경우, Scapholunate ligament tear를 의심할 수 있습니다. 하지만 개인간 차이가 있기 때문에 반대측 손목과 비교하는 것이 중요합니다.

6 Ulnar deviation view

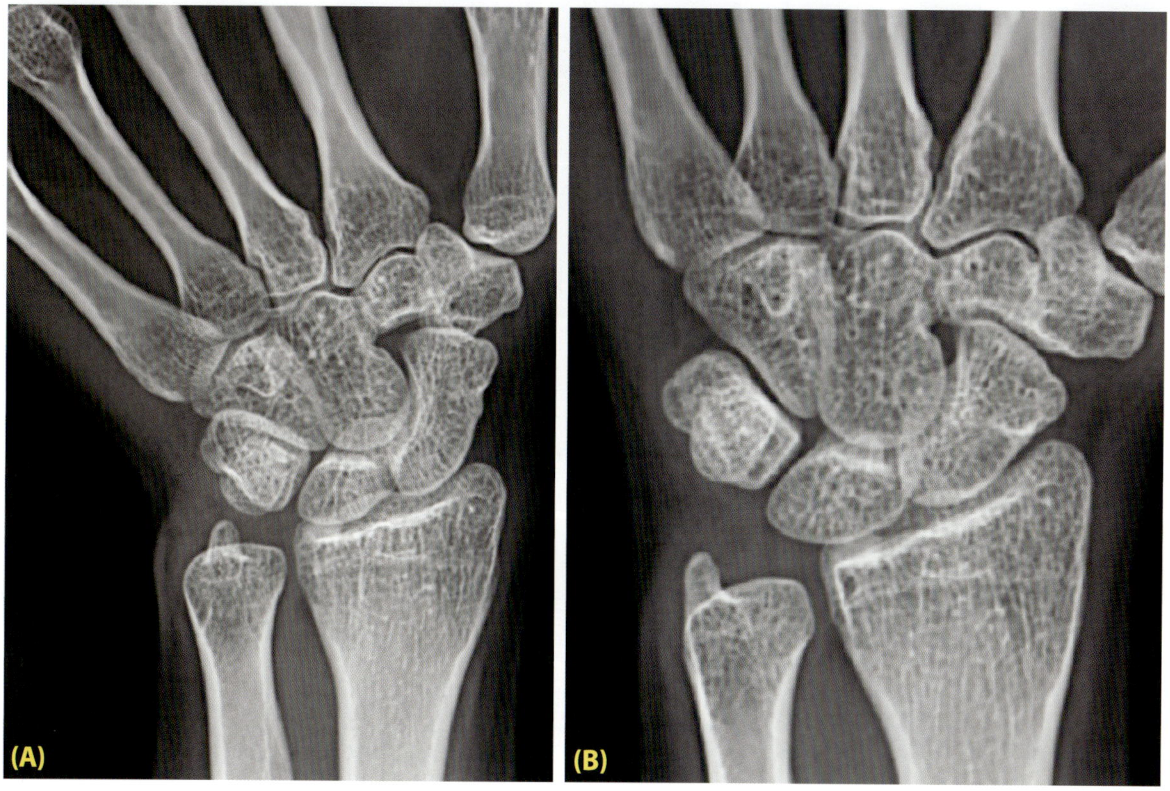

Fig. Wrist-43.

(A)는 Ulnar deviation view, (B)는 PA view 입니다.

Ulnar deviation view는 Scaphoid를 잘 보기 위한 Scaphoid series 중 하나입니다. (B)와 비교했을 때, (A)에서 Scaphoid가 겹쳐 보이지 않습니다.

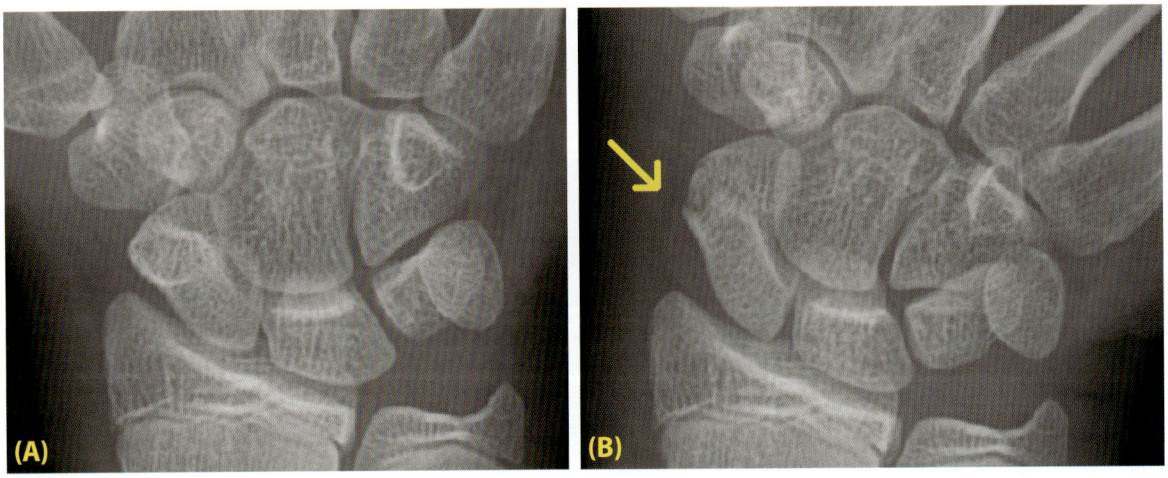

Fig. Wrist-44.

넘어진 후 손목 통증과 Anatomical snuff box의 Tenderness가 발생한 10대 환자입니다. (A)는 PA view, (B)는 Ulnar deviation view 입니다.

(A)에서는 잘 보이지 않는 골절이 (B)에서는 잘 보이는 것(화살표)을 알 수 있습니다. Scaphoid의 병변이 의심되는 경우 PA view에서 보이지 않더라도, Scaphoid series를 꼭 확인해야 합니다. **Scaphoid fracture**는 보존적 치료만으로는 불유합 되는 경우가 많아 대부분 수술적 치료가 필요합니다. Scaphoid fracture는 Physical exam상 Anatomical snuff box에서 Tenderness가 보이며, 수술하지 않는 경우 불유합, 골괴사, 손목의 관절염으로 진행할 수 있어 조기에 발견하는 것이 중요합니다.

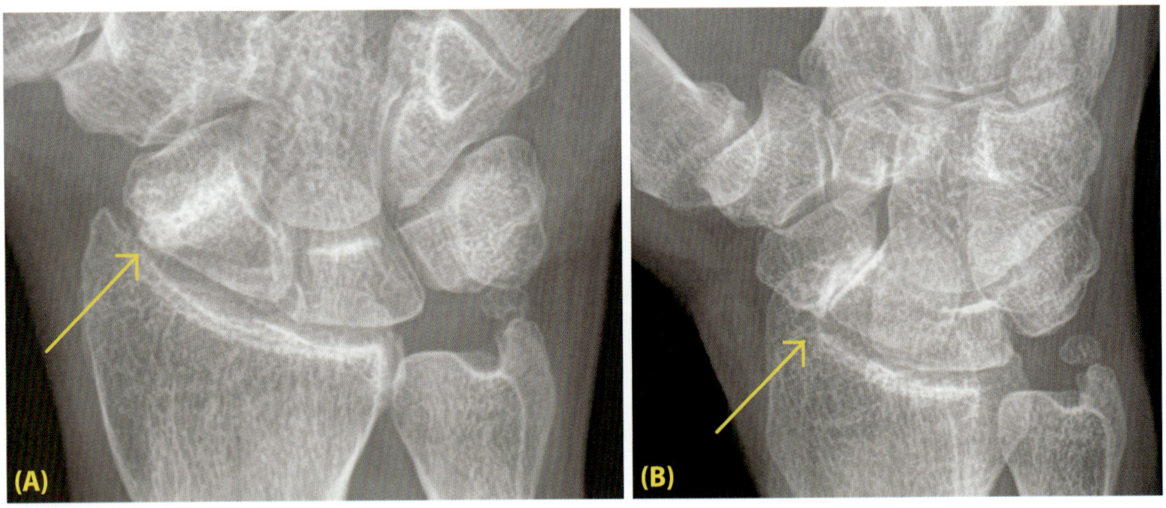

Fig. Wrist-45.

Scaphoid는 Blood supply가 좋지 않아 다른 부위에 비해 Fracture의 Complication이 더 잘 생깁니다. 30년 전 군대에서 넘어진 후 손목 통증이 계속된 50대 환자 증례입니다. Scaphoid fracture의 Non-union으로 Pseudoarthrosis(화살표)가 생겼고, Sclerosis를 동반한 Degenerative change가 생긴 환자입니다.

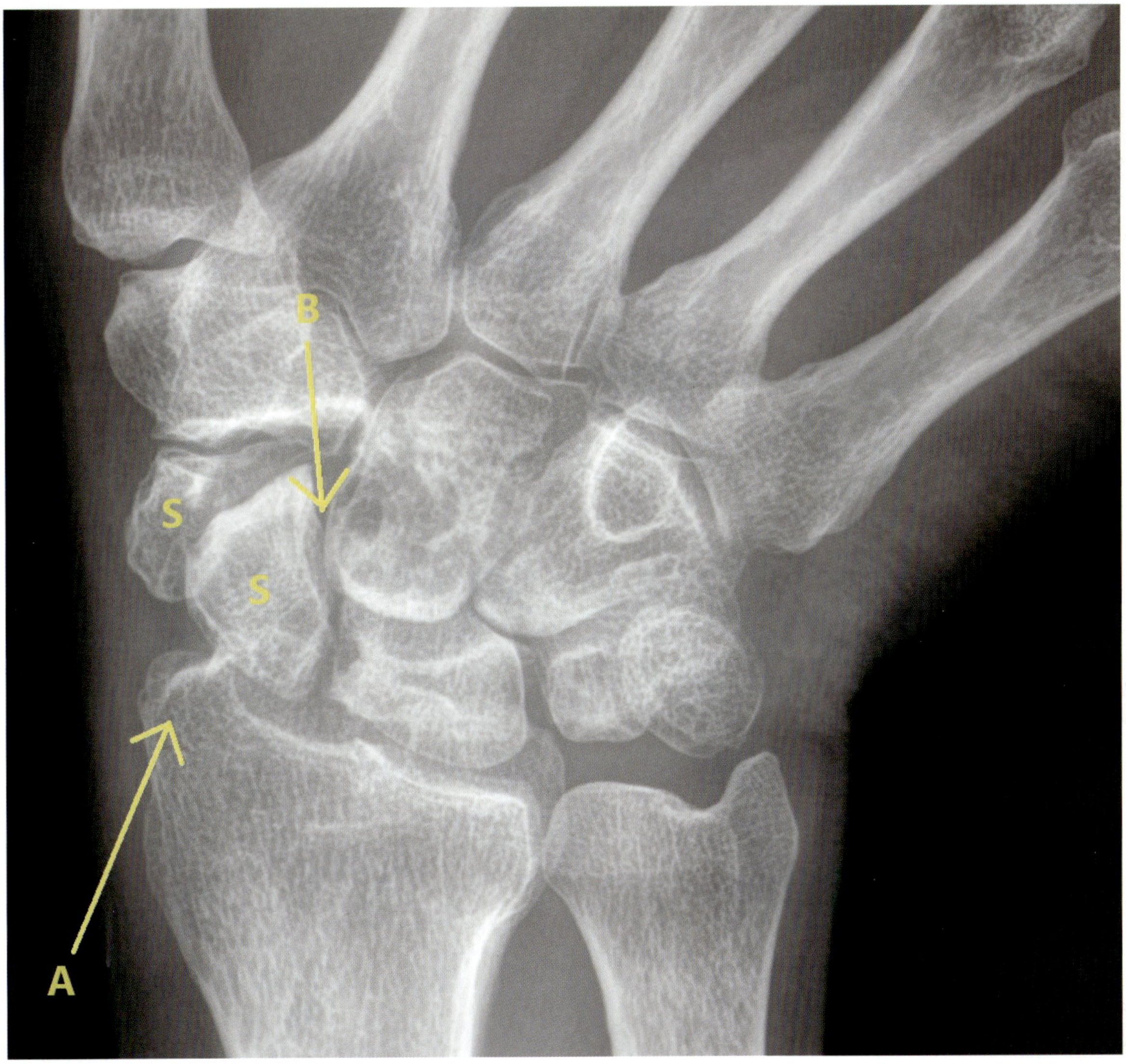

Fig. Wrist-46.

40년 전에 손목을 다친 후 통증이 계속 되었지만 치료받지 않은 60대 환자입니다. Scaphoid fracture(S)로 인한 Nonunion이 보이고, 그 주위로 Osteoarthritis가 발생한 Scaphoid nonunion advanced collapse(SNAC) 증례입니다.

SNAC은 Scaphoid의 Nonunion으로 인해 Radioscaphoid joint(A)의 Osteoarthritis가 발생한 경우를 말하며, 진행되면 Scaphocapitate joint(B)와 Lunocapitate joint에도 Osteoarthritis가 발생합니다.

7 Carpal tunnel view

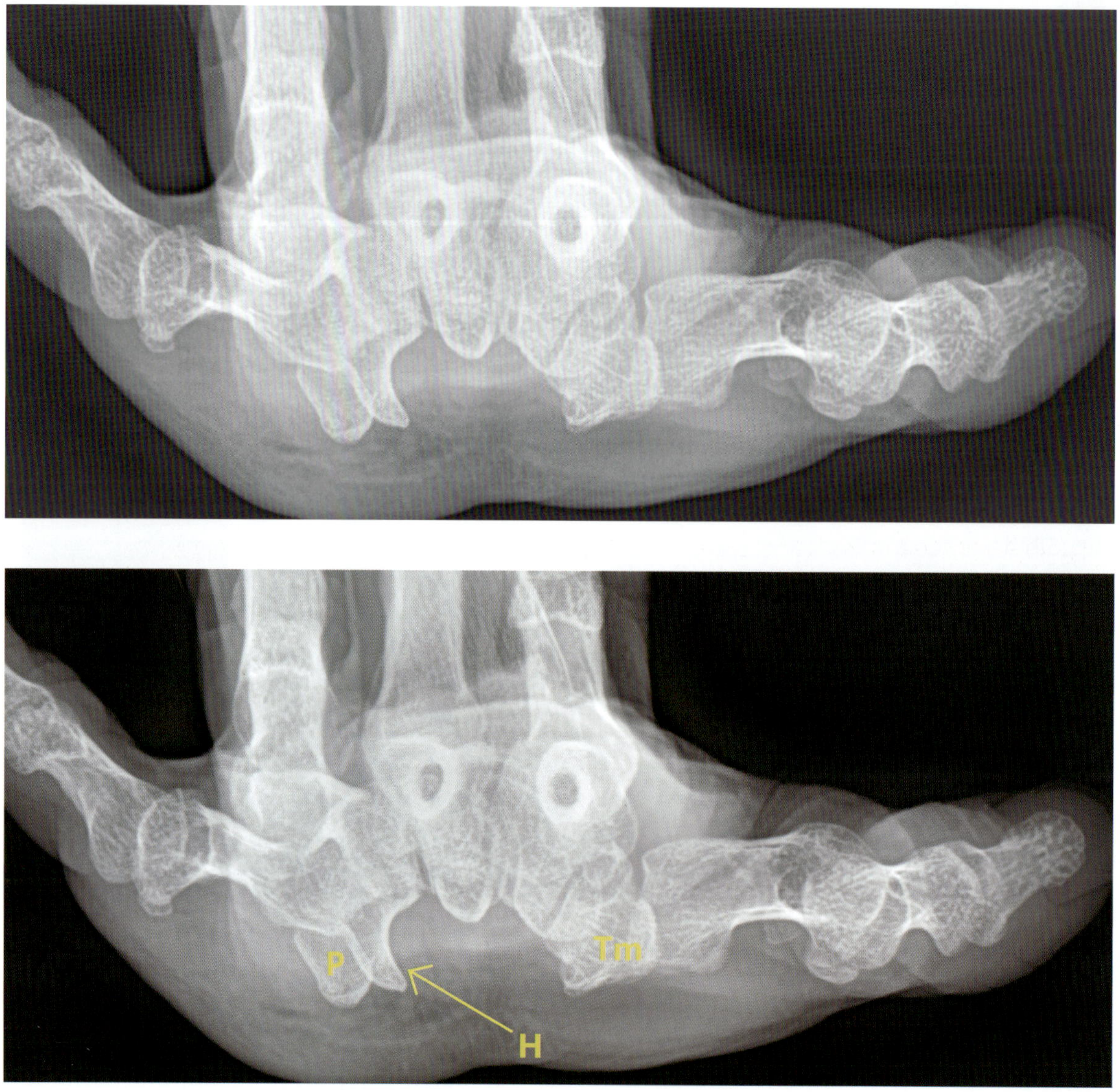

Fig. Wrist-47.

Carpal tunnel view는 Pisiform(P), Hook of the hamate(H), Trapezium(Tm)을 잘 보기 위한 View입니다. Carpal tunnel view는 손목을 최대한 뒤로 젖혀 촬영합니다.

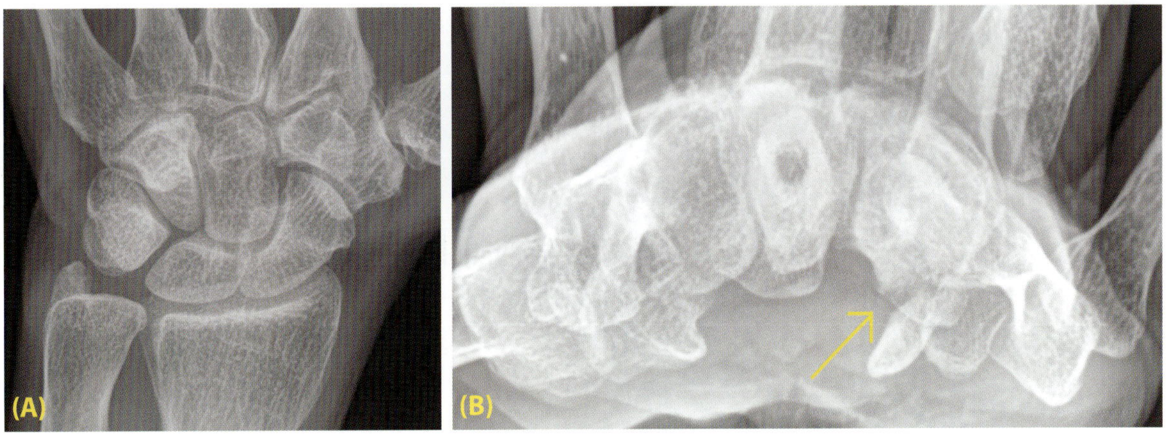

Fig. Wrist-48.

(A)는 PA view, (B)는 Carpal tunnel view 입니다.

(A)에서는 보이지 않는 Hook of the hamate fracture(화살표)가 (B)에서는 잘 보입니다.

Hamate hook fracture는 손목에서 놓치기 쉬운 골절 중 하나로, 만성화되면 Carpal tunnel syndrome과 4th, 5th flexor tendon rupture의 원인이 될 수 있습니다.

X-ray 청구할 때 알아두어야 할 것

1 X-ray 급여비용은 70%의 촬영료와 30%의 판독비로 구성되어 있습니다. 따라서 반드시 판독 소견을 작성해야 합니다. 작성하지 않은 경우, 판독비에 해당하는 X-ray 비용의 30% 만큼 환수당할 수 있습니다.

2 기관에 상근하는 영상의학과 전문의가 판독소견서를 작성하는 경우 10% 가산비를 받습니다.

3 6세 미만의 소아에 대한 X-ray에는 15% 가산비를 받습니다.

4 각 부위마다 5장까지 청구 가능합니다. 6장 이상 찍은 경우라도 5장까지 청구 가능합니다. 양측을 촬영한 경우는 각각 청구 가능합니다. 예를 들어 양측 팔꿈치를 찍은 경우 왼쪽 5장, 오른쪽 5장까지 청구 가능합니다.

5 양측을 촬영할 때, 한 사진에 양측이 모두 나오도록 찍으면 1장으로 청구해야 합니다. 양측을 각각 1장씩 총 2장을 청구하려면, 각각 한 장씩 찍어야 합니다.

6 X-ray의 급여비용은 부위마다 조금씩 다르지만, 한 부위를 한 장 찍을 때 비용을 100이라 하면, 두 장째는 대략 40(2장의 총비용 140), 세 장~다섯 장째는 대략 25(3장의 총비용 165, 4장의 총비용 190, 5장의 총비용 215)입니다.

CASE

1. Rheumatoid arthritis

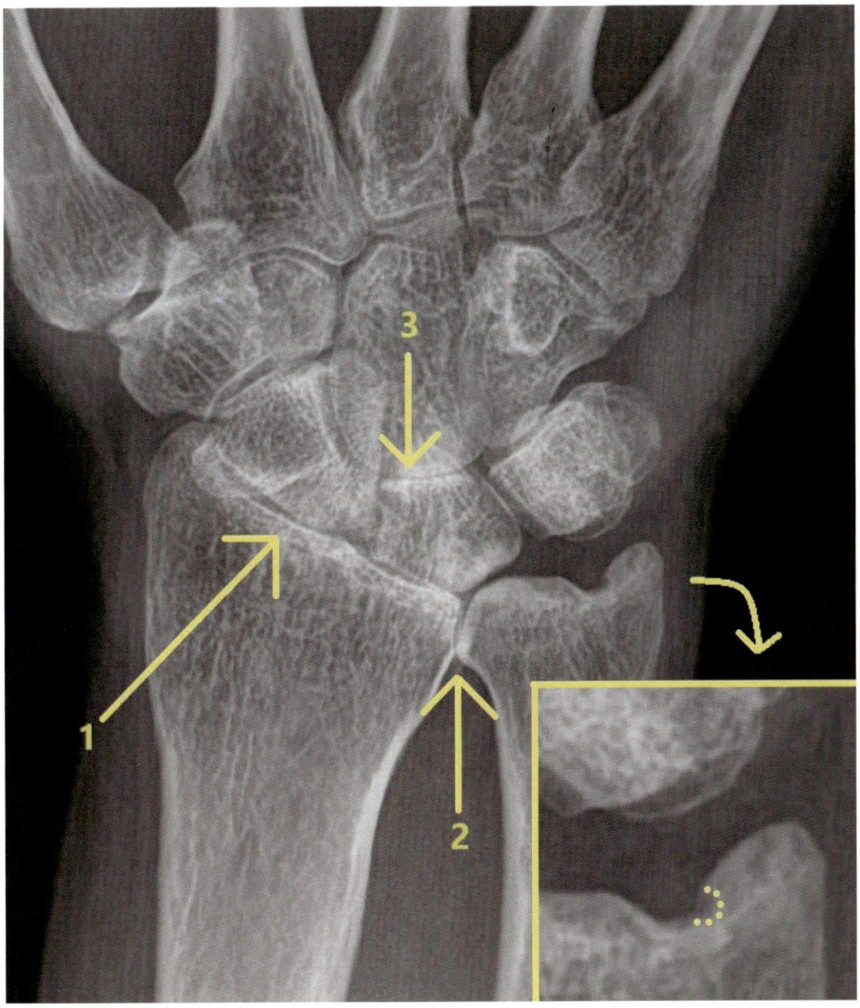

Fig. Wrist-49.

Wrist는 Rheumatoid arthritis(RA)가 잘 침범하는 부위 중 하나입니다.

RA는 X-ray에서 Bone erosion과 Symmetric joint space narrowing을 보이는 것이 특징입니다.

본 증례에서 Radiocarpal joint(1), Distal radioulnar joint(2), Intercarpal joint(3)의 Symmetric joint space narrowing이 있고, Ulnar styloid process의 Erosion(점선)이 보이고 있습니다.

Ulnar styloid process는 RA에서 초기에 침범하는 부위이기 때문에, 유심히 보아야 합니다.

2. Finger osteoarthritis

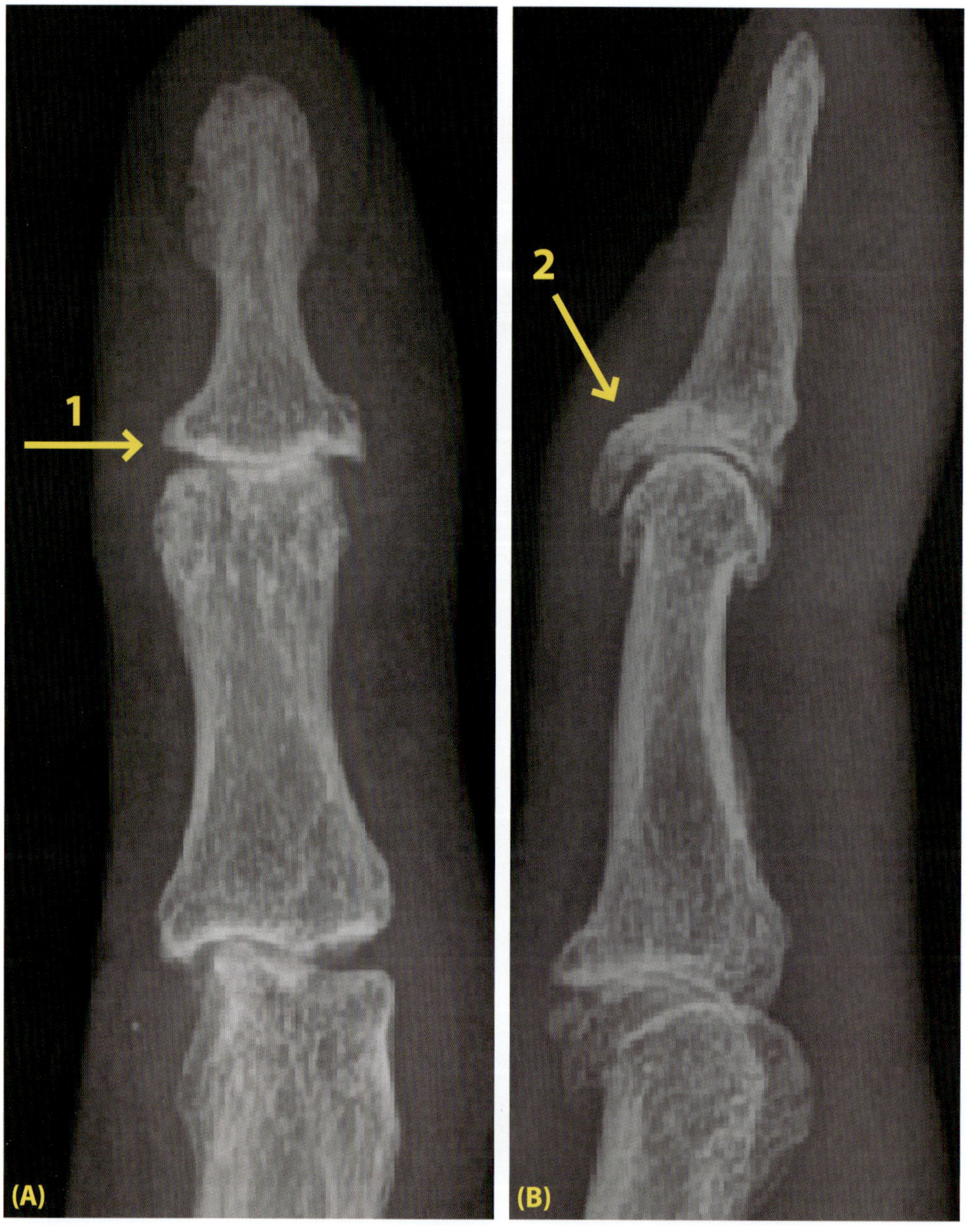

Fig. Wrist-50.

Hand나 Finger X-ray의 경우 기본적인 AP, Lateral view와, 다른 각도로 보기 위한 Oblique만 있어 따로 설명하지는 않습니다.

Distal interphalangeal(DIP) joint는 Osteoarthritis가 잘 발생하는 부위입니다. (A)는 AP view, (B)는 Lateral view 입니다. Osteoarthritis가 생기면 Joint space narrowing(1), Bone spur(2)가 보입니다. Finger OA의 Bone spur 는 Lateral view에서 더 잘 보입니다.

3. Calcification

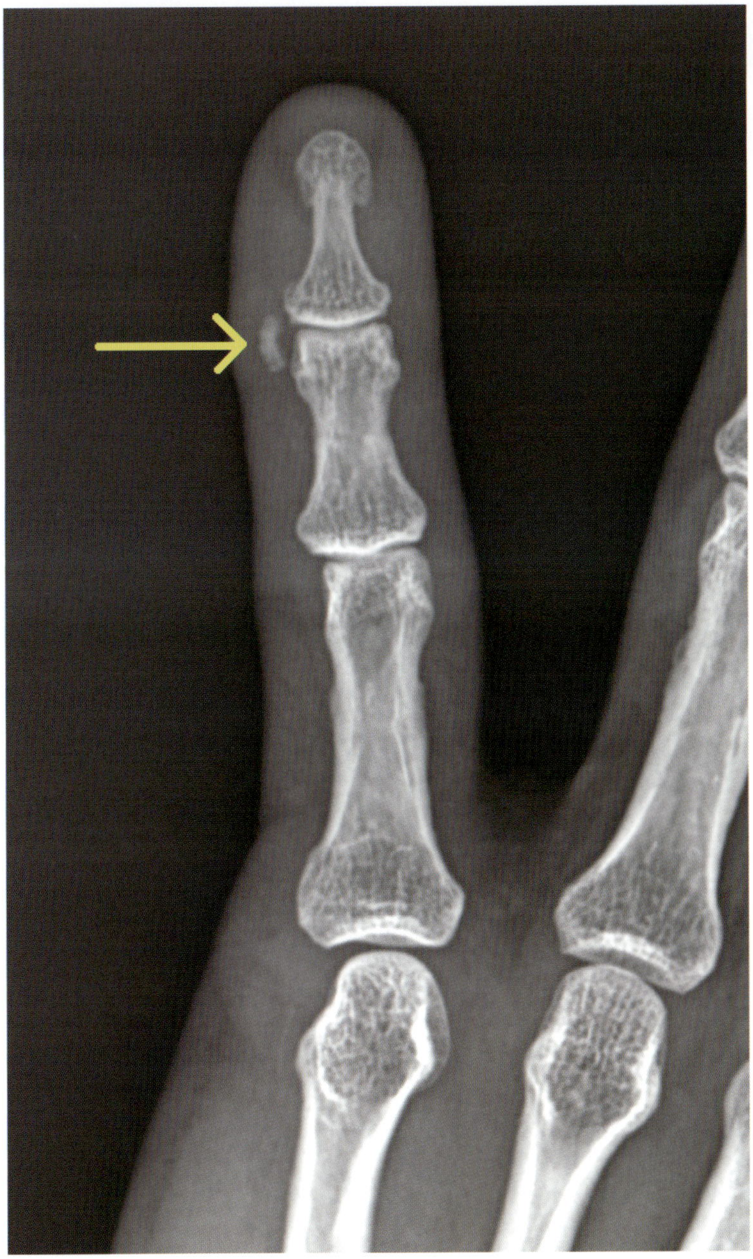

Fig. Wrist-51.

5th DIP joint ulnar side pain으로 내원한 40대 환자입니다.

통증을 호소하는 위치와 일치하는 곳에 Calcification(화살표)이 보입니다. Calcification의 위치를 고려했을 때, Joint capsule 및 Ulna collateral ligament에 Calcification이 침착된 것으로 생각할 수 있는 Actue calcific periarthritis의 증례입니다. 어깨에서 흔히 볼 수 있는 Rotator cuff calcific tendinopathy처럼 손과 손목 관절 주변으로도 Calcium 결정 침착이 생길 수 있습니다.

4. Avascular necrosis

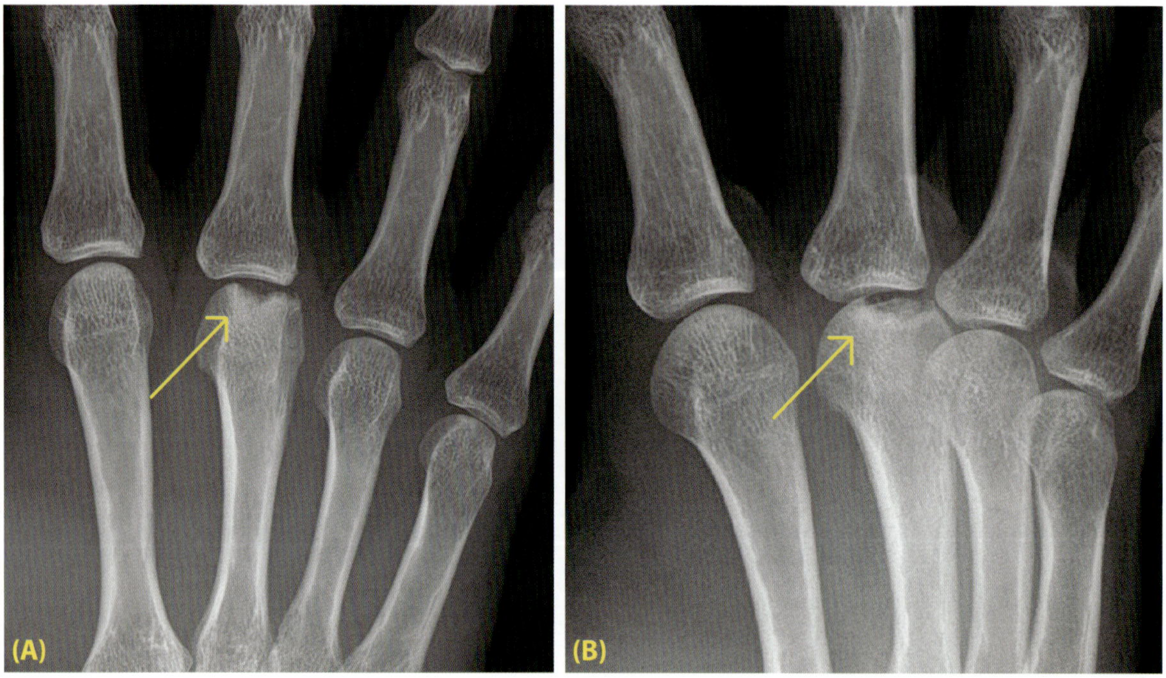

Fig. Wrist-52.

6개월간 지속되는 손 통증으로 내원한 20대 환자입니다. (A)는 PA View, (B)는 Oblique view 입니다.

3rd metacarpal head의 Radiolucent lesion과 주위의 Sclerosis, Cortical collapse를 보이고 있으며, Avascular necrosis(AVN)에 합당한 소견입니다. AVN은 주로 Femoral head 잘 생기지만, Metacarpal bone에서도 생길 수 있습니다.

5. Enchondroma

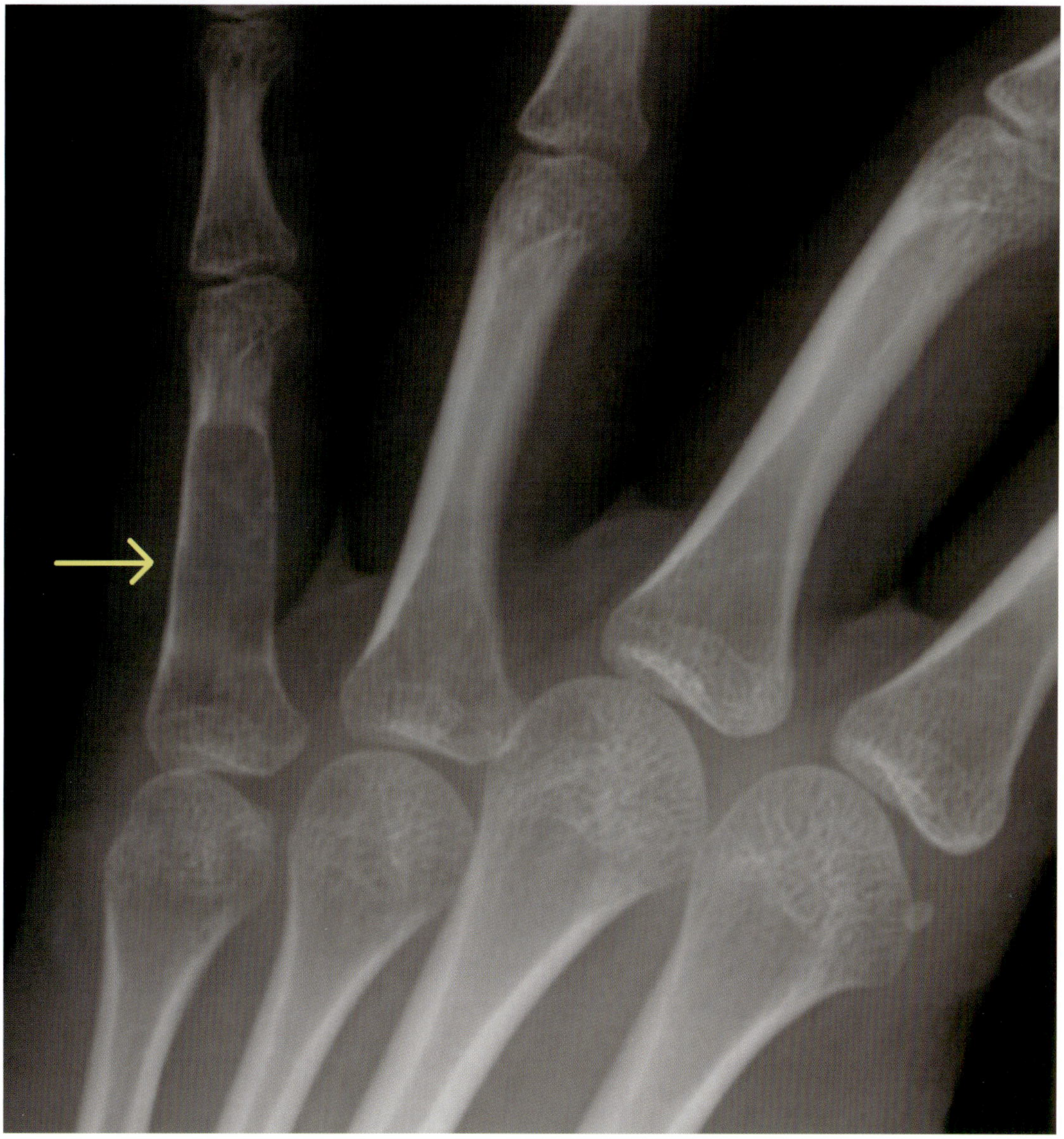

Fig. Wrist-53.

5th proximal phalanx에 발생한 Enchondroma 증례입니다. Enchondroma는 뼛속 골수강으로 연골조직(Intramedullary hyaline cartilage)이 생기는 질병으로 손에 생기는 골종양 중 가장 흔합니다. 악성으로 변하는 경우는 거의 없는 Benign neoplasm이며, X-ray 상 Intramedullary lytic lesion을 보이는 것을 특징으로 합니다.

또한 Malignancy에서 보일 수 있는 Cortical expansion, Periosteal reaction, Soft tissue mass는 보이지 않습니다. 무증상으로 우연히 발견되는 경우가 많으며, 병변이 큰 경우에 통증을 유발할 수 있고, 뼈가 연골조직으로 되어 있기 때문에 Pathologic fracture가 잘 발생합니다.

6. Fracture

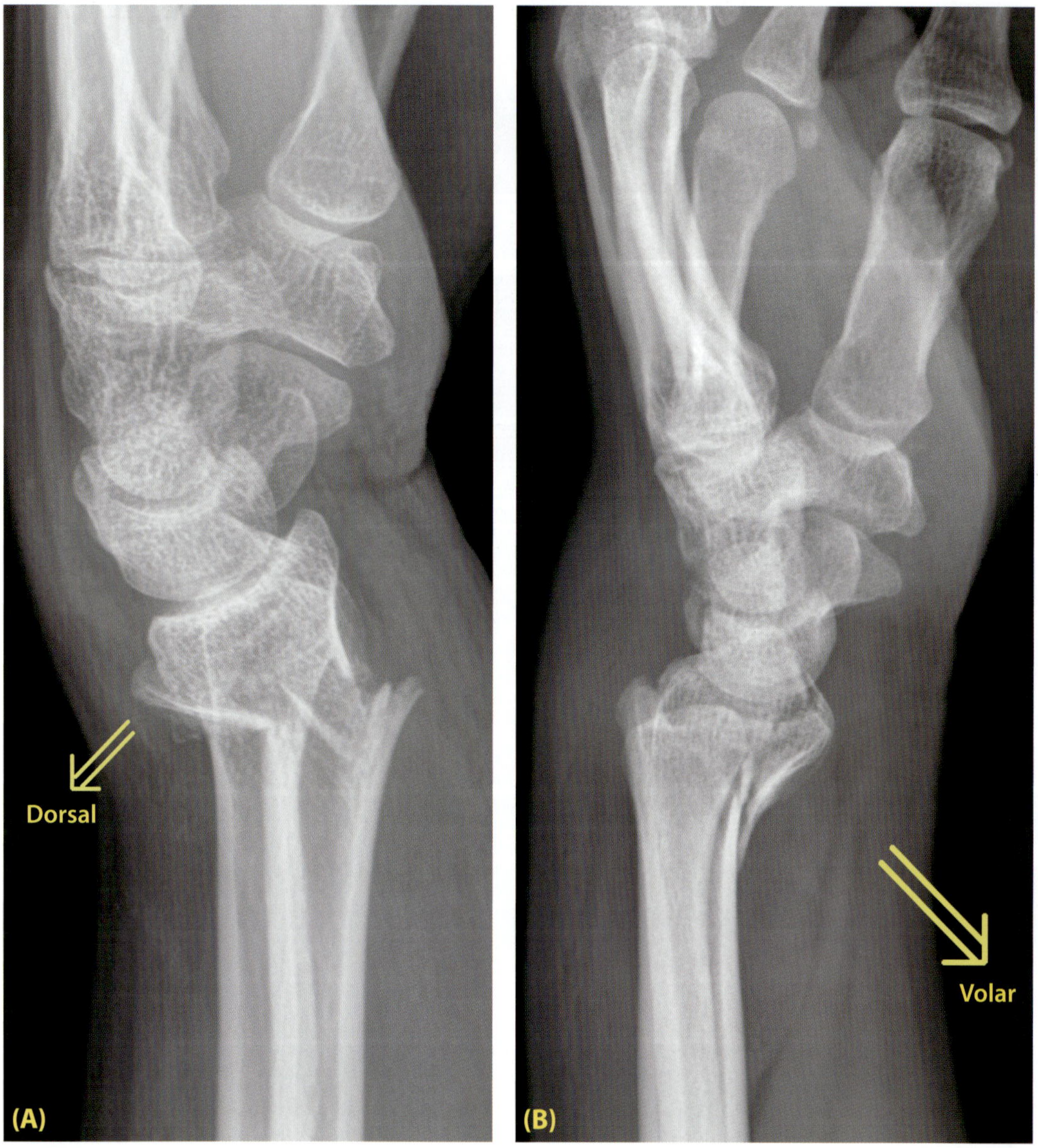

Fig. Wrist-54.

(A)는 가장 유명한 Colles fracture 입니다. Distal radius fracture에 Dorsal displacement가 동반된 것을 Colles fracture라고 합니다. 일반적으로 넘어질 때 Wrist extension 된 채로 손바닥을 짚기 때문에 Dorsal displacement가 잘 동반됩니다. Wrist extension 된 채 넘어지는 Trauma를 Fall on outstretched hand (FOOSH)라 합니다.

(B)와 같이 Distal radius fracture와 Volar displacement가 동반된 것을 Smith fracture 또는 Reverse Colles fracture 라고 합니다.

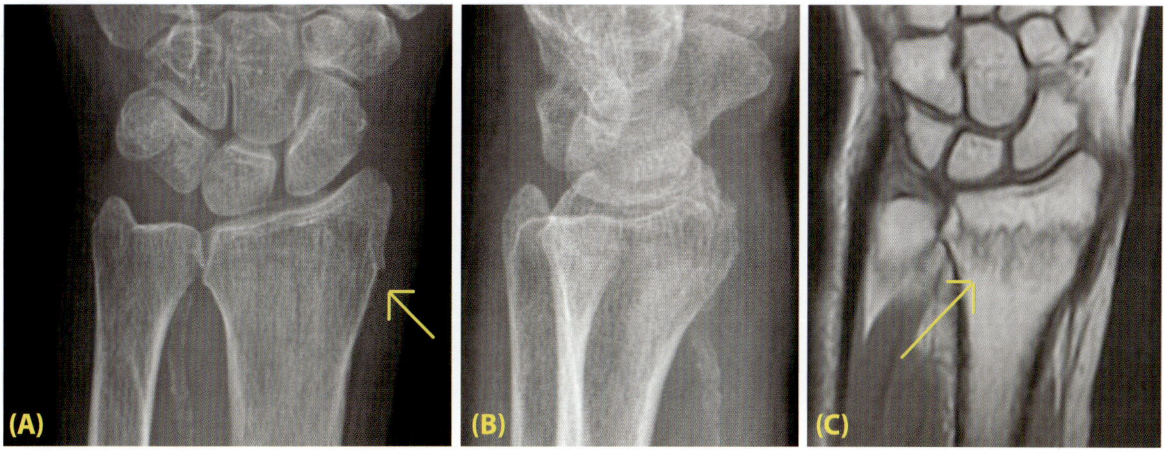

Fig. Wrist-55.

(A)는 PA view, (B)는 Lateral view, (C)는 MR T1W image 입니다.

(A)를 보시면 Distal radius가 약간 찌그러져 있는 모습을 볼 수 있으나, (B)에서는 Fracture line이 명확하게 보이지 않습니다. (C)에서 Low SI의 Fracture line이 보이기 때문에, Fracture로 확진할 수 있습니다. (A)에서 보이는 것처럼 Cortex가 찌그러진 모습만 보이는 것을 Impacted fracture라고 합니다.

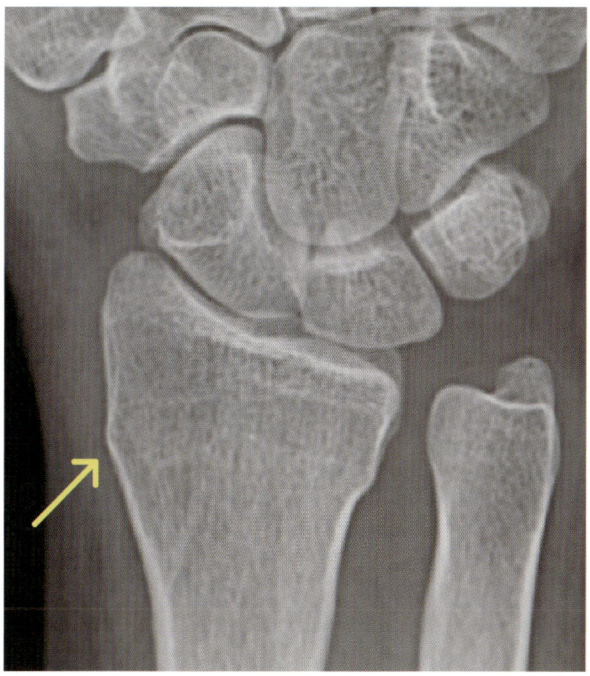

Fig. Wrist-56.

넘어진 후 내원한 50대 환자의 PA view 입니다. Impacted fracture를 잘 보여주는 다른 증례입니다.

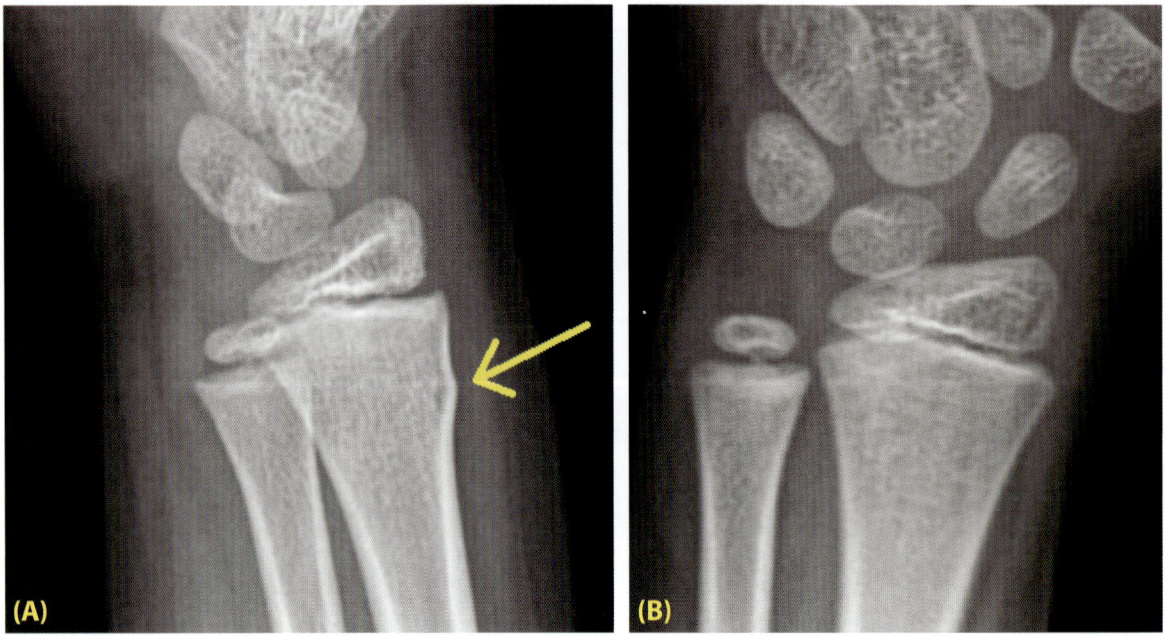

Fig. Wrist-57.

넘어지며 발생한 Wrist pain으로 내원한 10살 환자입니다. (A)는 환측, (B)는 건측 X-ray 입니다.

(A)를 보시면 (B)와는 달리 Cortex의 Buckling(화살표) 소견이 있으며, Torus fracture로 진단할 수 있습니다. Torus fracture는 소아에서만 나타나는 특징적인 Fracture로서 축성방향으로 외력이 작용하는 경우(Axial force), 골절선 없이 단순히 Cortex의 융기만 보이는 Fracture 입니다. 대부분 보존적 치료를 하지만, 전위된 골절편이나 골절선이 보이지 않기 때문에 놓치기 쉬운 Fracture 입니다.

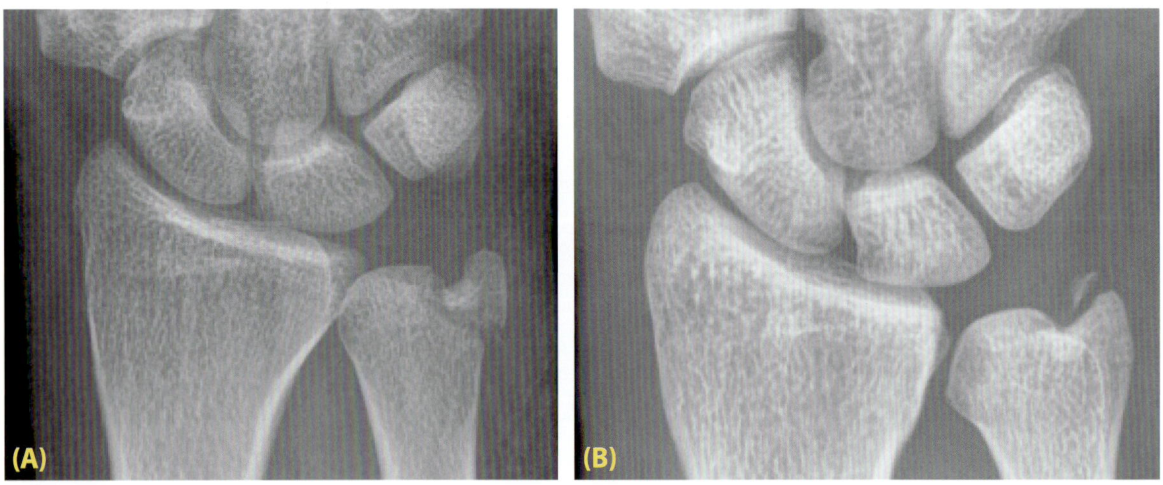

Fig. Wrist-58.

넘어진 후, 이 2개의 증례와 같이 Ulnar styloid fracture도 발생 가능합니다.

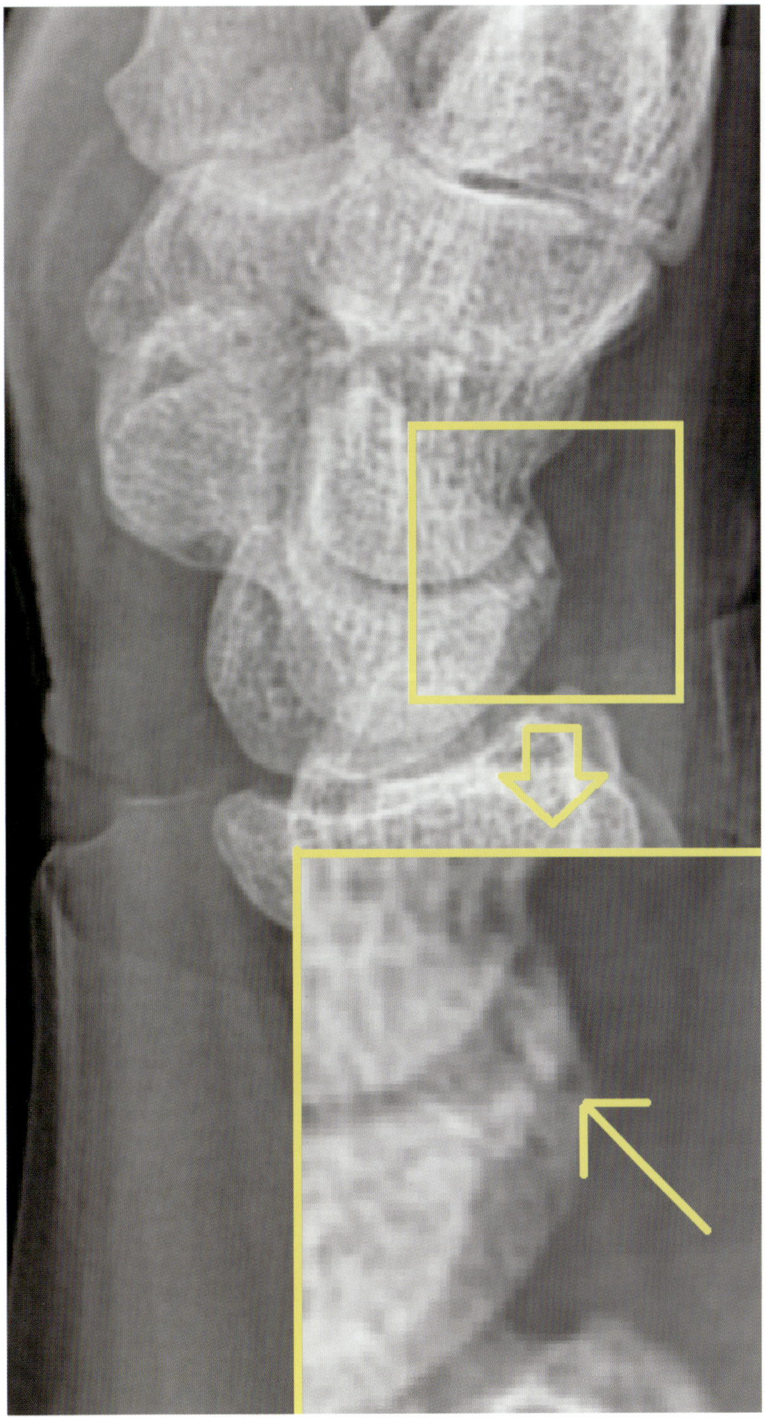

Fig. Wrist-59.

Fall on outstretched hand(FOOSH) injury로 발생한 Triquetrum fracture 증례입니다. Triquetrum fracture는 Scaphoid fracture 다음으로 흔한 Carpal bone fracture이며, 손바닥으로 땅을 짚을 때 Ulnar styloid와 부딪히면서 발생하는 골절입니다. 넘어진 후 손목보다 더 Distal 부위의 Swelling, tenderness가 있다면 Lateral view를 잘 확인하여 Triquetrum fracture가 있는지 잘 보아야 합니다.

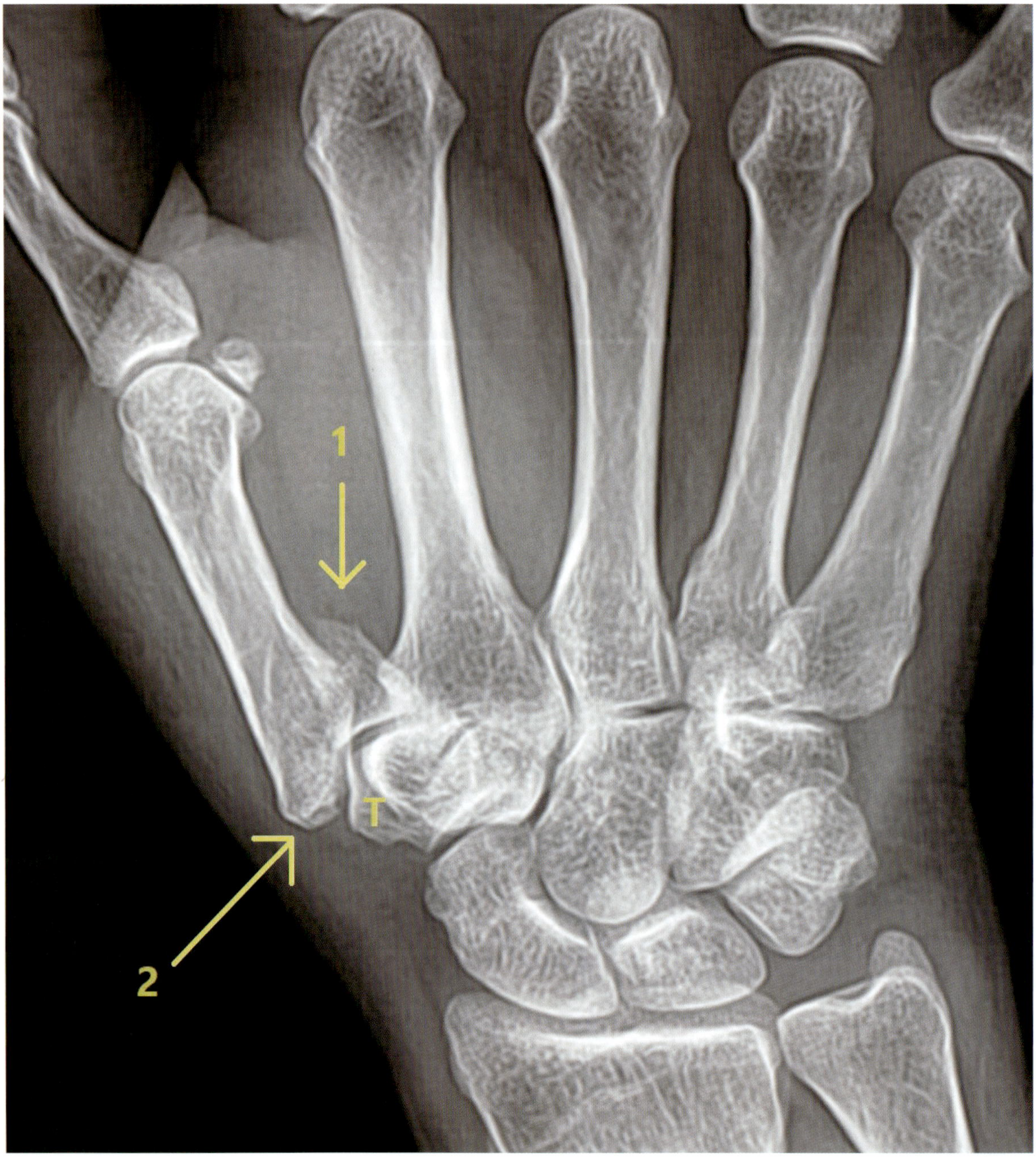

Fig. Wrist-60.

1st metacarpal bone base의 Bennett fracture 증례입니다. 1st metacarpal bone의 Forced abduction으로 발생 가능합니다. Small fragment(1)은 Anterior oblique ligament에 의해 정상적인 위치에 남아 있어 Trapezium(T)과 Articulation을 유지하고 있습니다. Radial side에 있는 Large fragment(2)는 Adductor pollicis muscle과 Abductor pollicis longus muscle에 의해 Dorsolateral displacement가 발생합니다. Displacement가 없는 경우는 보존적 치료를 시도할 수 있지만, Displacement가 1 mm 이상인 경우 Reduction을 하더라도 유지하기 어렵기 때문에 수술을 해야 합니다.

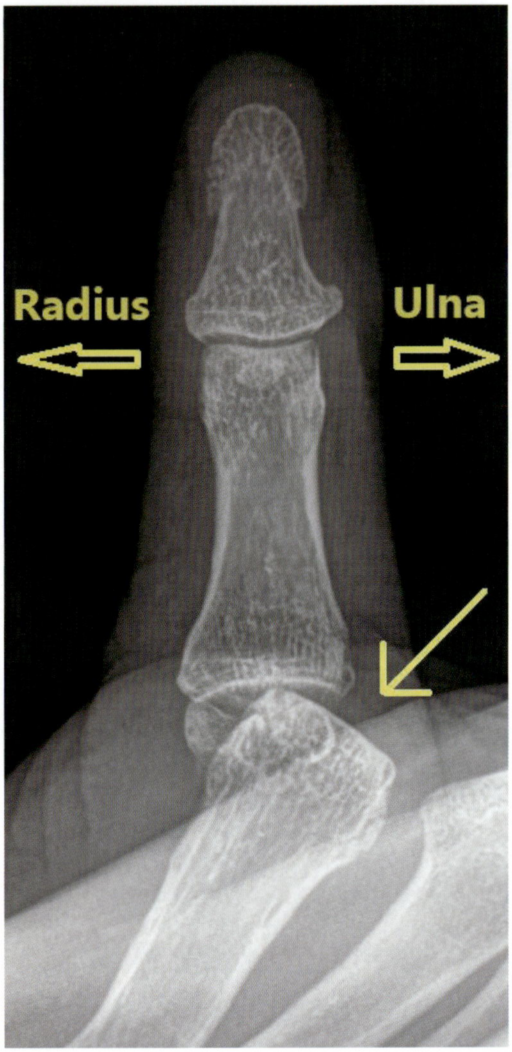

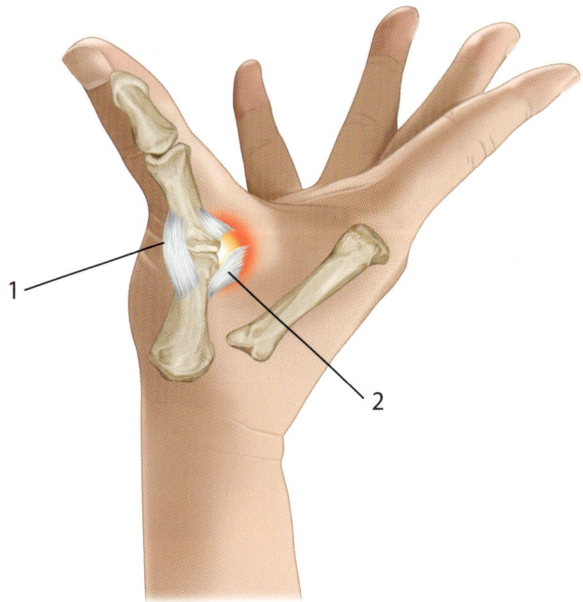

Fig. Wrist-61.

엄지손가락의 Metacarpophalangeal(MCP)joint에는 양쪽(Radius side/Ulna side)으로 Collateral ligament가 있습니다. Radius side에 있는 Ligament 를 Radial collateral ligament(1), Ulna side에 있는 Ligament를 Ulnar collateral ligament(2)라고 합니다

Collateral ligament 중 Ulnar collateral ligament의 손상이 더 흔하며 Skier's thumb 또는 Gamekeeper's thumb이라고 합니다. 오른쪽 그림을 보면 손상된 Ulnar collateral ligament(2)가 있으며, Proximal phalanx가 Radial dislocation 되었습니다. 스키 스틱을 쥐고 있다가 엄지손가락이 꺾이는 Trauma, 또는 사냥터 관리인이 토끼의 목을 조를 때 엄지에 힘을 받는 방향을 생각하면, 이름이 왜 Skier's thumb 또는 Gamekeeper's thumb이라고 붙여졌는지 아실 수 있습니다.

본 증례와 같이 Ulnar collateral ligament의 손상은 Metacarpophalangeal joint의 Radial side dislocation(화살표)을 유발할 수 있습니다.

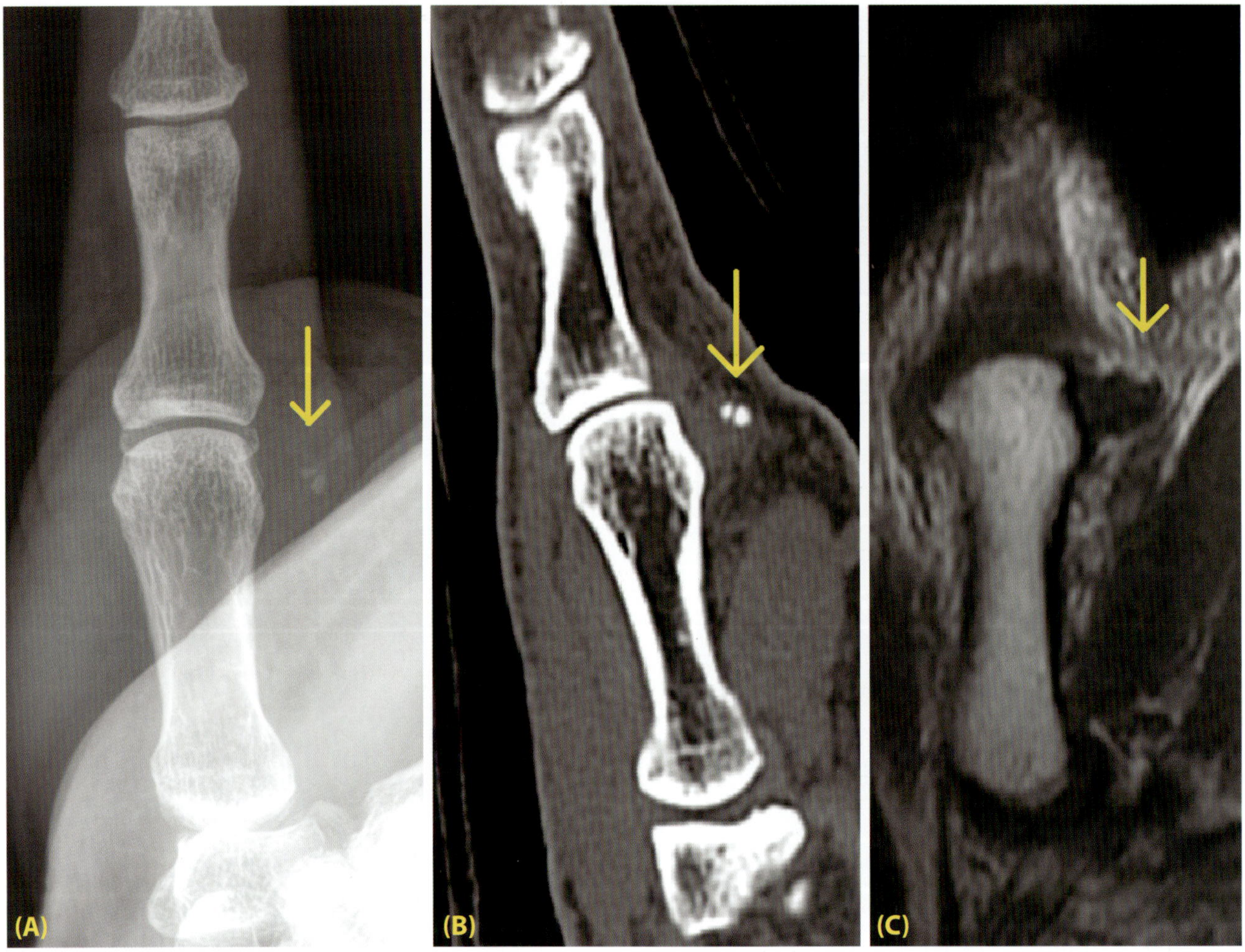

Fig. Wrist-62.

(A)는 Thumb AP view, (B)는 CT, (C)는 MR T1W image 입니다. 넘어지면서 엄지손가락이 꺾인 40대 환자입니다.

엄지손가락이 꺾일 때는 Radius 방향(Valgus stress force)으로 꺾이면서 Ulnar collateral ligament의 손상이 있는 경우가 많습니다. 본 증례는 Ulnar collateral ligament avulsion fracture의 증례이며, 각 사진의 화살표를 보면 떨어져 나간 Bone fragment를 볼 수 있습니다.

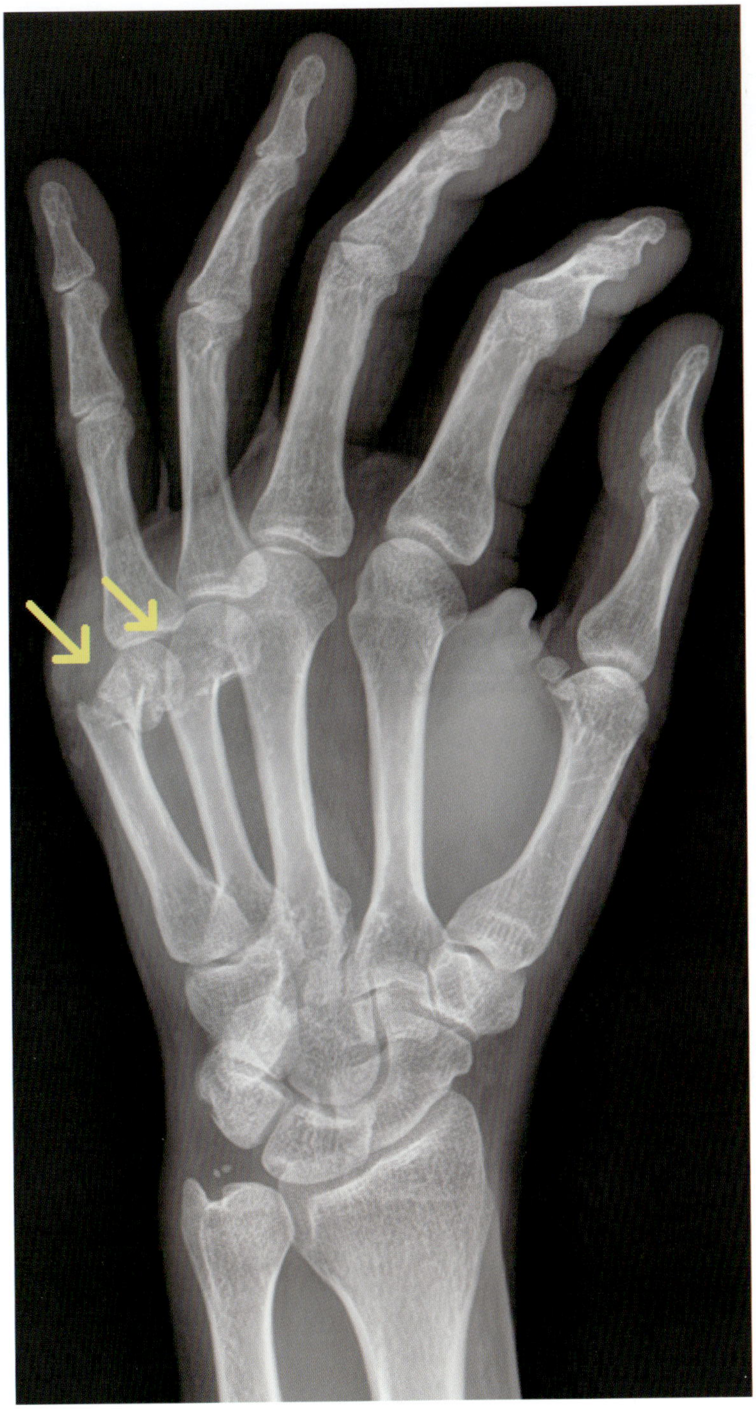

Fig. Wrist-63.

벽을 주먹으로 친 후 내원한 20대 환자 X-ray 입니다.

5th metacarpal neck fracture을 의미하는 Boxer fracture와 4th metacarpal neck fracture가 동반된 증례입니다. 5th metacarpal neck fracture와 Distal fragment의 Volar angulation을 Boxer fracture라고 합니다.

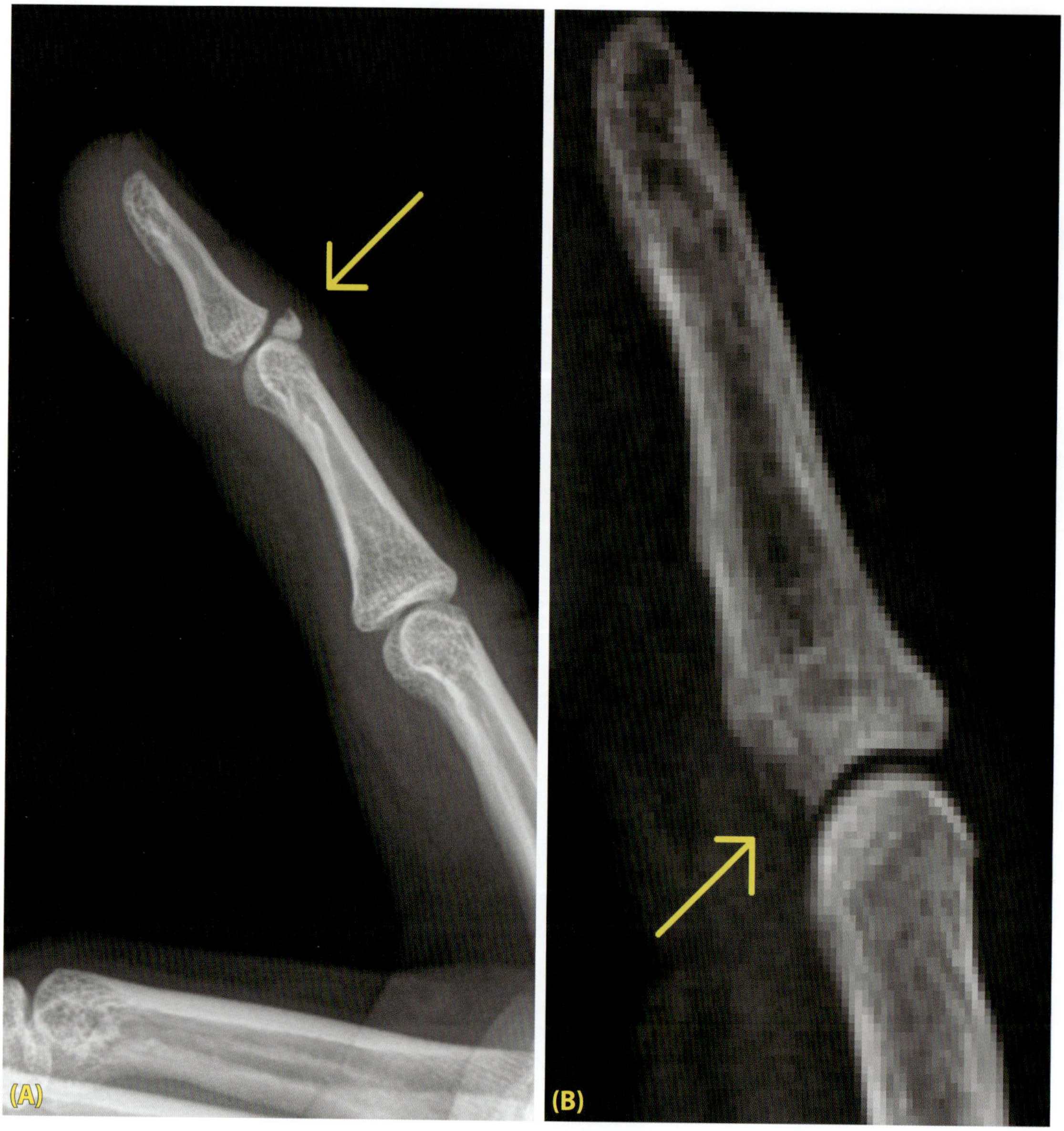

Fig. Wrist-64.

(A)는 Distal phalanx의 Extensor avulsion fracture인 Bony mallet finger이고, (B)는 Flexor digitorum profundus의 Avulsion fracture인 Jersey finger 입니다.

Bony mallet finger의 경우 Distal interphalangeal(DIP) joint가 Extension 되어있을 때 갑자기 Flexion 하는 강한 힘을 받아 Avulsion fracture로 생기거나, Hyperextension으로 Distal phalanx가 압박받아 발생할 수 있습니다. Bony mallet finger는 Displacement가 거의 없고, Articular surface involvement가 적은 경우(50% 이내)에서 보존적 치료를 시행해 볼 수 있습니다.

Jersey finger는 Flexion 되어있는 DIP joint에 갑자기 Extension하는 힘이 가해질 때 발생할 수 있으며, 럭비 선수가 상대편 선수의 운동복(Jersey)을 꽉 잡으려할 때 잘 발생한다고 하여 Jersey finger라는 이름이 붙게 되었습니다.

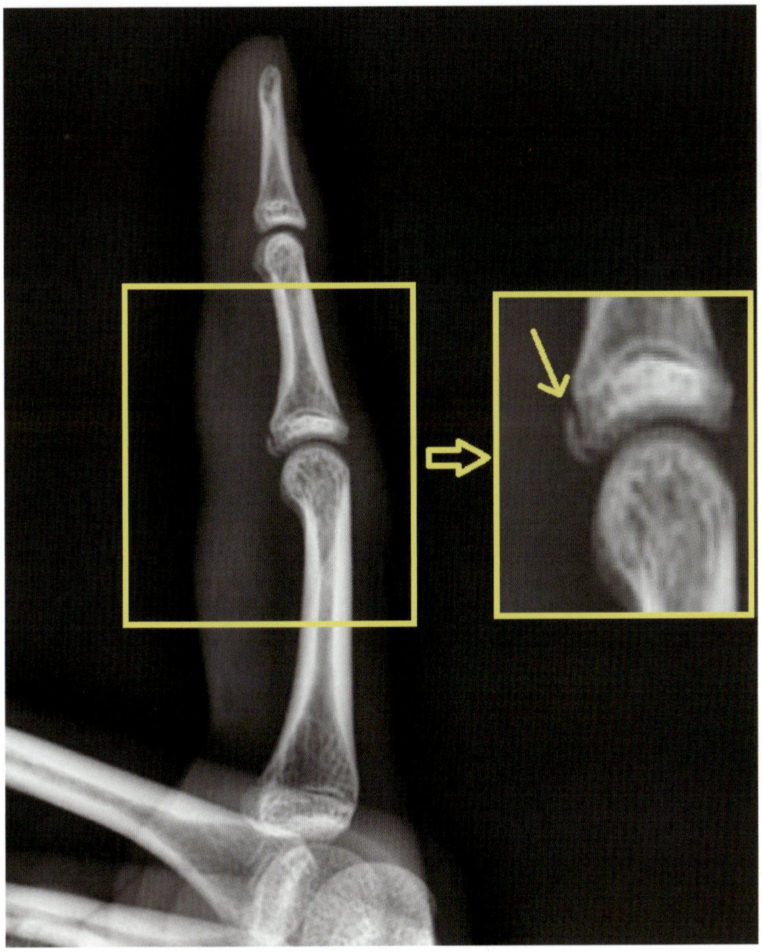

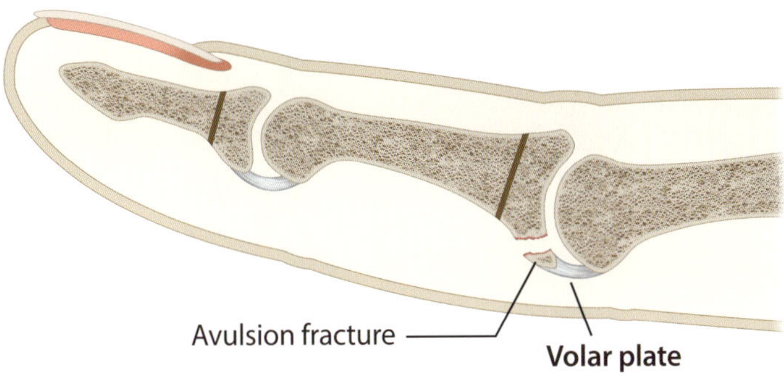

Fig. Wrist-65.

농구를 하던 중 손가락이 뒤로 꺾여 내원한 10대 환자입니다. 얼핏보면 골절을 놓칠 수 있으나, 확대한 사진을 보면 Middle phalanx base의 Volar aspect로 작은 골절편이 있습니다.

Volar plate avulsion fracture 증례입니다. Volar plate는 Interphalangeal joint의 Volar side에 있는 구조물로, 손가락의 Hyperextension을 막아주는 기능을 합니다. 주로 스포츠 손상에 의해 Hyperextension injury가 생기게 되면 본 증례와 같이 Avulsion fracture가 발생할 수 있습니다. 골절편의 전위가 심하지 않거나, 골절편이 크지 않다면 보존적 치료를 하게 됩니다.

7. Don't touch lesion

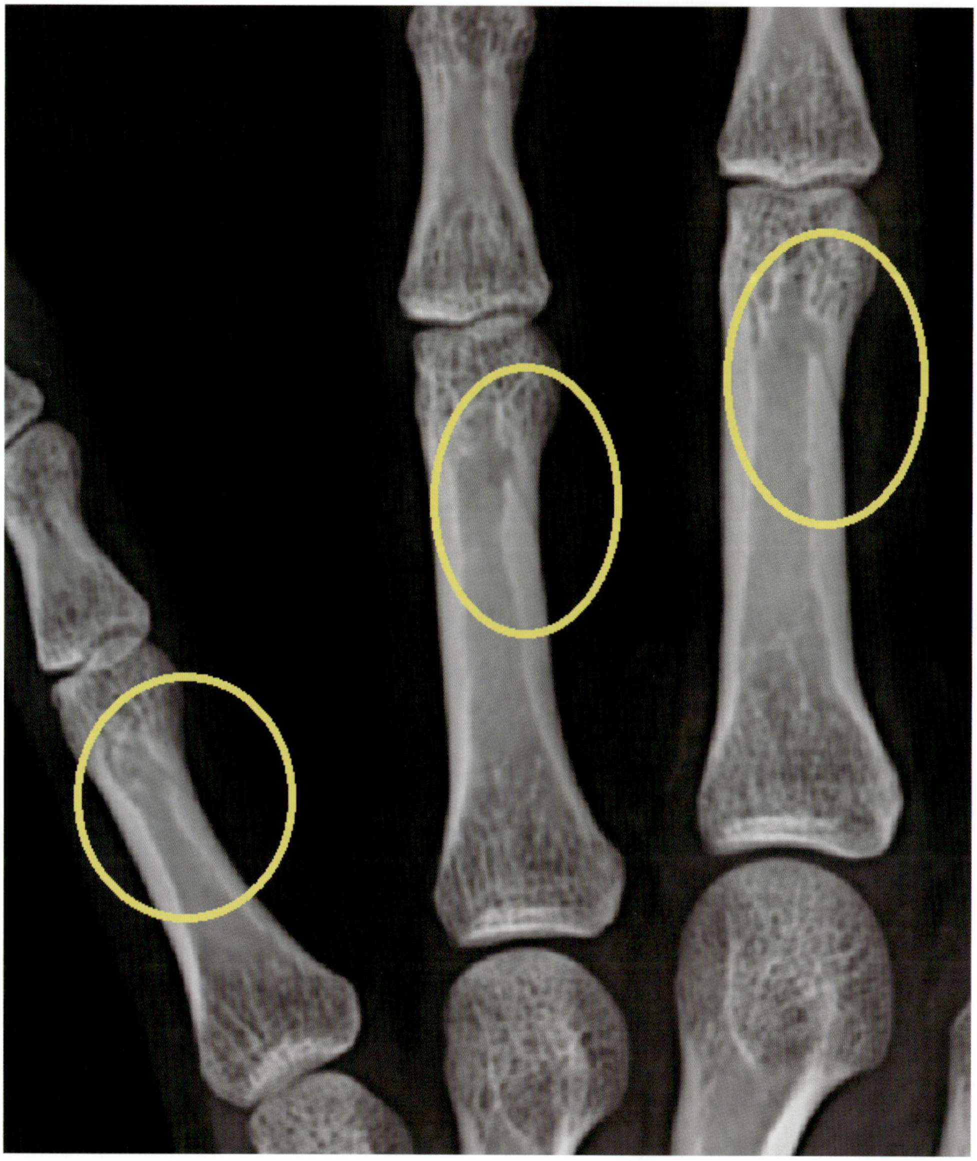

Fig. Wrist-66.

Proximal phalanx에 마치 Fracture line처럼 보이는 Radiolucent Line이 있습니다. 이것은 Nutrient foramen으로 Long bone의 Cortex를 통과하는 작은 Tunnel이며, Normal 소견입니다. 마치 Oblique fracture로 보일 수 있으나, Cortex의 Margin이 이어지는 것을 보아 Fracture와 감별합니다. Nutrient foramen은 특정 X-ray view에서만 잘 보이고, 다른 View에서는 잘 안보이는 경우가 많습니다. 그리고 주로 성장판이 있는 방향과는 반대쪽 방향으로 주행합니다. 본 증례의 Proximal phalanx에서는 성장판이 Proximal 방향인 Base에 있기 때문에, 좀 더 Distal 방향으로 주행하고 있습니다. Phalanx 뿐 아니라 다른 Long bone(Humerus, Femur 등)에서도 보일 수 있습니다.

V. LUMBAR

A. Anatomy of the Lumbar ... 200

B. X-ray

1. AP view ... 202

a. Level check/Transitional vertebra ... 204

b. Scoliosis ... 212 / *Cobb's angle* ... 213

2. Lateral view ... 218

a. Disc herniation ... 224

b. Alignment ... 227

3. Extension/Flexion view ... 229

4. Oblique view ... 232

a. Facet joint osteoarthritis ... 235

b. Spondylolysis ... 236

c. Transverse process fracture ... 237

C. Case

1. Compression fracture ... 238

2. Spondylosis ... 246

3. Post op finding ... 249

4. Bertolotti syndrome ... 253

5. Infective spondylodiscitis ... 254

6. Schmorl node ... 255

7. Sacroiliac joint ... 256

7-1 Ankylosing spondylitis ... 257

7-2 Sacroiliac joint osteoarthritis ... 265

7-3 Osteitis condensans ilii ... 266

8. Don't touch lesion ... 267

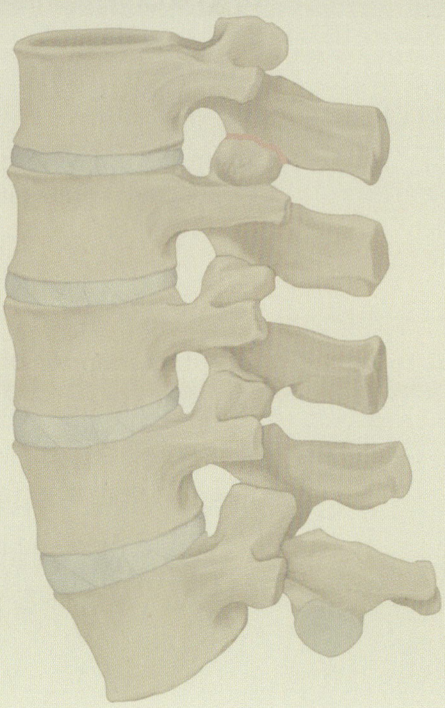

Lumbar

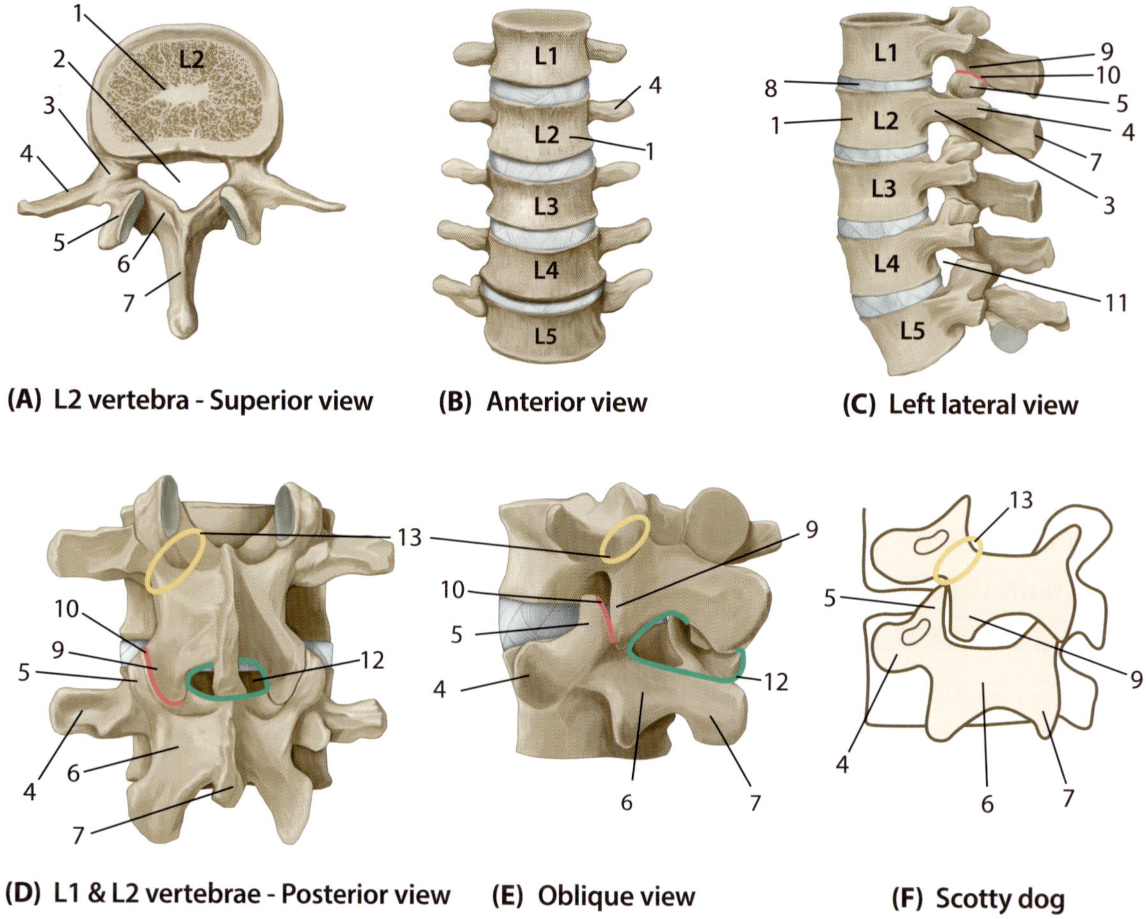

Fig. Lumbar-1.

1. L2 vertebral body // 2. Vertebral foramen // 3. L2 Lt pedicle // 4. L2 Lt transverse process // 5. L2 Lt superior articular process // 6. Lamina // 7. Spinous process // 8. L1/L2 intervertebral disc // 9. L1 Lt inferior articular process // 10. L1/2 Lt facet joint(빨간색 선) // 11. L4/5 intervertebral foramen // 12. L1/2 interlaminar space(초록색) // 13. L1 Lt pars interarticularis(노란색)

(A)는 L2 vertebra를 머리쪽에서 아래로 내려본 그림입니다. Vertebra 앞쪽으로 몸의 기둥 역할을 하는 Vertebral body(1)가 있으며, 그 뒤로 Spinal cord가 Vertebral foramen(2)로 지나갑니다. Spinal cord를 뒤에서 보호해 주는 Lamina(6)가 있으며, Lamina와 Vertebral body를 이어주는 것이 Pedicle(3) 입니다. Lamina의 양옆과 뒤쪽으로 Muscle이 붙는 Process가 나와 있는데, 옆으로 뻗은 Transverse process(4)와 뒤쪽으로 뻗은 Spinous process(7) 입니다.

(B)는 Lumbar spine를 앞에서 본 그림입니다. Vertebral body(1)과 Transverse process(4)가 보입니다.

(C)는 Left에서 바라본 그림입니다. 앞쪽으로 Vertebral body(1)가 쌓여있고, 그 사이에 충격을 흡수하는 Intervertebral disc(8)가 있습니다. 아래로 갈수록 체중을 더 많이 받기 때문에 Disc는 점점 더 두꺼워집니다. 따라서 L1/2 intervertebral disc → L4/5 intervertebral disc로 내려갈수록 더 두꺼워지게 됩니다. 예외로 L4/5보다 L5/S1 intervertebral disc가 더 얇을 수 있습니다. Lateral view에서 Intervertebral foramen(11)이 보입니다. 머리에서부터 Spinal cord로 내려오던 신경이 분지되어 Intervertebral foramen을 통해 Peripheral로 나갑니다. Lumbar에서는 위/아래 Vertebra 중에 위 Level에 해당하는 Nerve가 Intervertebral foramen으로 나옵니다. 예를 들어 L4/5 intervertebral foramen에서는 L4 nerve root가 나옵니다. Spinal intervention에서 Transforaminal epidural block(TFEB)을 시행할 때, 이 Foramen을 통과하여 Injection 합니다.

(D)는 뒤에서 바라본 그림이고, (E)는 Oblique로 바라본 그림입니다. Oblique view의 Anatomy는 (F)처럼 Scotty dog 모양을 하고 있는 구조물을 잘 보기 위한 View 입니다.

Spine이 앞쪽에서는 Disc를 사이에 두고 쌓여 있다면, 뒤쪽에서는 Facet joint를 이루며 쌓여 있습니다. (C), (D), (E), (F)를 같이 보시면, Facet joint(10)는 위 Level의 Inferior articular process(9)와 아래 Level의 Superior articular process(5)가 만나 이루는 Joint 입니다. 예를 들어 L1/2 facet joint는 L1 Inferior articular process와 L2 superior articular process가 이루는 Joint 입니다. Superior articular process와 Inferior articular process 사이에 있는 구조물이 Pars interarticularis(13) 입니다. Scotty dog에서 강아지의 목 부분에 해당하며, Pars interarticularis의 Defect나 Fracture가 발생한 것을 Spondylolysis라 합니다.

Spine의 뒤쪽에 있는 Lamina(6) 사이사이로 빈틈이 있습니다. 이것을 Interlaminar space(12)라 하며, Epidural injection에서 가장 기본적인 Interlaminar approach를 할 때, 이 공간을 통과합니다.

Lumbar spine X-ray의 View

기본 View	AP view Lateral view	**촬영 목적**
추가 View	Extension/Flexion	Segmental instability
	Both oblique	Scotty dog anatomy(Facet joint, Pars interarticularis) Transverse process fracture

1 AP view

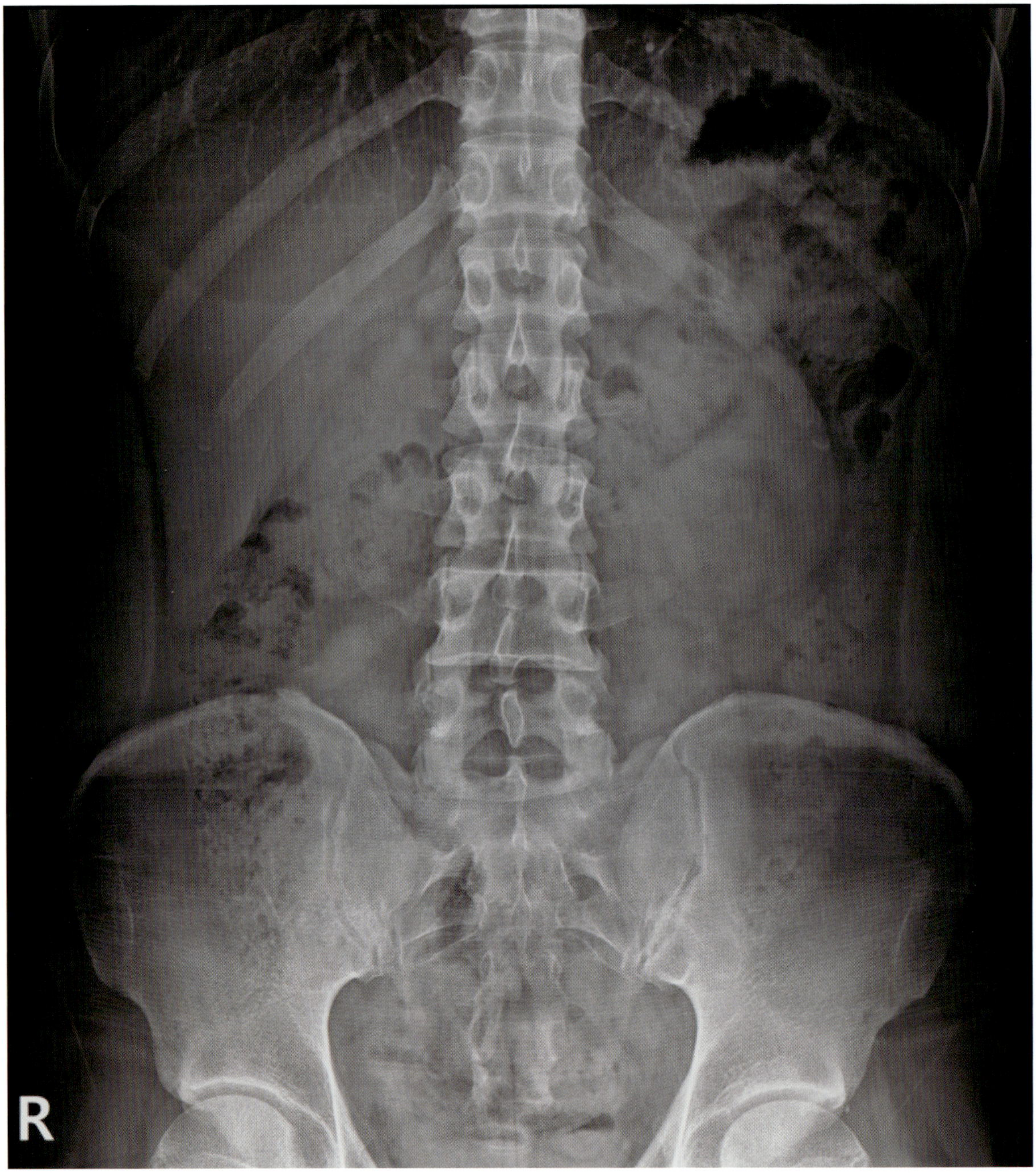

Fig. Lumbar-2.

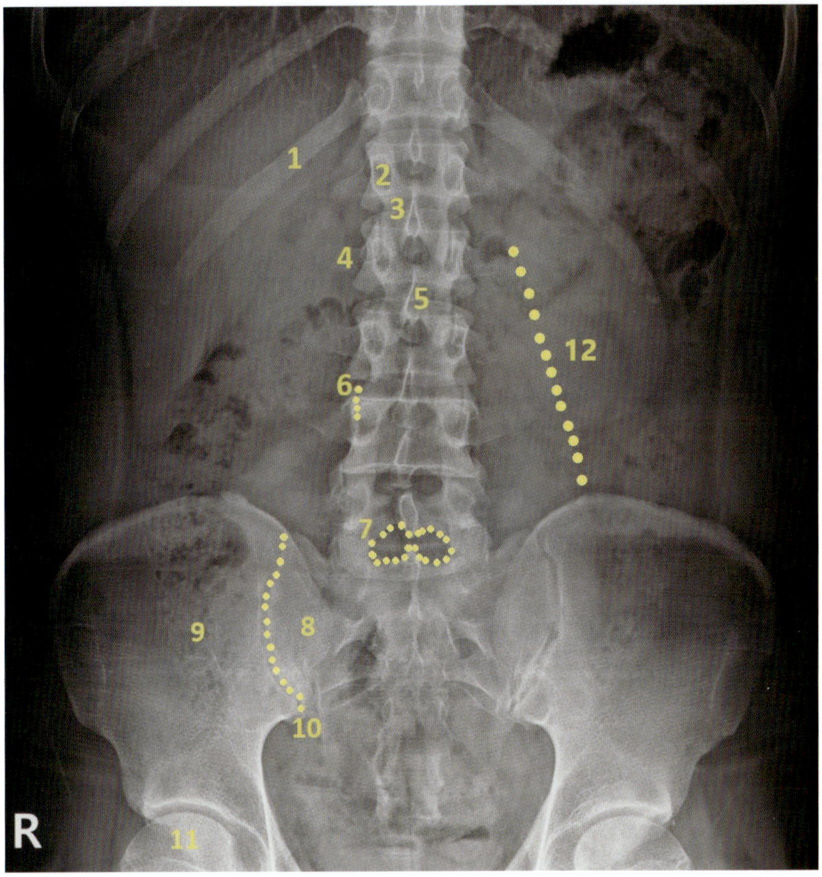

Fig. Lumbar-3.

1. Rt 12th rib // 2. L1 Rt pedicle // 3. L1 lamina // 4. L2 Rt transverse process // 5. L2 spinous process // 6. L3/4 Rt facet joint // 7. L5/S1 interlaminar space // 8. Sacrum // 9. Ilium // 10. Sacroiliac joint // 11. Femoral head // 12. Psoas muscle line

AP view에서는 Alignment를 보아서 Scoliosis를 확인하고, Level check를 하며 Transitional vertebra가 있는지 보아야 합니다. 또한 각 Level 마다 Pedicle(2)이 양쪽에 하나씩 잘 보이는지 보아야 합니다.

Trauma 환자에서는 Vertebral body가 내려앉지 않았는지, Pedicle의 간격이 벌어지지 않았는지, Transverse process(4)의 Fracture는 없는지 보아야 합니다. Facet joint(6)도 보이기는 하지만, Lateral view나 Oblique view에서 더 잘 보입니다. Epidural injection이나, Spinal tapping/Spinal anesthesia를 시행할 계획이 있다면, Interlaminar space(7)도 확인하여 Difficulty를 예상할 수 있습니다. 그리고 간과하기 쉽지만 반드시 확인해야 할 부분이 Sacroiliac(SI) joint(10)와 Hip joint(Femoral head(11)) 입니다. Lumbar spine의 질환은 SI joint나 Hip joint의 질환과 비슷한 증상을 보이는 경우가 종종 있기 때문에, 반드시 확인해야 합니다.

일반적으로 Hip joint는 전체가 다 보이지 않지만, 보이는 만큼의 Hip joint는 판독해야만 합니다. 또한, Psoas muscle의 Lateral side로 보이는 Psoas muscle line(12)도 보아야 합니다. Psoas muscle 주위에 Infection이나 Tumor가 있는 경우 Psoas muscle line이 보이지 않습니다.

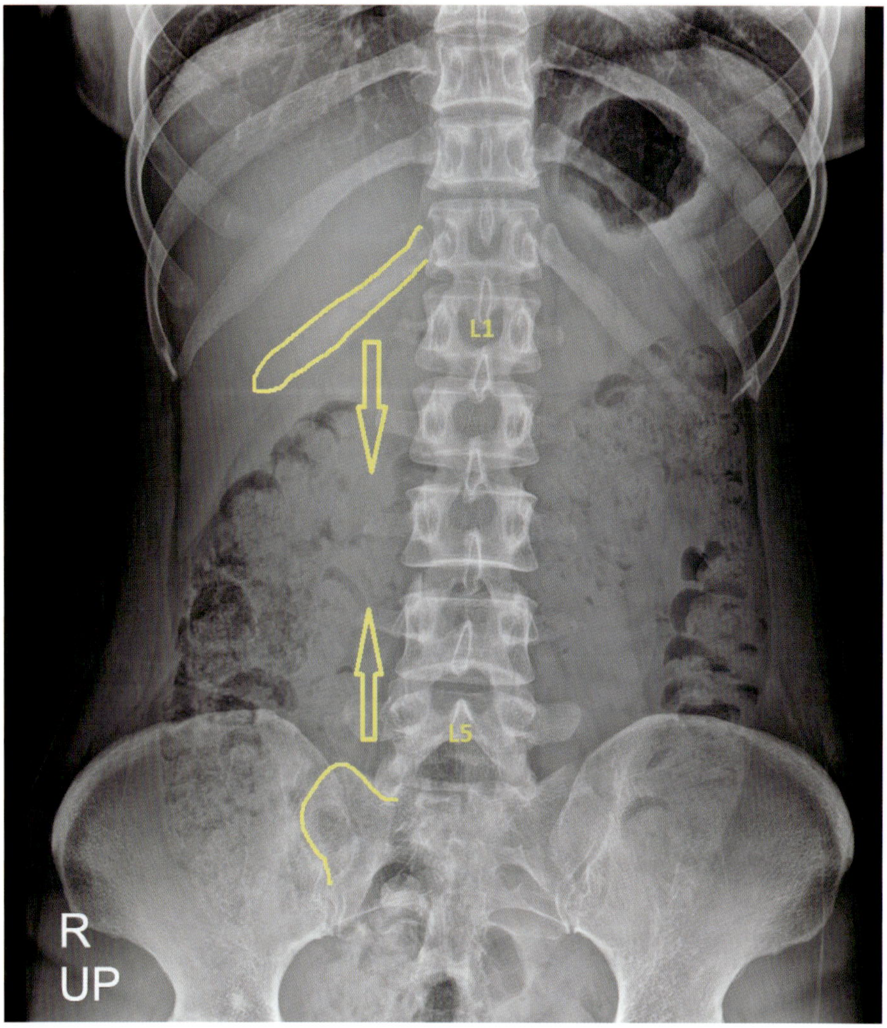

Fig. Lumbar-4.

AP view에서는 **Level 체크**와 함께 **Transitional vertebra**가 있는지 보아야 합니다.

Lumbar spine의 Level 체크하는 방법은 두가지 방법이 있습니다.

12번 Rib을 기준으로 L1부터 위 → 아래로 세는 방법
Sacrum을 기준으로 L5부터 아래 → 위로 세는 방법

일반적으로 Lumbar spine은 5개이고, 12번 rib 아래가 L1이고, Sacrum의 위가 L5 이어야 합니다. 하지만 T12 Rib이 없거나, L1에 Rib이 있는 Thoracolumbar transitional vertebra(TLTV)의 경우, 위 → 아래로 세는 방법이 맞지 않게 되고, 반대로 Lumbosacral transitional vertebra(LSTV)로 S1이 Lumbarization이 되거나, L5의 Sacralization으로 아래 → 위로 세는 방법이 맞지 않을 수 있습니다.

따라서, 아래 또는 위에서 세는 두 방법 모두 완벽한 Level 체크 방법이 아니며, Transitional vertebra가 있는 경우 Whole spine X-ray를 찍어서 Level 체크의 절대적 기준이 되는 C2 level에서 부터 아래로 세야 합니다. 만약 Whole spine X-ray가 없는 경우에는 차선책으로 Chest나 Thoracic spine X-ray에서 1st rib을 T1 level로 판단하고 세는 방법이 있습니다.

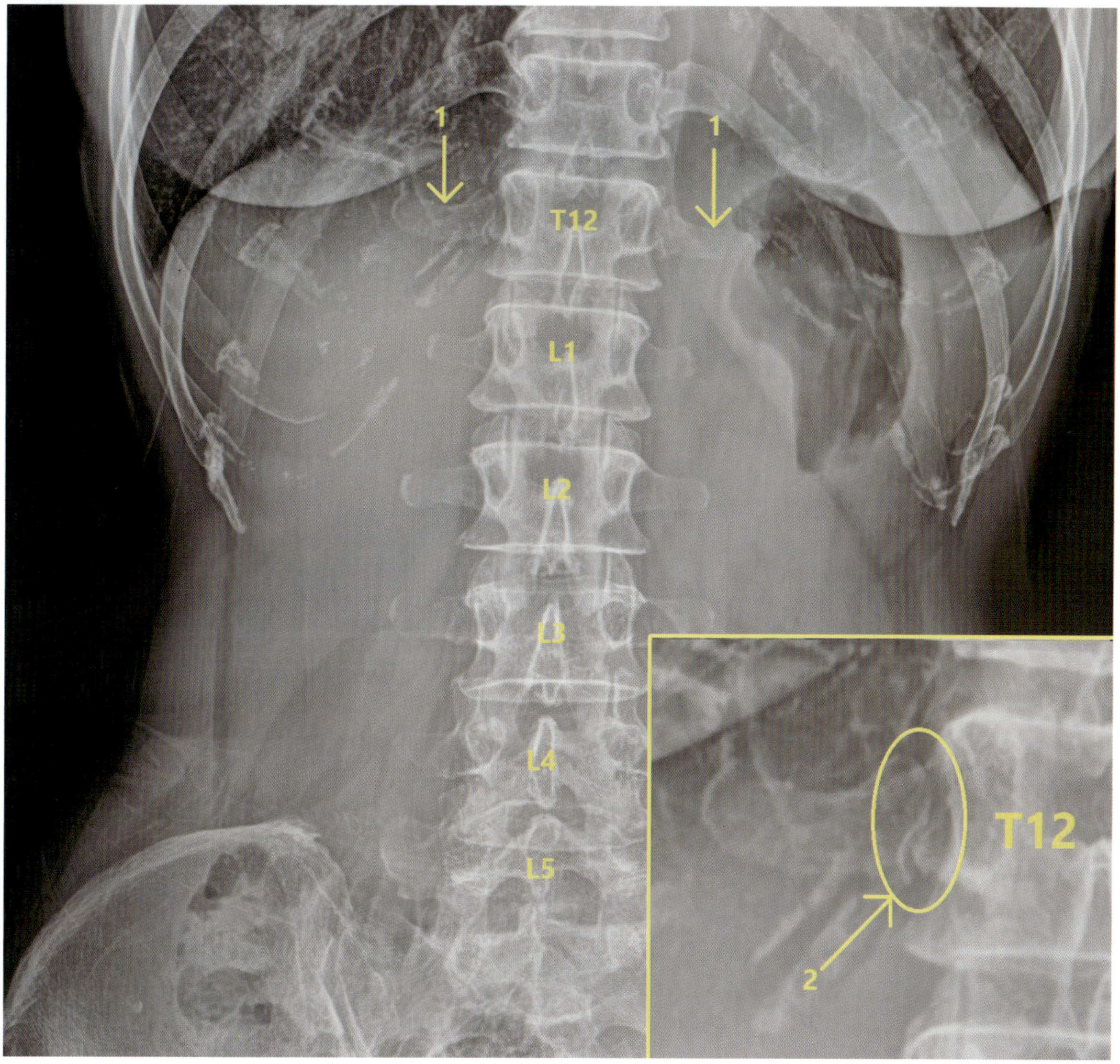

Fig. Lumbar-5.

Hypoplastic 12th rib의 증례입니다. 작아진 Hypoplastic 12th rib(1)을 L1 transverse process로 잘못 판독할 수 있습니다. 오른쪽 아래 확대사진을 보면 Hypoplastic rib의 Articulation(2)가 보입니다. 또한, Thoracic vertebra에서 Lumbar vertebra로 내려갈 때, Transverse process가 커지는 것을 고려하면, (1)은 L1 transverse process가 아니라 Hypoplastic 12th rib으로 판단할 수 있습니다.

본 증례와 같이 Hypoplastic 12th rib이 있는 Thoracolumbar transitional vertebra(TLTV)에서는 Sacrum에서부터 위로 Level 체크해야 합니다. 또한 Articulation(2)을 Transverse process fracture로 잘못 판독하지 않도록 주의해야 합니다.

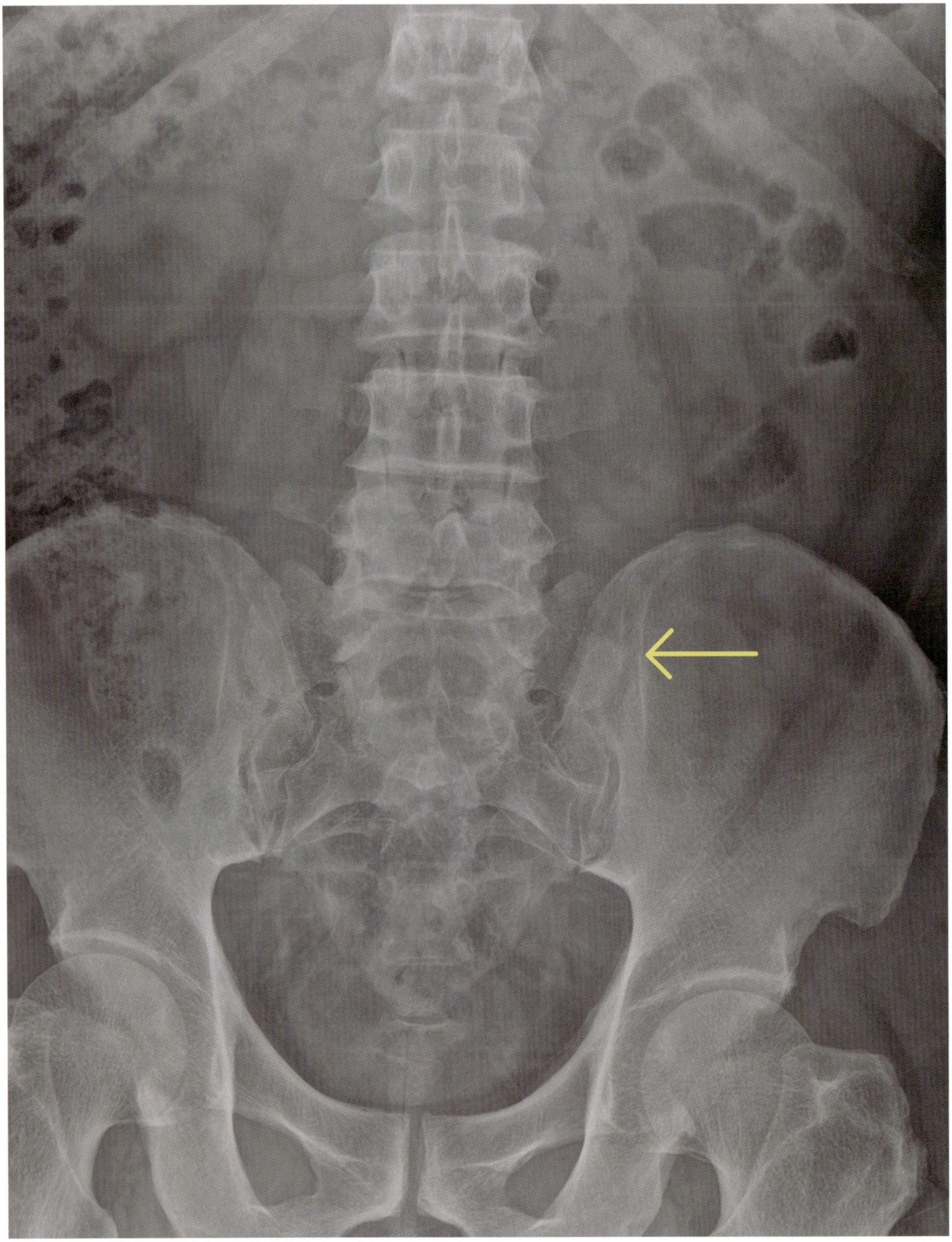

Fig. Lumbar-6.

본 증례와 같이 S1이 Lumbarization(화살표)이 되어 Sacrum과 분리되어 보이고, Lumbar가 6개인 것처럼 보이기도 합니다.

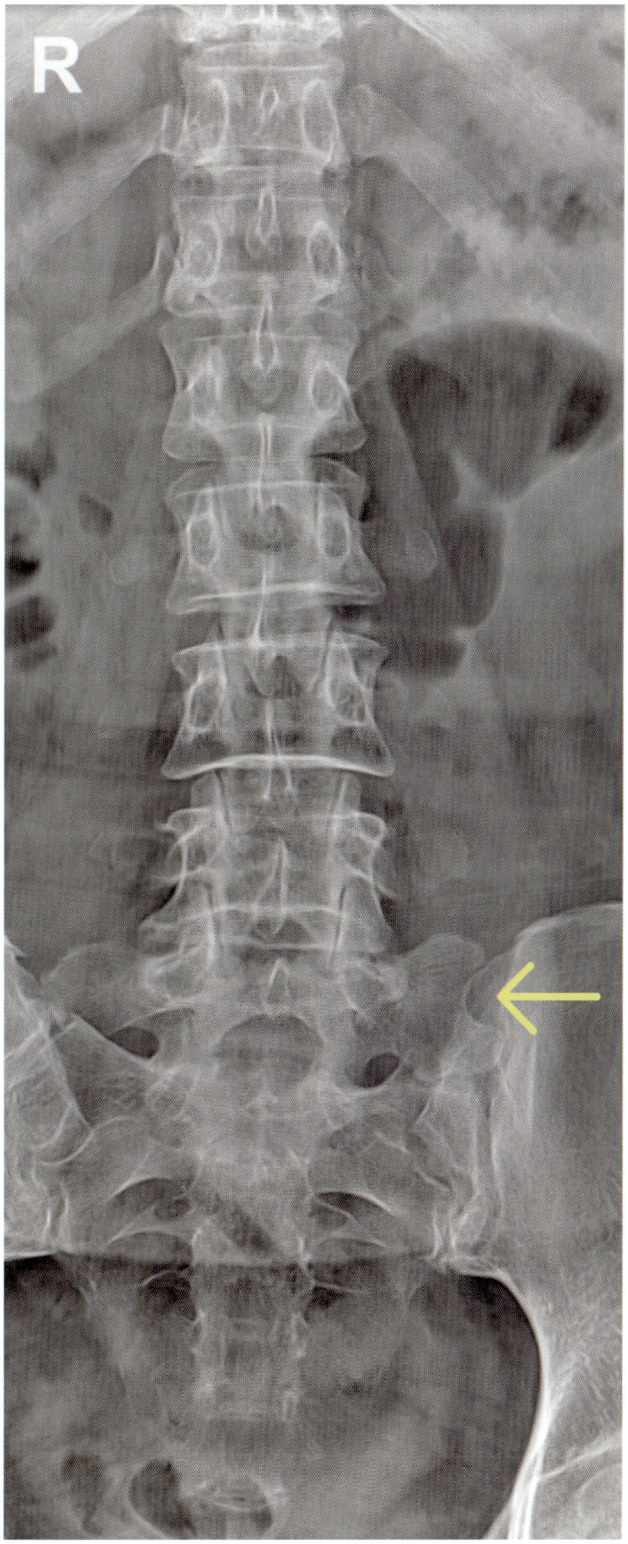

Fig. Lumbar-7.

L5가 Incomplete sacralization(화살표)이 되어 있어, Lumbar가 4개인 것처럼 보이는 증례입니다.

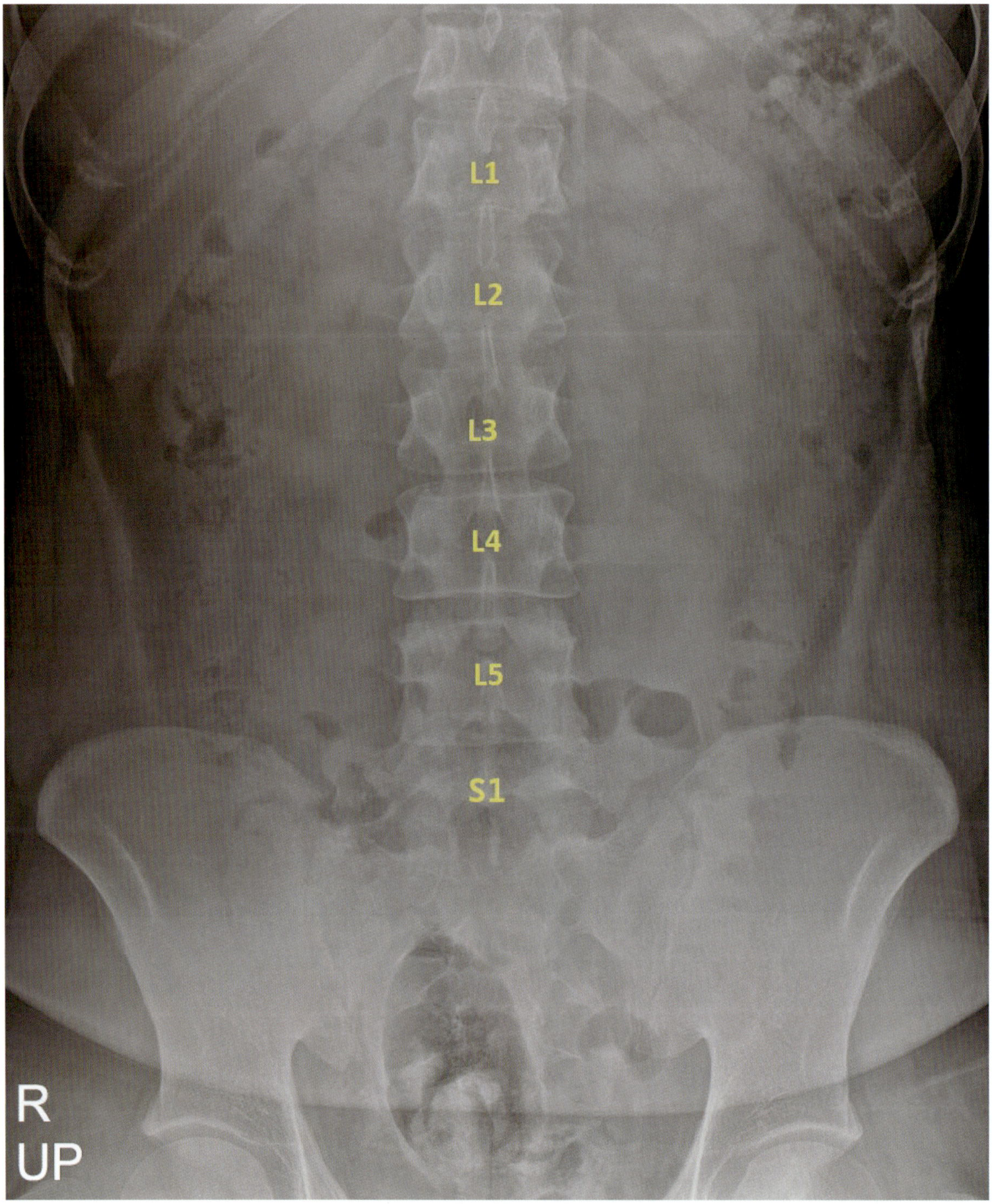

Fig. Lumbar-8.

이번 증례를 보면 Transitional vertebra가 있는 경우 Whole spine X-ray를 찍어야 하는 이유를 알 수 있습니다. 위 사진을 보면 S1이 Lumbarization이 되어 있다고 생각하고 Level을 체크해 보면, Lumbar가 5개로 딱 맞아떨어집니다. 결과적으로 S1의 Lumbarization으로 생각하기가 쉽습니다.

하지만 Level을 정확히 알기 위해서는 Whole spine X-ray로 C spine부터 확인을 해야 합니다. (계속)

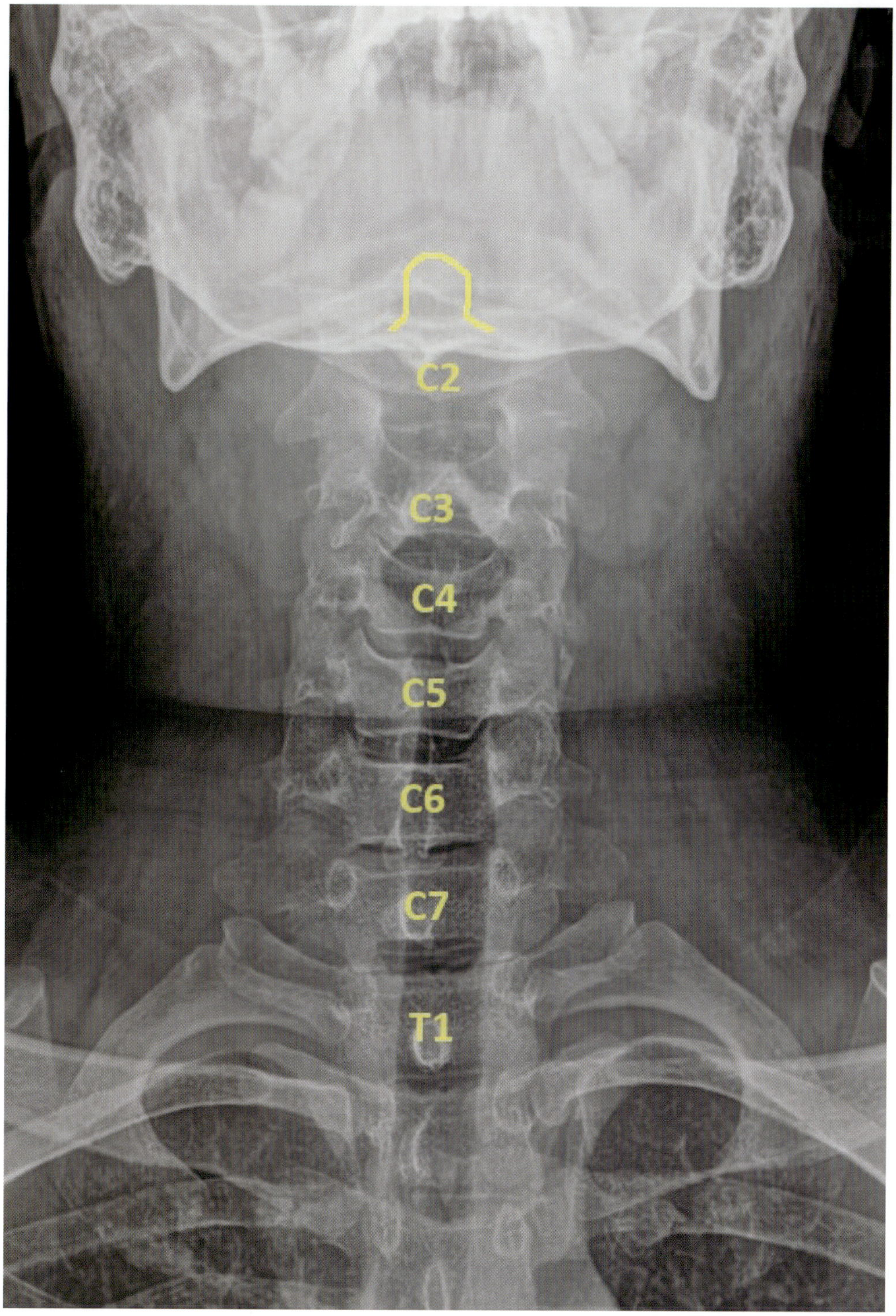

Fig. Lumbar-9.

이 사진은 Whole spine X-ray에서 Cervical spine 부분을 확대한 사진입니다.

C2의 Dens부터 확인하여 아래로 세면 됩니다. 첫 번째 Rib이 나오는 Level이 T1인 것을 확인하고, Thoracic spine을 세어 나갑니다. (계속)

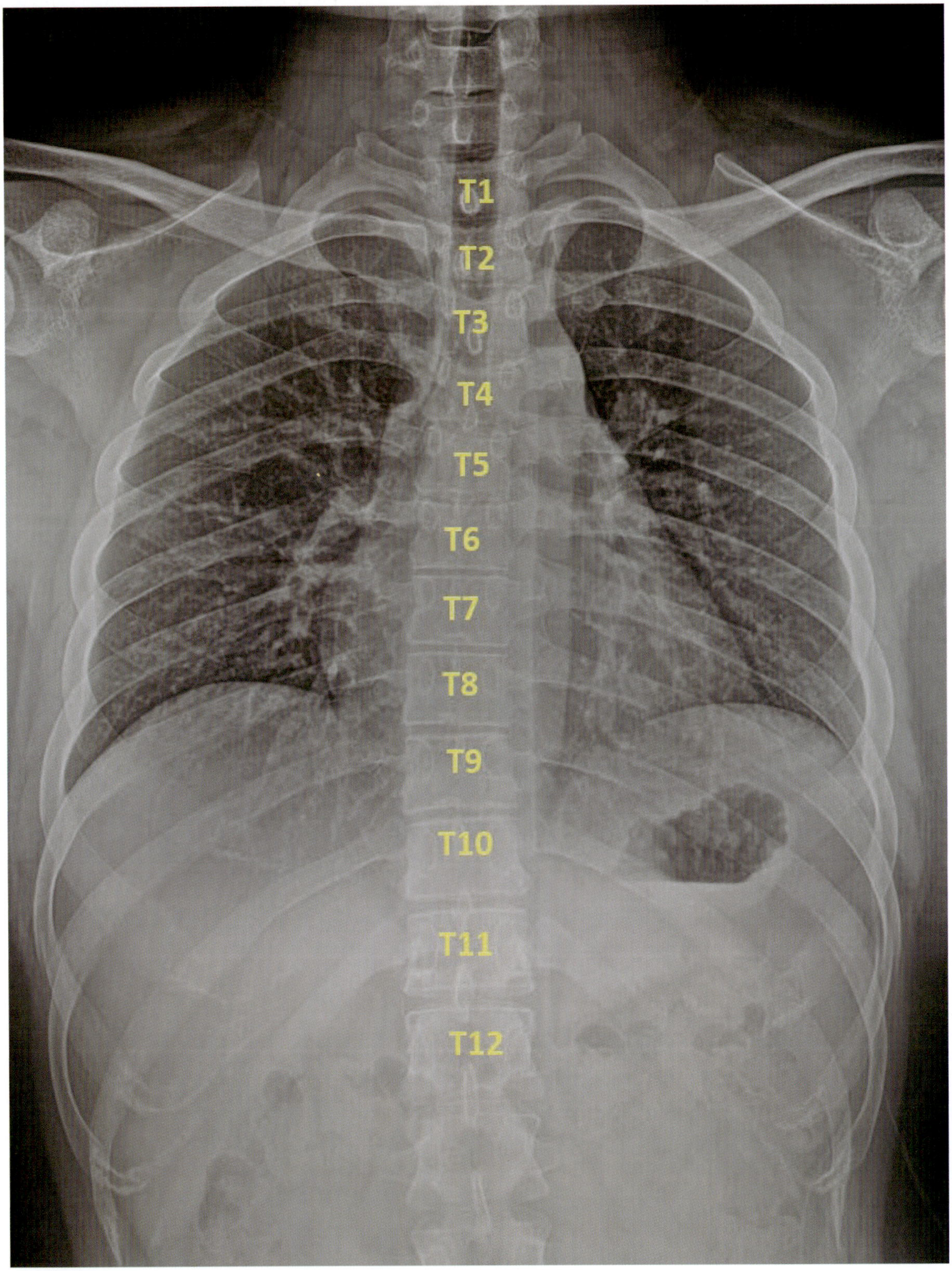

Fig. Lumbar-10.

T1부터 T11까지는 Rib이 있지만, 12th rib은 없는 것을 알 수 있습니다. (계속)

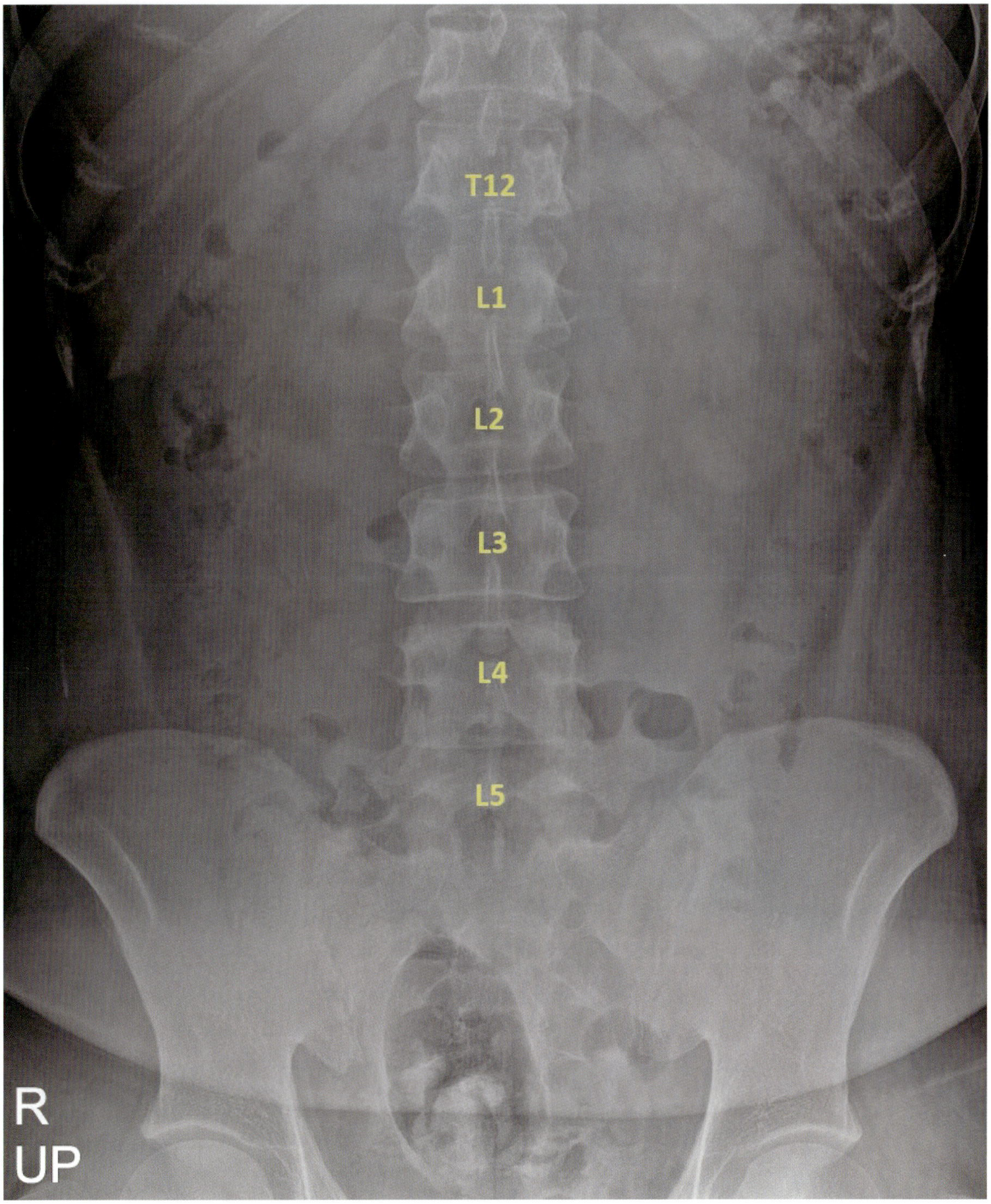

Fig. Lumbar-11.

따라서 Lumbar X-ray만 보았을 때는 L1으로 보이던 Level이 사실은 T12이고, Sacrum의 Lumbarization으로 생각했던 것이 사실은 Lumbar의 Sacralization이었던 것입니다.

즉, Transitional vertebra가 있는 경우, Lumbar X-ray만으로는 Level을 정확히 판단할 수 없고, Whole spine X-ray의 C2에서부터 세어야만 정확한 Level을 판단할 수 있습니다.

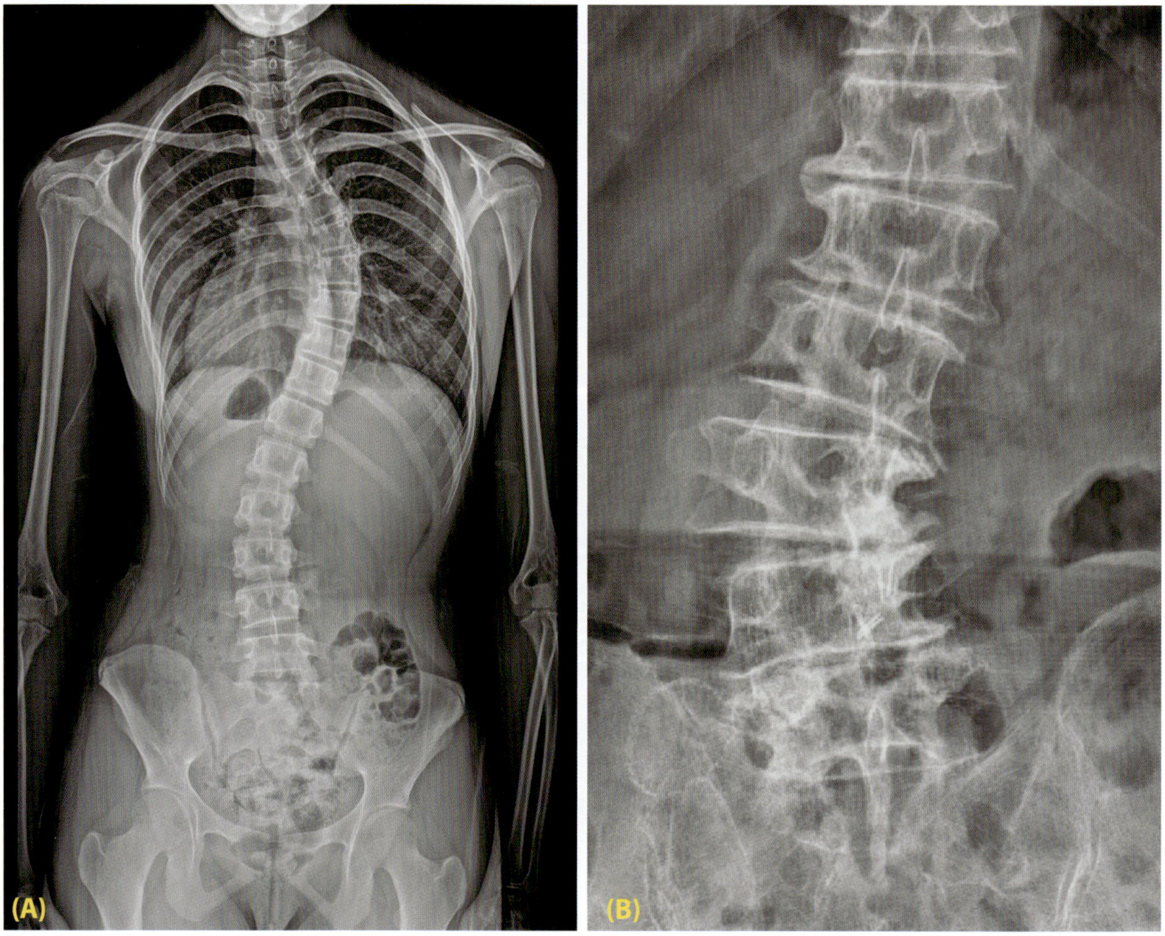

Fig. Lumbar-12.

AP view에서 Vertebral body의 Alignment를 확인해서 **Scoliosis**가 있는지 보아야 합니다. (A)는 10대의 Idiopathic scoliosis, (B)는 80대의 Degenerative scoliosis 입니다.

Scoliosis의 원인은 여러 가지가 있으나, 원인없이 발생하는 Idiopathic scoliosis와 나이가 들면서 퇴행성 변화로 발생하는 Degenerative scoliosis가 가장 흔합니다. Idiopathic scoliosis는 Spine이 3차원적으로 회전하면서 뒤틀리기 때문에 Spinous process나, Rib이 같이 돌아가 있는 특징을 보입니다. 그에 비해 Degenerative scoliosis는 Vertebral body의 비대칭적인 Degenerative change로 발생합니다.

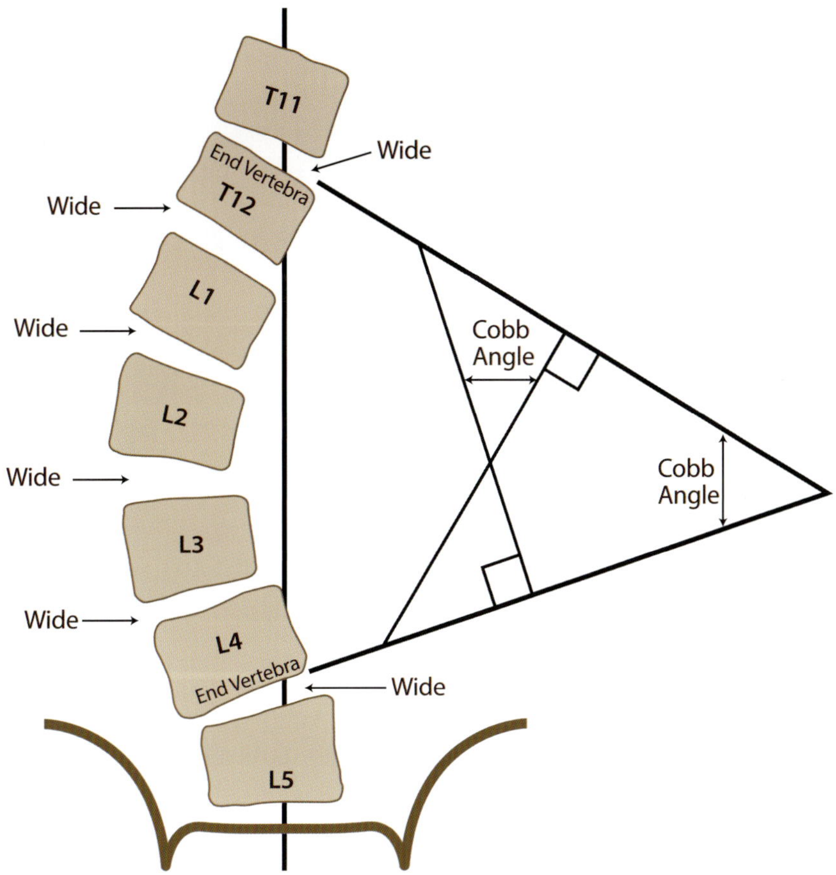

Fig. Lumbar-13.

Scoliosis의 Severity를 보기 위해서는 Cobb's angle을 재야 합니다.

Scoliosis 환자의 경우, 그림과 같이 Disc space가 양쪽이 균일하지 않고, 한쪽이 더 넓습니다. 넓은 방향을 기준으로 바뀌는 부분에서 선을 그어, 각도를 구한 것이 **Cobb's angle** 입니다.

그림에서 T11/T12 사이에는 왼쪽(그림상 오른쪽)이 더 넓다가, T12/L1에서는 오른쪽(그림상 왼쪽)이 더 넓어지기 때문에 이 Level을 기준으로 합니다. 아래쪽으로는 L3/4에서는 오른쪽이 더 넓고, L4/5에서는 왼쪽이 더 넓기 때문에, 이 Level을 기준으로 하여 각각 그은 선이 만나 이루는 각도가 Cobb's angle 입니다.

Cobb's angle이 10° 이상인 경우 Scoliosis로 진단하며, 10° 미만이면 단순히 Spinal asymmetry라고 합니다. Cobb's angle은 아침/저녁에 따라 5° 정도 차이날 수 있기 때문에(저녁에 더 크게 측정됨), 1년에 5° 이상 증가하는 경우에 Progression으로 평가합니다. Cobb's angle이 20° 미만인 경우 Observation, 20~45° 인 경우 Brace 착용(성장기인 경우), 45° 이상인 경우 Surgery indication이 됩니다.

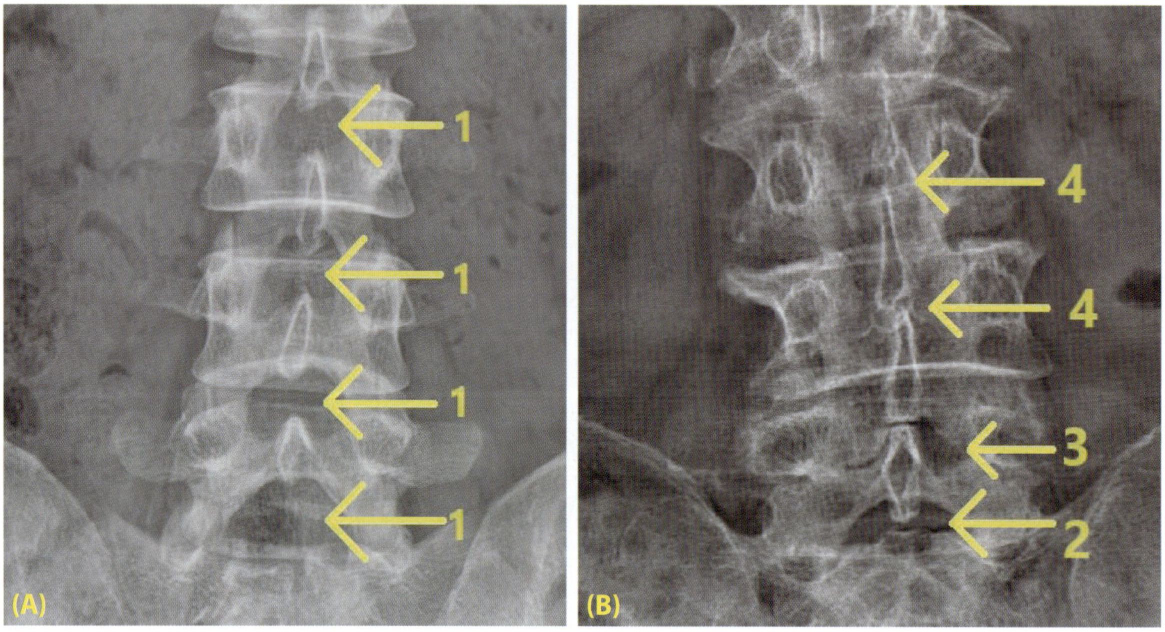

Fig. Lumbar-14.

(A)는 30대의 정상 AP view, (B)는 Degenerative change가 있는 60대 환자의 AP view 입니다. AP view에서 Interlaminar space를 확인할 수 있습니다.

(A)에서는 Interlaminar space(1)가 정상적으로 넓은 것을 확인할 수 있으나, (B)에서는 Interlaminar space가 전체적으로 좁아져 있습니다. 그나마 L5/S1 interlaminar space(2)나, L4/5 interlaminar space(3)의 Lt side에만 공간이 있으며, 그 위 Level 인 L3/4 interlaminar space나 L2/3 interlaminar space(4)는 거의 공간이 없는 것을 확인할 수 있습니다.

따라서 (B) 환자는 L4/5의 Lt side나 L5/S1의 Interlaminar space에서 Spinal anesthesia 또는 Interlaminar epidural steroid injection을 시도해볼 수 있으며, 그 위 Level에서는 매우 어려울 것이라 판단할 수 있습니다.

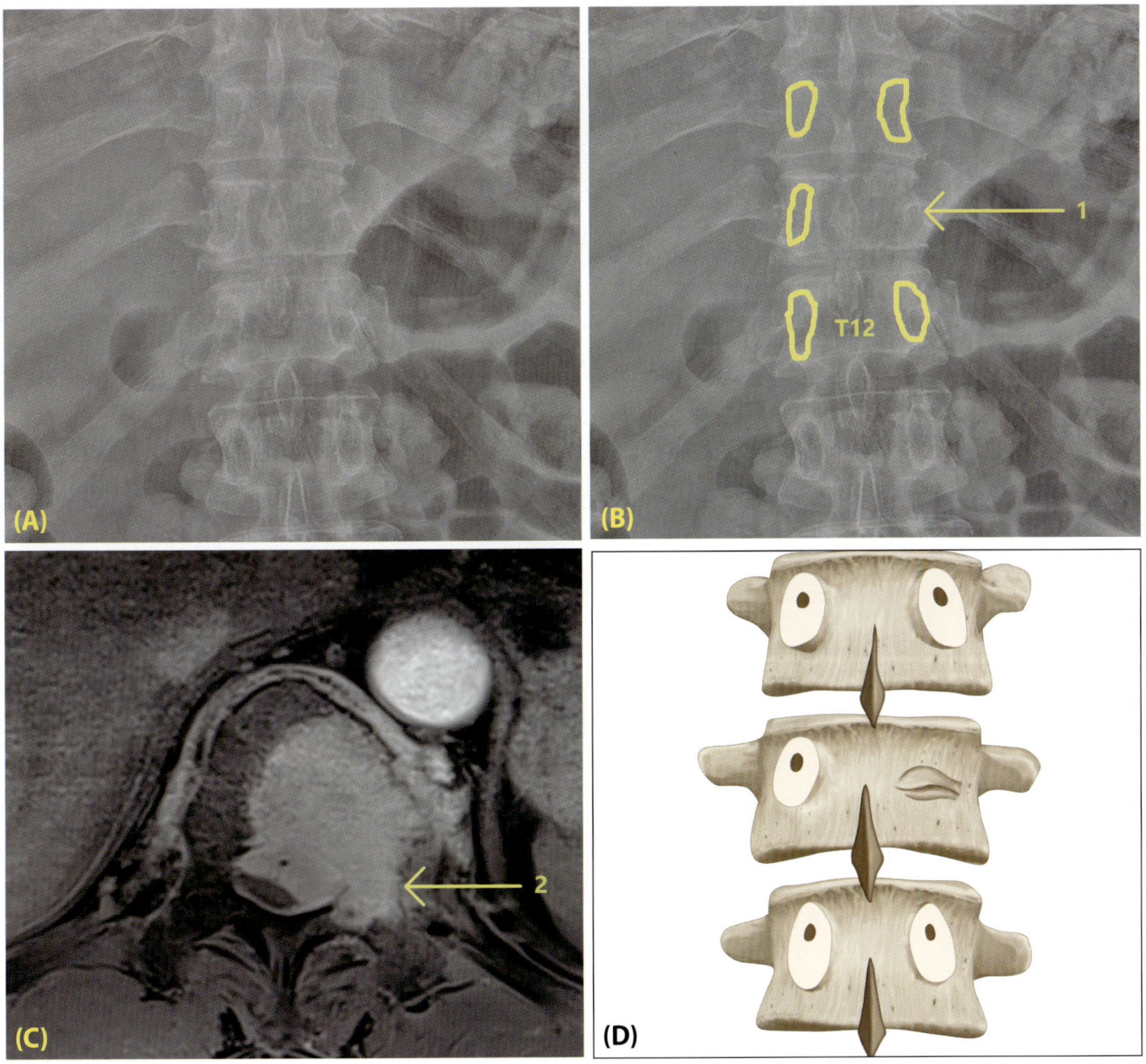

Fig. Lumbar-15.

(A), (B)는 AP view, (C)는 T11 level의 MR FS T1 GD Axial image 입니다. Pedicle도 정상적인 모습인지 확인해야 합니다.

Pedicle에 Bone metastasis가 생기면, 침범된 Pedicle은 X-ray에서 잘 보이지 않습니다. (A)와 (B)를 보시면 다른 Pedicle은 타원형의 모양으로 잘 보이지만, T11의 Lt pedicle(1)은 잘 보이지 않습니다. 이것이 마치 (D)그림의 부엉이가 한쪽 눈을 감고있는 모습과 같다하여 Winking owl sign이라 합니다. (C)에서도 Bone metastasis를 확인할 수 있는데, MR FS T1 GD image에서는 High SI로 보이는 Mass가 Bone metastasis된 부위이고, Lt pedicle(2)로 침범한 것을 볼 수 있습니다.

한페이지 지식

Osteopenia

Osteoporosis(골다공증)는 Bone mass 또는 Bone quality의 감소로 Bone strength가 감소하는 질환입니다. 확진하기 위해서는 Dual energy X-ray absorptiometry(DEXA)로 진단해야 합니다.
X-ray 만으로는 Osteoporosis를 확진할 수는 없지만, Osteopenia(골감소증) 소견은 확인할 수 있습니다. Osteopenia의 X-ray 소견은 Cortical bone이 얇아지면서, Trabecular pattern이 변하게 됩니다. 그리고 내부의 Bone mass가 줄어들기 때문에, Low density 소견을 보입니다. X-ray로 Osteopenia를 잘 볼 수 있는 부위는 2nd metacarpal bone, Lumbar spine, Femur neck 입니다.

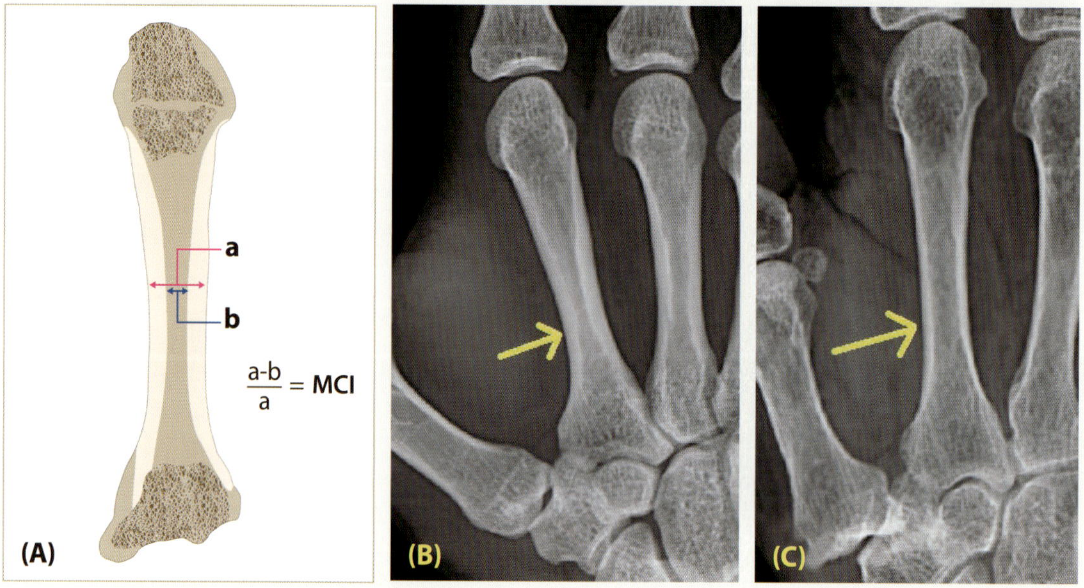

(A)는 Metacarpal cortical index(MCI)를 설명하는 그림이고, (B)는 20대 남자의 Hand AP view, (C)는 80대 여성의 Hand AP view 입니다. Osteopenia가 발생하면 Cortical bone이 얇아집니다. 얇아진 Cortical bone을 잘 볼 수 있는 부위가 2nd metacarpal bone(화살표) 입니다.
(A)를 보시면 Diaphysis가 가장 얇은 부위에서 Outer margin의 길이를(a), 같은 부위에서 Intramedullary portion의 길이를(b)라고 하였을 때, (a)-(b) 값이 Cortical thickness 입니다. Outer margin의 길이에서 Cortical thickness의 비율을 보는것이 MCI 이며, MCI 는 정상적으로 50% 이상이어야 합니다. (B)를 보시면 MCI가 50% 이상인 정상 소견이며, (C)는 MCI 가 50% 미만이기 때문에, Osteopenia 소견으로 판단할 수 있습니다. (C) 소견을 보이더라도, Osteoporosis로 확진하려면, DEXA 검사를 시행하여야 합니다.

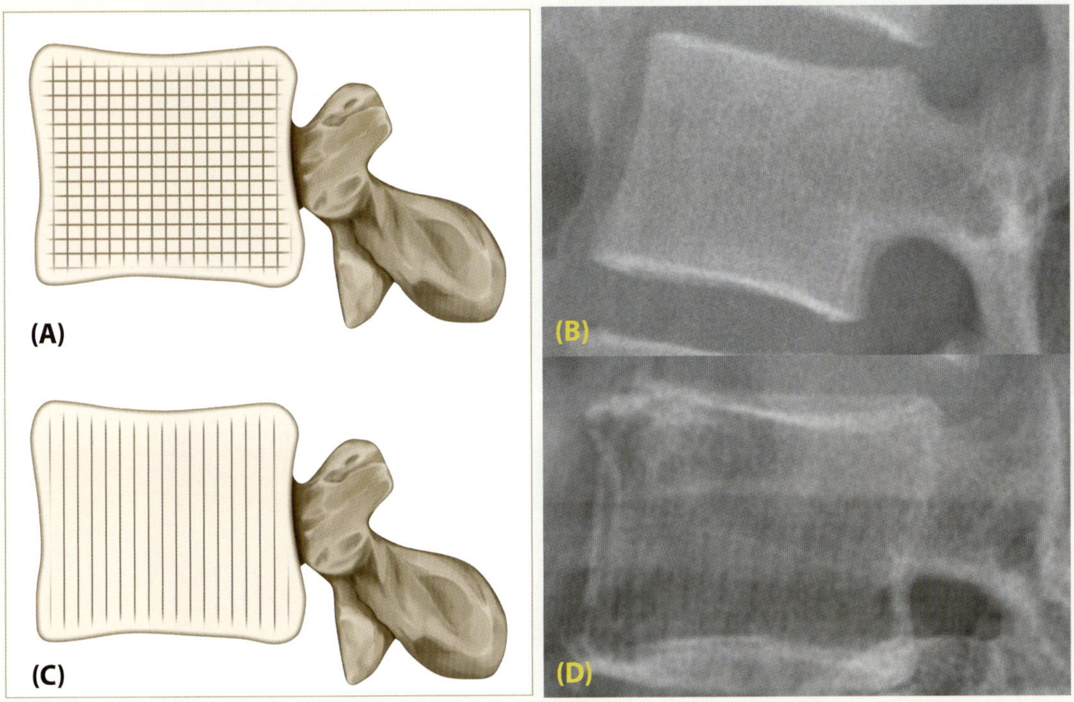

Lumbar spine의 Osteopenia소견은 Cortical thickness로 알기 힘듭니다. 그 대신, Trabecular pattern의 변화로 Osteopenia를 판단합니다. (A)는 정상을 나타낸 모식도이고, (B)는 20대 남성의 X-ray입니다. (C)는 Osteopenia의 Trabecular pattern의 변화를 나타낸 모식도이고, (D)는 Osteopenia 소견을 보이는 80대 여성의 X-ray 입니다.

(A)를 보시면 정상 Vertebral body의 Trabeculation은 세로선과 가로선이 촘촘히 엮여있는 모습입니다. Trabeculation의 가로와 세로가 잘 유지되어 있으면 (B)처럼 Trabecular pattern이 잘 보이지 않습니다. 그에 비해, (C)를 보시면 Weight-loading을 받지않는 가로선은 없어지고, 세로선만 남아있게 됩니다. (D)를 보시면, 가로 방향의 Trabeculation이 없어지면서 세로 방향의 Trabecular pattern이 두드러진 모습입니다. 그리고 Bone mass 감소로 인해 Density가 낮아져, Radiolucent하게 보이는 것을 볼 수 있습니다.

2 Lateral view

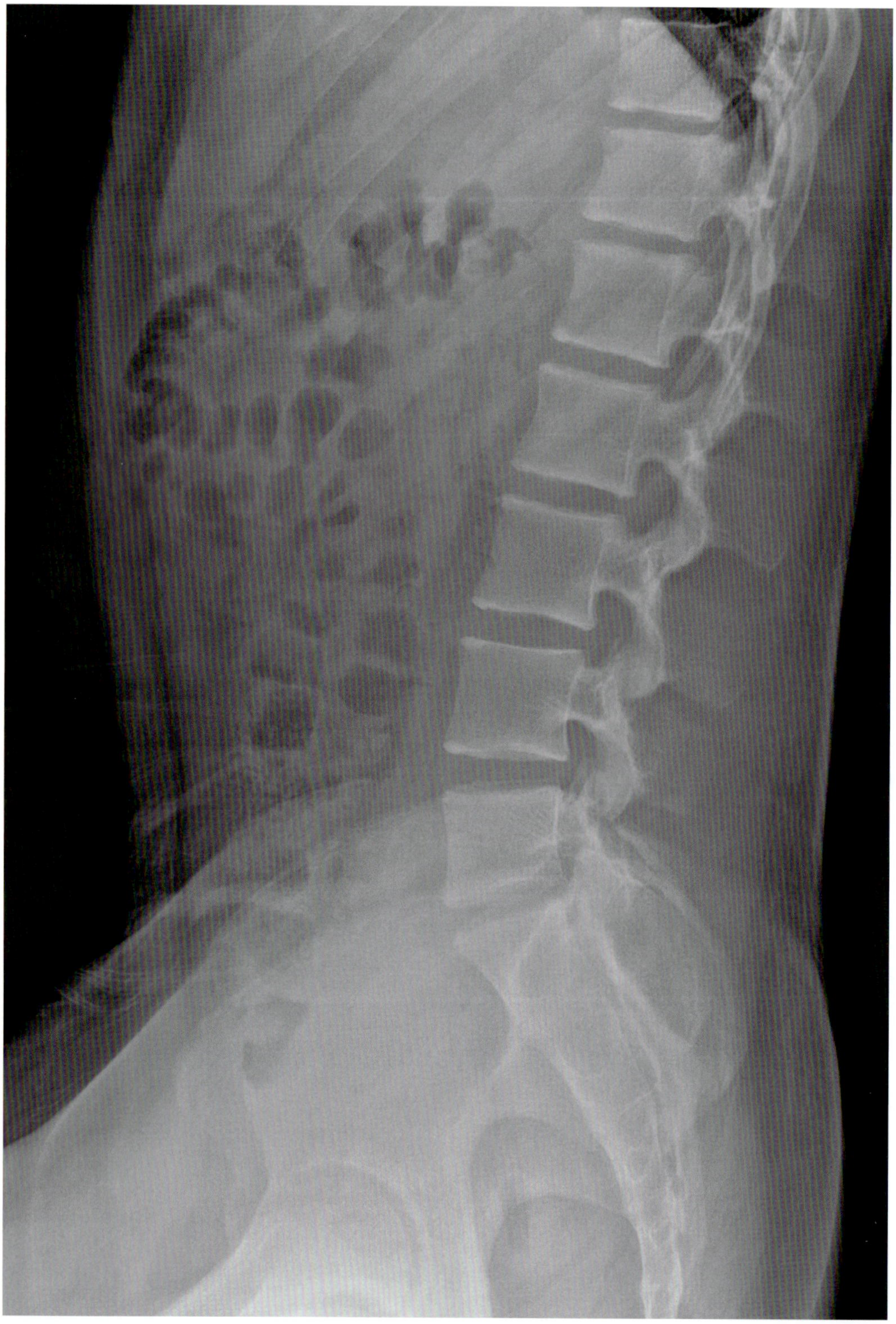

Fig. Lumbar-16.

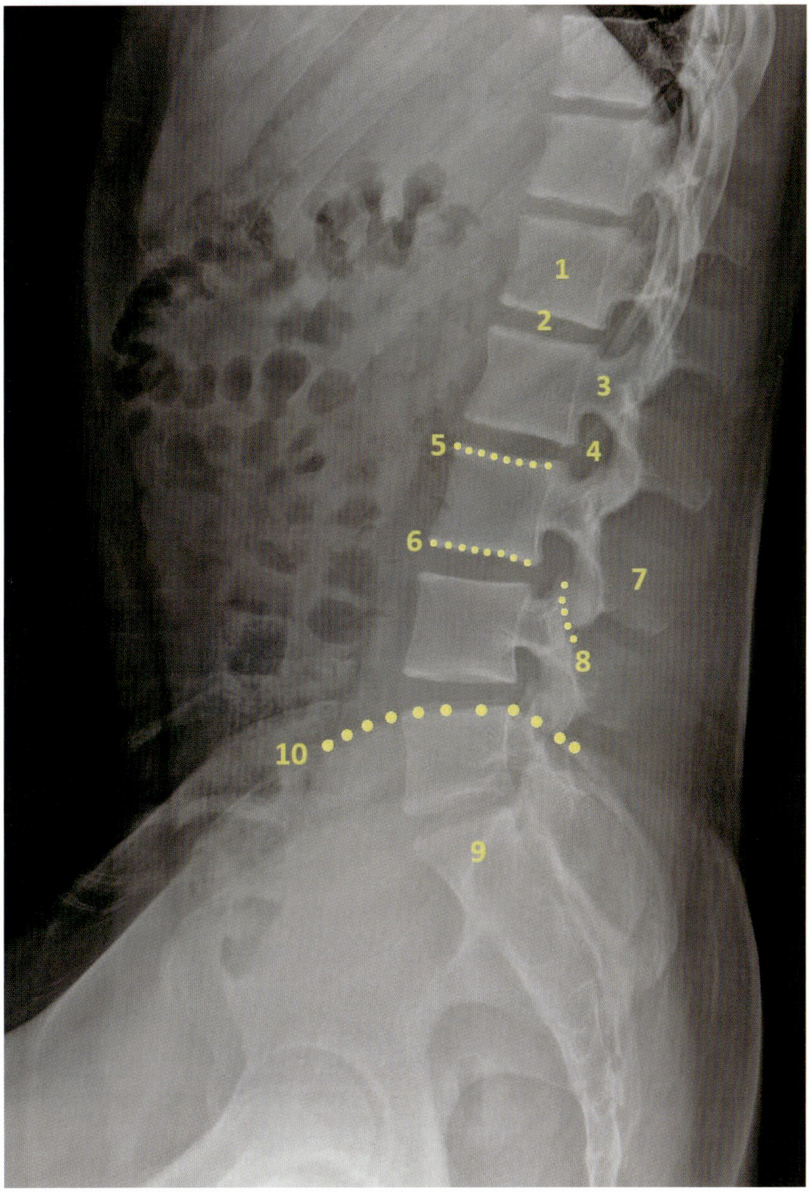

Fig. Lumbar-17.

1. L1 vertebral body // 2. L1/2 disc // 3. L2 pedicle // 4. L2/3 neural foramen // 5. L3 superior endplate // 6. L3 inferior endplate // 7. L3 spinous process // 8. L3/4 facet joint // 9. Sacrum // 10. Iliac crest

Lateral에서는 Vertebral body, Disc space, 그리고 Sagittal plane의 alignment를 잘 판단할 수 있습니다. X-ray에서는 Intervertebral disc가 직접 보이지는 않기 때문에 Vertebral body(1)사이의 공간을 Intervertebral disc(2)로 생각합니다. Intervertebral disc는 아래로 내려갈수록 점점 더 두꺼워져야 합니다. 하지만 예외적으로 L5/S1 intervertebral disc는 L4/5 intervertebral disc보다 정상적으로 얇을 수 있습니다. Vertebral body의 Upper margin을 Superior endplate(5), Lower margin을 Inferior endplate(6)이라 합니다. Facet joint(8)도 Lateral view에서 보이는데, 양쪽이 겹쳐서 보이기 때문에 Rt인지 Lt인지 구별할 수는 없습니다. Rt/Lt까지 판독하려면 Oblique view를 보아야 합니다.

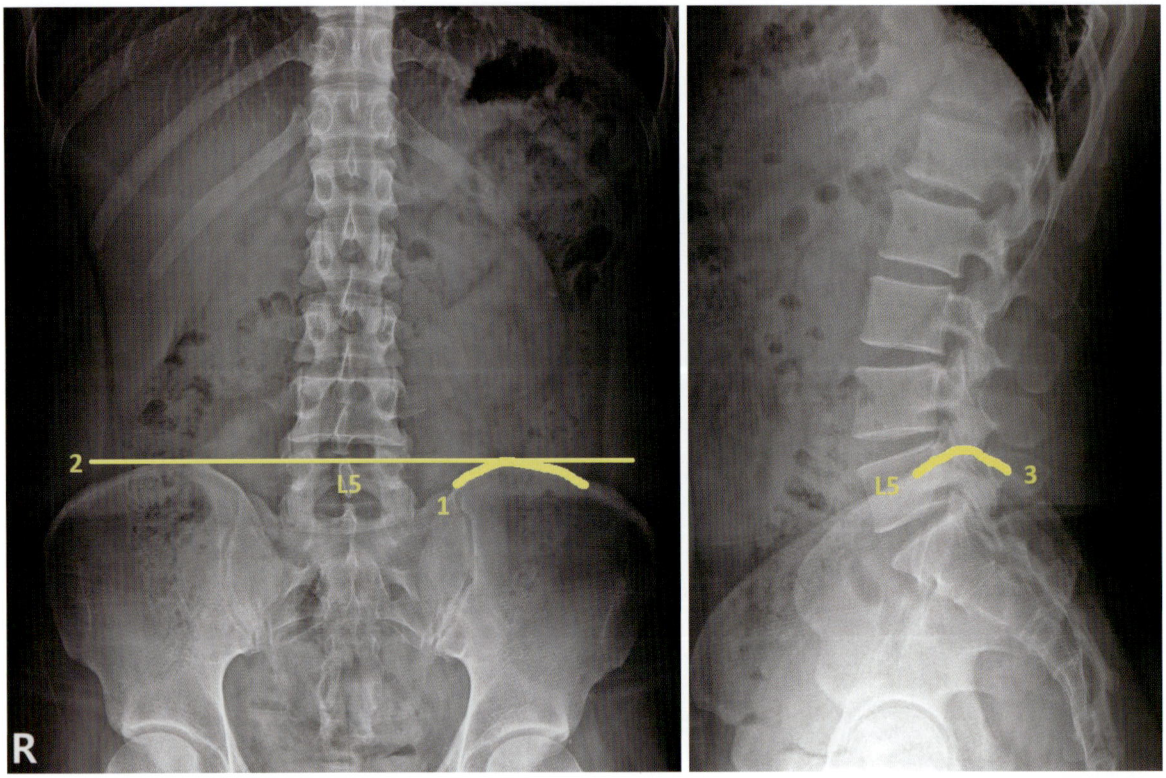

Fig. Lumbar-18.

Lateral view에서의 Level 체크는 AP view에서 Level을 확인한 뒤 Lateral view에 대입해서 판단합니다. AP view에서 양쪽 Iliac crest(1)를 이은 선을 Tuffier's line(Intercristal line)(2)이라 합니다. Tuffier's line이 어느 Vertebra를 지나는지 확인하여, Lateral view에서 Level을 확인합니다.

본 증례에서는 Tuffier's line이 L5 vertebral body로 지나가고 있습니다. 따라서 Lateral view의 Iliac crest(3)에 해당하는 Vertebral body가 L5인 것을 알 수 있고, 이것을 기준으로 Level을 확인합니다. Iliac crest가 남자에서는 더 높고, 여자에서는 상대적으로 더 낮기 때문에, Tuffier's line은 남자에서 일반적으로 L4의 Inferior endplate, 여자에서 일반적으로 L5의 Superior endplate를 지나갑니다.

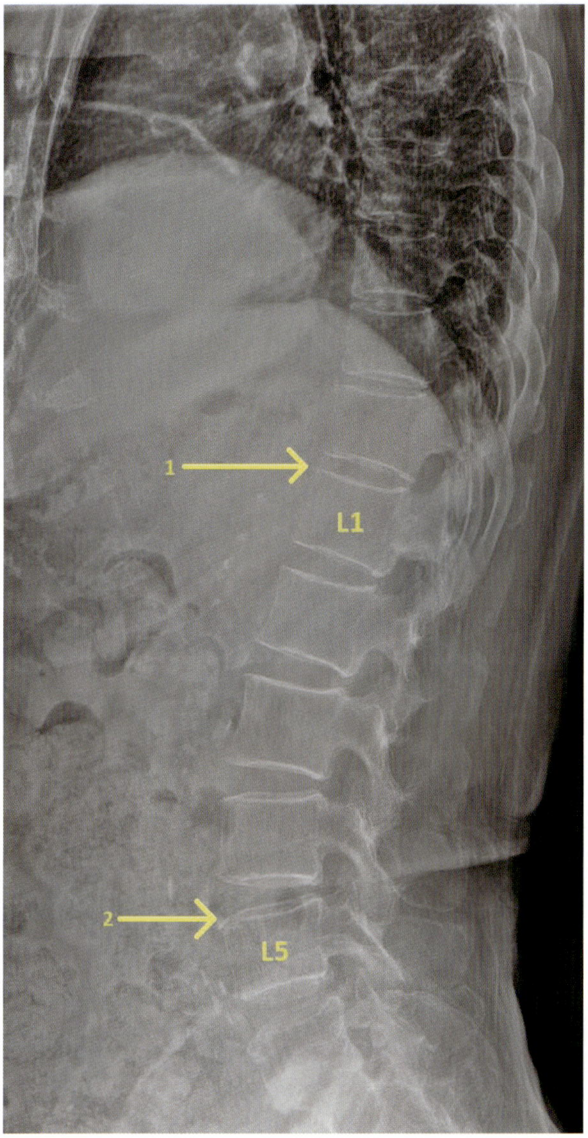

Fig. Lumbar-19.

일반적으로 Low lumbar spine에 병변이 많아 이 부분을 잘 보는것이 중요합니다. 하지만 T-spine도 한 장에 같이 보고 싶다는 생각에 T-L spine을 찍는 경우가 있습니다. 이 경우 X-ray의 중심이 L-spine X-ray 보다 위에 있게 되면서, Low lumbar의 Disc space나 Vertebral body가 정확히 판독되지 않습니다. X-ray의 직진성과, 3차원의 구조물을 2차원으로 표현하는 X-ray의 특성상, 한쪽 Vertebral body의 Endplate를 잘 맞춰서 찍으면, 다른쪽 Vertebral body의 Endplate는 잘 맞춰지지 않게 나오기 때문입니다.

본 증례는 T-L spine으로 찍은 Lateral view 입니다. X-ray의 중심이 맞은 L1의 Superior endplate(1)는 하나의 선으로 보이지만, L5의 Superior endplate(2)는 두 줄로 보이게 됩니다. Endplate가 두 줄로 보이게 되면, Disc space의 정확한 평가가 어렵게 됩니다.

이러한 이유로, 알고 싶은 부위에 맞게 X-ray의 중심을 설정하도록 처방 내는 것이 중요합니다.

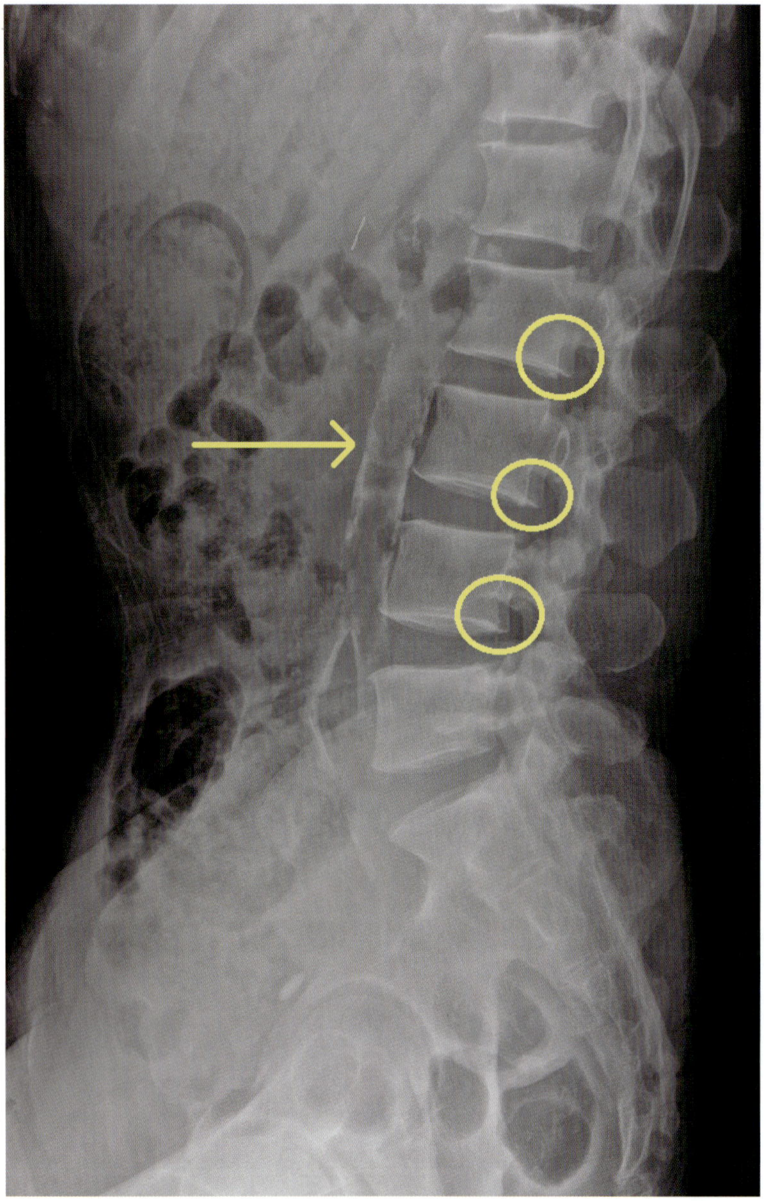

Fig. Lumbar-20.

Lateral view를 찍을 때, Rt/Lt의 구조물이 잘 겹치도록 찍어야 True lateral view 입니다.

본 증례처럼 Rotation을 잘못하여 양쪽이 겹치지 않게 찍히면, Vertebral body의 뒤쪽이 두 줄(동그라미)로 보이게 됩니다. Rotation 정도를 수정하여 Vertebral body가 한 줄로 보이도록 찍어야 True lateral view 입니다.

Vertebral body의 앞쪽으로 보이는 원통 모양의 Calcification은 Aorta의 Calcification(화살표)입니다. Abdominal aortic aneurysm의 Impending rupture가 Back pain으로 오는 경우가 있기 때문에, Aorta의 Calcification이 보이는 경우는 그 길이를 재서 너무 크지는 않은지 확인해 보시는 것이 좋습니다.

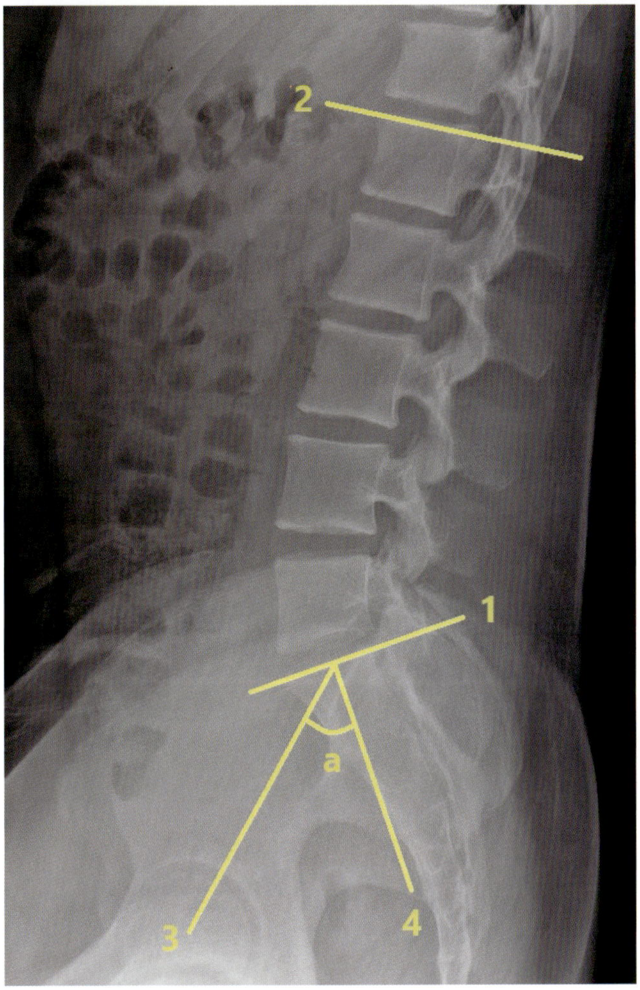

Fig. Lumbar-21.

Lateral view에서는 Lumbar lordosis를 보아야 합니다. S1의 Superior endplate(1)를 그은 선과 L1의 Superior endplate를 그은 선(2) (문헌에 따라 T12의 Inferior endplate를 그은 선)이 만드는 각도로 판단합니다. Lumbar lordosis의 정상 각도는 30 – 50°이며, 70°가 넘으면 Excessive lordosis라 하며, 10° 미만인 경우는 Lumbar kyphosis 라고 합니다.

정상 Lumbar spine에서 Weight bearing은 Intervertebral disc에서 80%, Facet joint에서 20%로 나눠서 받습니다. Excessive lordosis가 있는 경우 정상보다 Facet joint에 Weight bearing이 더 많이 실리게 되어, Facet osteoarthritis가 잘 발생하게 됩니다. 반대로 Lumbar kyphosis가 있는 경우 정상보다 Intervertebral disc에 Weight bearing이 더 많이 실리게 되어, Disc degeneration이 빨리 발생하게 됩니다.

Pelvic incidence(a)는 Femoral head의 가운데에서 S1 superior endplate의 가운데로 그은 선(3)과 S1 superior endplate에서 수직인 선(4)이 이루는 각도를 의미합니다. Pelvic incidence는 성장이 끝난 후 변하지 않는 각도이며, Lumbar lordosis와 10° 이내의 차이로 비슷한 값을 가집니다. 따라서 나이가 든 환자에서 Degeneration으로 Lumbar lordosis가 무너졌을 때, Degeneration 이전에 어느 정도의 Lordosis였는지 예상하는 값으로 Pelvic incidence를 이용할 수 있습니다.

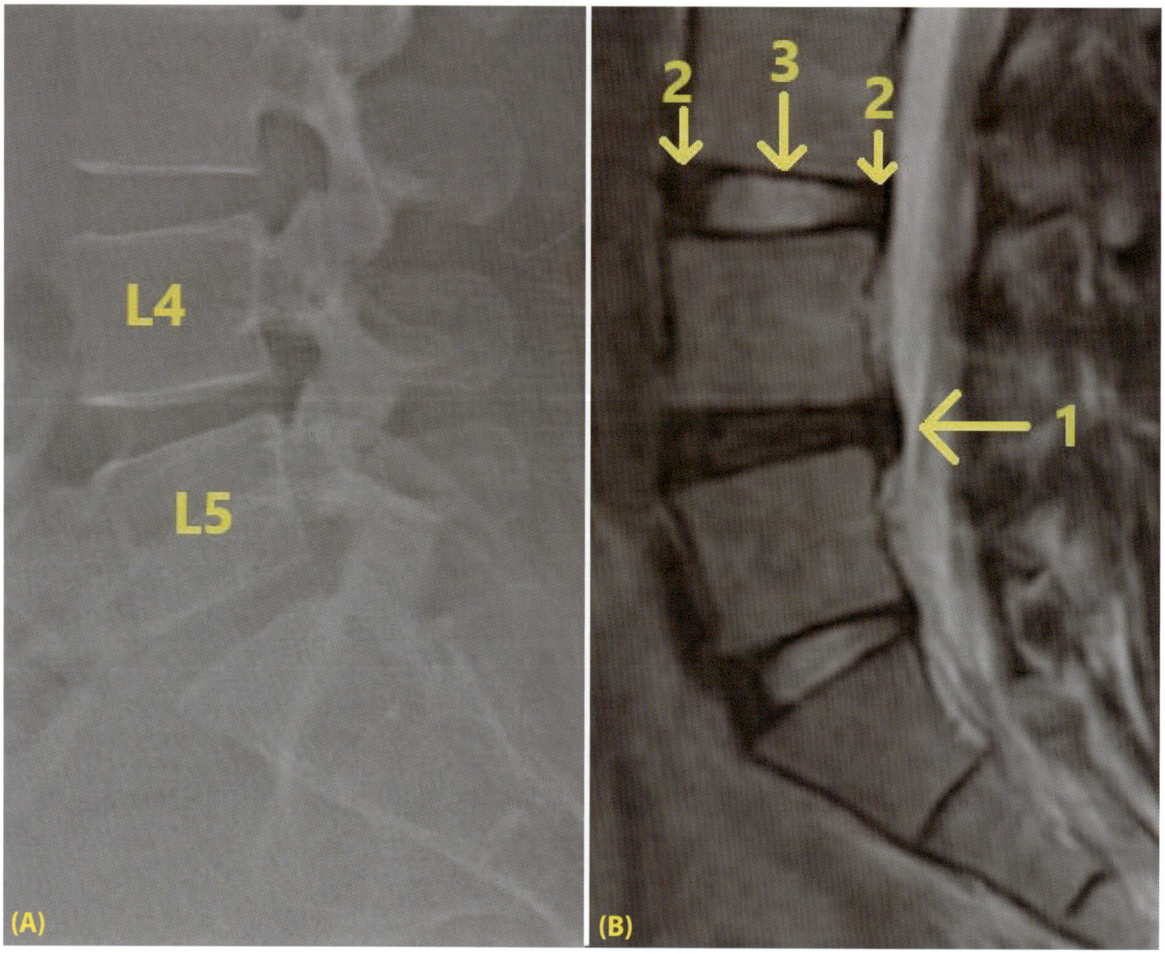

Fig. Lumbar-22.

Lateral view에서는 Disc space를 잘 볼 수 있습니다. Disc space를 보았을 때, 아래로 갈수록 두꺼워지는 것이 정상입니다. 하지만 아래 Level의 Disc가 위 Level의 Disc 보다 얇다면, Degenerative change나 Disc herniation이 생겼다고 생각할 수 있습니다. (예외적으로 L5/S1은 정상에서도 L4/L5 disc 보다 얇을 수 있습니다.)

(A)는 Lateral view, (B)는 MR T2W sagittal image 입니다. (A)를 보면 L3/4 disc space에 비해 L4/5 disc space가 얇은 것을 알 수 있고, MRI를 통해, 해당 부위의 **Disc herniation**(1)를 확인하였습니다.

(B)에서 정상적인 Disc인 L3/4 intervertebral disc를 보시면, Annulus fibrosus(2)에 해당하는 앞뒤는 Low SI(까만색), Nucleus pulposus(3)에 해당하는 가운데 부위는 High SI(하얀색) 입니다. Degeneration이 발생한 Intervertebral disc는 L4/5 intervertebral disc처럼 Nucleus pulposus에 해당하는 High SI가 사라지는 소견을 보입니다. 그에 비해, L5/S1 intervertebral disc를 보시면, L3/4 intervertebral disc 보다 얇지만, MRI에서 정상적인 소견을 보입니다. L5/S1 intervertebral disc는 정상적으로 위 Level 보다 얇을 수 있기 때문입니다.

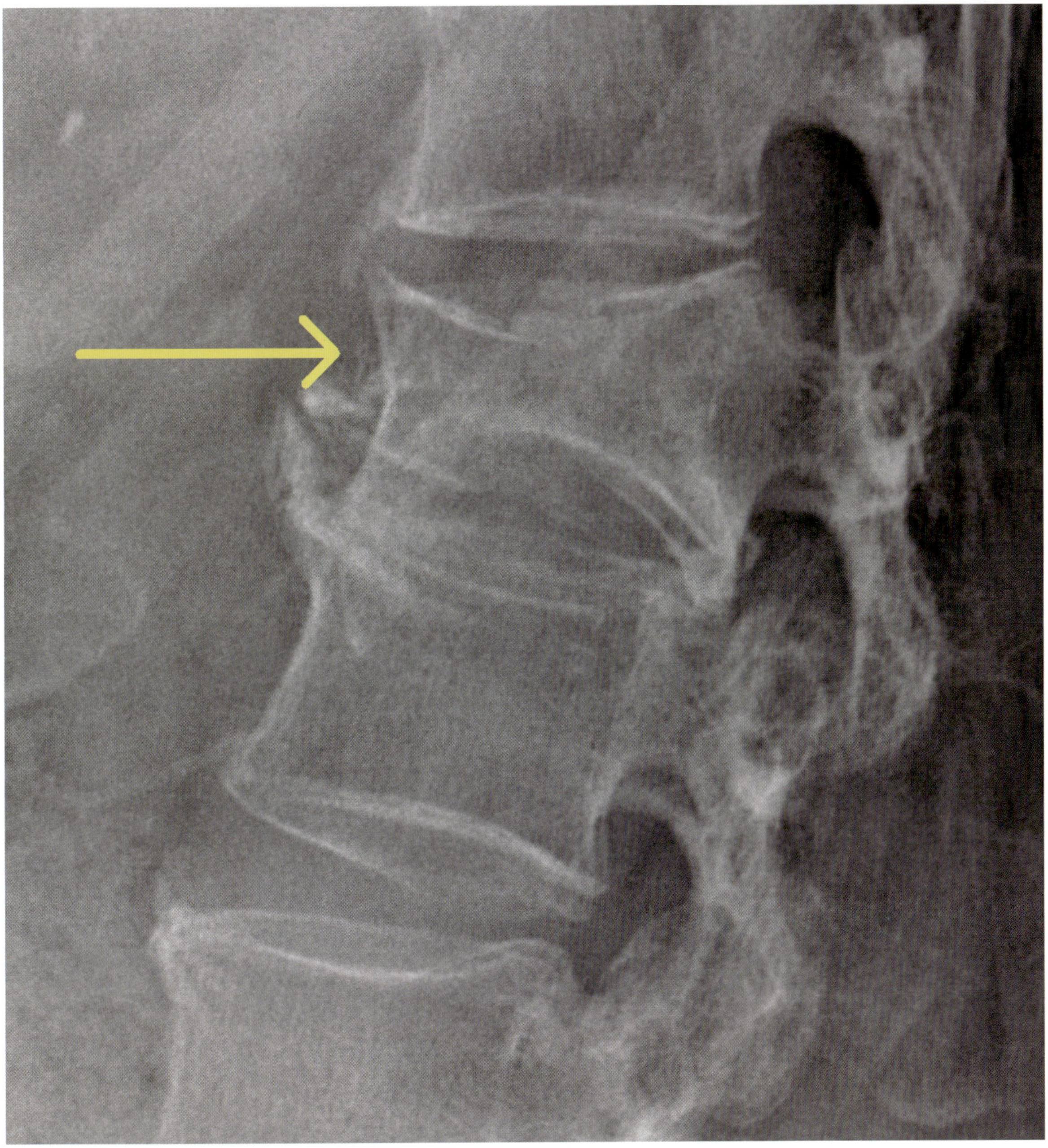

Fig. Lumbar-23.

Lateral view에서는 Vertebral body의 모양도 평가하여 Compression fracture(화살표)도 확인할 수 있습니다.

Vertebral body를 Anterio/Middle/Posterior height 세 부분으로 나누어서 높이를 평가합니다. 높이 감소가 20% 이상 있을 때 Compression fracture로 진단합니다.

Compression fracture는 뒤에서 더 자세하게 설명하겠습니다.

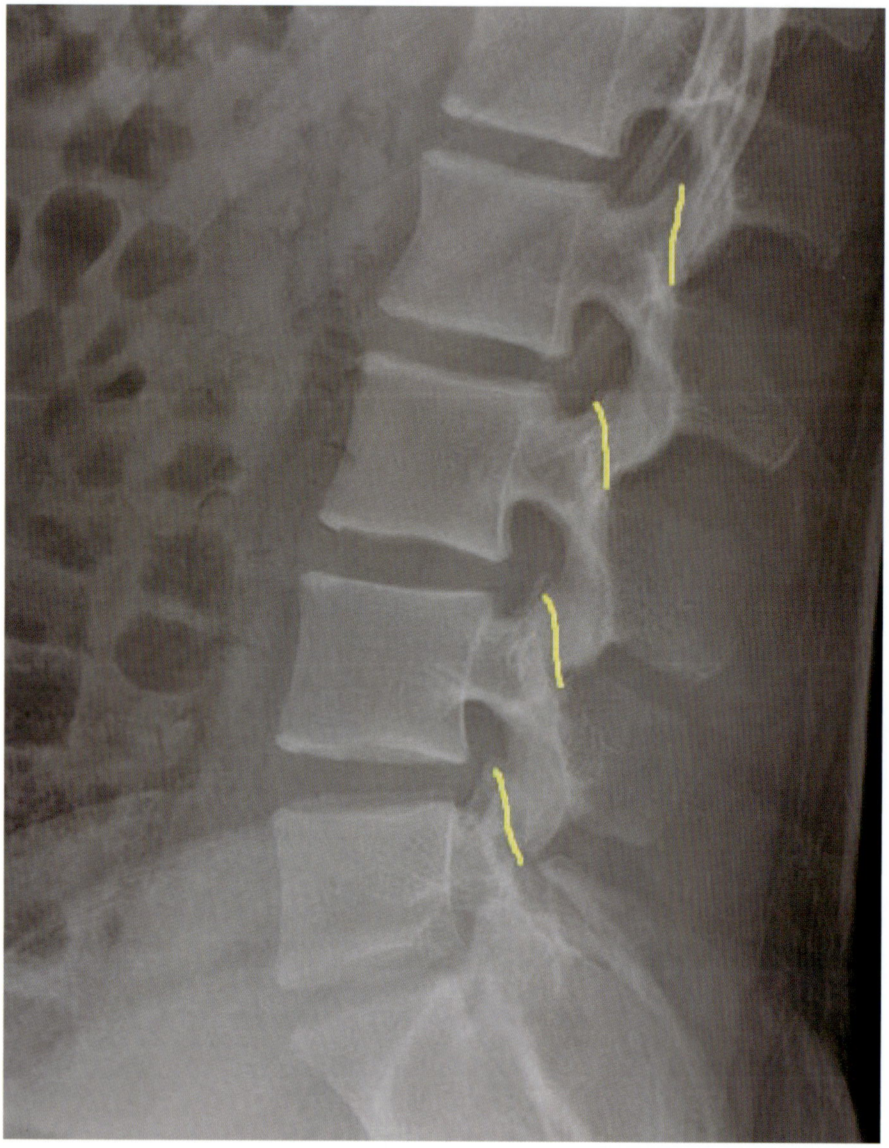

Fig. Lumbar-24.

Lateral view에서 Facet joint(실선)를 확인할 수 있습니다. 하지만 양쪽이 겹쳐있어 Rt/Lt는 알 수 없습니다.

각각의 Facet joint를 잘 보려면 Oblique view를 보아야 합니다. Facet joint osteoarthritis가 있는 경우 Sclerosis로 인해 Lateral view에서 Facet joint 부위가 하얗게 보입니다.

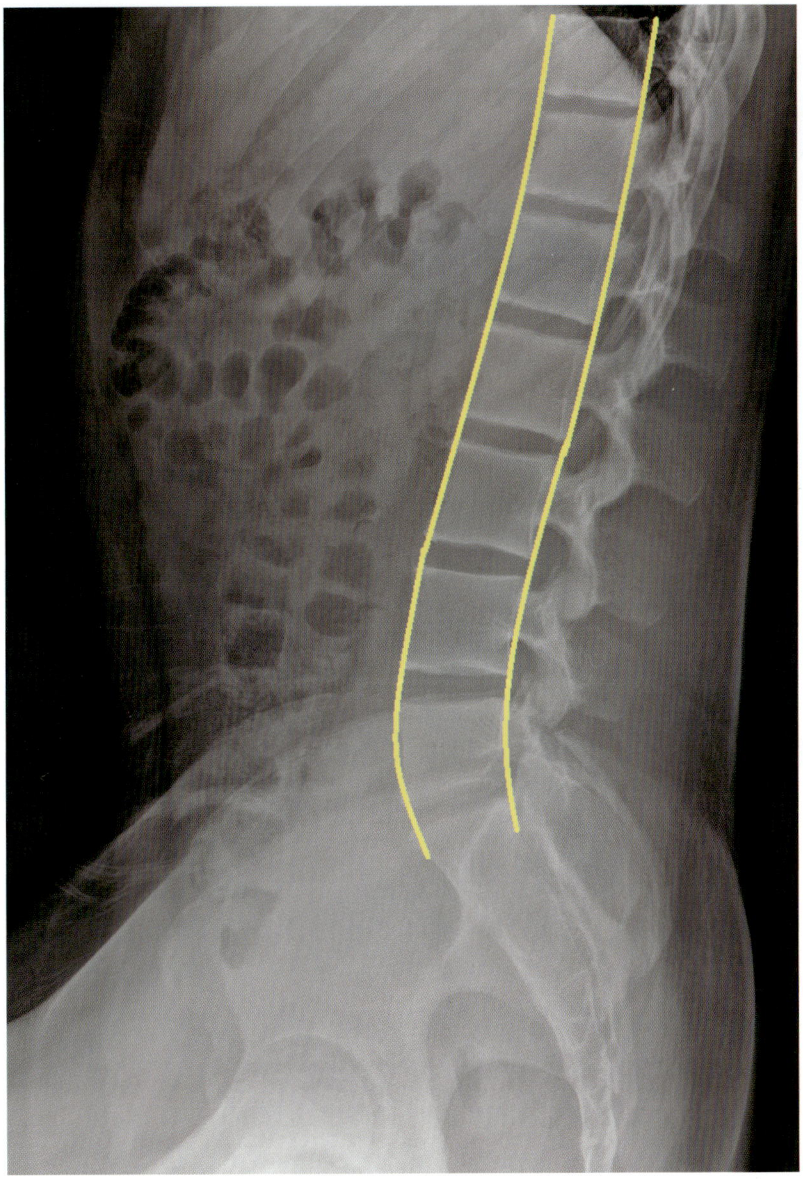

Fig. Lumbar-25.

Vertebral body의 **Alignment**를 확인해서 매끄럽게 연결되는지 보아야 합니다. Alignment가 어긋나 있다면, Spondylolisthesis(전방전위증)나 Retrolisthesis(후방전위증)를 의심할 수 있습니다.

전위증은 아래 Level을 기준으로 위 Level이 어느 쪽으로 치우쳐 있는지 판단하여 Spondylolisthesis/Retrolisthesis(전방전위증/후방전위증)를 구별합니다. Spondylolisthesis의 원인으로는 Degenerative change와 Spondylolysis가 있습니다. Degenerative change로 Spondylolisthesis가 발생한 경우 Degenerative spondylolisthesis, Spondylolysis로 Spondylolisthesis가 발생한 경우 Isthmic spondylolisthesis라고 합니다. 3 mm 이상 전위가 있는 경우 Symptom과 연관성이 높습니다.

전위증이 있는경우 Flexion/Extension view를 찍어서 Segmental instability 여부를 판단해야 합니다. 또한 Oblique view로 Spondylolysis를 확인해야 합니다.

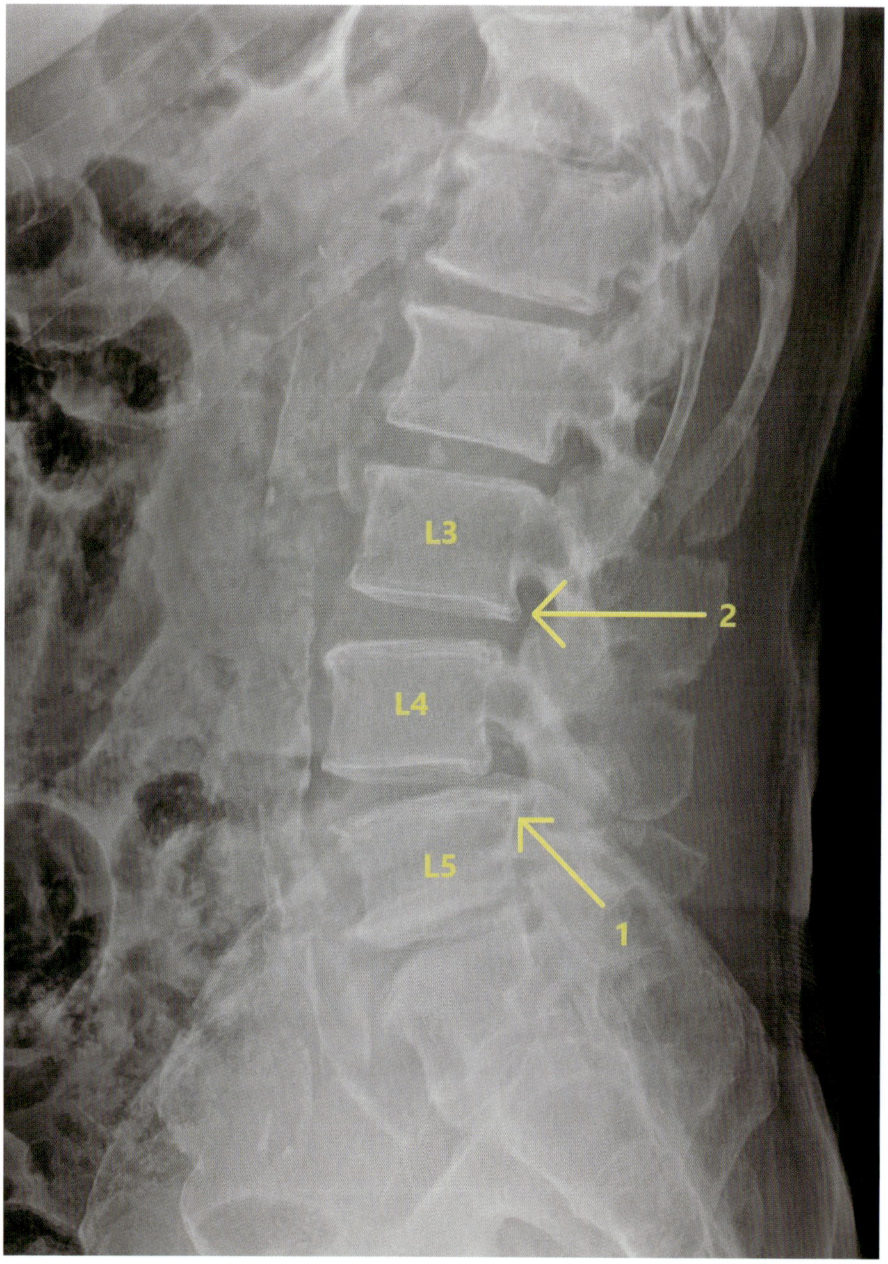

Fig. Lumbar-26.

Low back pain과 걸을 때 다리가 저린 증상으로 내원한 60대 환자입니다.

L4와 L5의 Vertebral body를 보시면, 아래 Level인 L5에 비해 위 Level인 L4가 앞으로 전위되어 있기 때문에 L4/5 Spondylolisthesis(1)가 있습니다. Lateral view에서 L4 lamina(Pars interarticularis)가 끊어진 부분없이 연결되어 있기 때문에, Degenerative spondylolisthesis임을 알 수 있습니다. 그러나 정확하게 확인하기 위해서는 Oblique view를 통해 Lamina(Pars interarticularis)를 확인해야 합니다.

L3와 L4의 Vertebral body를 보시면, 아래 Level인 L4에 비해 위 Level인 L3가 뒤쪽으로 전위되어 있기 때문에 L3/4 reterolisthesis(2)가 있습니다.

3 Extension/Flexion view

전위증이 있다면 Segmental instability를 평가하기 위해 추가적으로 Extension/Flexion view를 보아야 합니다. Extension시 Retrolisthesis가 더 심해지고, Flexion시 Spondylolisthesis가 심해집니다.

1) Instability의 기준

(1) Flexion/Extension 시 Sagittal translation이 3 mm 이상 차이나는 경우(문헌에 따라 4 mm 이상)

(2) 또는 Sagittal angulation(Endplate를 이은 선의 각도) 차이가 10° 이상인 경우

둘 중에 하나만 있어도 Instability로 진단합니다. Angulation의 차이보다 Translation이 있는 경우 증상과의 연관성이 더 큽니다. Angulation instability의 경우 정상에서도 10° 이상 차이를 보이는 경우가 있기 때문에, 임상적 증상과 연관하여 해석해야 합니다.

한페이지 지식

Osteopenia – 2

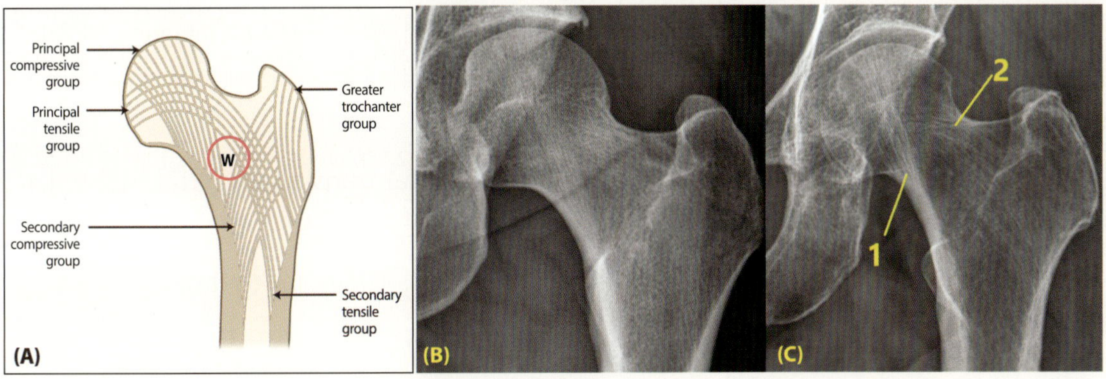

Proximal femur에서는 Trabecular pattern의 변화로 Osteopenia를 알 수 있습니다. (A)는 Trabeculation의 모식도를, (B)는 20대 남성, (C)는 80대 여성의 Proximal femur 입니다. Osteoporosis가 발생하면, (A)의 여러 Trabeculation group 중에서 Principal compressive group이 마지막까지 남아 있으며, Principal tensile group이 두 번째 순서로 남아 있습니다. (B)를 보시면, 여러 방향의 Trabeculation이 남아 있어 Trabecular pattern이 두드러지지 않습니다. 그에 비해 (C)를 보시면, Principal compressive group(1)과 Principal tensile group(2)만이 남아 있습니다. 또한 Bone mass가 줄어든 Low density 소견도 볼 수 있습니다.

(A)에 표시된 W(동그라미)는 Ward triangle이며, Trabeculation이 없어 정상적으로 Radiolucent area로 보일 수 있는 부위입니다.

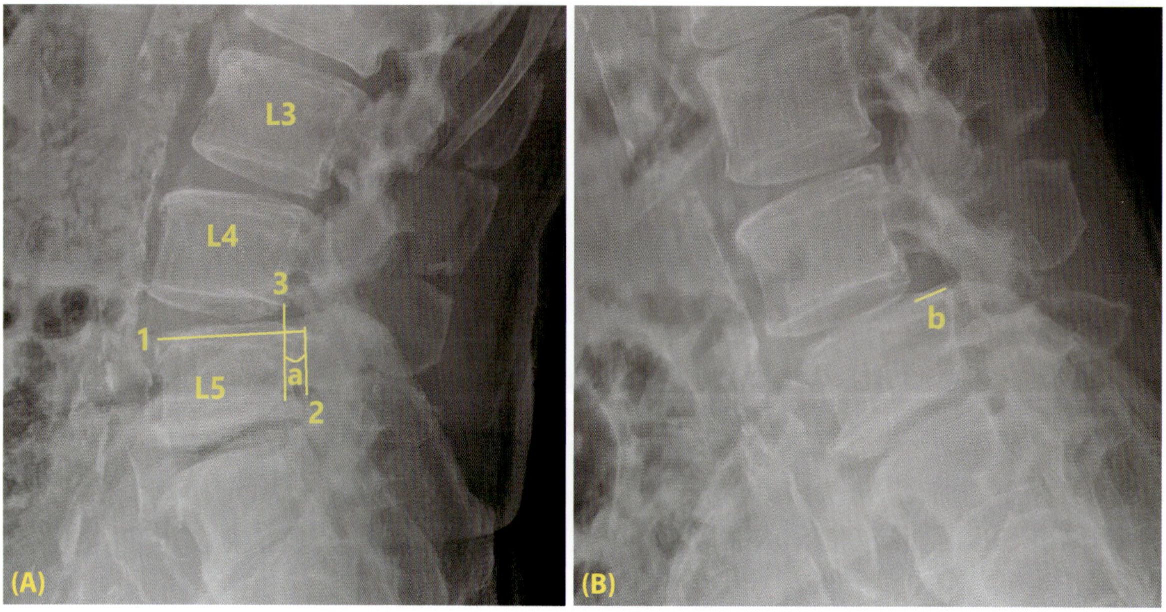

Fig. Lumbar-27.

Fig. Lumbar-26.과 같은 환자입니다. (A)는 Extension view, (B)는 Flexion view 입니다.

Spondylolisthesis와 Retrolisthesis가 있는 환자이기 때문에, Segmental instability를 확인하기 위해 Extension/Flexion view를 보아야 합니다. L4/5의 Sagittal translation을 보기 위해서 아래 Level에 해당하는 L5의 Superior endplate에 선(1)을 긋습니다. (1)에 수직이 되면서 L5 superior endplate의 Posterior margin에 해당하는 선(2)을 긋습니다. (1)에 수직이 되면서, 위 Level의 L4 inferior endplate의 Posterior margin에 해당하는 선(3)을 긋습니다. (2)와 (3)의 거리(a) 차이로 Sagittal translation을 평가합니다.

(a)는 5.7 mm, (b)는 10.3 mm로 측정되어 3 mm 이상의 Sagittal translation이 있기 때문에, L4/5 degenerative spondylolisthesis with segmental instability로 판독할 수 있습니다.

Retrolisthesis가 있는 L3/4 level에서는 Sagittal translation이 없기 때문에, L3/4 retrolisthesis without segmental instability로 판독할 수 있습니다.

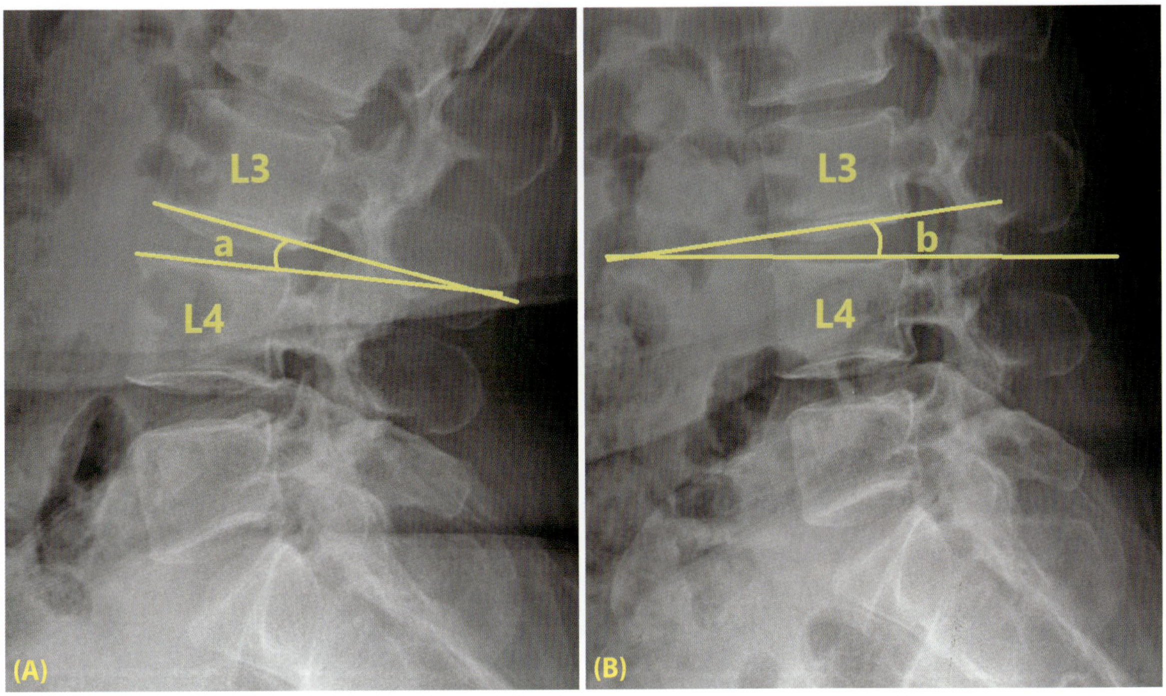

Fig. Lumbar-28.

(A)는 Extension view, (B)는 Flexion view 입니다.

L3 inferior endplate를 이은 선과 L4 superior endplate를 이은 선이 이루는 각도로 Sagittal angulation을 측정합니다. Extension에서 측정한 (a)는 8°, Flexion에서 측정한 (b)는 5° 입니다. Endplate를 이은 선이 Extension에서는 뒤쪽에서 만나고, Flexion에서는 앞쪽에서 만나기 때문에, 각도 차이는 8 – (–5) = 13으로 13° 차이가 있습니다. 10° 이상의 각도 차이가 있기 때문에 L3/4 level 에 Segmental instability가 있다고 판독할 수 있습니다.

4 Oblique view

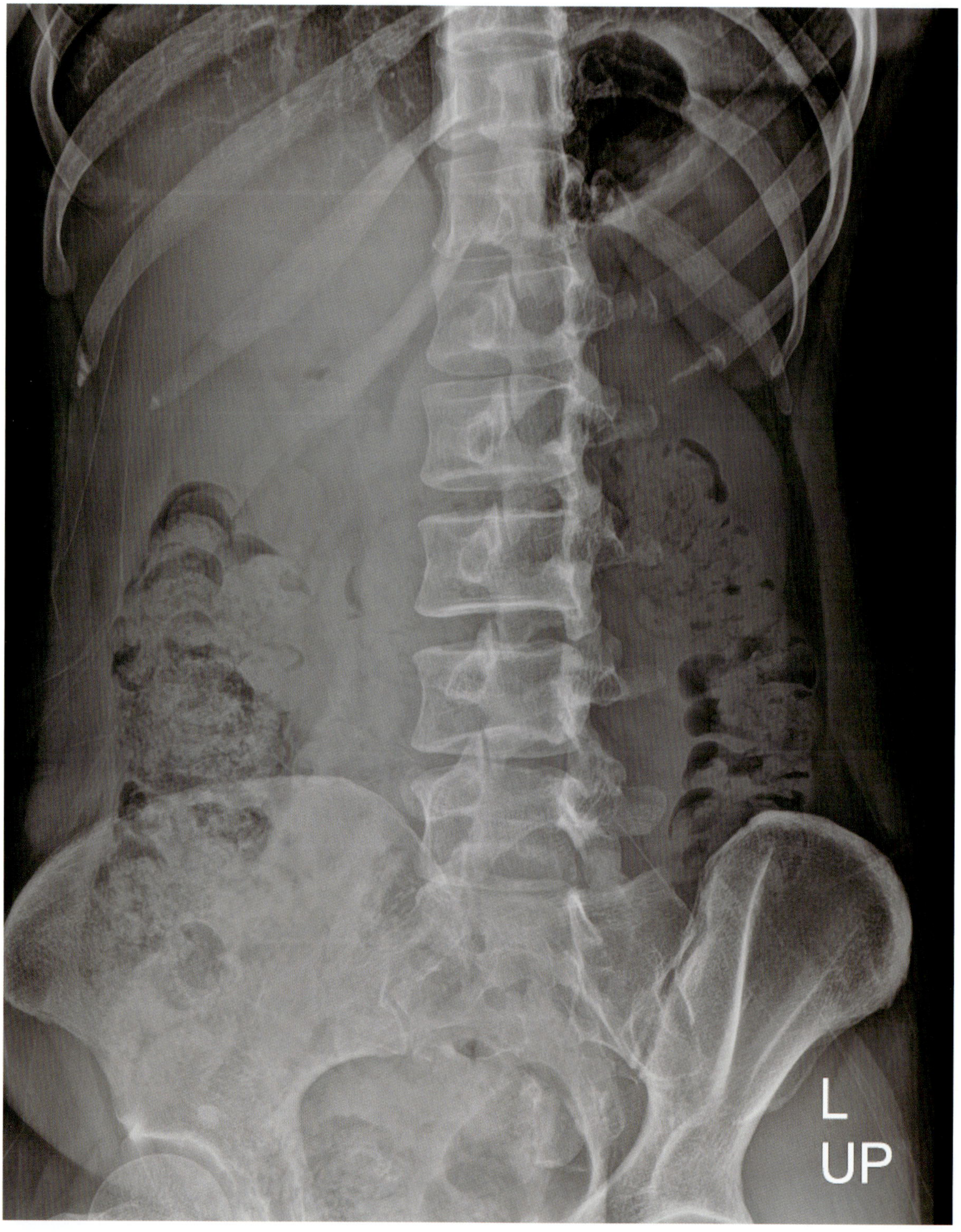

Fig. Lumbar-29.

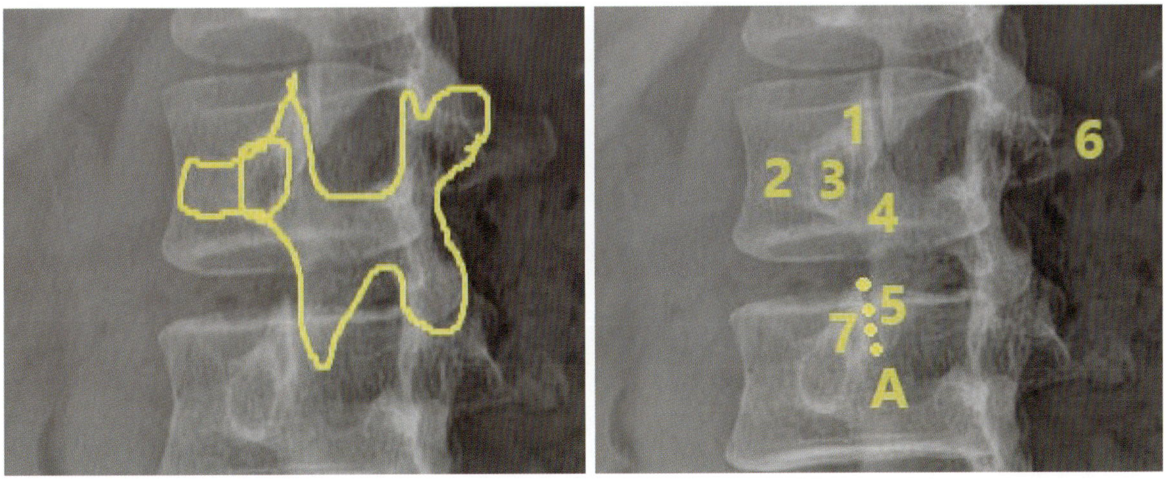

Fig. Lumbar-30.

Fig. Lumbar-29. L2 level 확대사진입니다.

1. L2 Rt superior articular process(Scotty dog의 귀에 해당하는 부위)
2. L2 Rt transverse process(코에 해당하는 부위)
3. L2 Rt pedicle(눈에 해당하는 부위)
4. Rt pars interarticularis(목에 해당하는 부위)
5. L2 Rt inferior articular process(다리에 해당하는 부위)
6. L2 Lt transverse process
7. L3 Rt superior articular process

A. L2/3 Rt facet joint(Superior articular process와 Inferior articular process가 이루는 Joint)

Oblique view는 Scotty dog 모양의 Anatomy를 보기 위한 View 입니다. 아래 Level의 Superior articular process(7)와 위 Level의 Inferior articular process(5)가 만나 이루는 Facet joint(A)를 가장 잘 볼 수 있습니다. 또한 Facet joint는 각 Level마다 Rt/Lt로 2개씩 있는데, 현재 보이는 Facet joint가 어느 쪽에 있는 것인지도 판단할 수 있어야 합니다. 외우기 쉽게, Scotty dog이 쳐다보고 있는 쪽의 Facet joint라고 생각하면 됩니다. 이 사진에서는 환자의 오른쪽을 쳐다보고 있기 때문에, 이 Facet joint는 Rt facet joint 입니다. Scotty dog의 Neck 부위에 위치한 Pars interarticularis도 잘 보입니다. Pars interarticularis의 Defect나 Fracture가 있는 것이 Spondylolysis 입니다.

Transverse process를 AP view와는 다른 각도로 평가할 수 있기 때문에, Trauma 환자에서 Transverse process fracture를 감별하기 위해 Oblique view가 필요합니다.

마지막으로, Oblique view에서는 SI joint도 잘 보이기 때문에, 같이 확인해 주어야 합니다.

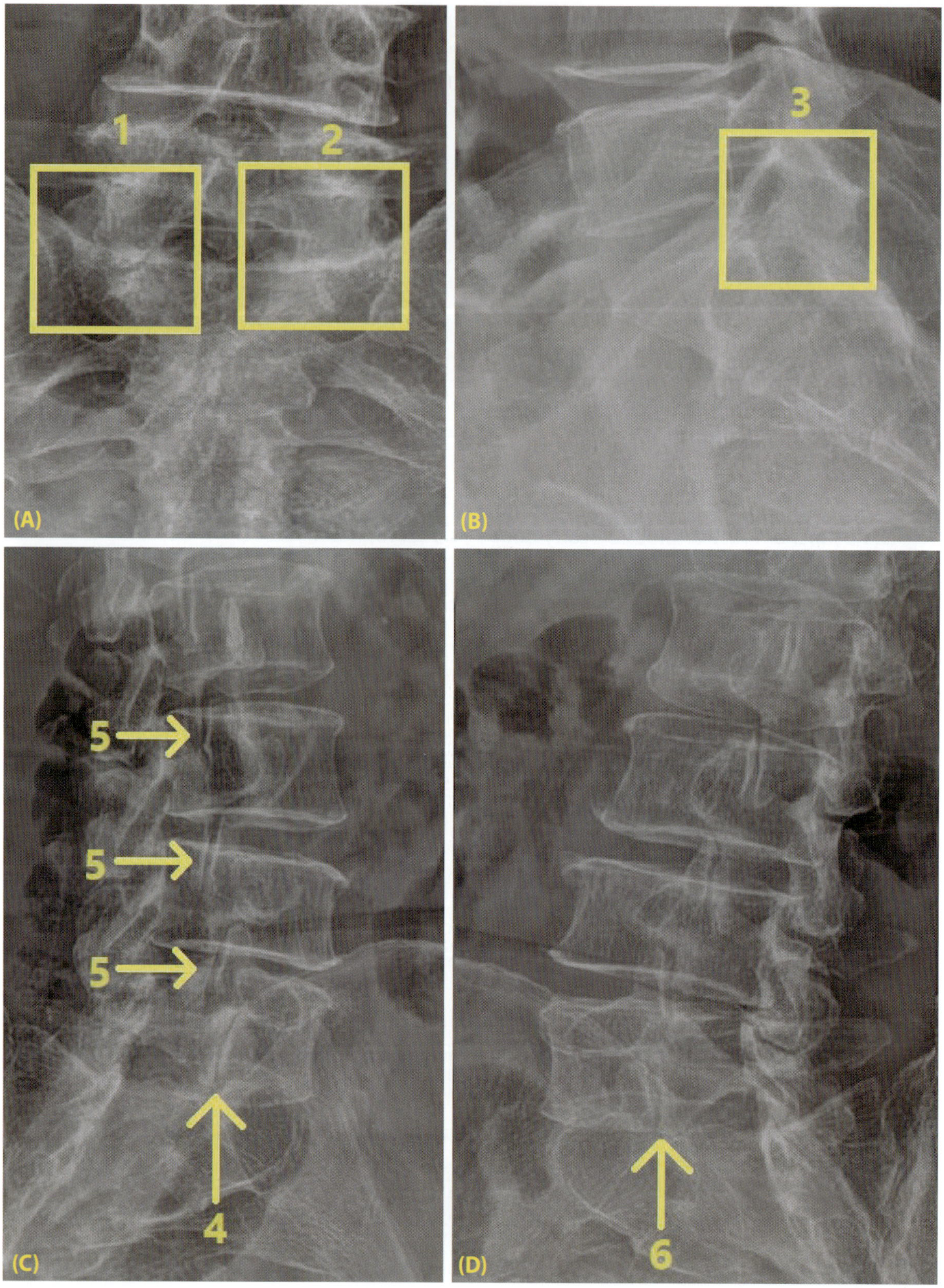

Fig. Lumbar-31.

Lt side low back pain으로 내원한 60대 환자의 X-ray 입니다. 주로 누워서 뒤척이거나, 앉아 있다가 일어설 때, Back extension 할 때 통증이 심해지는 양상을 보였으며, Physical exam 상 Lt side paramedian tenderness를 보였습니다.

(A)는 AP view, (B)는 Lateral view, (C)는 Lt oblique view, (D)는 Rt oblique view 입니다. (A)를 보시면, Rt L5/S1 facet joint(1)보다 Lt L5/S1 facet joint(2)에서 약간 더 하얗게 보입니다. (B)를 보시면, L4/5 Facet joint에 비해 L5/S1 facet joint(3)가 더 하얗게 보입니다만, Lateral view에서는 양쪽 Facet joint가 겹쳐서 보이기 때문에 Lateral view만으로는 Rt/Lt를 감별할 수 없습니다. (C)를 보시면, 다른 Level의 Facet joint(5)에 비해 L5/S1 Lt facet joint(4)에서 Sclerosis와 Joint space narrowing 소견이 있습니다. (D)의 L5/S1 Rt facet joint(6)와 비교하더라도 L5/S1 Lt facet joint에서 Sclerosis와 Joint space narrowing이 있습니다. 따라서 본 증례는 L5/S1 Lt **facet joint osteoarthritis**로 진단할 수 있습니다. Facet joint는 Joint space까지 볼 수 있는 Oblique view에서 가장 잘 보입니다.

Spine의 병변은 항상 영상의학적 소견에 맞는 임상적 소견이 있는지 매칭시켜서 진단합니다. X-ray나 MRI 소견으로는 심해 보여도, 그 병변에 맞는 증상이 없으면, 임상적 중요도가 낮은 소견으로 판단합니다. 본 증례에서는 X-ray 상 L5/S1 Lt facet joint OA가 보이며, 거기에 맞는 임상 양상을 보이기 때문에, 의미있는 소견으로 판단하는 것입니다.

Facet joint로 인한 Pain은, 주로 의자에서 일어날 때 심해지거나, Flexion 보다는 Extension시 심해지는 양상을 보입니다. 또한 Facet joint 부위를 촉진하였을 때, Tenderness를 호소하는 경우가 많습니다.

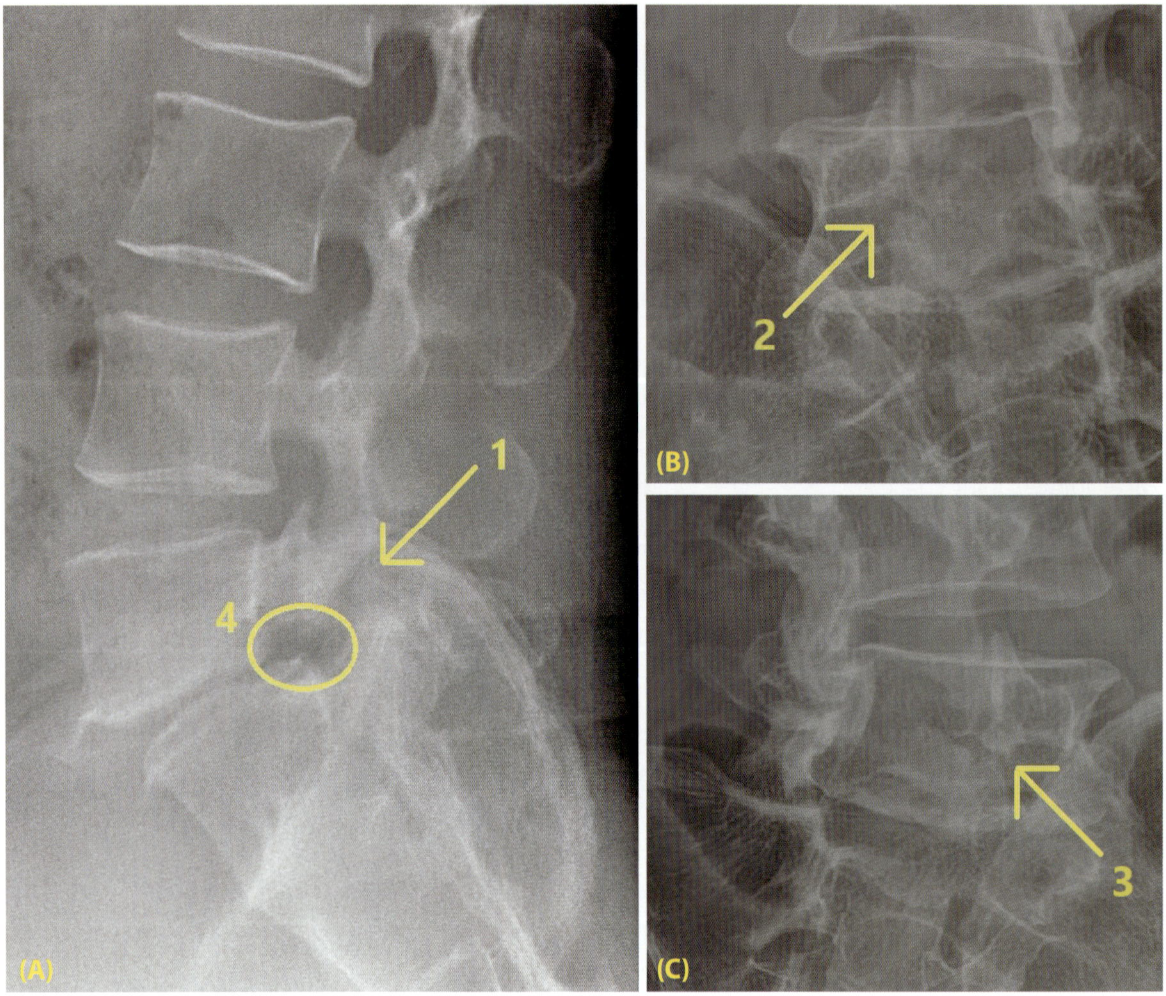

Fig. Lumbar-32.

6개월 전 무거운 것을 들다가 Low back에서 "뚝"하는 소리가 들린 후 지속된 Low back pain과 걸을 때 심해지는 Rt lateral thigh의 저린 증상으로 내원한 50대 환자입니다. (A)는 Lateral view, (B)는 Rt oblique view, (C)는 Lt oblique view 입니다.

(A)를 보시면 Pars interarticularis의 Defect 또는 Fracture가 보이는 **Spondylolysis(1)** 소견입니다. 동시에 L5/S1의 Spondylolisthesis가 보이는 Isthmic spondylolisthesis 입니다. (B)를 보시면 L5 Rt pars articularis의 Defect 또는 Fracture(2, 3)가 보입니다. 또한, Rt lateral thigh의 저린 증상은 Rt L5 radicular pain이며, Isthmic spondylolisthesis에 의해 Rt L5/S1 neural foramen(4)에서 Stenosis가 일어났을 가능성이 높습니다. MRI를 확인해야 정확한 진단할 수 있지만, 증상과 X-ray 소견으로 어디에서 Stenosis가 일어났을지 예측할 수 있습니다.

Isthmic spondylolisthesis는 Pars interarticularis의 Defect로 인해 Lamina와 Vertebral body 사이의 Thecal sac이 지나가는 공간이 넓어지게 됩니다. 결과적으로 해당 Level에서 Central stenosis의 가능성은 떨어지게 됩니다. 따라서 이번 증례의 Rt L5 radicular pain은 Foraminal stenosis에 의해 발생했을 가능성이 큽니다.

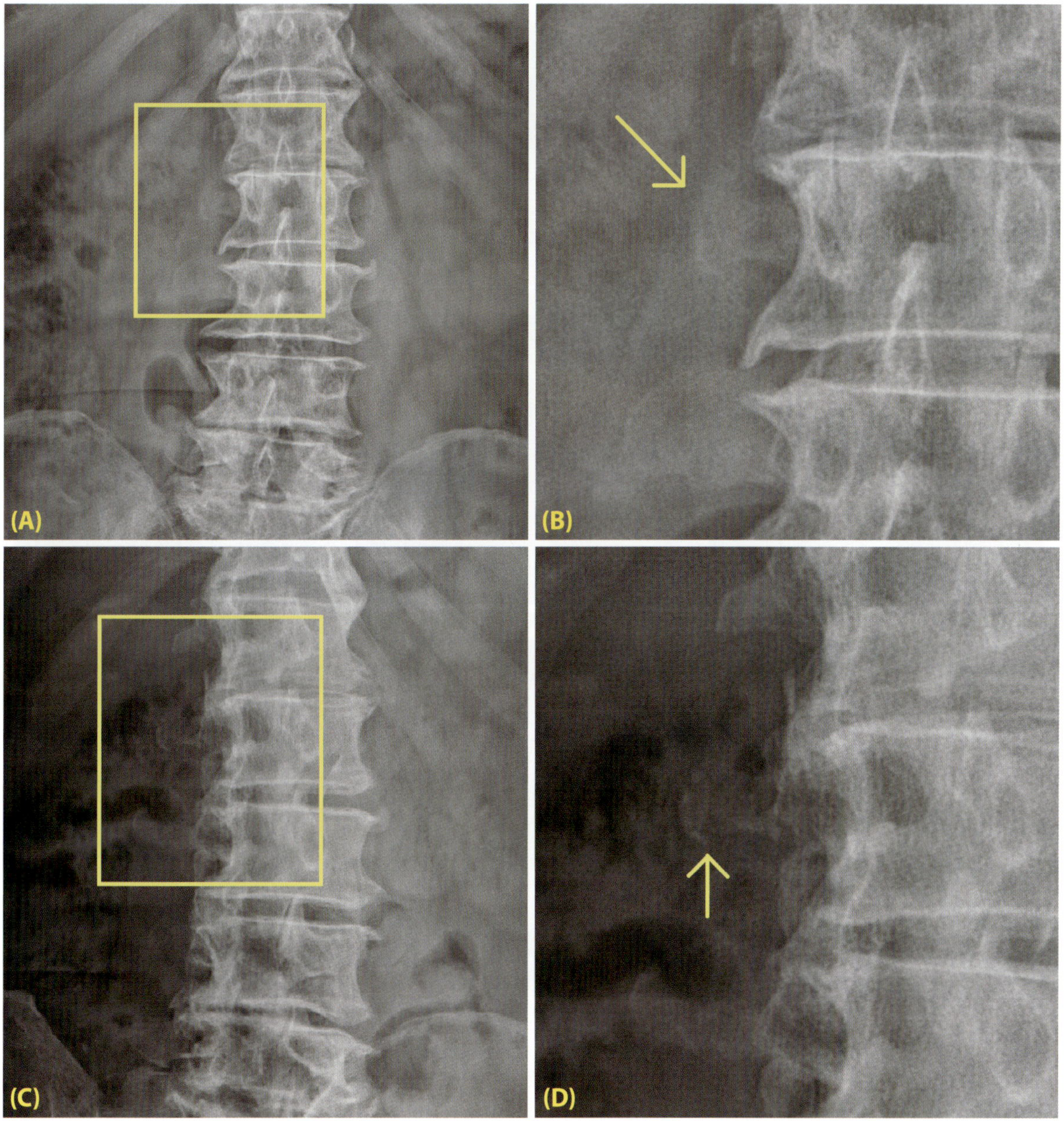

Fig. Lumbar-33.

뒤로 넘어지며 엉덩방아를 찧은 후 Back pain 발생하여 내원한 60대 환자입니다. Physical exam상 Upper lumbar의 Rt paramedian tenderness가 있습니다. (A)는 AP view, (B)는 (A)네모의 확대사진, (C)는 Lt oblique view, (D)는 (C)네모의 확대사진 입니다.

(B)를 보면, L2 Rt **transverse process fracture**(화살표)가 보입니다. 하지만, Displacement가 거의 없이 Fracture line만 있는 경우 Bowel gas와 구분해서 판독하기 어렵습니다. Oblique view인 (D)를 보시면, 다른 각도에서 Transverse process(화살표)를 볼 수 있기 때문에, Fracture를 한 번 더 확인할 수 있습니다.

CASE

1. Compression fracture

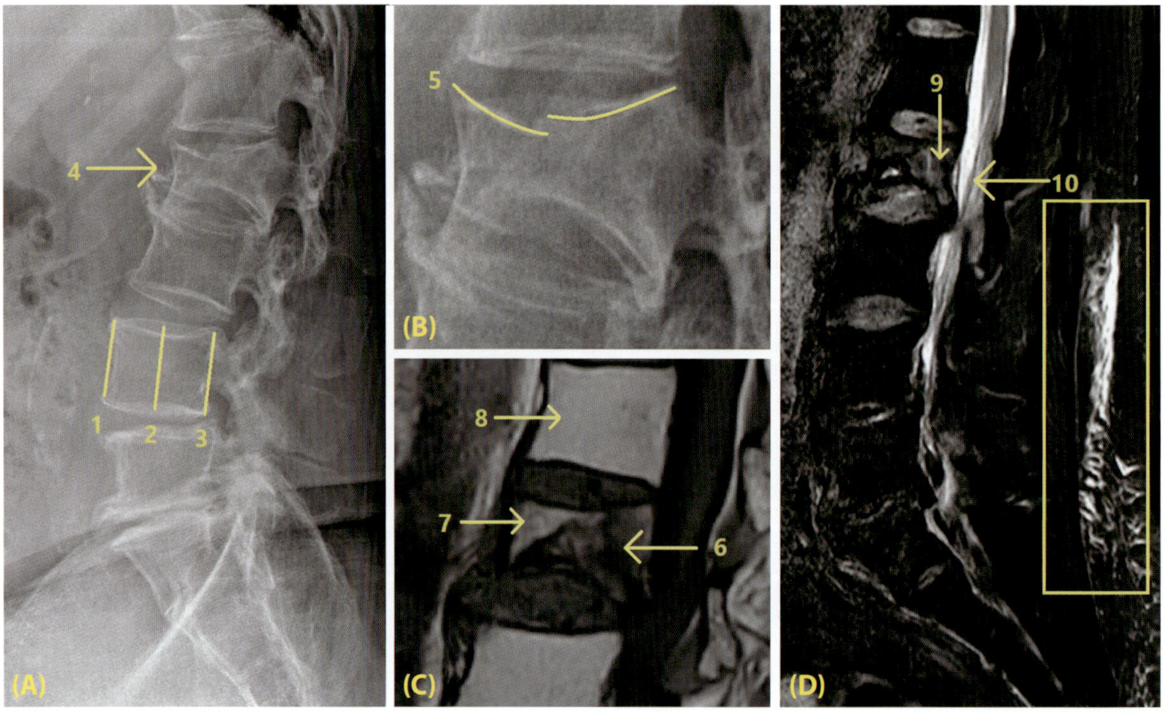

Fig. Lumbar-34.

(A)는 Lateral view, (B)는 L2의 확대사진, (C)는 MR T1W image, (D)는 MR FS T2W image 입니다.

Vertebral body fracture는 Lateral view에서 Vertebral body의 Height로 진단합니다. Anterior height(1), Middle height(2), Posterior height(3)으로 나누어 어느 한 쪽의 높이가 20% 이상 낮거나, 2 mm 이상 낮은 경우 Compression fracture로 진단합니다. 본 증례에서는 L2 compression fracture(4)가 있습니다. Compression fracture가 있는 경우 고려해야 하는 것이 첫 번째로, Acute인지 Chronic인지 확인해야 하며, 두 번째로, Trauma나 Osteoporosis로 발생한 것인지, Malignancy에 의해 발생한 것인지 보아야 합니다.

첫 번째로, Acute인지 Chronic인지 판단하는 것은 X-ray로 정확히 판단할 수는 없습니다. 하지만 (B)에서처럼 Cortical disruption(5)있거나, Cortical buckling(본 증례에서 명확히 보이지는 않음) 있는 경우 Acute의 가능성이 높다고 판단할 수 있습니다. 이러한 소견이 없더라도 Chronic으로 판단을 하지는 못하고, MRI를 통해 감별해야 합니다. Acute compression fracture에서는 Bone edema가 동반되기 때문에, (D)에서처럼 FS T2WI 또는 T2WI에서 Vertebral body의 High signal intensity(9)를 보입니다.

두 번째로, Osteoporosis에 의한 Benign compression fracture인지, Malignancy에 의한 Pathologic compression fracture인지 판단해야 합니다. X-ray로 판단하기는 어렵기 때문에, MRI로 구별해야 합니다. Malignancy보다 Benign을 시사하는 MRI 소견으로, T1W image에서 Bone marrow에 정상적인 Signal intensity를 보이는 부분이 있는 것입니다. (C)의 Low SI를 보이는 부분(6)과, 위 Level(8)처럼 Normal SI를 보이는 부분(7)이 동시에 있으면 Benign을 시사합니다. 또한 Low SI의 Fracture line이 보이면 Benign을 시사하며, Vertebral body의 Posterior wall이 오목(Concave) (10)하거나, 각져(Angled)있으면 Benign을 시사합니다. 반대로 Bone marrow 전체가 같은 SI를 보이거나, Fracture line이 보이지 않거나, Posterior wall이 뒤쪽으로 볼록(Convex)하고 휘어있는(Bowed) 모습을 보이면 Malignancy를 의심할 수 있습니다. MRI로 확진하지는 못하고, 확진하기 위해서는 Biopsy를 해야합니다.

따라서 이 증례는 Osteoporosis에 의한 Acute compression fracture로 진단할 수 있습니다.

(D)에서 Spinous process의 뒤쪽으로 High SI를 보이는 것은 Posterior lumbar subcutaneous edema(네모) 입니다. Abscess나 Infection으로 잘못 판독할 수 있는 부분이지만, Abscess나 Infection과는 연관없이 Obesity 또는 Bed-ridden state와 관련되어 있습니다. 따라서 Posterior lumbar subcutaneous edema를 Infection focus로 잘못 판독해서는 안됩니다.

Vertebral body fracture

Acute vs Chronic		Acute	Chronic
	X-ray	- Cortical disruption - Cortical buckling	- Cortex가 잘 이어짐.
	MRI	- T2WI High SI(Bone edema)	- T2WI High SI가 없음.
Benign vs Malignancy		Benign	Malignancy
	MRI	- T1WI에서 normal SI를 보이는 부분이 있음. - Fracture line - Concave, angled posterior wall	- T1WI에서 normal SI를 보이는 부분이 없음. - Fracture line 없음. - Convex, bowed posterior wall

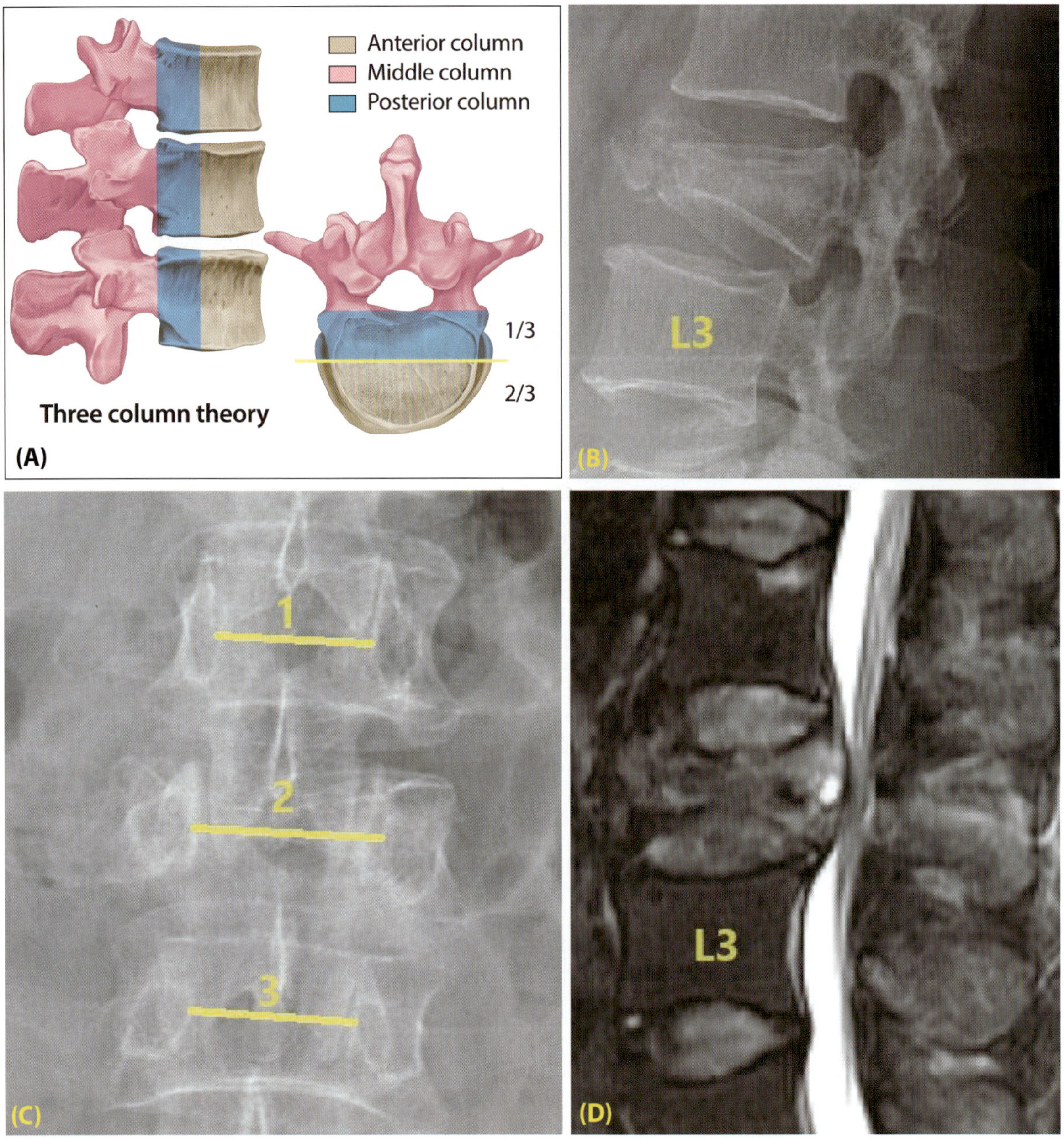

Fig. Lumbar-35.

Compression fracture을 분류하기 위한 Three column theory가 있습니다. (A)에서 Three column theory를 나타낸 그림입니다. Spine을 세 부분으로 나눠서 Vertebral body의 앞쪽 2/3를 Anterior column, Vertebral body의 뒤쪽 1/3을 Middle column, Pedicle부터 Spinous process까지 Posterior column으로 봅니다. Fracture가 2개 이상의 Column에 영향을 주었으면 Instability가 있다고 보는 개념입니다.

손상된 정도에 따라 명칭도 달라집니다. Anterior column만 손상된 경우는 Compression fracture라 하고, Anterior column과 Middle column까지 손상된 경우는 Burst fracture라고 합니다. 정의상 Burst fracture부터 Instability가 있다고 분류되나, 임상적으로는 Burst fracture 중에서 Stable한 경우도 많습니다.

사다리에서 떨어진 후 발생한 Back pain으로 내원한 50대 환자의 (B) Lateral view, (C) AP view, (D) MR FS T2WI 입니다. (B)의 L2를 보면 Anterior column이 내려앉고, Middle column도 손상받아 Vertebral body의 Posterior wall이 뒤쪽으로 튀어나와(Retropulsion) 있습니다. 따라서 Anterior column과 Middle column이 손상된 Burst fracture로 진단할 수 있습니다. Burst fracture가 발생하면 AP view에서 Pedicle사이의 거리를 나타내는 Interpedicular distance가 늘어나게 됩니다. 인접 Level의 Interpedicular distance와 비교해서 2 mm 이상 증가되어 있으면 Burst fracture를 의심할 수 있습니다. L1의 Interpedicular distance(1)는 28 mm, L3의 Interpedicular distance(3)는 30mm인데 비해, L2의 Interpedicular distance(2)는 33 mm로 증가되어 있어 AP view에서도 Burst fracture를 의심할 수 있습니다. (D)에서 Retropulsion된 Posterior wall에 의해 Spinal canal이 좁아진 것을 볼 수 있습니다.

(D)를 보시면 Posterior wall이 Convex, bowed appearance로 Retropulsion 되어 있습니다. 앞서 Posterior wall이 Convex, bowed appearance를 보일 경우 Malignancy를 시사하는 소견이라고 설명드렸지만, 이러한 소견이 절대적인 기준은 아닙니다. 따라서 하나의 소견보다는 종합적인 소견을 보아 판단해야 하는데, Vertebral body의 Mass가 보이지 않는 것으로 Benign fracture의 가능성을 더 높게 봐야합니다.

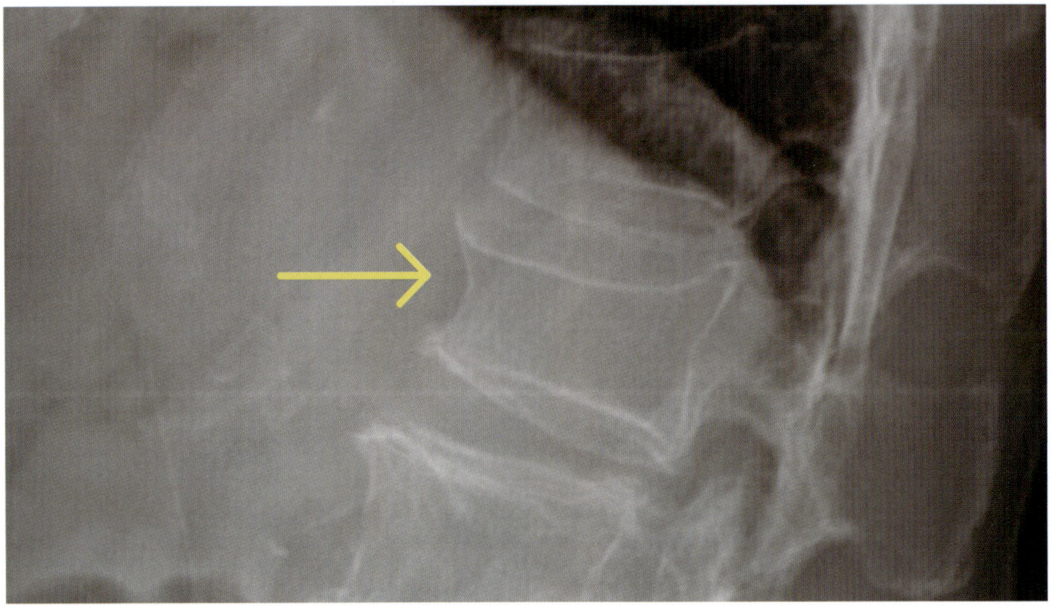

Fig. Lumbar-36.

화살표로 표시한 Vertebral body는 높이가 낮아졌지만, Cortex가 끊어진 부분없이 잘 이어져 있기 때문에 Chronic compression fracture의 가능성이 높습니다.

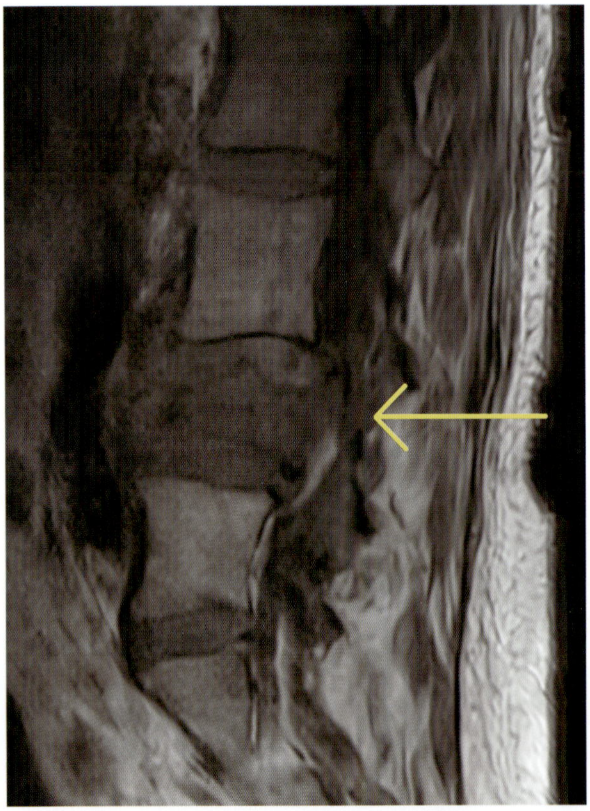

Vertebral body fracture가 발생한 환자의 MR T1W image 입니다. (화살표)를 보시면 Vertebral body의 Signal intensity가 전체적으로 낮아져 있고 정상 SI를 보이는 부분이 없습니다. 또한 Posterior wall이 Convex, bowed appearance를 보이고 있기 때문에, Malignancy에 의한 Fracture를 의심할 수 있습니다. Biopsy를 통해 정확히 확진할 수 있습니다.

Fig. Lumbar-37.

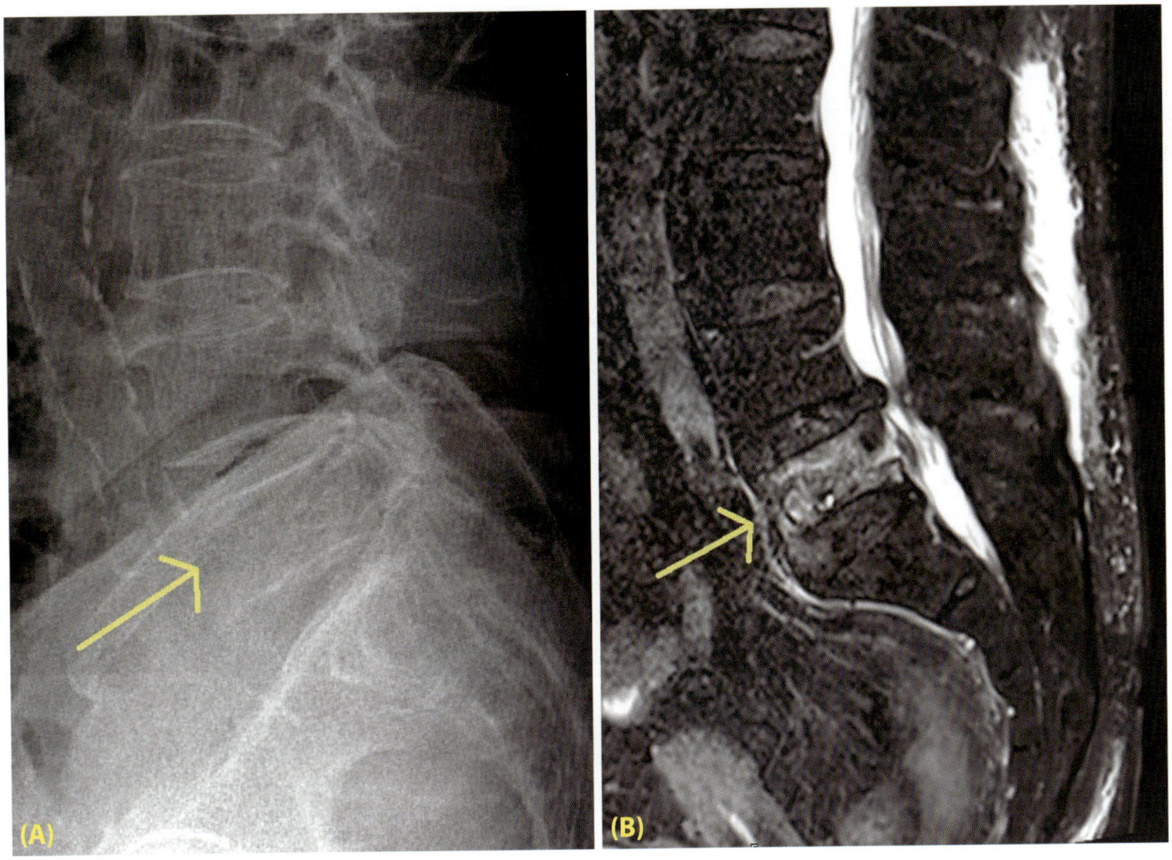

Fig. Lumbar-38.

(A)는 Lateral view, (B)는 MR FS T2W image 입니다.

일반적인 Vertebral body fracture는 Anterior wall부터 내려 앉으면서 사다리꼴 모양을 하고 있어 감별하기가 쉽습니다. 하지만 전체적으로 내려앉는 경우는 주위 Vertebral body와 크기 비교를 해야 합니다. (A)의 (화살표)를 보시면 L5 vertebral body가 L4 보다 작은 것을 알 수 있습니다. (B)에서 High signal intensity를 보이는 Acute vertebral body fracture로 진단할 수 있습니다. 본 증례와 같이 Vertebral body의 Anterior/middle/posterior height가 동시에 낮아진 경우는, Compression fracture가 있더라도, 전형적인 사다리꼴 모양 소견을 보이지 않을 수 있습니다.

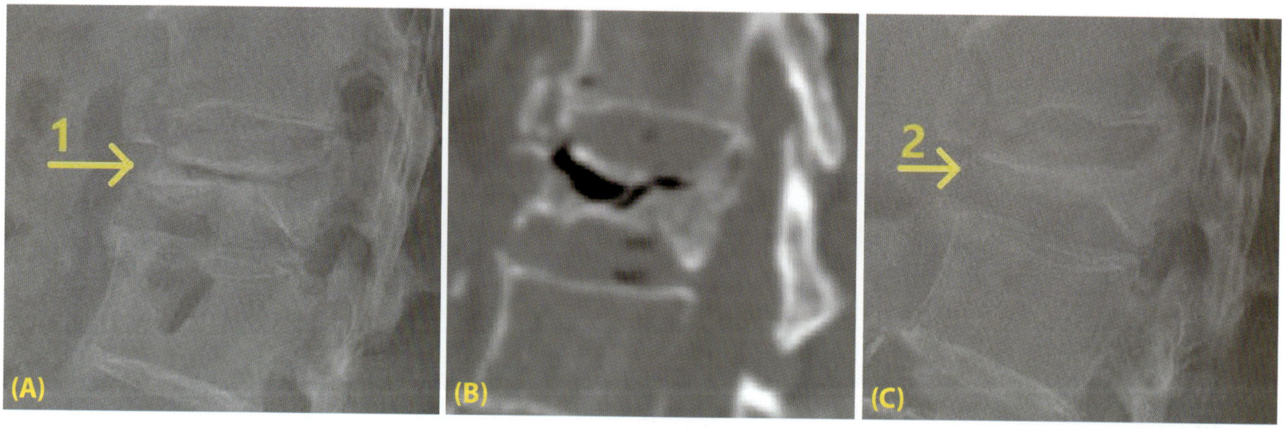

Fig. Lumbar-39.

1개월 전 낙상으로 L1 compression fracture를 진단받은 환자의 f/u 증례입니다. (A)는 Supine lateral view, (B)는 CT image, (C)는 Standing lateral view 입니다.

Compression fracture가 일어난 후, Vertebral body 내부에서 Osteonecrosis가 발생하면, Fracture가 제대로 붙지 못합니다(Non-union). 결과적으로 Vertebral body의 Delayed vertebral body collapse가 일어나게 되며, 이것을 Kümmell disease라고 합니다.

(A)를 보시면 Vertebral body 내부의 Non-union에 의해 발생한 Vacuum cleft(1)(Vertebral body 내부의 Air에 의한 까만 음영)를 볼 수 있으며, (B)에서 마찬가지로 Air로 차있는 Vertebral body를 볼 수 있습니다. Vacuum cleft는 Kümmell disease의 대표적인 X-ray 소견입니다. Standing으로 찍은 (C)를 보시면, 체중에 의해 Air로 차있는 Vacuum cleft가 Collapse(2)되어 보이지 않습니다.

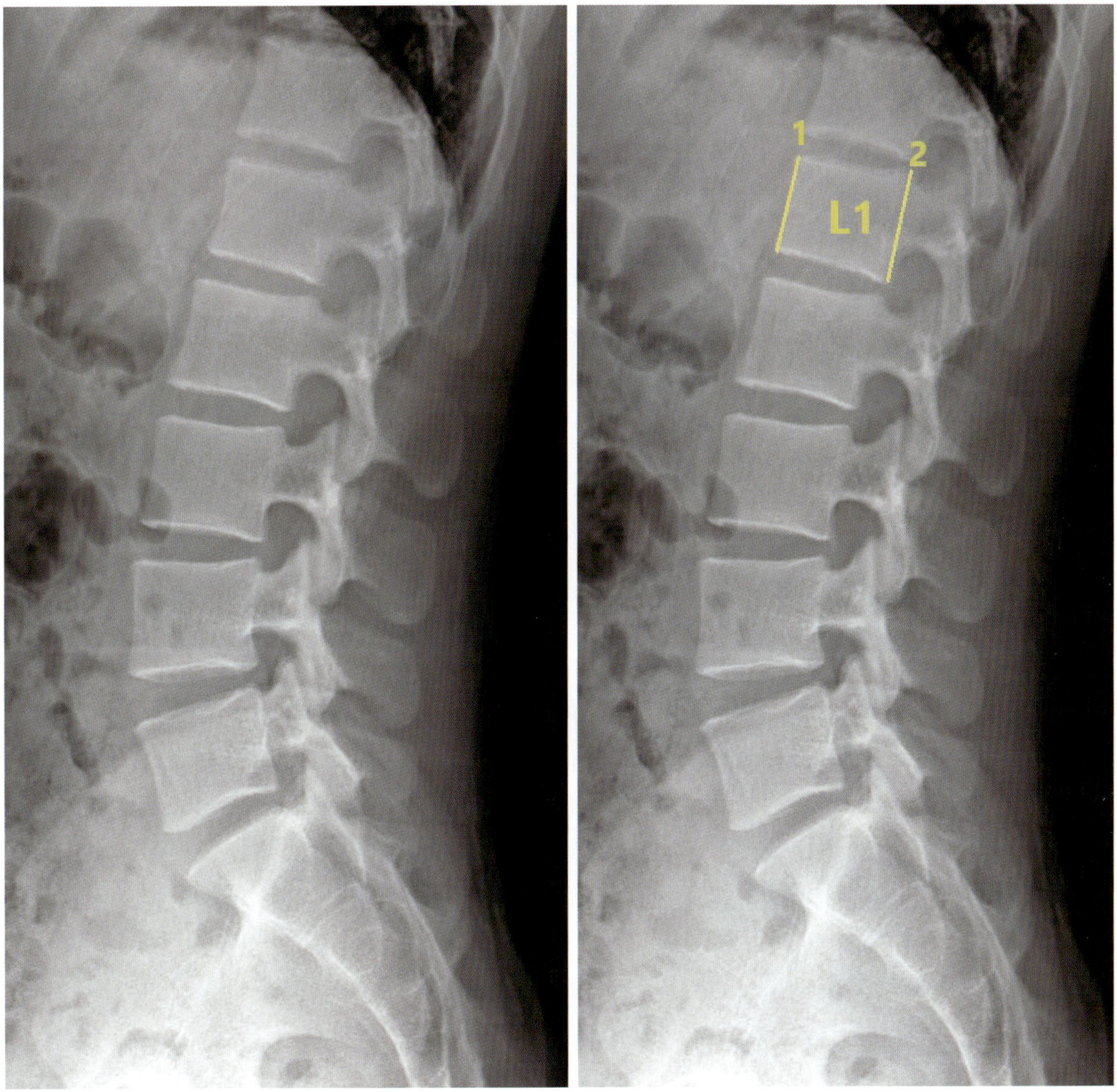

Fig. Lumbar-40.

L1 vertebral body는 정상적으로 Anterior wall의 높이가 Posterior wall의 높이보다 2 mm 이상 낮을 수 있기 때문에, L1 compression fracture를 판독할 때는 유의해야 합니다.

본 증례는 20대 남자의 정상 X-ray 입니다. L1의 Anterior wall의 높이(1)는 32 mm, Posterior wall의 높이(2)는 37 mm로, X-ray 상으로는 Compression fracture를 의심할 수 있지만, Normal variant 입니다.

즉, L1 compression fracture가 의심되는 X-ray 소견에서는 임상적 증상도 고려하여 해석해야 합니다.

2. Spondylosis

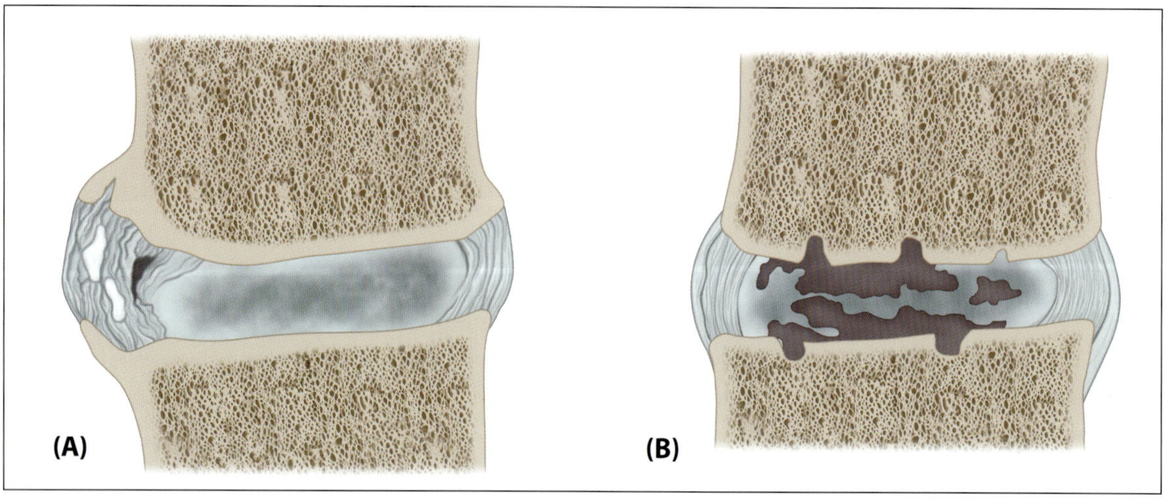

Fig. Lumbar-41.

Lumbar spine에서도 Degenerative osteoarthritis가 발생가능하며, 일반적으로 Spondylosis라고 합니다. X-ray 소견상 다른 Joint와 마찬가지로, Joint space narrowing, Osteophyte, Sclerosis로 나타납니다. Lumbar spine에서는 Spondylosis deformans와 Intervertebral osteochondrosis의 2가지 형태로 발생합니다.

(A)의 형태가 Spondylosis deformans 입니다. Vertebral body의 Osteophyte를 보이며, 비교적 Disc space는 보존된 형태입니다. (B)의 형태가 Intervertebral osteochondrosis이며, Disc space narrowing, severe disc fissuring, Vacuum phenomenon, Vertebral body의 endplate cartilage erosion, Vertebral body reactive change(Modic change, Sclerosis)의 형태를 보입니다.

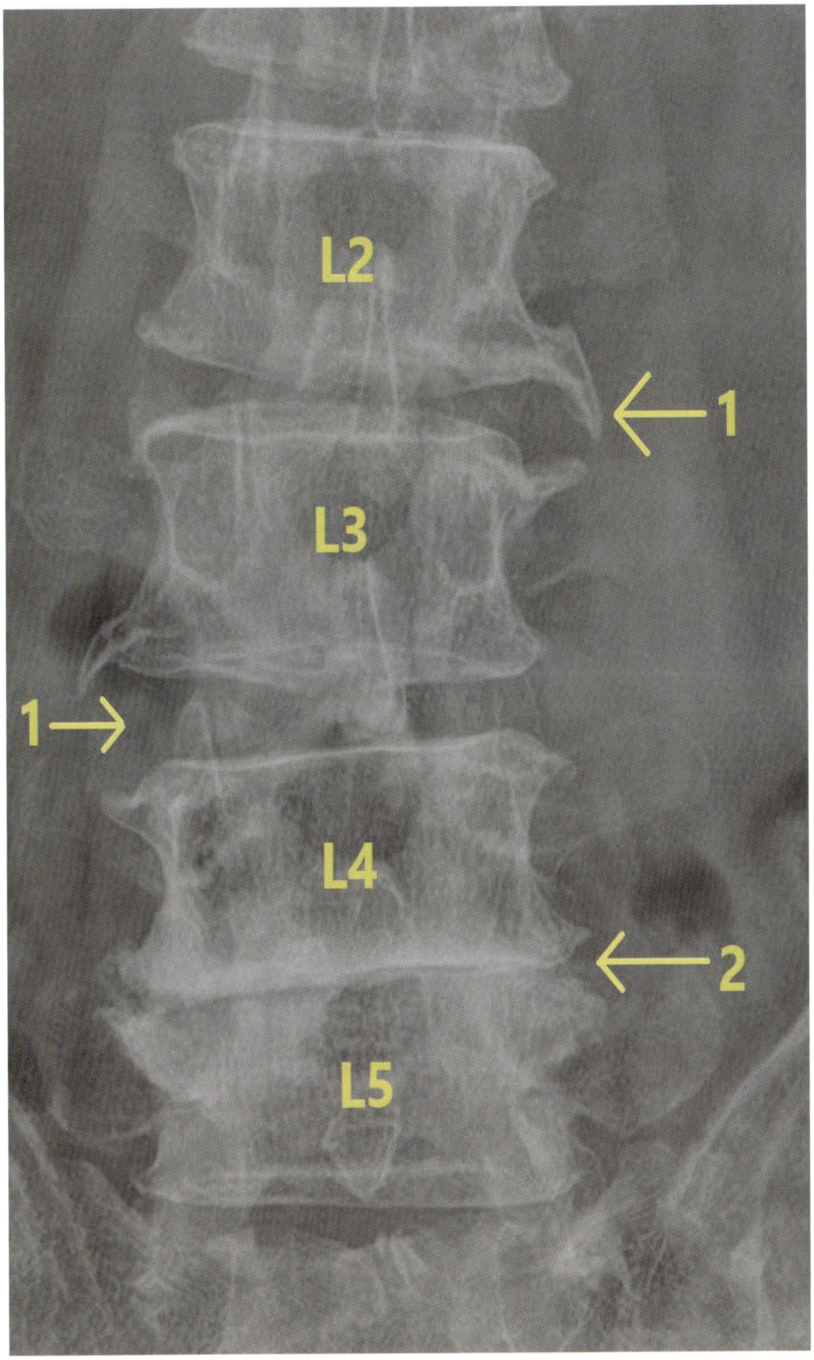

Fig. Lumbar-42.

Osteoarthritis를 보이는 70대 환자입니다. Spondylosis deformans를 보이는 L2/3과 L3/4 disc(1)와 Intervertebral osteochondrosis를 보이는 L4/5 disc(2) 입니다.

L2/3와 L3/4는 Disc space가 비교적 잘 유지되어 있고, Vertebral body endplate의 Margin을 따라 나와있는 Osteophyte를 확인할 수 있습니다. 반면 L4/5는 Disc space가 거의 보이지 않으며 Endplate의 Sclerotic change가 있습니다.

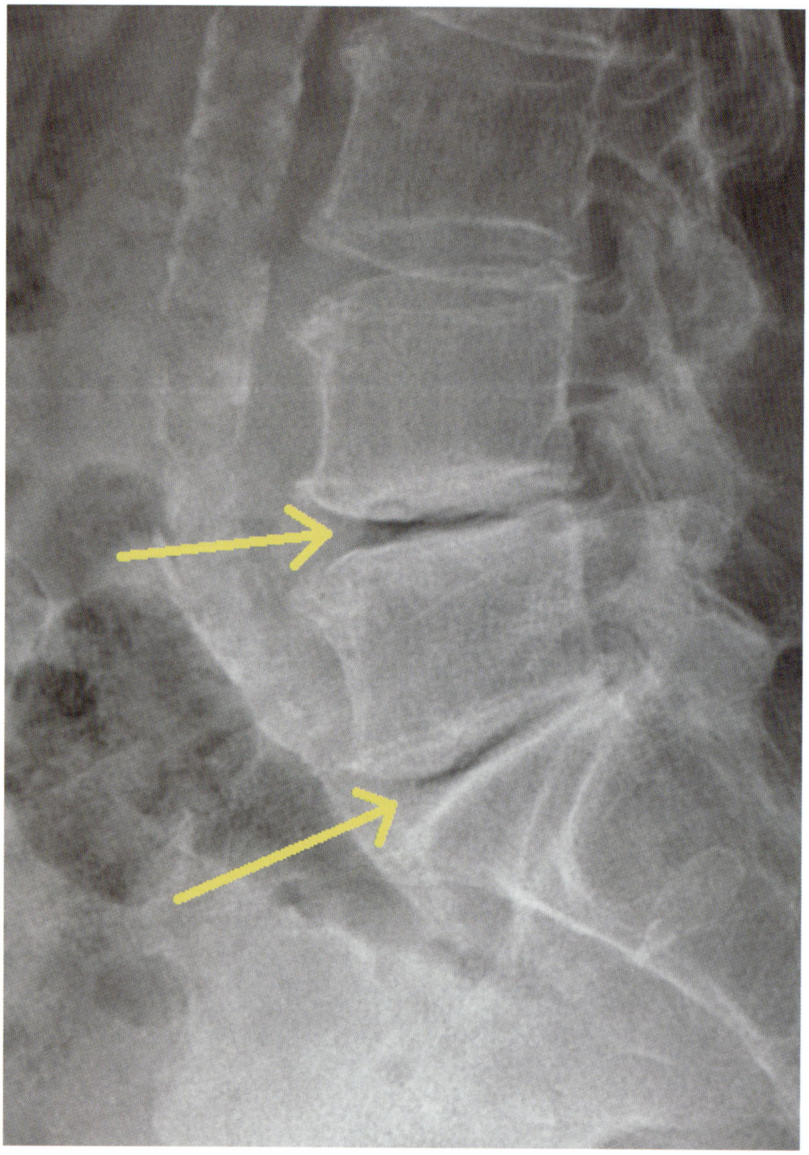

Fig. Lumbar-43.

Intervertebral osteochondrosis가 심해지면 Disc space에 Gas가 보이는 Vacuum phenomenon (화살표)을 보일 수 있습니다. Vacuum phenomenon은 Disc가 내려 앉으면서 Disc space 공간이 없다가, 몸을 펴는 동작이나, Supine 자세로 Weight-loading이 없어지면 Disc space 공간이 다시 생기는데, 그 공간을 주위 조직에서 나온 Nitrogen과 같은 Gas가 채우는 현상입니다. Aseptic gas collection이기 때문에, Infection과는 연관이 없으며, Severe degeneration을 의미하는 소견입니다.

3. Post op finding

Lumbar spine에서 시행되는 수술은 크게 Nerve가 눌리는 부분에 대해서 단순히 Decompression만 하는지, 또는 Decompression 후 Fusion까지 하는지로 나눕니다. Decompression의 종류로 튀어나온 Disc를 떼내는 Discectomy, 뒤쪽 Lamina를 열어 주는 Laminectomy 등이 있습니다. Interbody fusion시에 Intervertebral disc에 Cage를 넣어서 Vertebral body 사이 공간을 넓혀준 상태로 Fusion을 하며, Pedicle을 통해 Screw를 삽입하여 Fixation 합니다.

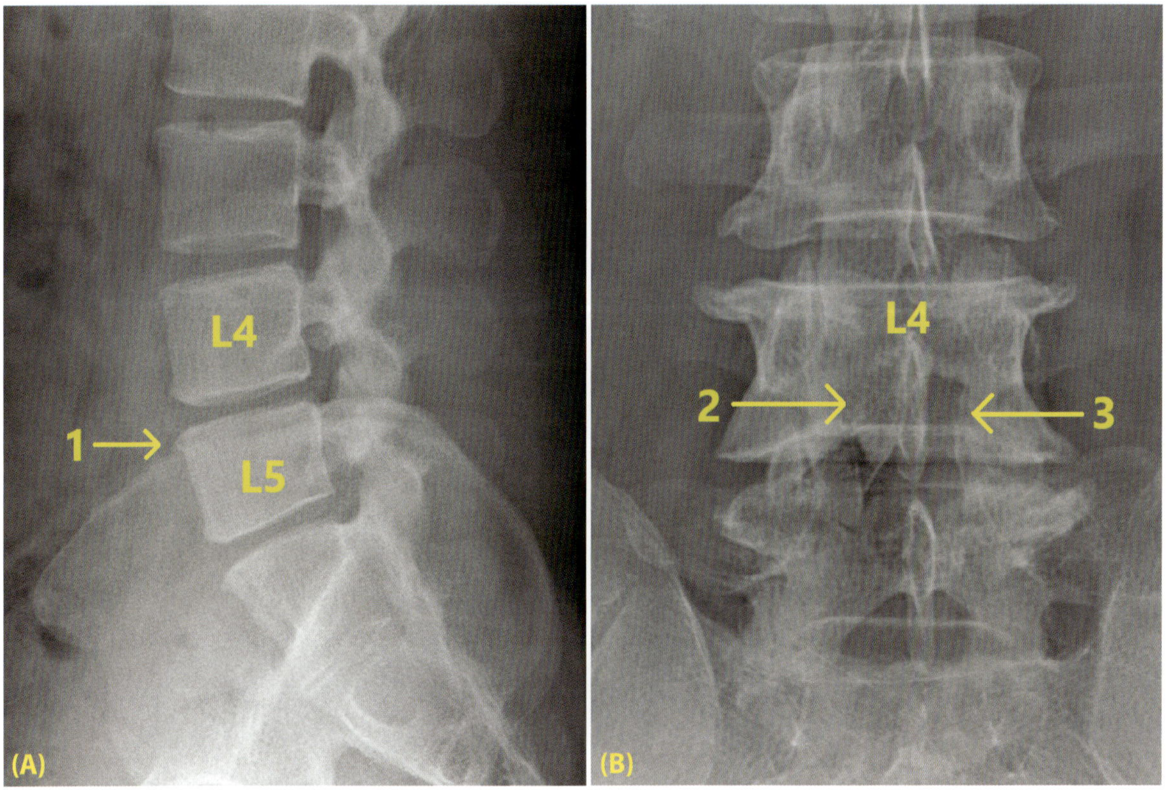

Fig. Lumbar-44.

(A)는 5년 전 L4/5 discectomy를 받은 20대 환자이고, (B)는 L4 Lt hemilaminectomy를 받은 다른 50대 환자의 X-ray 입니다.

(A)를 보시면 Discectomy를 받은 L4/5 level에서 Disc height가 낮아져 있습니다. 또한 Discectomy를 받으면 수술 주위 Vertebral body의 Degeneration이 빨리 발생하게 되어 젊은 나이에 비해 이른 Osteophyte(1)의 소견을 보이고 있습니다. (B)를 보시면 수술받지 않은 Rt side lamina(2)와 비교해서 Lt side lamina(3)가 제거된 Hemilaminectomy의 X-ray 소견을 볼 수 있습니다.

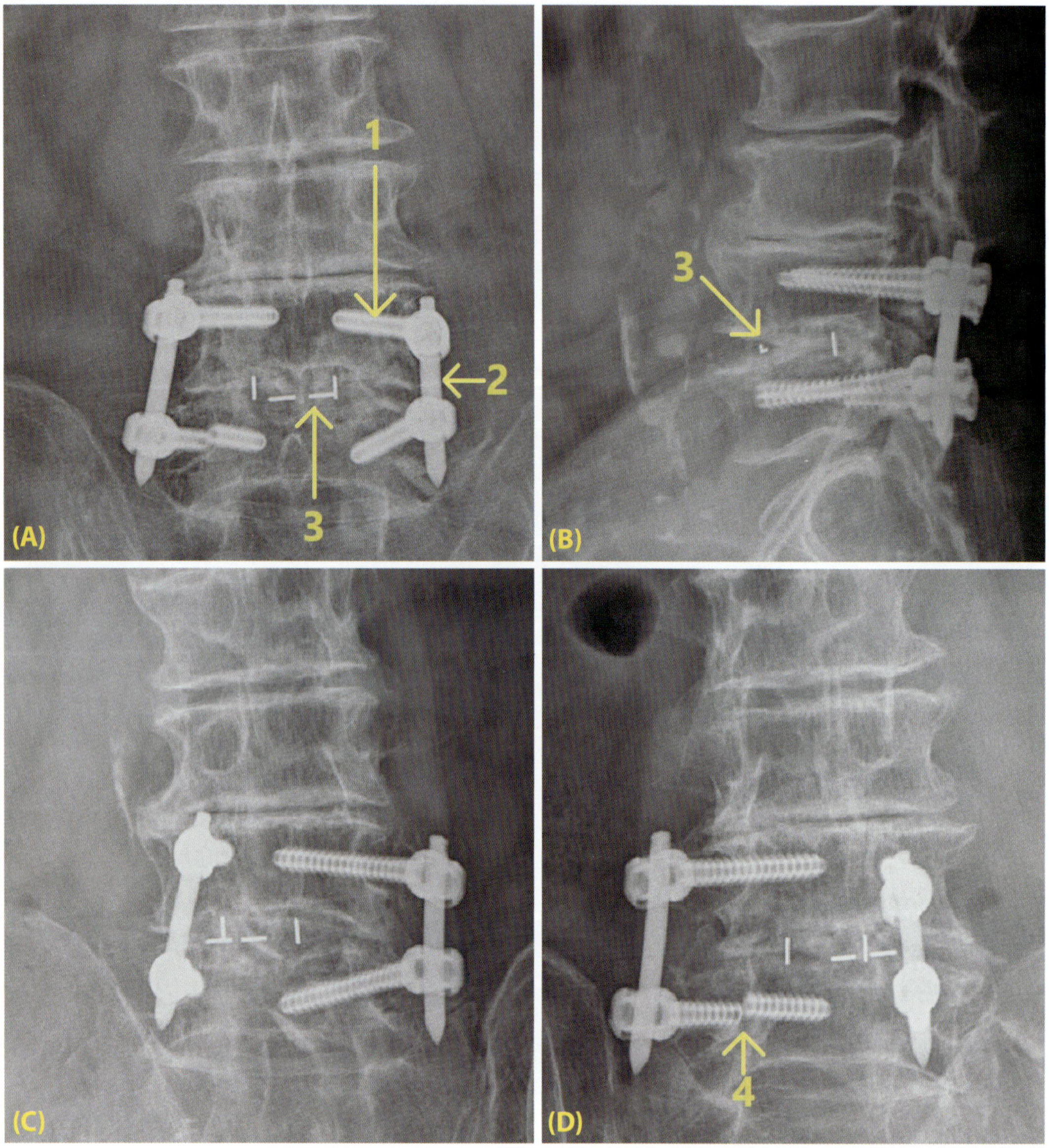

Fig. Lumbar-45.

L4/5 posterior lumbar interbody fusion(PLIF)를 받은 80대 환자의 X-ray 입니다.

Fusion을 받은 환자의 X-ray에서 살펴 봐야하는 것은 Pedicle을 통해 박혀 있는 Screw(1), Screw 사이를 연결하는 Rod(2), Vertebral body 사이에 넣는 Cage(3) 입니다.

Screw는 부러진 곳이 없는지, Loosening이 일어나지 않았는지 보아야 합니다. Rod는 부러진 곳이 없는지 보아야 하며, Cage는 Disc space 가운데에 잘 있는지 보아야 합니다. Cage는 전체가 X-ray에 보이는 것이 아니고, 위치 이동이 있는지 확인하는 용도로 설계된 Radiopaque marker 일부분만 보입니다. 본 증례에서는 Cage에 선 모양의 Marker가 있습니다.

AP view와 Lateral view에서 Cage의 위치와 Screw, Rod를 확인해야 하며, Oblique view에서는 Screw를 더 잘 볼 수 있습니다. (D)를 보시면 Rt L5 screw fracture(4) 소견을 확인할 수 있습니다.

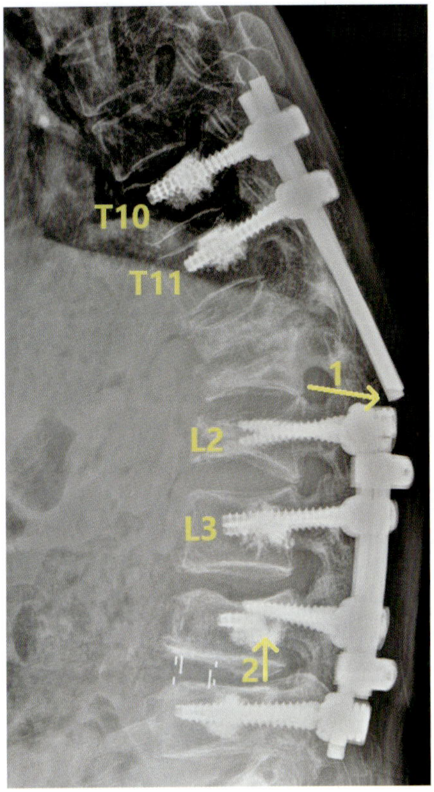

Posterior fixation 및 Interbody fusion을 받은 환자의 X-ray 입니다. Rod fracture(1)와 Screw fracture (2)가 보이며, T12, L1의 Compression fracture가 동반된 소견입니다.

Fig. Lumbar-46.

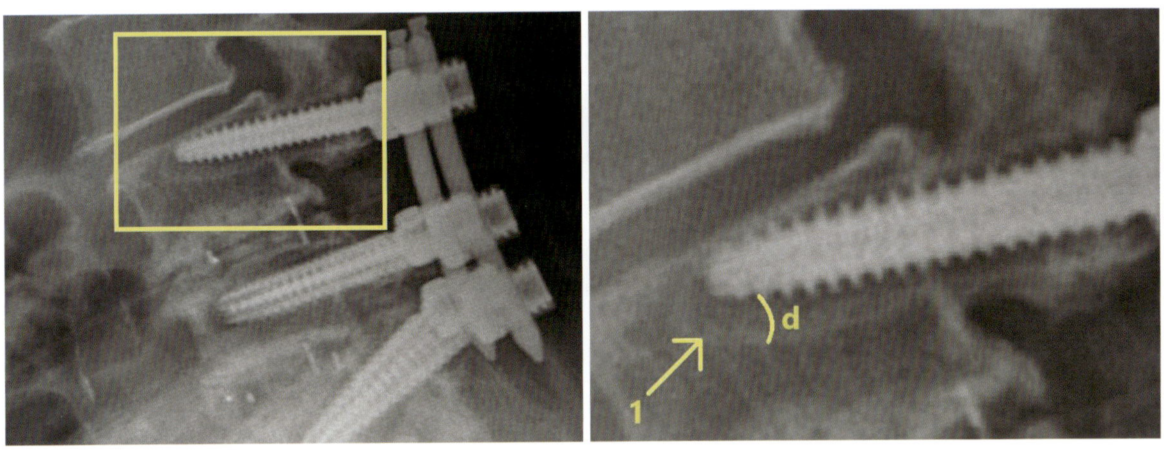

Fig. Lumbar-47.

L3/4/5 interbody fusion을 받은 환자의 Lateral view와 (네모)의 확대 사진입니다. Metal implant 주변으로 Density가 낮은(까맣게 보이는) 부분이 있고, 경계를 따라 얇은 Sclerotic line(1)이 생길 수 있습니다. 정상적으로는 Metal과 Sclerotic line 사이의 거리가 2 mm이하여야 합니다. 2 mm 보다 넓은 경우를 Loosening이라 하며 Instability를 유발할 수 있습니다. X-ray를 보시면 Metal과 Sclerotic line의 거리(d)가 4 mm로 Aseptic loosening이 발생한 증례입니다.

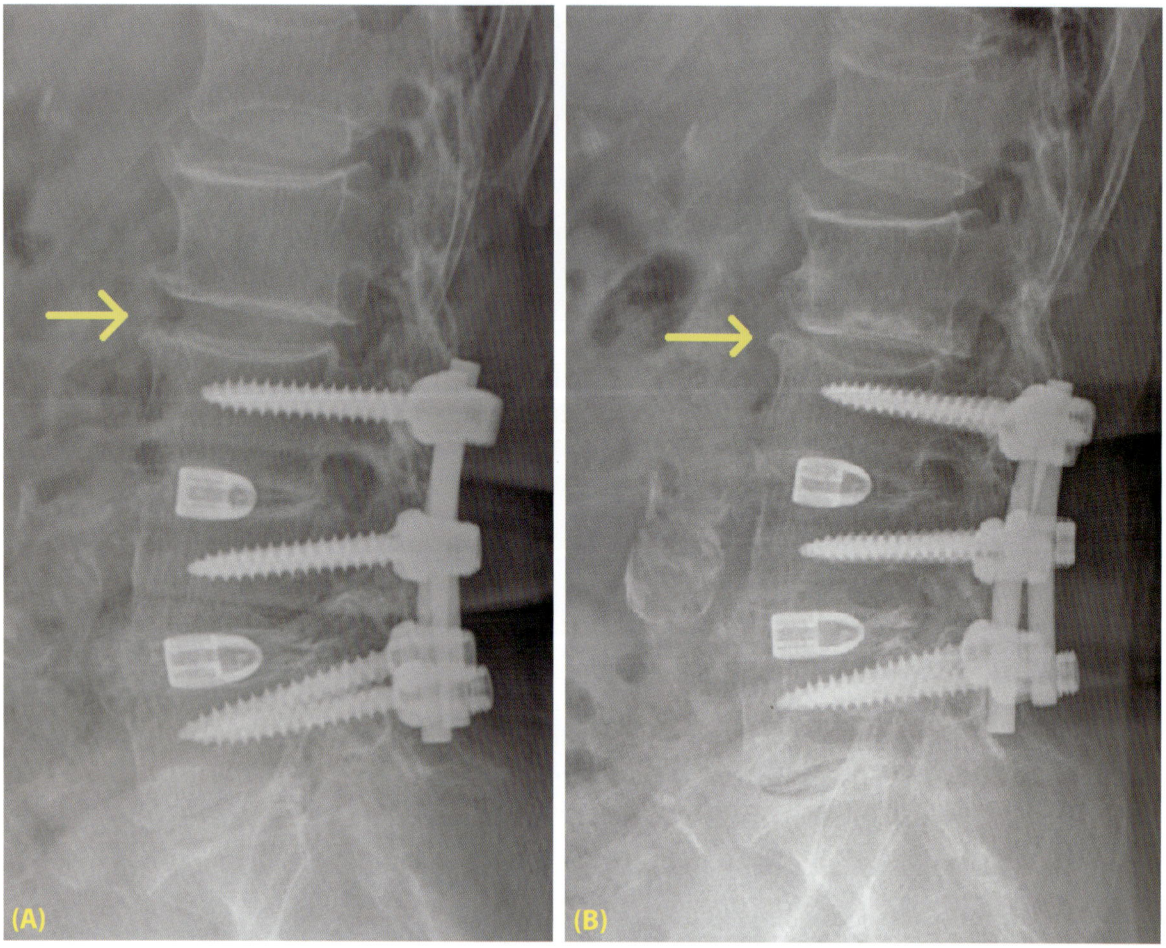

Fig. Lumbar-48.

L3/4/5 interbody fusion을 받은 80대 환자의 X-ray 입니다. (A)는 POD 1month f/u, (B)는 POD 2-year f/u X-ray 입니다.

L2/3 disc(화살표)를 보시면, (A)와 비교했을 때 (B)에서 다른 Level 보다 빨리 Degeneration이 진행된 것을 볼 수 있습니다. Fusion으로 Vertebral body를 고정시켜 두면, 그 주위 Level에서 Degeneration이 빠르게 진행되는데, 이것을 Adjacent segment disease(ASD)라고 합니다.

4. Bertolotti syndrome

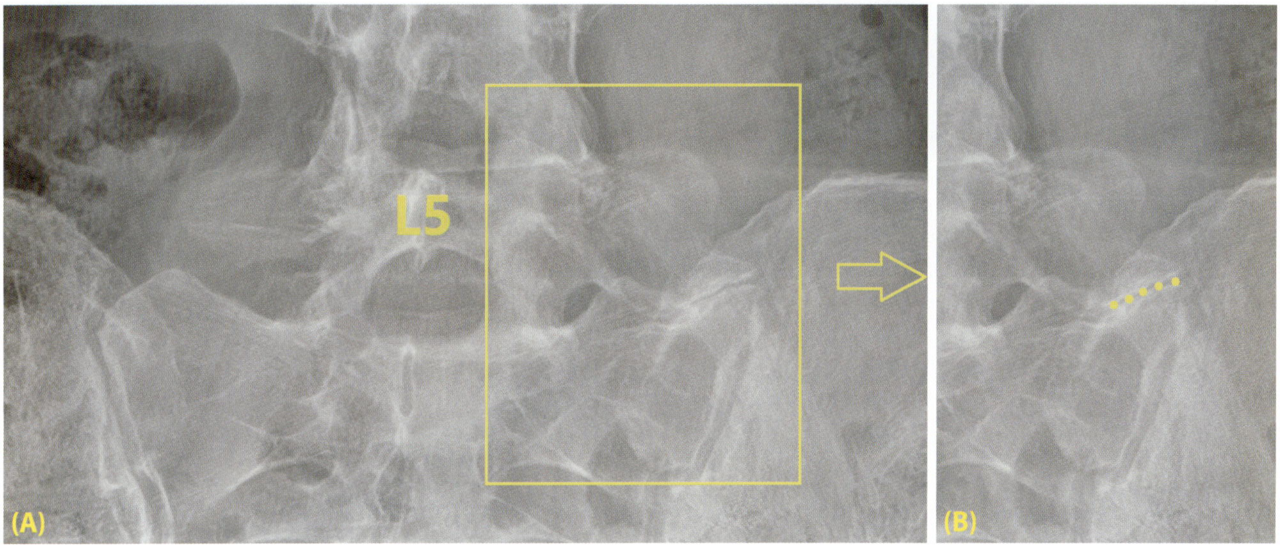

Fig. Lumbar-49.

Low back pain으로 내원한 20대 환자의 (A) AP view, (B)는 (네모)의 L5 Lt transverse process 사진입니다.

Rt와 비교했을 때, Lt side의 Partial sacralization된 소견이 보입니다. 이 때문에, L5 Lt transverse process의 크기가 크고, Sacral ala에 닿아서, Pseudoarthrosis(점선)를 일으키고 있습니다. 정상적으로 Joint가 아닌 부분에서 Bone이 닿아있기 때문에 통증의 원인이 될 수 있습니다. L5의 Sacralization에 의해 L5 transverse process와 Sacral ala 사이에 Pseudoarthrosis가 발생한 것을 Bertolotti syndrome이라 합니다. 젊은 환자에서 심한 Low back pain을 호소하는 경우 Bertolotti syndrome의 가능성을 생각해 보아야 합니다.

Bertolotti syndrome에서 통증의 원인이 되는 위치는 세 부위입니다. 첫 번째가 본 증례와 같이 Pseudoarthrosis에서 발생 가능하고, 두 번째는 L4/5 disc 입니다. Sacralization으로 L5/S1의 움직임이 감소된 만큼 L4/5에 더 많은 Stress가 가해지면서, Disc herniation이나 Degeneration이 발생할 수 있습니다. 세 번째로 Pseudoarthrosis의 Medial side에 있는 Foramen 입니다. Pseudoarthrosis에서의 Degenerative change로 인해 Osteophyte가 자라면서 Medial side의 Neural foramen을 막을 수 있기 때문입니다.

5. Infective spondylodiscitis

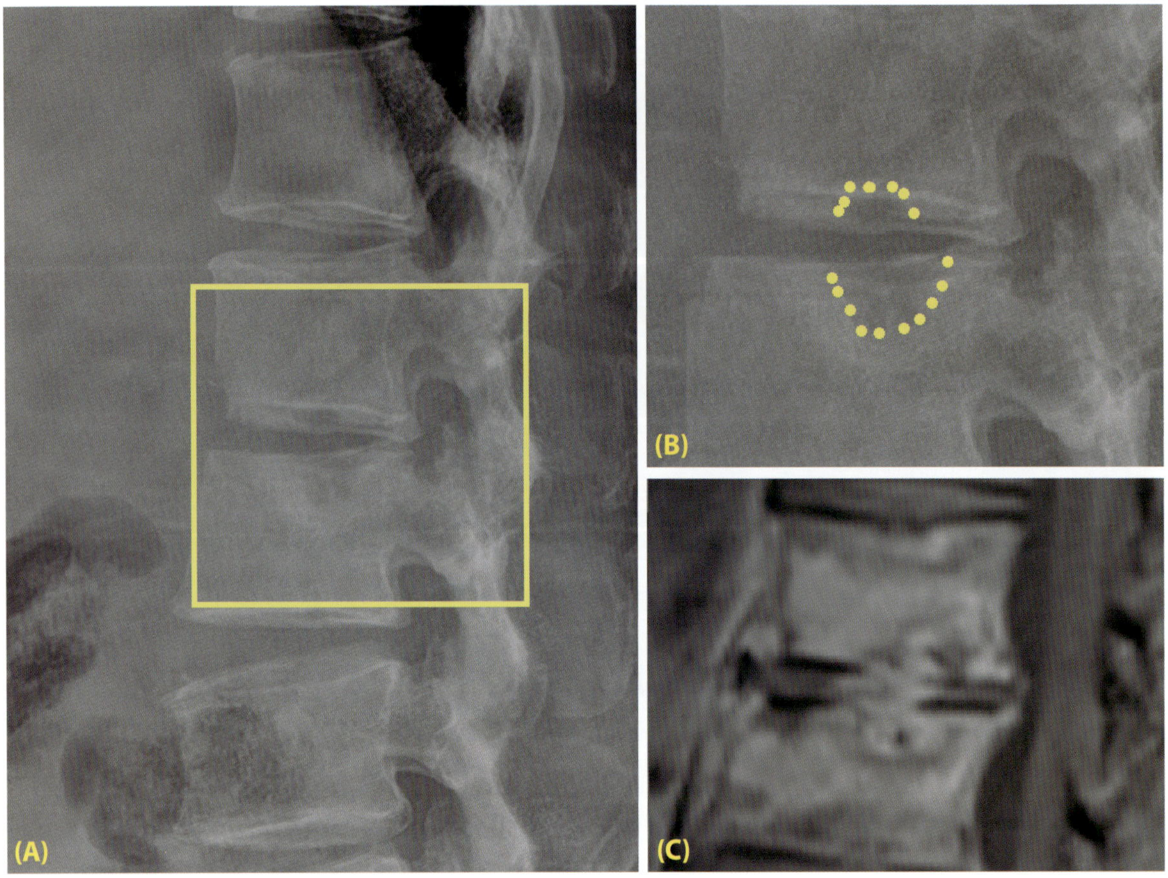

Fig. Lumbar-50.

1달 전부터 Fever, Low back pain이 있던 60대 환자의 (A) Lateral view, (B) (A)의 네모, (C) MR FS T1 enhancement image 입니다.

Fever와 함께 Low back pain이 있으면 Infection을 생각해야 합니다. Lumbar spine에서 Infection은 주로 Disc에서부터 시작되어 위/아래의 Vertebral body로 퍼져 나갑니다. 따라서 영상 소견에서도 Disc를 중심으로 위/아래의 Endplate의 변화를 잘 보셔야 합니다.

Infection이 있는 경우, 초기에는 X-ray에서 보이지 않습니다. 2~4주 이후부터 Disc space narrowing, Endplate irregularity가 보입니다. 본 증례에서는 (B)를 보시면 Endplate erosion(점선)이 생긴것을 확인할 수 있습니다.

(C)에서 Infection이 있는 부분이 Enhancement가 되어 High SI로 보입니다. Disc를 중심으로 위/아래의 Vertebral body로 침범한 것을 볼 수 있습니다.

6. Schmorl node

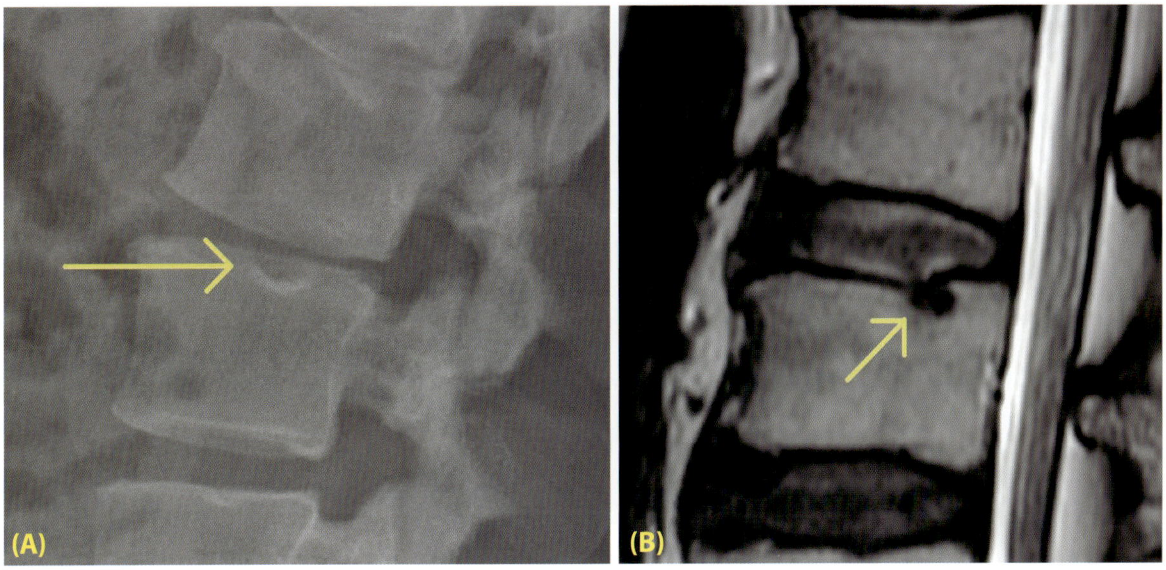

Fig. Lumbar-51.

(A)는 Lateral view, (B)는 다른 환자의 MR T2W image 입니다. Disc의 Nucleus pulposus에 압력이 높아지면 Endplate로 Herniation 될 수 있습니다. 이러한 Intravertebral disc herniation을 Schmorl node라 합니다. Schmorl node는 보통 무증상이지만, Acute phase일 때는 통증을 유발할 수 있습니다.

(A)를 보시면 Superior endplate에 작은 Nodular radiolucent lesion이 있으며 그 주위로 Sclerotic margin이 보이는 Schmorl node(화살표)의 소견입니다. (B)에서 Disc component가 Endplate를 통해 Herniation된 Schmorl node(화살표)의 소견을 볼 수 있습니다. Acute phase인 경우 그 주위로 MR T2W High SI를 보이며, 통증과 연관이 있다고 판단할 수 있습니다.

7. Sacroiliac joint

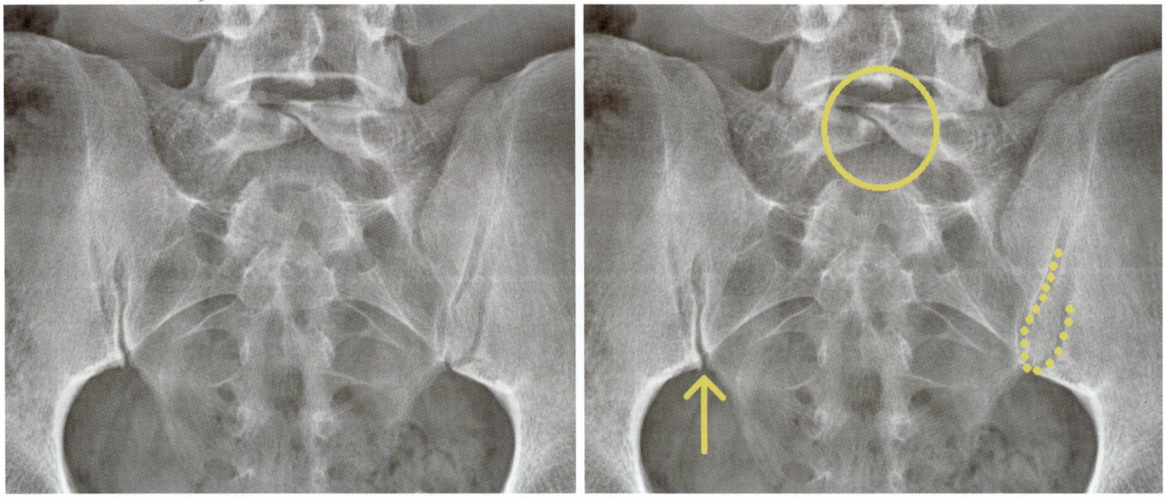

Fig. Lumbar-52.

Lumbar X-ray에서 Sacroiliac(SI) joint도 반드시 같이 평가해야 합니다. AP view에서의 SI joint는 Anterior joint space와 Posterior joint space가 정확히 맞지 않기 때문에, 정상적으로 두 줄(점선)로 보일 수 있습니다. SI joint의 이상 소견으로, Joint line에 Erosion, Sclerosis, Joint space narrowing, Osteophyte가 있는지 확인합니다. 또한 Osteophyte는 아래쪽(화살표)에서부터 발생하기 때문에 이 부분을 잘 보아야 합니다.

본 증례에서는 SI joint 외에 Spinous process가 가운데에서 닫히지 않은 소견이 보입니다. 선천적으로 Neural tube가 완전히 닫혀있지 않은 것을 Spina bifida라고 하며, 그 중 한 종류인 Spina bifida occulta(동그라미)의 증례입니다. Spina bifida occulta는 일반적으로 증상을 일으키지 않기 때문에, 이에 대해 치료를 하지는 않습니다.

7-1. Ankylosing spondylitis

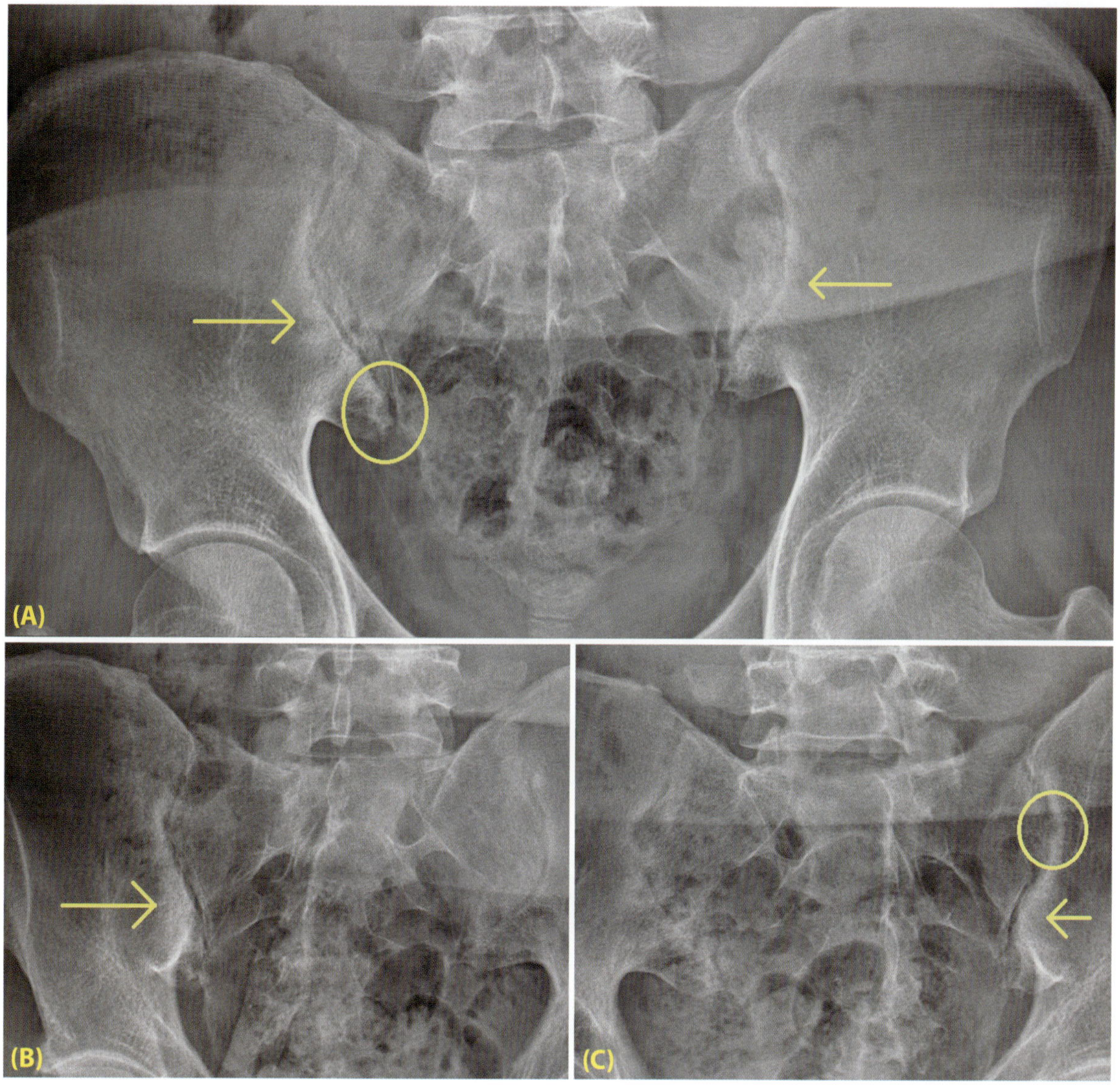

Fig. Lumbar-53.

1년 전부터 아침에 허리가 뻣뻣해지는 증상이 1시간 이상 지속되고, Low back pain을 호소하는 20대 남자의 X-ray 입니다.

(A)는 Pelvis AP view, (B), (C)는 Pelvic oblique view 입니다. SI joint의 Iliac side로 Sclerosis(화살표)가 있으며, Bone erosion(동그라미) 소견이 같이 보입니다. SI joint에 Sclerosis, Erosion가 보이는 것은 Sacroiliitis의 소견이며, 임상적 증상을 고려하였을 때, Ankylosing spondylitis로 진단할 수 있습니다.

Ankylosing spondylitis는 Modified New York Criteria로 진단합니다.

Modified New York Criteria(1984)	
1. 임상적 기준	A. 3개월 이상의 요통과 경직으로 활동시 호전되나, 비 활동시 호전되지 않음. B. 요추 골 운동제한 C. 제한된 흉부팽창(나이와 성별에 따른 정상치로 판단)
2. 방사선학적 기준	Grade II 이상의 양측성 Sacroiliitis 또는 Grade III 이상의 편측성 Sacroiliitis
방사선학적 기준에 해당하면서 1개이상의 임상적 기준에 해당하면 진단	

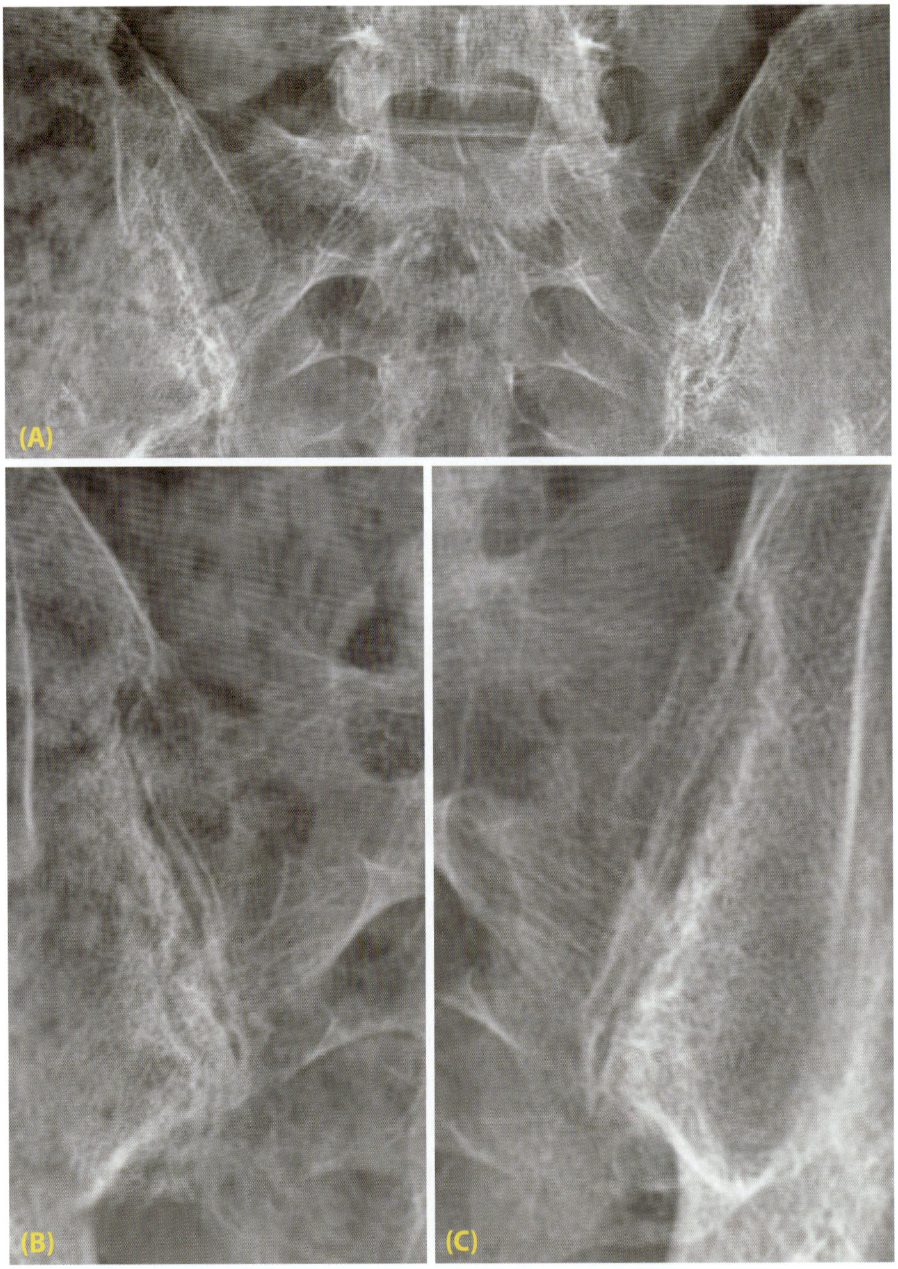

Fig. Lumbar-54.

2년 전부터 아침에 심해지는 허리 뻣뻣함과 Low back pain으로 내원한 40대 환자입니다. 10년 전에 포도막염으로 안과 치료를 받은 과거력이 있으며, 형이 Ankylosing spondylitis에 진단받은 가족력이 있습니다.

(A)는 Pelvis AP view, (B), (C)는 Oblique view의 SI joint 확대사진 입니다. Joint space narrowing, Sclerosis, Erosion이 보여 Sacroiliitis 소견이 있는 Ankylosing spondylitis 증례입니다. Ankylosing spondylitis는 X-ray상 주로 SI joint의 Iliac side에서 이상 소견을 보입니다.

Ankylosing spondylitis는 척추외 증상(손발가락염, 관절염, 골부착부염, 포도막염, 크론병)도 같이 있을 수 있으니 꼭 확인해야 하며, 가족력도 연관이 있기 때문에 확인해야 합니다. 초기에는 X-ray에서 정상 소견이더라도 MRI에서는 Sacroiliitis 소견을 보일 수 있기 때문에 임상적으로 의심되나 X-ray에서 정상 소견이라면 MRI를 찍어야 합니다.

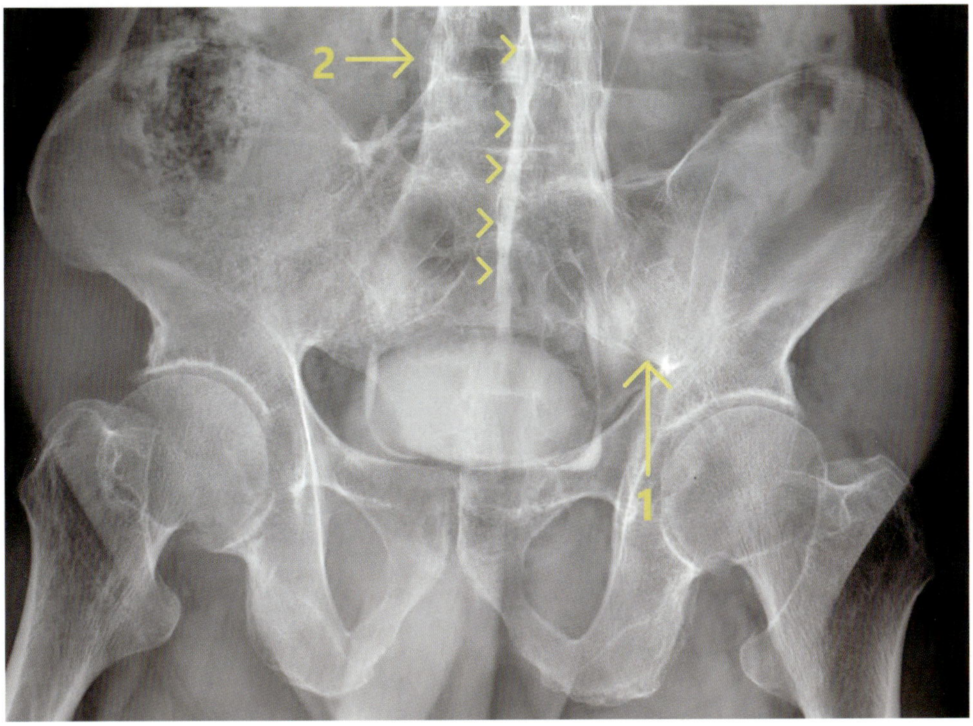

Fig. Lumbar-55.

Ankylosing spondylitis의 초기 X-ray 소견은 앞선 증례처럼 SI joint에서 먼저 시작하며, 이후에는 Spine에도 X-ray 변화가 생깁니다. Spine에서 보일 수 있는 초기 X-ray 소견으로, Vertebral body의 Anterosuperior/Anteroinferior corner에 Sclerosis 소견을 보이는 Shiny corner sign, Vertebral body가 네모로 되는 Vertebral body squaring 소견이 있습니다.

더 진행하면, 본 증례와 같이 SI joint의 Ankylosis(1)로 Joint line이 붙어버리는 소견, Spine의 Ankylosis로 인한 Bamboo spine(2), Interspinous ligament ossification으로 인한 Dagger spine(화살촉)의 소견을 볼 수 있습니다.

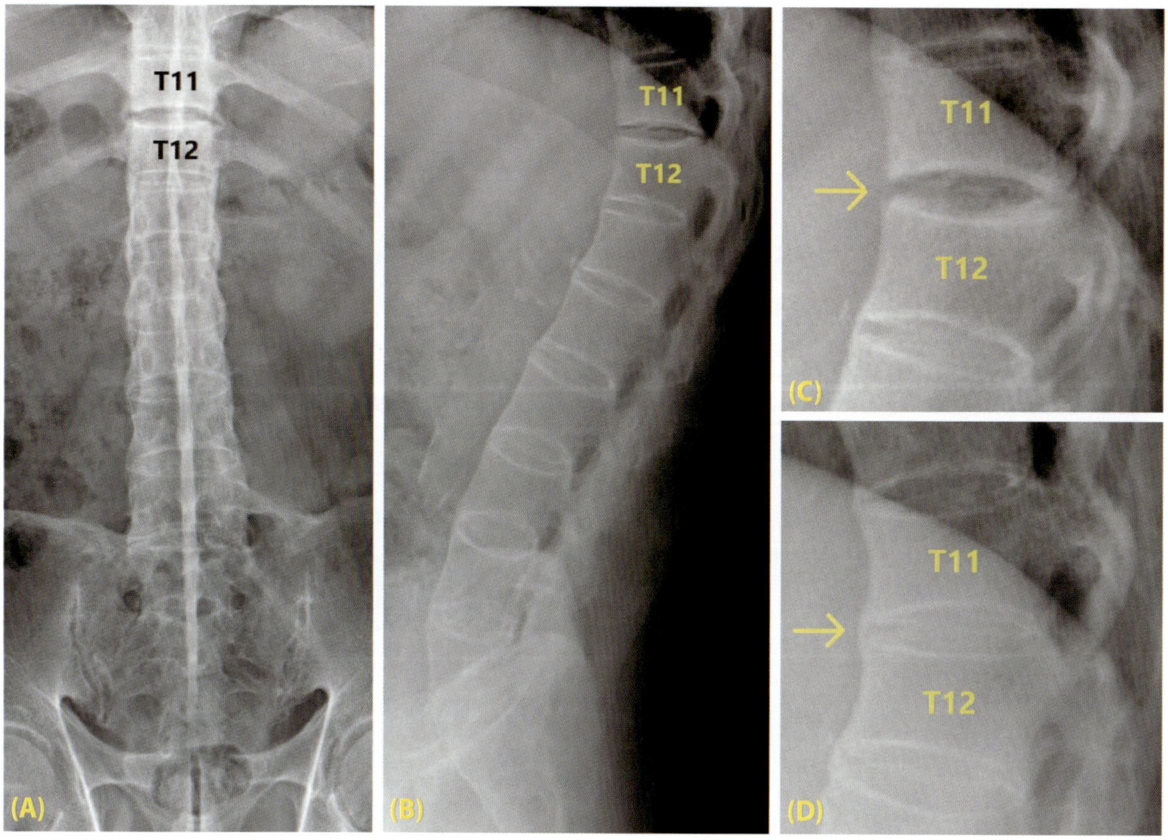

Fig. Lumbar-56.

20년 전 Ankylosing spondylitis 진단 받은 환자로, 1개월 전 물건을 줍다가 삐끗한 이후로 Back pain 발생하여 내원하였습니다.

(A)는 AP view, (B)와 (C)는 Lateral view, (D)는 10년 전 Lateral view 입니다. (A)를 보시면 Bamboo spine, Dagger spine 소견이 보이며, SI joint의 Ankylosis가 진행되지는 않았지만, Erosion 소견으로 SI joint line의 Irregularity가 보입니다. (B)에서도 마찬가지로 Vertebral spine이 Ankylosis된 Bamboo spine이 보입니다. 10년 전 X-ray인 (D)와 비교하였을 때 (C)에서, T11/T12 disc level의 앞쪽으로 있던 Syndesmosis(화살표)가 끊어진 Fracture 소견을 볼 수 있습니다. 또한 T11/T12 disc level에서 다른 Level과는 다르게 Hypodensity를 보이고 있습니다. 이는 Fracture에 의한 Instability로 Disc space에 Air collection이 발생한 것으로 생각할 수 있습니다. Ankylosing spondylitis가 진행하여 Bamboo spine이 된 경우, 본 증례와 같이 작은 충격에도 Fracture가 발생할 수 있으며, 일반적인 Spine에서의 Fracture와는 다른 모습을 보입니다.

Spondyloarthritis

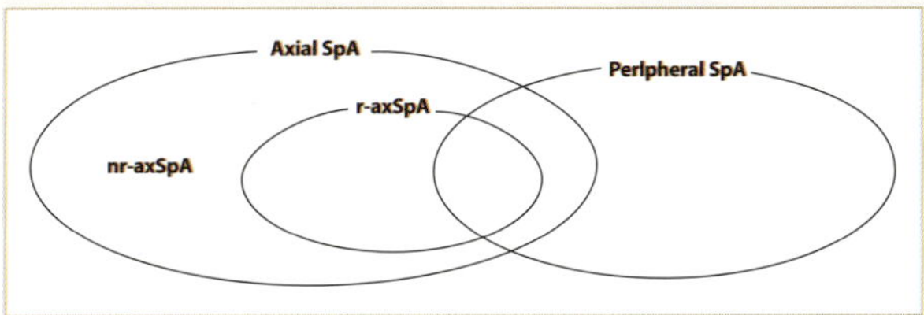

Ankylosing spondylitis라는 용어를 매우 흔하게 쓰지만, 학술적으로 더 정확한 용어는 Radiographic axial spondyloarthritis (r–axSpA) 입니다. Spondyloarthritis(SpA)는 Rheumatic disease와 연관된 Inflammatory arthritis를 의미합니다. Back pain이 주된 증상인 경우 Axial spondyloarthritis(axSpA)라고 하며, Peripheral joint pain이 주된 증상인 경우는 Peripheral spondyloarthritis 라고 합니다. axSpA 중에서 Radiologic change가 있는 것을 Radiographic axSpA(r–axSpA) 또는 Ankylosing spondylitis라고 하며, Radiologic change가 없는 것을 Nonradiographic axSpA(nr–axSpA) 라고 합니다.

ASAS classification criteria for Axial SpA		
3달 이상 Back pain이 있는 45세 미만의 환자		
Sacroiliitis on imaging And 1개 이상의 SpA feature	or	HLA–B27 positive And 2개 이상의 SpA features

Modified New York Criteria로는 Radiographic axSpA만 진단할 수 있기 때문에, Nonradiographic axSpA 환자는 치료 시기가 늦어지게 됩니다. 따라서 Radiographic change가 없어도 조기 진단할 수 있는, ASAS classification criteria가 제시되었습니다. Axial SpA를 진단하기 위해서는 3달 이상 Back pain이 있는 45세 미만의 환자가, X–ray or MRI에서 Sacroiliitis가 보이면서 SpA feature가 1개 이상 있는 경우 진단됩니다. 또는 3달 이상 Back pain이 있는 45세 미만의 환자가, HLA–B27이 검사상 Positive이면서, HLA–B27을 제외한 다른 SpA feature가 2개 이상 있는 경우 진단됩니다.

Sacroiliitis on imaging	SpA feature
• Active inflammation on MRI highly suggestive of sacroiliitis associated with SpA(MRI에서 SpA를 의심할 Sacroiliitis 소견이 보임) • Definite radiographic sacroiliitis according to modified New York Criteria(X–ray상 Sacroiliitis가 보임)	• HLA–B27 positive • Inflammatory back pain • Arthritis • Enthesitis(Heel) • Uveitis • Dactylitis • Psoriasis • Crohn's disease/Ulcerative colitis • Good response to NSAIDs • Family history of SpA • Elevated CRP

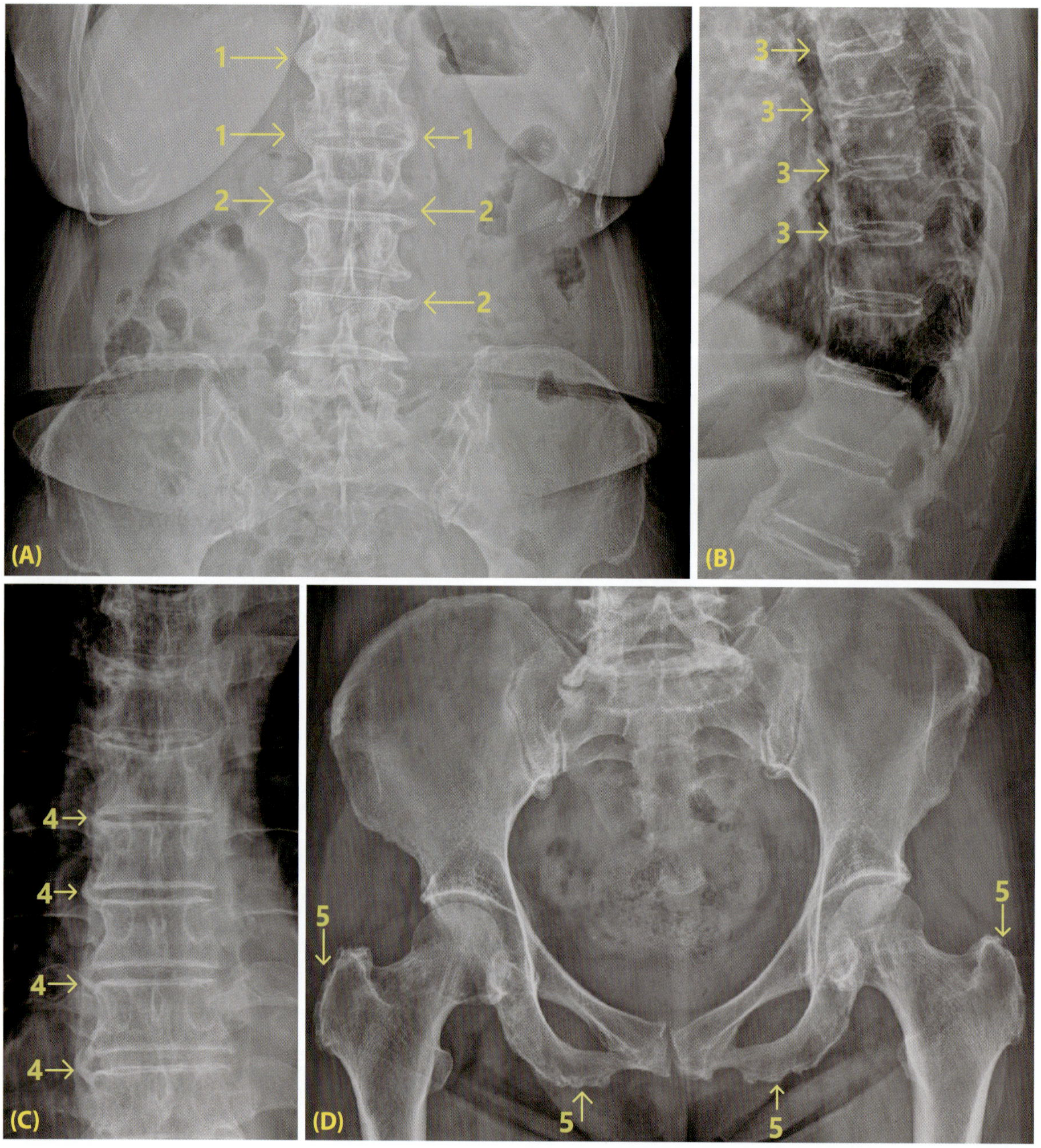

Fig. Lumbar-57.

Ankylosing spondylitis와 감별해야 할 질환으로 Diffuse idiopathic skeletal hyperostosis(DISH)가 있습니다. DISH는 Tendon이나 Ligament의 Insertion 부위에서 Bony proliferation(Ossification)이 일어나는 질환입니다. Ossification으로 인해 Vertebral body가 연결되는 소견이 있기 때문에, Ankylosing spondylitis의 Bamboo spine과 감별해야 합니다. 45세 이하의 젊은 남성에서 잘 발생하는 Ankylosing spondylitis에 비해, DISH에서는 60대, 70대의 나이든 환자에서 잘 발생합니다. X-ray 소견의 차이로는, DISH에서 SI joint의 Sclerosis, Erosion 소견이 없으며, Thoracic spine을 잘 침범합니다. 또한 DISH에서 주로 Pelvis와 Greater trochanter(Femur)에 Enthesopathy 소견을 동반합니다. Spine에서는 Ankylosing spondylitis와는 달리 Vertebral body를 연결하는 더 두꺼운 Flowing ossification을 보입니다. DISH는 무증상인 경우가 많지만, 침범 부위의 Pain이나 Stiffness의 증상을 일으킬 수 있습니다.

DISH로 진단받은 60대 환자의 (A) Pelvis AP view와 (B) Thoracic lateral view이며, 또 다른 70대 환자의 (C) Thoracic AP view와 (D) Pelvis AP view 입니다.

(A)를 보시면, Paraspinal connective tissue와 Annulus fibrosus(Disc)를 따라 Ossification이 진행되어 주위 Vertebral body가 연결된 소견(1)과 연결되려는 소견(2)을 볼 수 있습니다. 그에 비해 SI joint는 정상인 것을 볼 수 있습니다. (B)를 보시면 Thoracic vertebral body의 앞쪽으로 위치하는 Anterior longitudinal ligament(ALL)의 Ossification(3)이 있습니다. 특징적으로 DISH에서는 Thoracic spine의 ALL을 잘 침범합니다. (C)를 보시면, Thoracic spine의 Rt side로 Ossification(4)이 있지만, Lt side에는 Ossification이 없습니다. DISH에서 Lt side는 Descending aorta의 Pulsation에 의해 Ossification이 적게 생기는 특징이 있습니다. (D)를 보시면 Ischial tuberosity와 Greater trochanter의 Enthesopathy(5) 소견이 있습니다. Enthesopathy는 Tendon이나 Ligament의 Insertion site에 발생하는 병변을 뜻합니다. Enthesopathy에 의해 X-ray 상 Cortex가 매끄럽지 않고 Irregular 한 것을 볼 수 있습니다.

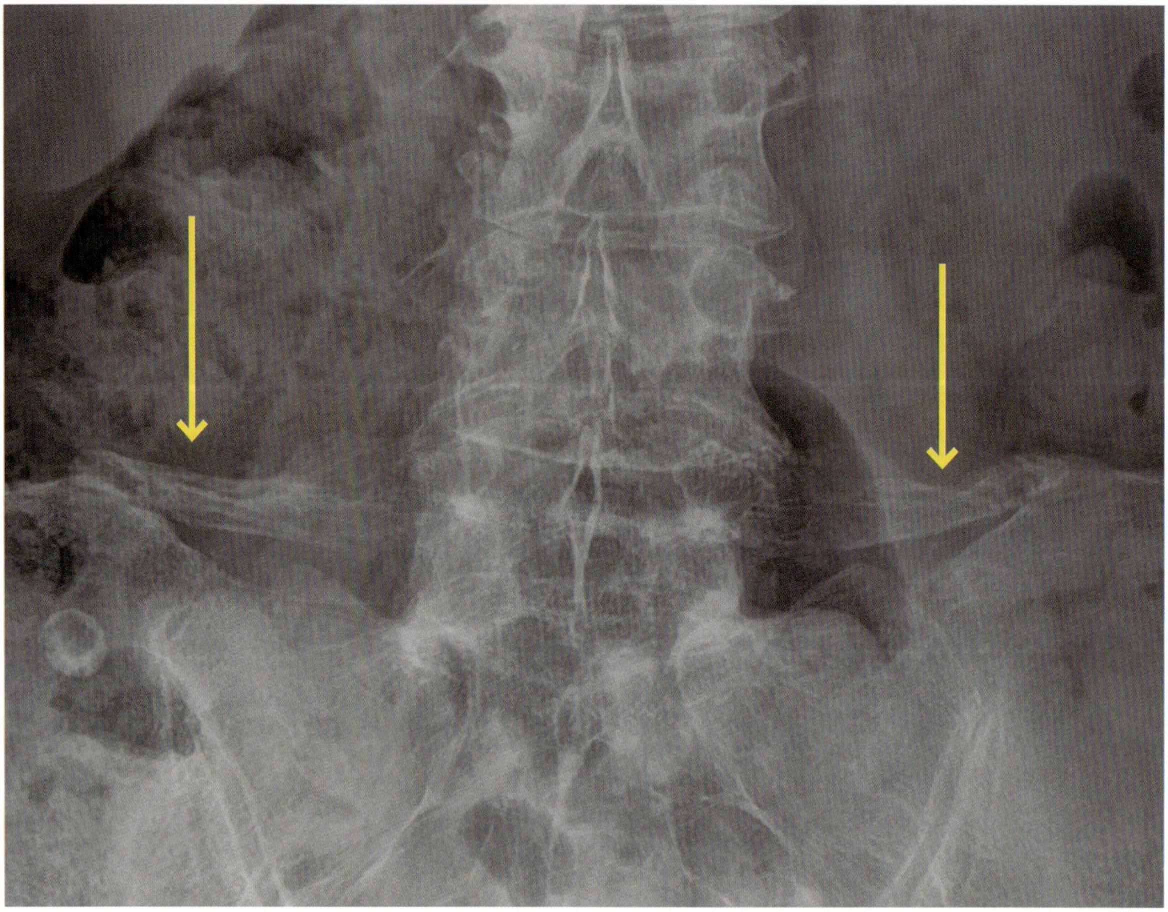

Fig. Lumbar-58.

L5 transverse process에서부터 Iliac crest까지 Bone density가 연결된 소견입니다. Transverse process가 큰 것이 아니고, L5 transverse process와 Iliac crest 사이에 있는 Iliolumbar ligament의 Ossification(화살표) 소견입니다. Ossification of iliolumbar ligament는 Ankylosing spondylitis나 DISH와 연관이 있는것으로 알려져 있으며, Low back pain이나 Back flexion/extension의 제한을 일으킬 수 있습니다.

7-2. Sacroiliac joint osteoarthritis

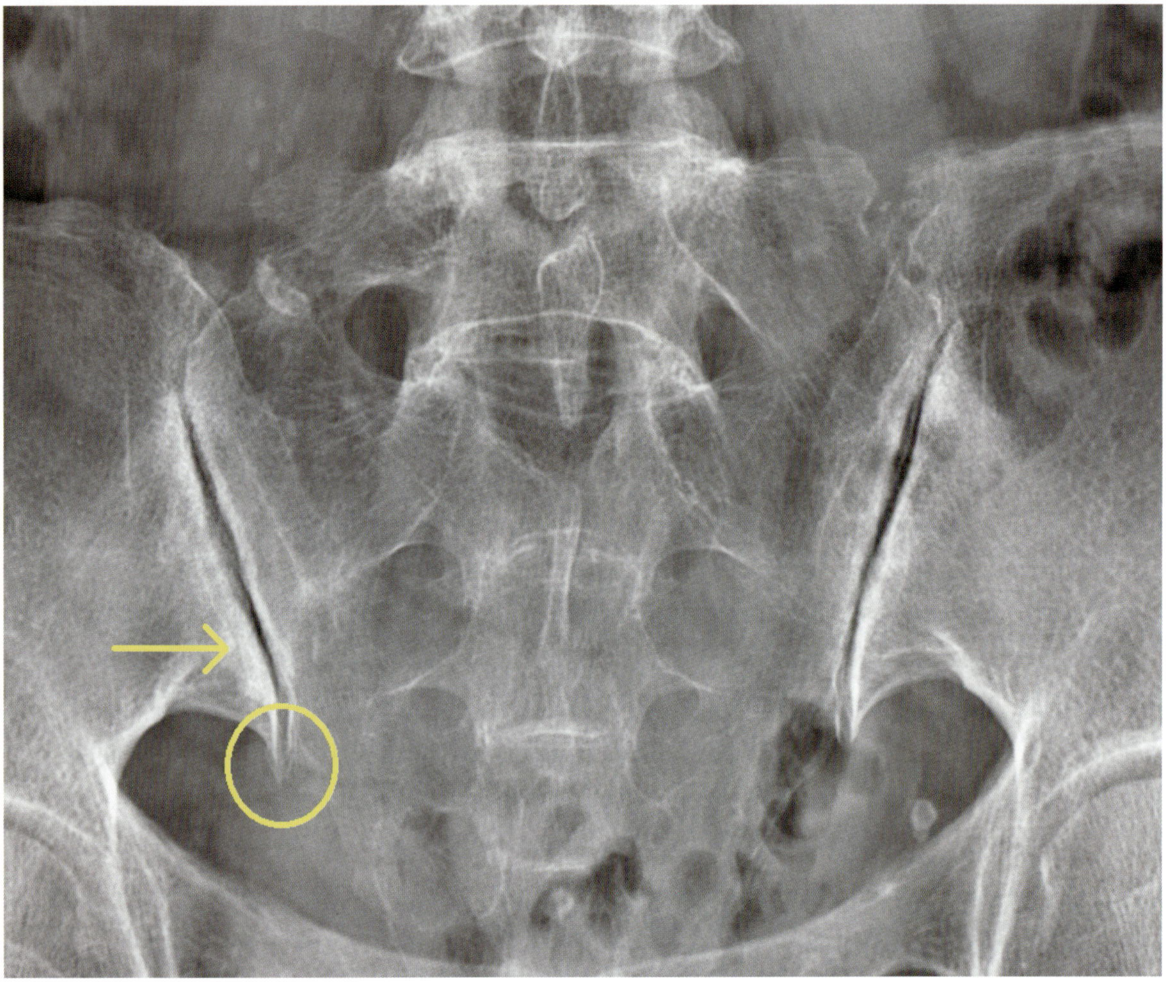

Fig. Lumbar-59.

Both SI joint의 Osteoarthritis 증례입니다. 다른 Joint의 Osteoarthritis에서 보이는 소견과 마찬가지로 Sclerosis(화살표)와 Osteophyte(동그라미)의 소견이 보입니다.

7-3. Osteitis condensans ilii

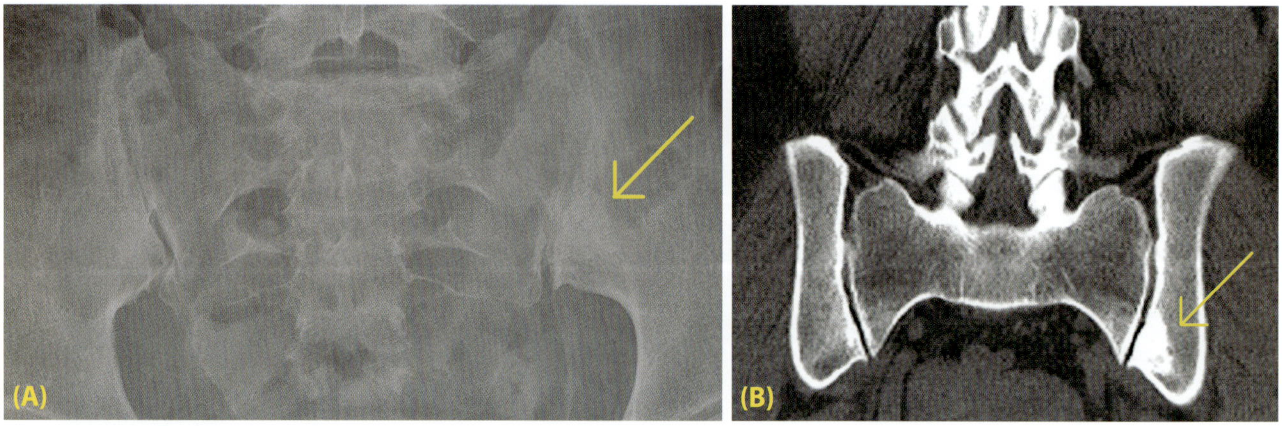

Fig. Lumbar-60.

1달 전 출산한 뒤 발생한 Lt side low back pain으로 내원한 30대 여성 환자입니다.

(A)는 Pelvis AP view, (B)는 CT image 입니다. (A)와 (B)를 보았을 때, Lt SI joint의 Iliac bone side로 삼각형 모양의 Sclerosis가 있는 Osteitis condensans ilii의 증례입니다. Ankylosing spondylitis와는 달리 SI joint의 Erosion이나 Ankylosis 소견은 없습니다.

Osteitis condensans ilii는 출산 후 여성에서 주로 생기며, 대부분 무증상이나 Low back pain을 유발할 수 있습니다. Bilateral, Symmetric, Triangular sclerosis를 보이는 것이 특징이나, 본 증례처럼 Unilateral하게 발생할 수 있습니다.

8. Don't touch lesion

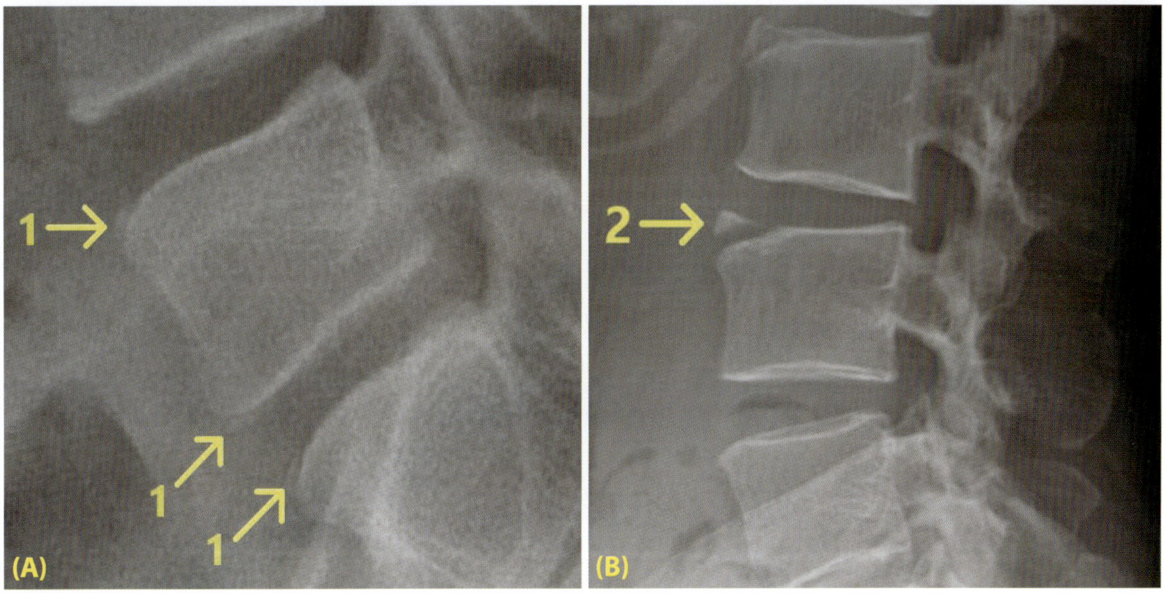

Fig. Lumbar-61.

(A)는 10대 환자의 Lateral view이고, (B)는 40대 환자의 Lateral view 입니다.

(A)를 보시면 성장중인 환자에서, Vertebral body의 모서리에서 작은 Secondary ossification center(1)를 볼 수 있습니다. 정상적으로 성장이 끝나면, Vertebral body와 합쳐져야 하지만, (B)에서 처럼 합쳐지지 못하는 경우도 있습니다. 이러한 소견을 Limbus vertebra(2)라고 하며, Fracture와 혼동해서는 안됩니다.

Limbus vertebra는 본 증례처럼 Anterior corner에 있는 것이 흔하고, 무증상이기 때문에 Observation 합니다. 드물게 Posterior corner에서 발견되기도 하는데, Posterior limbus vertebra는 Nerve compression과 연관이 있는 것으로 보고되었습니다.

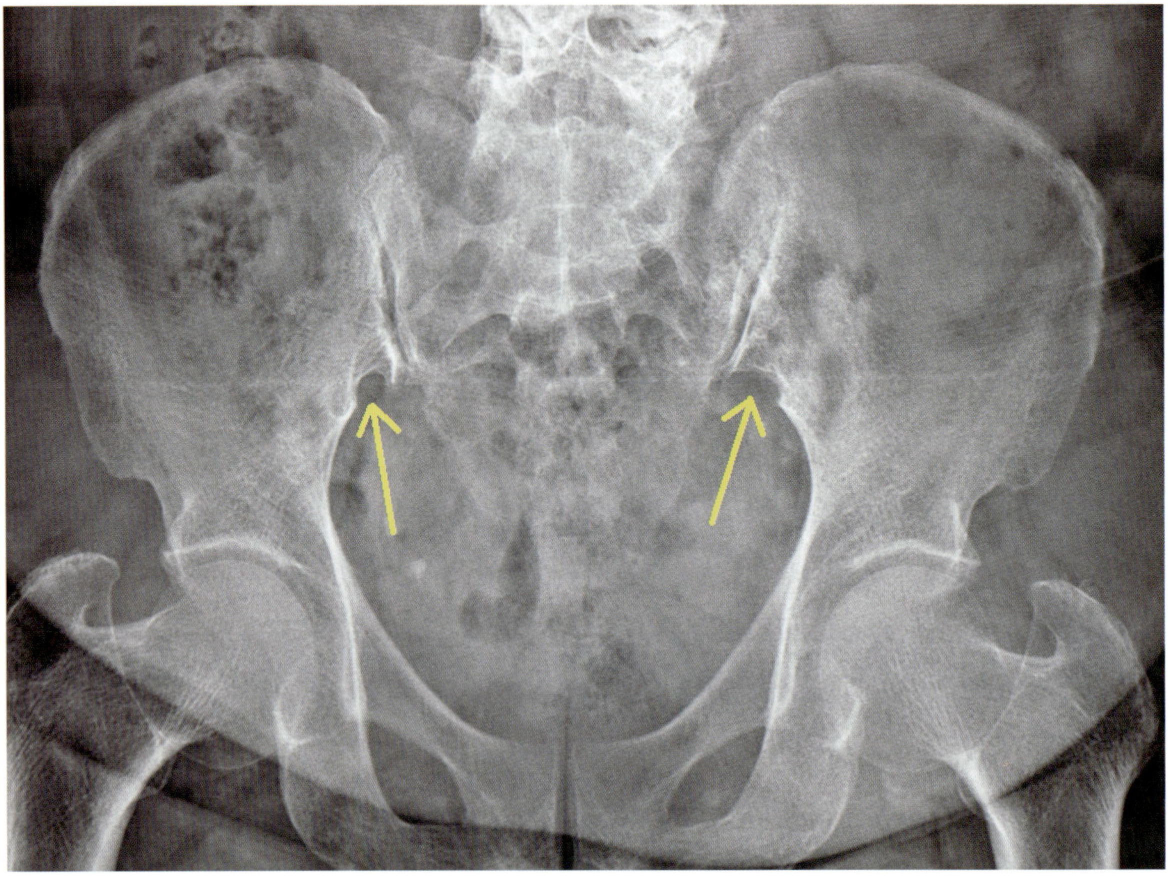

Fig. Lumbar-62.

SI joint의 바로 Iliac side로 움푹 파인 소견이 보입니다. Erosion으로 보일 수 있지만, Preauricular sulcus 또는 Paraglenoid sulcus라 하는 소견이며 Normal variant 입니다.

VI. HIP

A. Anatomy of the Hip ... 270

B. X-ray

1. AP view ... 271

a. Iliopectineal line, Shenton line, Ilioischial line ... 276

b. Fat pad ... 278

c. Lateral center-edge angle ... 279

d. Teardrop ... 280

e. Femoroacetabular impingement syndrome ... 282

2. Lateral view ... 285

C. Case

1. Osteoarthritis ... 288

2. Avascular necrosis(AVN) ... 294

3. Fracture ... 300

4. Post op finding ... 306

5. Pediatric case ... 309

6. Don't touch lesion ... 313

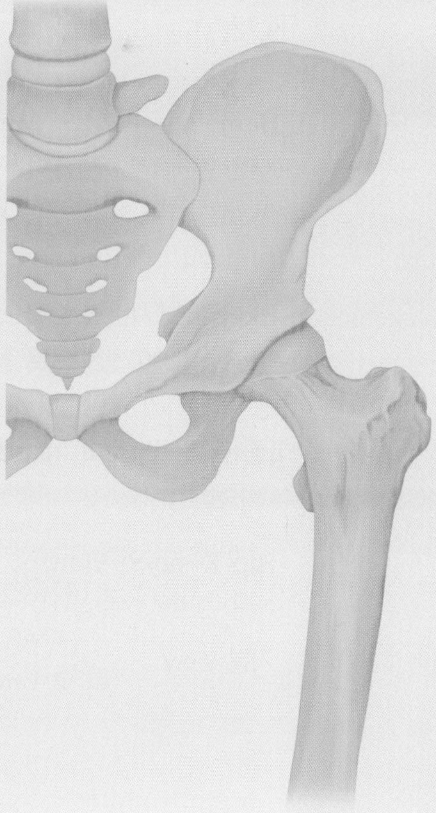

Hip

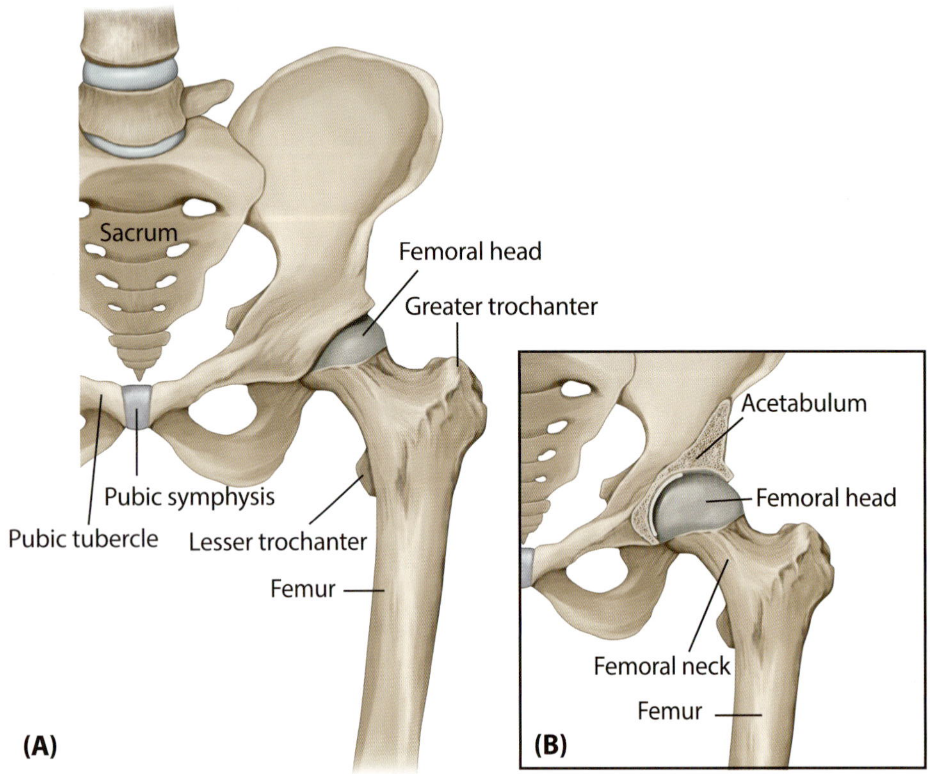

Fig. Hip-1.

Hip joint는 Pelvis와 Femur로 이루어진 Joint 입니다. 마치 Ball이 Socket에 들어 있는 모양으로, Ball 모양을 한 Femoral head가 Socket 모양을 한 Pelvis의 Acetabulum 안에 들어간 Ball and socket 구조를 하고 있습니다. (A)그림은 Hip joint를 나타낸 그림이고, (B)는 Acetabulum의 Anterior wall을 제거한 그림입니다.

Hip joint에서는 일반적으로 AP view와 Lateral view만 찍습니다. Hip joint의 Lateral view를 찍을 때에 AP view의 90° 방향으로 몸 전체를 돌려 찍으면 Pelvis와 양쪽 hip이 다 겹쳐 보이기 때문에 판독할 수 없습니다. 따라서 단순히 AP view의 90° 방향으로 찍지 않고, 여러 가지 방법으로 Lateral view를 찍습니다. 그 중 대표적인 것이 Translateral view, Frog leg view 입니다.

Hip X-ray의 View	
기본 View	1. AP view 2. Lateral view(Translateral view, Frog leg view)

1 AP view

Position

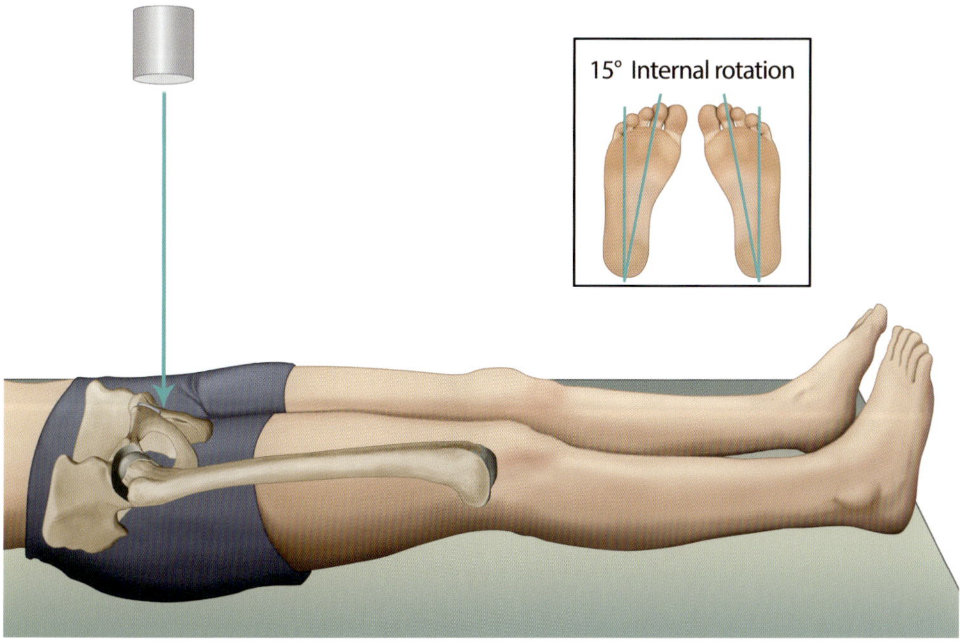

Fig. Hip-2.

Hip AP view는 일반적으로 Pelvis AP view를 찍어서 양쪽 Hip joint를 동시에 비교합니다.

Pelvis AP view는 Supine 자세에서, Hip joint를 15° 정도 Internal rotation하여, 발 끝이 살짝 모이게 한 다음 촬영합니다.

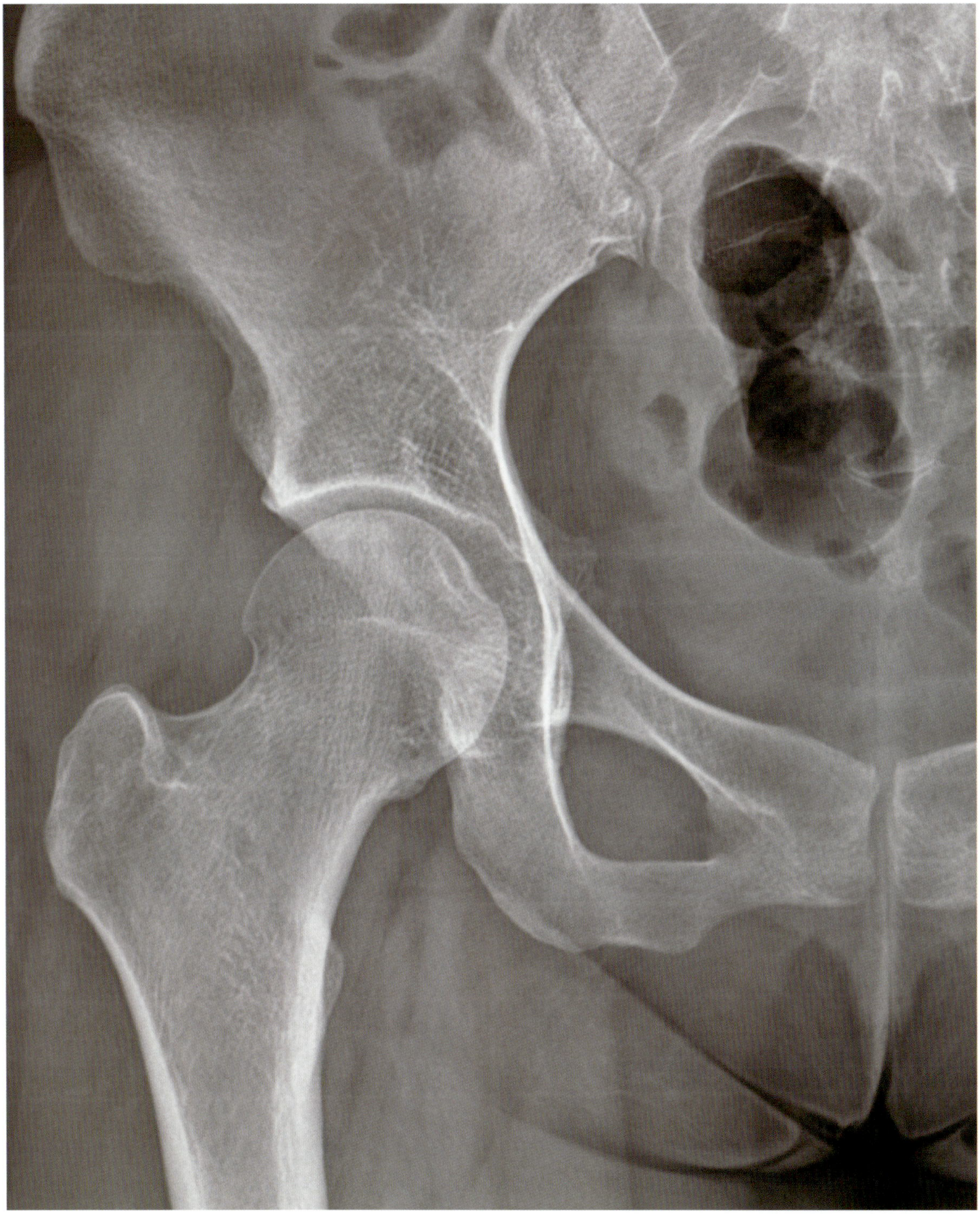

Fig. Hip-3.

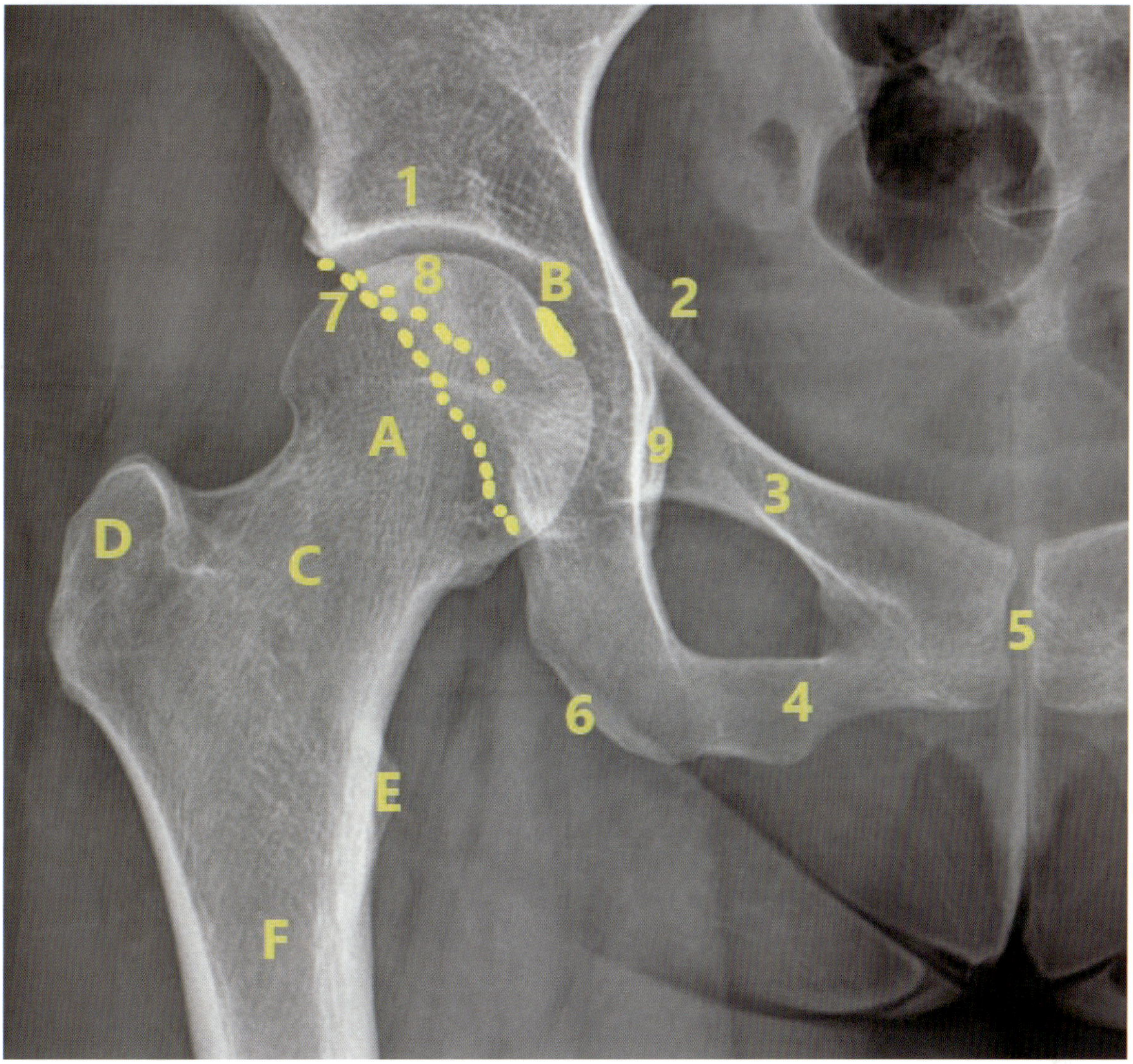

Fig. Hip-4.

Pelvis(1~9) 1. Acetabulum(Roof) // 2. Ischial spine // 3. Superior pubic ramus // 4. Inferior pubic ramus // 5. Symphysis pubis // 6. Ischial tuberosity // 7. Acetabulum(Posterior wall) // 8. Acetabulum(Anterior wall) // 9. Acetabular teardrop(Medial wall)
Femur(A~F) A. Femoral head // B. Fovea // C. Femoral neck // D. Greater trochanter // E. Lesser trochanter // F. Femoral shaft

Hip joint는 소켓에 공이 들어 있는 모양으로, Pelvis의 Acetabulum이 소켓 모양을, Femoral head가 공의 모양을 하고 있습니다. X-ray상 Acetabulum은 Roof 부위(1)는 잘 보이지만, Anterior wall(8)과 Posterior wall(7)에 해당하는 부위는 Femoral head와 겹쳐 명확하게 보이지는 않습니다. Acetabular teardrop(9)이란 Pelvis의 Quadrilateral plate가 앞뒤로 겹쳐서 보이는 구조물로 Acetabular medial wall의 Landmark 입니다. (Fig. Hip-11 참조)

Femoral head(A)는 둥근 공처럼 생겼지만, Medial side에 움푹 파여 있는 부분이 있습니다. 그 부분을 Fovea(B)라고 하며, 마치 Femoral head의 결손 부위처럼 보일 수 있으나, Normal anatomy 입니다.

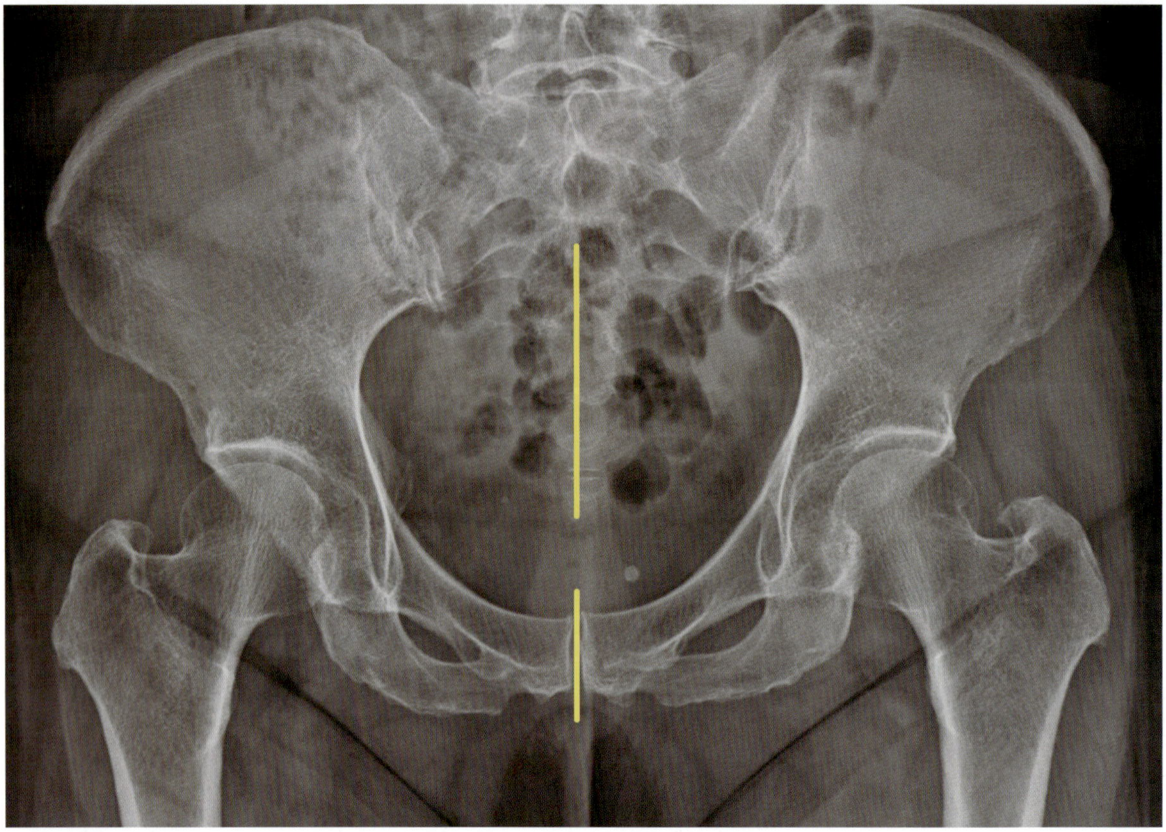

Fig. Hip-5.

Hip AP는 일반적으로 Pelvis AP로 찍어, 양쪽을 동시에 비교하는 경우가 많습니다. 양쪽을 비교하기 위해서는 True AP를 찍는 것이 중요한데, True AP는 Sacrum의 Long axis와 Symphysis pubis를 그은 선이 일치하는 것으로 판단합니다.

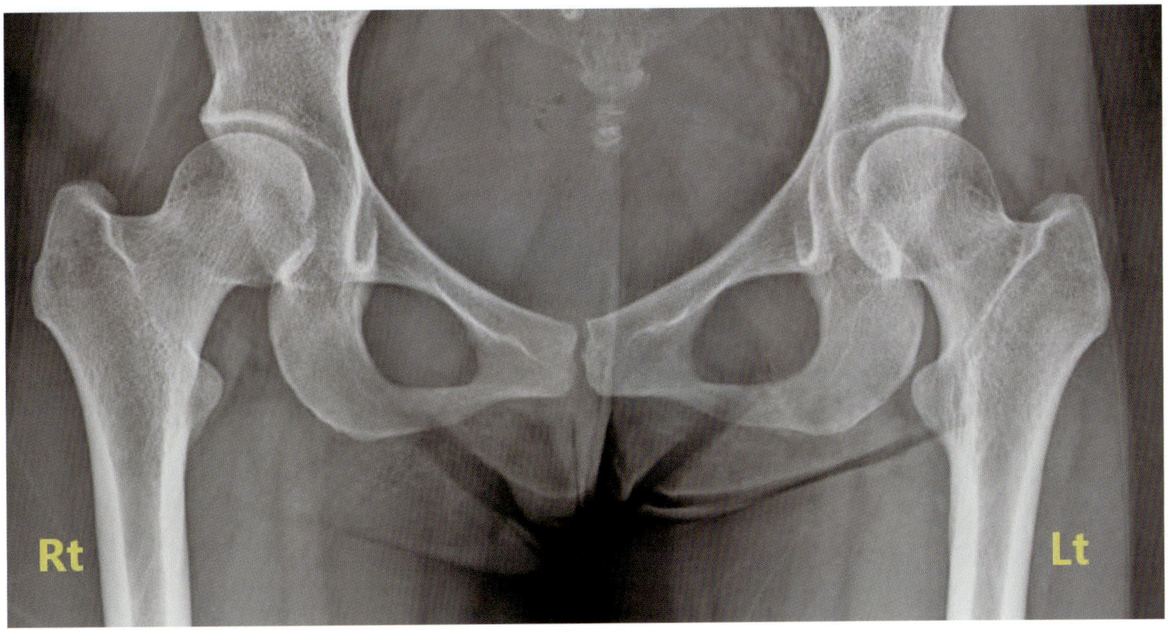

Fig. Hip-6.

Hip joint는 정상적으로 약간 External rotation되어 있습니다. 본 증례의 Lt hip joint처럼 External rotation 되어 있는 채로 X-ray를 찍게 된다면, Femoral neck이 짧아 보이고, Greater trochanter가 Femoral neck과 겹쳐 보이게 됩니다. 따라서 Greater trochanter나 Femoral neck을 더 정확히 보기 위해서는, 본 증례의 Rt hip joint처럼 Internal rotation을 한 채로 X-ray를 찍어야 합니다. 하지만 Lesser trochanter를 더 잘 보기 위해서는 본 증례의 Lt hip joint처럼 External rotation이 된 채로 찍어야 합니다. Greater trochanter와는 반대로 Lesser trochanter는, Rt Hip joint처럼 Internal rotation으로 찍으면 Femoral shaft에 약간 겹쳐 잘 보이지 않습니다.

결과적으로, Femoral neck과 Greater trochanter를 더 잘 보기 위해서는 Internal rotation을, Lesser trochanter를 더 잘 보기 위해서는 External rotation을 한 채로 찍어야 합니다. 일반적으로 Femoral neck과 Greater trochanter를 더 잘 보기 위해서 Internal rotation 된 채로 찍는 것을 Routine hip AP view로 합니다.

Greater trochanter는 Femur의 Posterolateral side에 위치해 있고, Lesser trochanter는 Posteromedial side에 위치해 있습니다. Greater/Lesser trochanter 둘 다 Femur의 Posterior side에 치우쳐 있기 때문에 Femur를 중심으로 정반대 편에 있는 구조물이 아닙니다. 결과적으로 둘 다 동시에 잘 보일 수 없고, Rotation 정도에 따라 Greater trochanter가 더 잘 보이기도 하고, Lesser trochanter가 더 잘 보이기도 하는 것입니다.

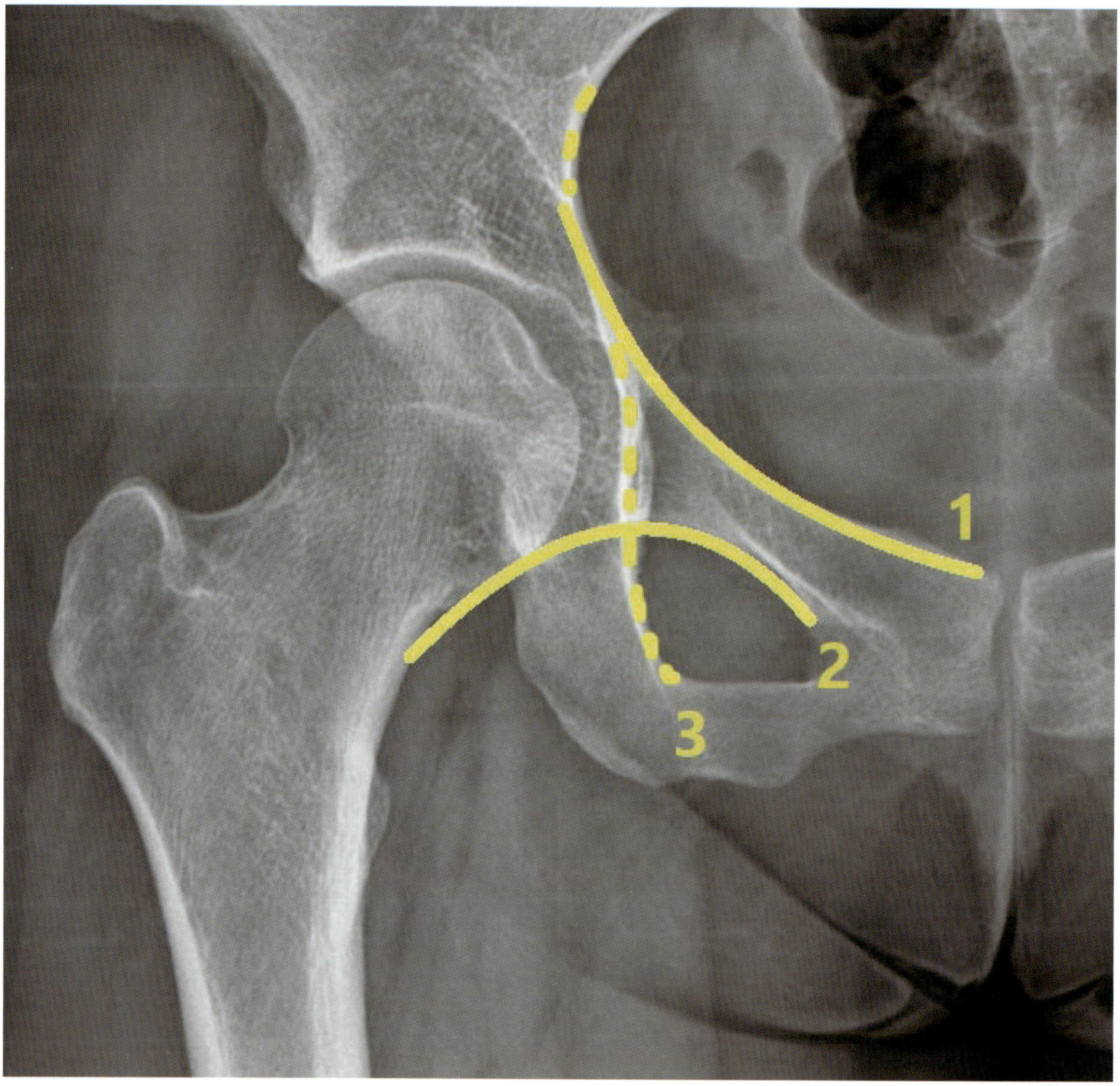

Fig. Hip-7.

Hip AP view에서 3개의 Line이 잘 연결되는지 확인해야 합니다.

(1) **Iliopectineal line**(= Iliopubic line)은 Ilium의 안쪽에서 Superior pubic ramus의 윗부분까지 이어지는 선

(2) **Shenton line**은 Femoral neck의 Inferomedial side부터 Superior pubic ramus의 아랫부분까지 이어지는 선

(3) **Ilioischial line**은 Ilium의 안쪽에서 Ischium의 Medial side까지 이어지는 선입니다.

이 Line 중에 끊어지는 부분이 있으면 Fracture를 의심해야 합니다.

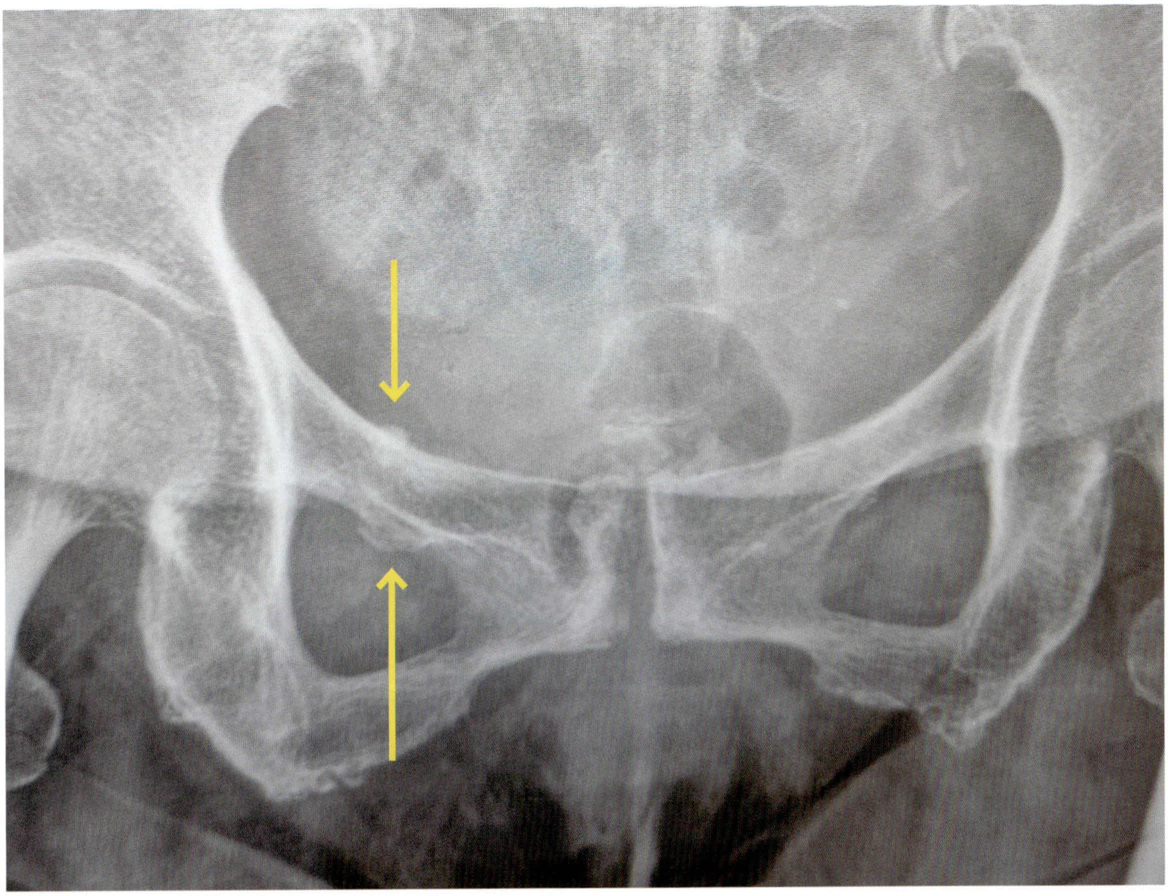

Fig. Hip-8.

Rt. superior pubic ramus의 Fracture 증례입니다.

Lt와 비교했을 때 Rt hip의 Iliopectineal line(위 화살표)과 Shenton line(아래 화살표)이 Superior pubic ramus 부근에서 끊어져 보입니다.

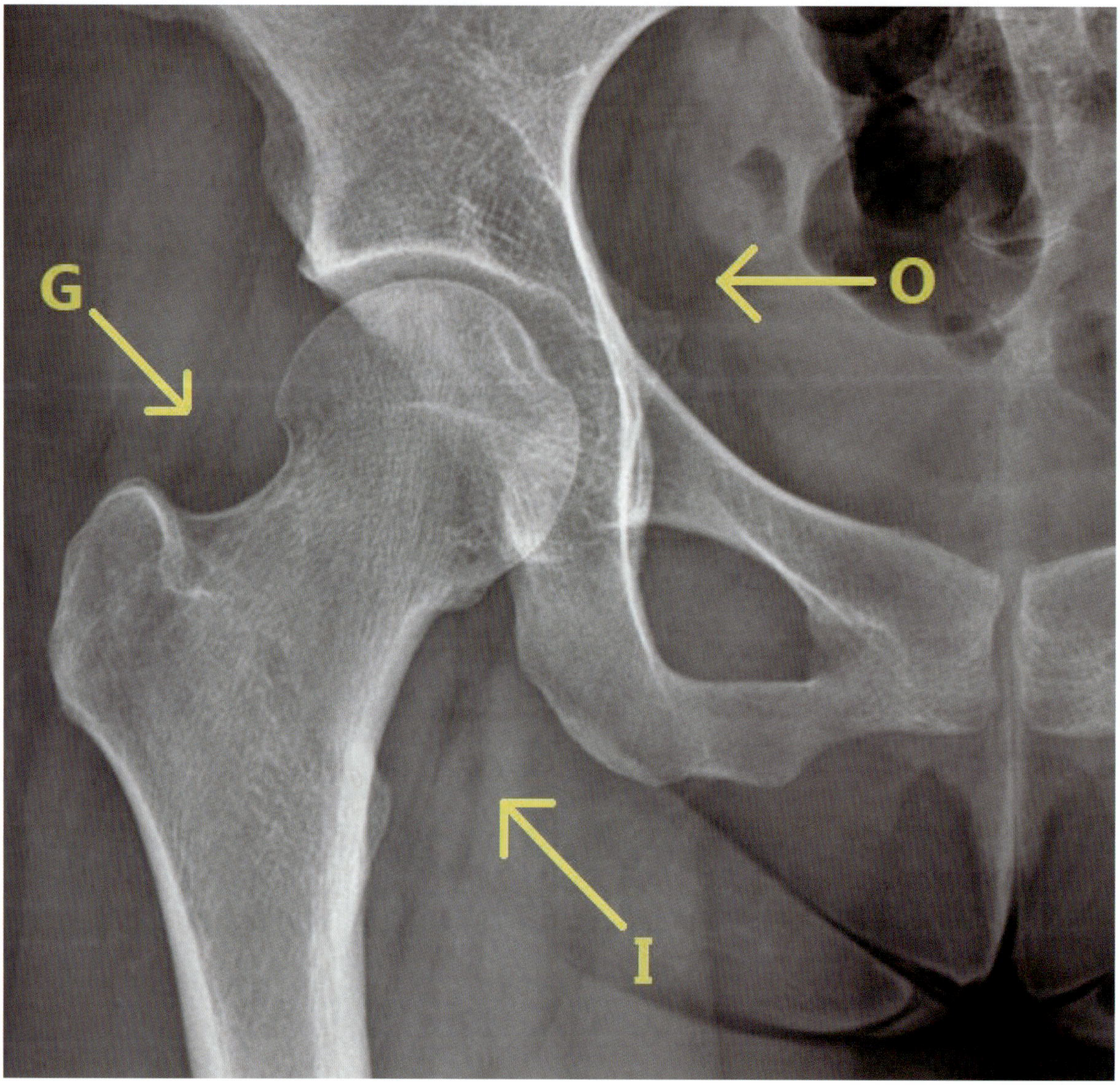

Fig. Hip-9.

Hip joint AP view에서 보아야 할 Fat pad가 3개 있습니다.

Gluteal fat pad(G), Iliopsoas fat pad(I), Obturator internus **fat pad**(O) 입니다.

Hip joint effusion, Pelvic wall hematoma, Joint 주변 조직의 Edema가 있는 경우에 Fat pad의 Outward convexity 또는 Displacement 소견을 보입니다.

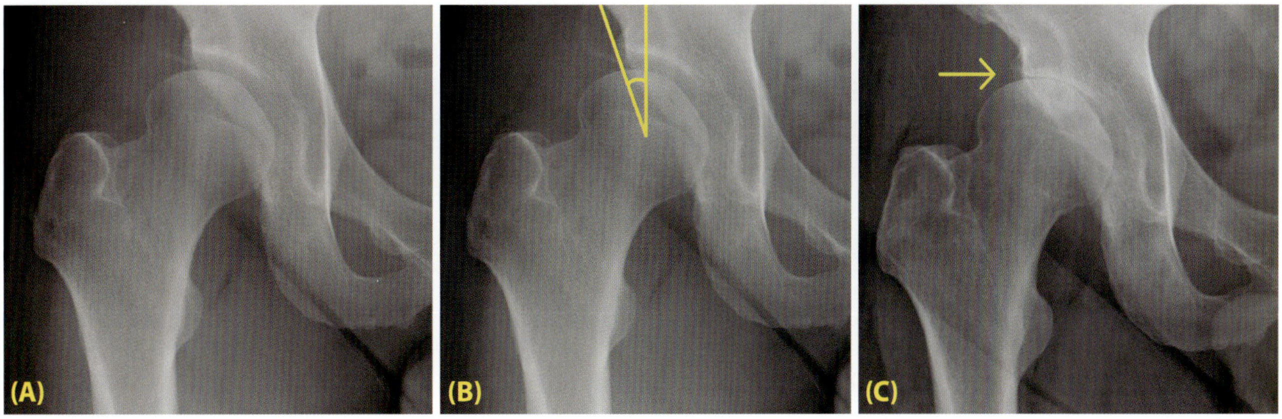

Fig. Hip-10.

Femoral head와 Acetabulum의 관계도 보아야 합니다. Hip joint는 Ball and socket joint로 Femoral head가 Acetabular fossa에 적절히 들어가 있어야 합니다. 하지만 더 깊게 들어가 있거나, 더 얕게 들어있는 경우 문제가 될 수 있습니다.

더 깊게 들어가 있게 되면 Femoral head가 움직일 때 Acetabulum에 Impingement가 생기는 Pincer type femoroacetabular impingement(FAI) syndrome(Fig. Hip-13에서 설명)이 발생할 수 있습니다. 더 얕게 들어가 있는 것은 Acetabular dysplasia라고 하며, Hip joint에서 체중을 적절하게 나눠 받지 못하고, 특정 부위에만 집중되면서 Osteoarthritis가 잘 발생하게 됩니다.

Acetabular fossa가 깊은지 얕은지를 평가하는 방법으로 여러 가지가 제시되지만, 그 중 가장 대표적인 것이 **Lateral center–edge angle** 입니다. Lateral center–edge angle은 Femoral head의 중심에서 Cephalad로 그은 선과 Acetabulum의 Lateral rim으로 그은 선이 이루는 각도입니다.

Lateral center – edge angle(정상치 – 25～40°)
40° 이상 – Pincer morphology
20～25° – Borderline acetabular dysplasia
20° 미만 – Acetabular dysplasia

(A)는 40대 남자의 AP view, (B)는 Lateral center–edge angle을 표시한 것, (C)는 8년 뒤 AP view 입니다. (B)를 보시면 Lateral center–edge angle이 16°로, Acetabular dysplasia 입니다. Acetabular dysplasia 환자는 Acetabulum이 얕아서 Femoral head를 적절하게 덮지 못합니다. 따라서 Hip instability, dislocation의 Risk가 높아집니다. 또한, 정상적인 Acetabulum에 비해 Weight–bearing surface가 더 좁게 되어, 퇴행성 변화의 Risk도 높아집니다. (C)를 보시면 이른 나이에 Osteoarthritis가 발생하여 Joint space narrowing, Sclerosis의 소견을 확인할 수 있습니다.

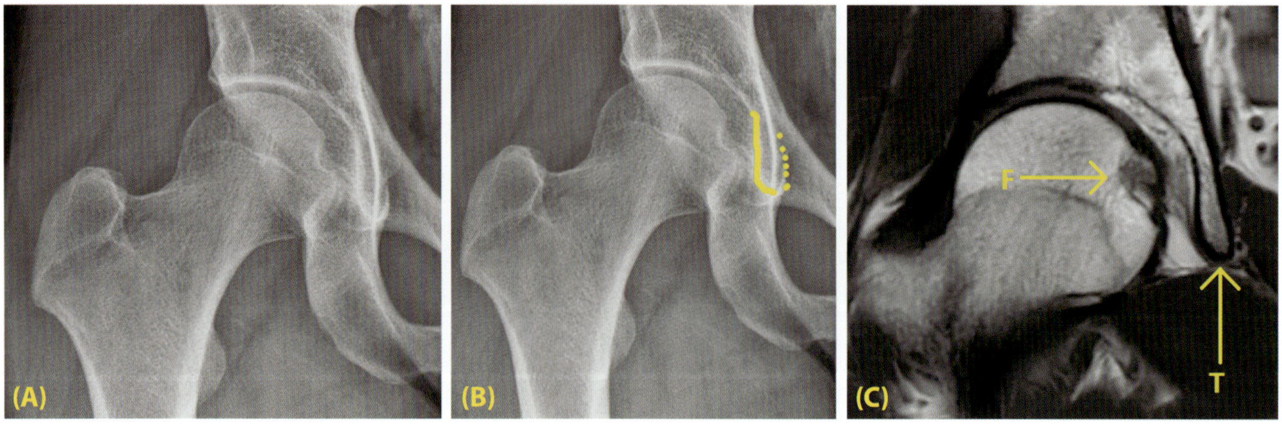

Fig. Hip-11.

(A)는 Hip AP view (B)는 Teardrop을 실선(Lateral border)과 점선(Medial border)으로 표시한 것, (C)는 MR T1W Coronal image 입니다. (B)에서 실선과 점선으로 표시된 "U" 모양의 Teardrop은, Hip joint에서 Socket 역할을 하는 Acetabulum의 가장 Medial side 입니다. Hip joint에 Effusion이 차게 되면, Femoral head와 Teardrop 사이의 거리가 벌어지게 되는데, 그 거리가 절대적 수치로 11 mm 이상이거나, 반대쪽에 비해 2 mm 이상 차이가 나면 Hip joint effusion이 있다고 판단합니다.

정상 Teardrop의 Lateral border(B의 실선)는 (A)에서 나타난 것처럼 Ilioischial line(Fig. Hip-7) 보다 Lateral에 위치해야 합니다. 하지만 Acetabular socket이 깊은 환자는 Teardrop이 Medial로 위치하게 되면서 Ilioischial line 보다도 더 Medial에 위치할 수 있게 됩니다. **Teardrop**의 Lateral border가 Ilioischial line 보다 Medial에 위치한 소견을 Coxa profunda라고 합니다. Coxa profunda가 있는 환자는 Socket이 너무 깊어 Femoral head가 움직일 때 Acetabulum과 충돌하는, Pincer type의 Femoroacetabular impingement(FAI) syndrome이 발생할 Risk가 더 높습니다. Pincer type FAI syndrome은 Acetabulum이 Femoral head를 너무 넓은 범위로 덮어, Femoral head가 움직일 때 Impingement가 발생하는 Type을 의미합니다.

(C)에 표시된 (T)가 X-ray에서 Teardrop으로 보이는 부분이며, (F)는 Femoral head의 Fovea 입니다. Fovea에 Low signal intensity의 Round ligament가 붙어 있습니다.

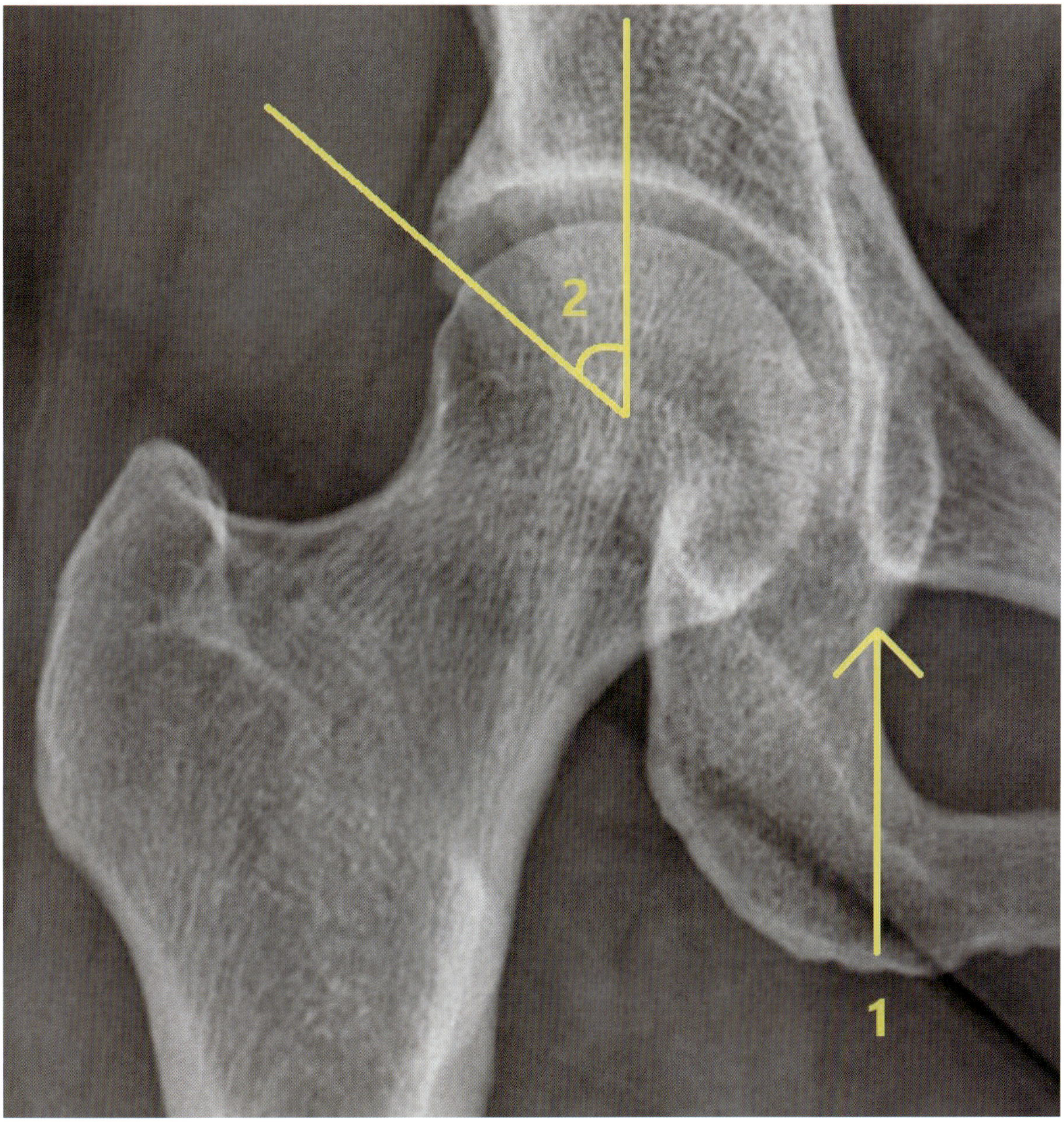

Fig. Hip-12.

화살표로 표시된 곳을 보시면, Teardrop(1)이 Ilioischial line 보다 Medial쪽으로 완전히 넘어가 있는 것을 볼 수 있습니다. 이러한 소견을 Coxa profunda라고 하며, Acetabulum이 깊다는 것을 의미합니다. Lateral center-edge angle(2)가 50°로 측정되어 Femoral head가 Acetabulum에 너무 덮여 있는 Pincer morphology 입니다.

결과적으로 이 증례는 Coxa profunda와 Pincer morphology가 동시에 있는 증례입니다. 이러한 소견이 무증상인 경우도 있지만, Pincer type의 Femoroacetabular impingement syndrome을 일으킬 수 있습니다.

Femoroacetabular Impingement Syndrome

Femoroacetabular impingement(FAI)syndrome은 Femoral head가 움직일 때 Acetabulum과 충돌하면서 증상이 생기는 질환입니다.

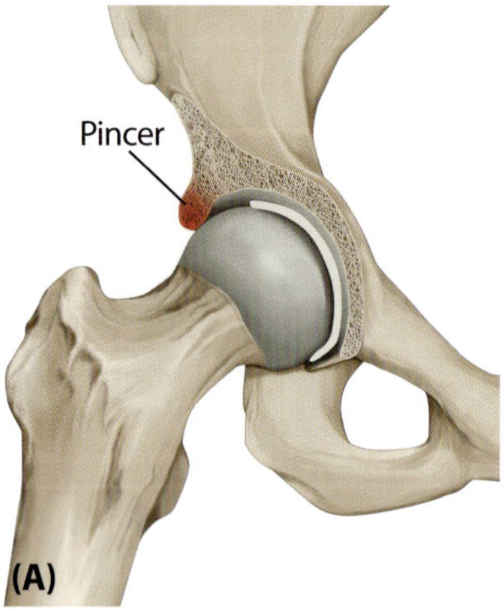

첫 번째 (A)는 Acetabulum의 문제로, Acetabulum이 너무 깊어서(Pincer morphology) 충돌이 발생하는 경우입니다. 이러한 경우를 Pincer type FAI syndrome이라 합니다.

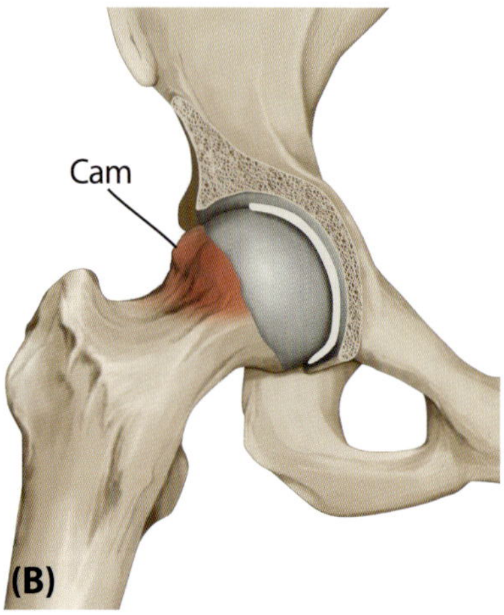

두 번째 (B)는 Femoral head 문제로 Femoral head가 완전히 동그랗지 않아(Cam morphology) 충돌이 발생하는 경우입니다. 이러한 경우를 Cam type FAI syndrome이라 합니다.

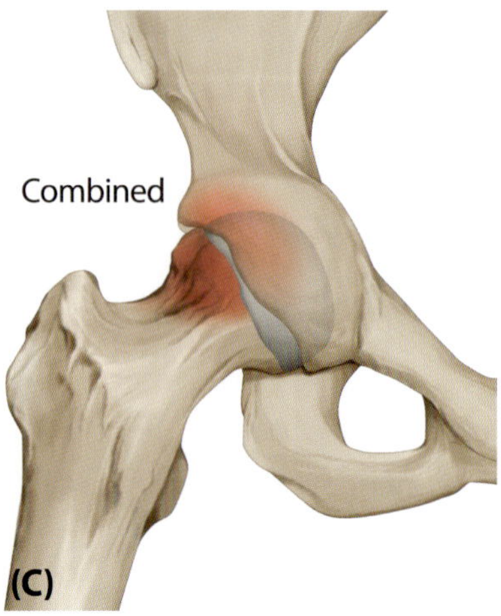

세 번째 (C)는 두 가지 경우가 동시에 있는 Mixed type FAI 입니다.

Fig. Hip-13.

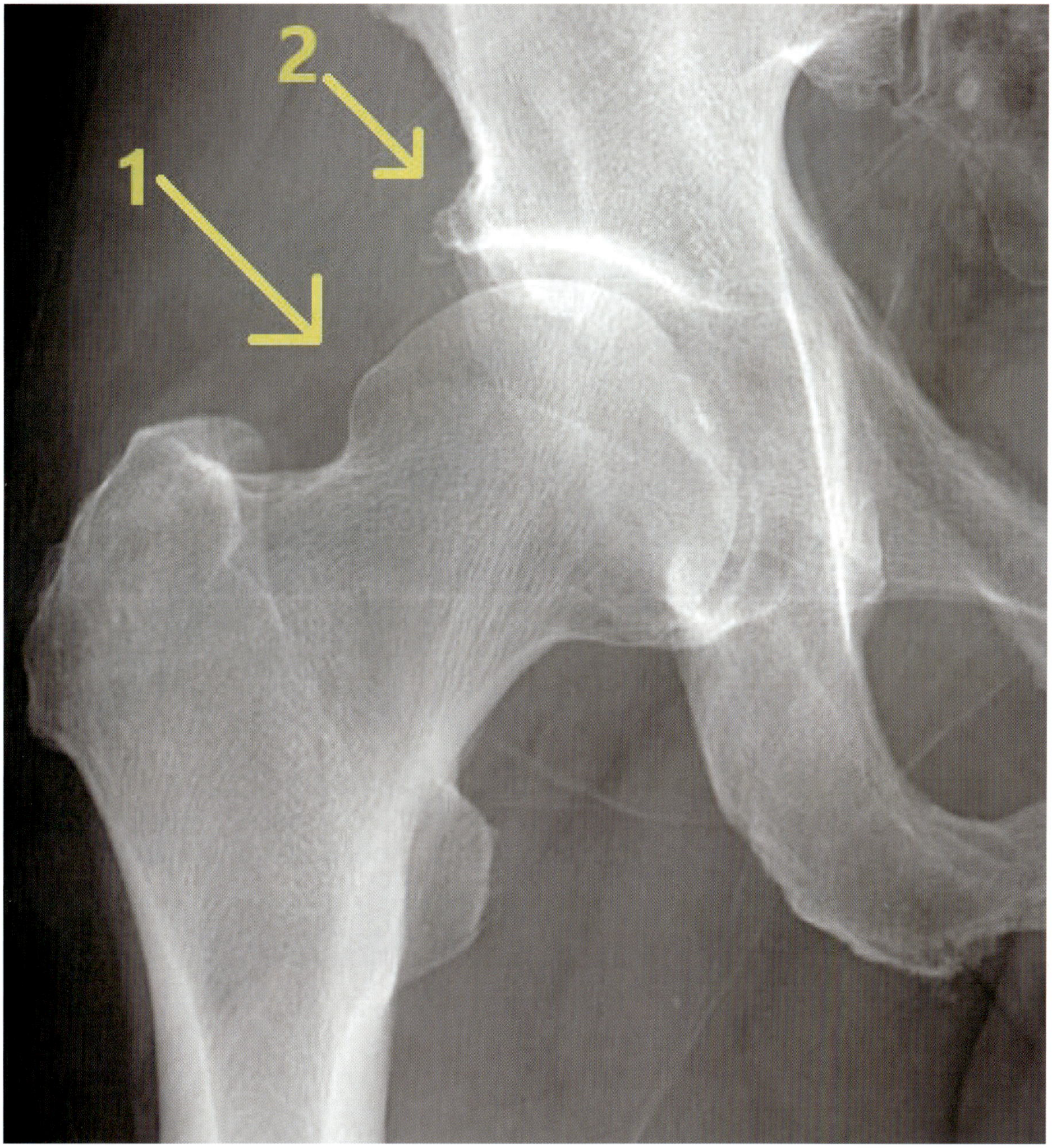

Fig. Hip-14.

본 증례는 Cam morphology에 의한 Cam type FAI syndrome 증례입니다. Femoral head가 완전히 동그란 것이 아니라, 약간 불룩 튀어나온 부분(1)을 볼 수 있습니다. Femoral head가 Acetabulum 안에서 움직일 때 튀어나온 부분이 Acetabulum과 부딪혀서 증상을 유발합니다. 만성적으로 Impingement가 있다면 부딪히는 Acetabulum에도 Bone spur(2)소견이 동반됩니다.

Apophysis

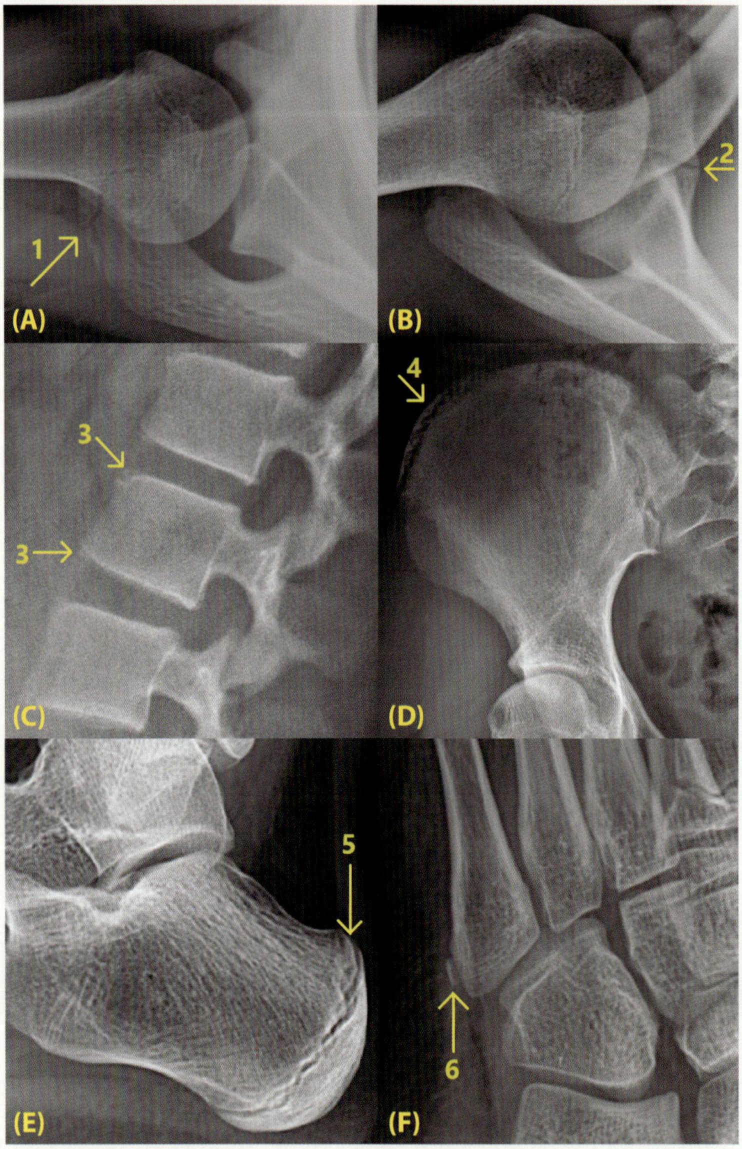

(A, B)는 Shoulder axial view, (C)는 Lumbar spine lateral view, (D)는 Pelvis AP view, (E)는 Foot lateral view, (F)는 Foot oblique view입니다.

Fracture로 혼동할 수 있는 Apophysis 소견입니다. Acromion(1), Coracoid process(2), Vertebral body(3), Iliac crest(4), Calcaneus(5), 5th metatarsal base(6)의 Apophysis이며, 모두 정상 소견입니다. Apophysis는 간혹 Fracture와 혼동될 수 있기 때문에, 소아 환자에서는 양측을 비교하는 것이 중요합니다.

2 Lateral view

Position

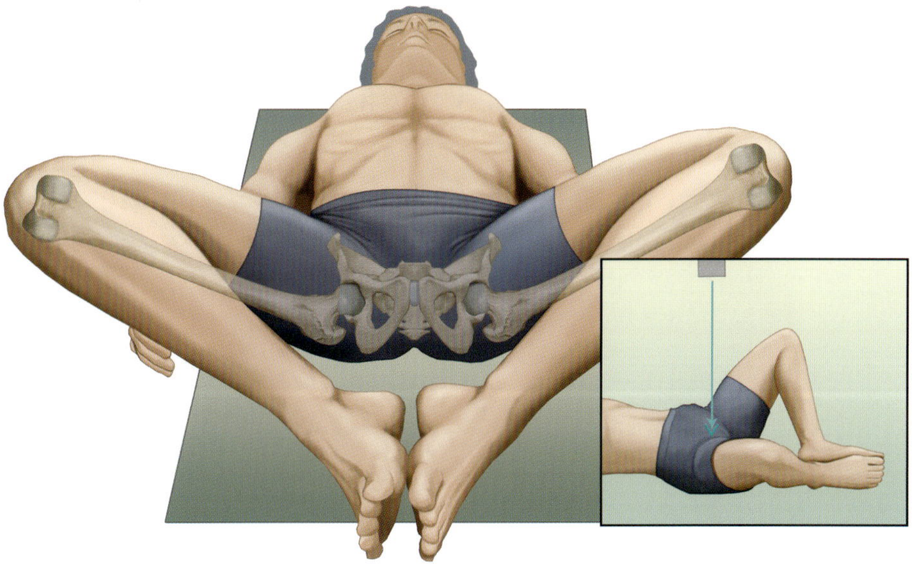

Fig. Hip-15.

Lateral view(Frog leg view)를 찍기 위해서는 Both hip flexion 30~40°, Abduction 45°를 하며, Knee flexion을 하여 양쪽 발바닥을 마주보게 합니다.

Pelvis가 Rotation 되지 않도록 조심해야 합니다.

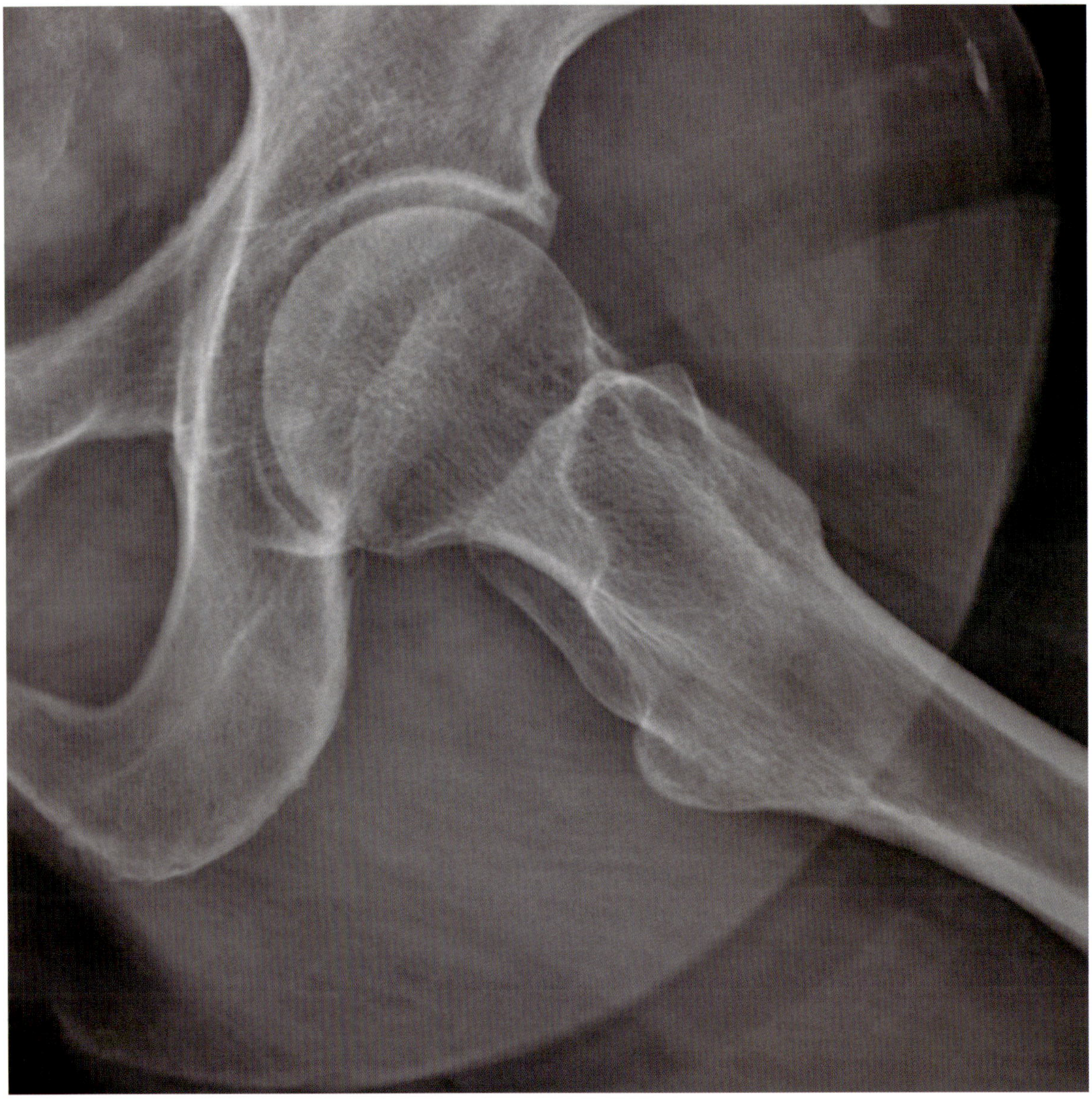

Fig. Hip-16.

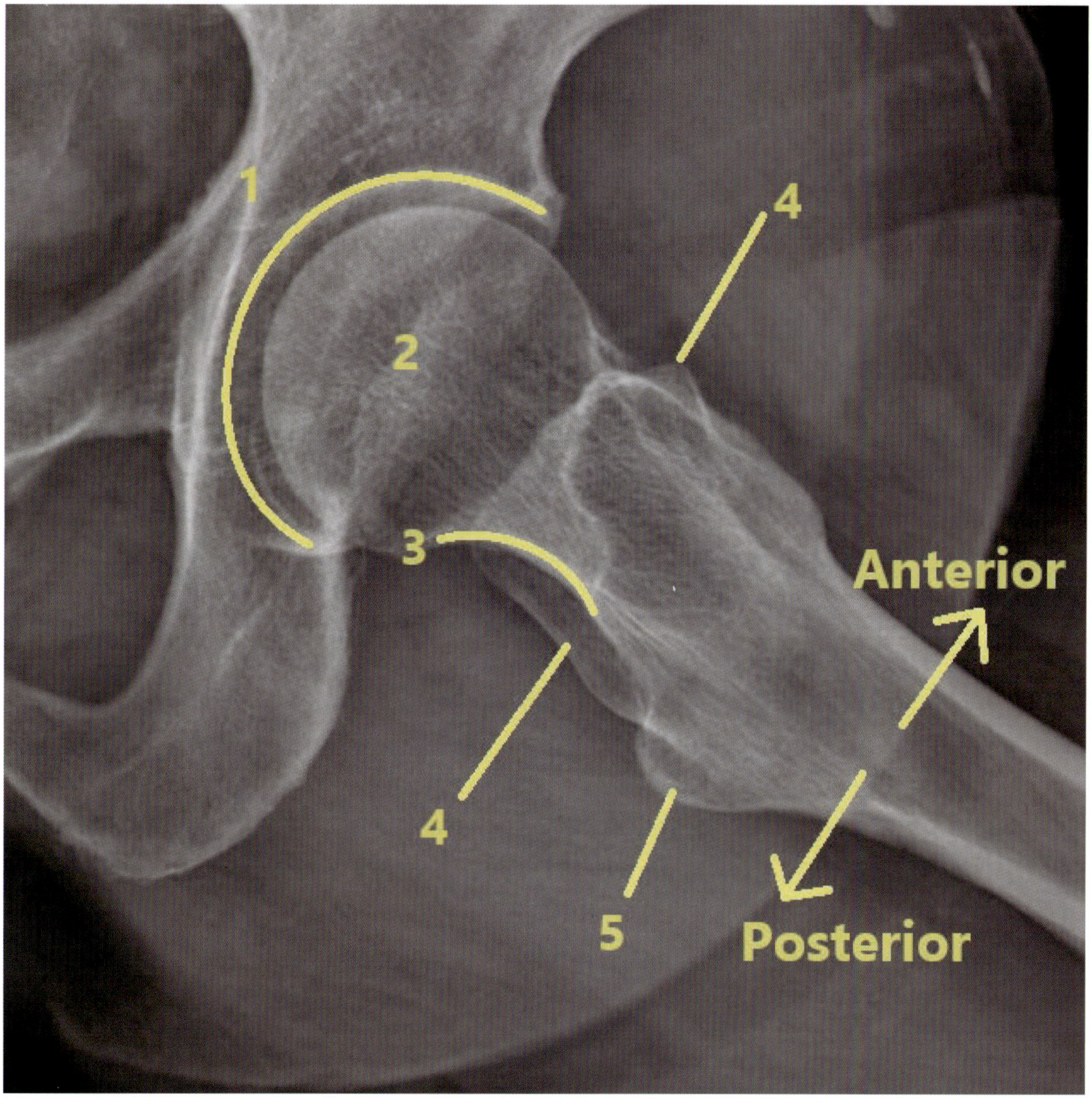

Fig. Hip-17.

1. Acetabulum // 2. Femoral head // 3. Femoral neck // 4. Greater trochanter // 5. Lesser trochanter

Hip joint의 Lateral view를 찍는 방법은 여러 가지가 있습니다. Frog leg view, Translateral view등이 있으며, Femur를 90° 돌려서 보는 View 입니다. X-ray를 앞쪽에서 찍기 때문에 Pelvis는 AP view처럼 똑같이 보여도, Femur가 90° 돌아가 있기 때문에, Hip joint의 Lateral view라고 합니다.

AP view의 Femoral head를 90° 돌리면 Femoral head의 Anterior와 Posterior surface를 잘 볼 수 있습니다. Lesser trochanter(5)가 있는 방향이 Femur의 Posterior surface이고, 그 반대편이 Anterior surface 입니다. 골편 전위가 거의 없는 고관절 경부 골절(Femoral neck fracture)의 경우, AP view에서 골절선이 보이지 않는 경우가 있습니다. 이런 경우에 Lateral view에서 Femoral neck(3)의 Cortical line 이 매끄럽게 연결되는지 확인하는 것이 중요합니다.

CASE

1. Osteoarthritis

Hip joint도 다른 Joint와 마찬가지로 Hip joint osteoarthritis(OA)의 X-ray 소견은 Osteophyte, Joint space narrowing, Sclerosis, Subchondral cyst, Joint deformity 입니다.

Osteophyte는 일반적으로 Acetabulum에서 먼저 발생하고, 더 진행하는 경우 Femoral head에 발생합니다. Joint space는 Femoral head에서부터 Acetabulum의 거리를 측정하는데, 2 mm 미만(문헌에 따라 2.5 mm 미만)인 경우 Joint space narrowing이라고 합니다. Weight bearing joint인 Hip joint는 Weight bearing 방향에 의해 Femoral head의 Cephalad 방향(12시 방향)부터 Joint space narrowing이 일어납니다. OA의 발생 원인을 알 수 없는 경우 Primary OA라고 하며, OA의 다른 발생 원인이 있는 경우 Secondary OA라 합니다.

우측 페이지의 사진을 보시면, (A)는 Mild hip OA 환자의 AP view이며, (B)는 다른 환자의 Advanced hip OA 입니다. (A)를 보시면 Mild OA이기 때문에, Acetabulum에서만 Osteophyte(1) 소견을 보입니다. 더 진행한다면, Femoral head에도 Osteophyte가 생길 것이고, Cephalad 방향의 Joint space(2)부터 Narrowing이 발생할 것으로 예상할 수 있습니다. 또한 다른 원인이 없이 발생하였기 때문에, Primary hip OA로 진단할 수 있습니다. (B)를 보시면 (A)에 비해 더 진행한 소견을 볼 수 있습니다. Femoral head에 Osteophyte(3)가 보이고, Acetabulum의 Osteophyte가 조금 더 크며 Sclerosis(4)가 있습니다. Cephalad 방향의 Joint space narrowing(5)과 Femoral head의 Subchondral cyst(6)소견이 보입니다. 마찬가지로 다른 원인이 없이 발생하여 Primary hip OA의 증례입니다.

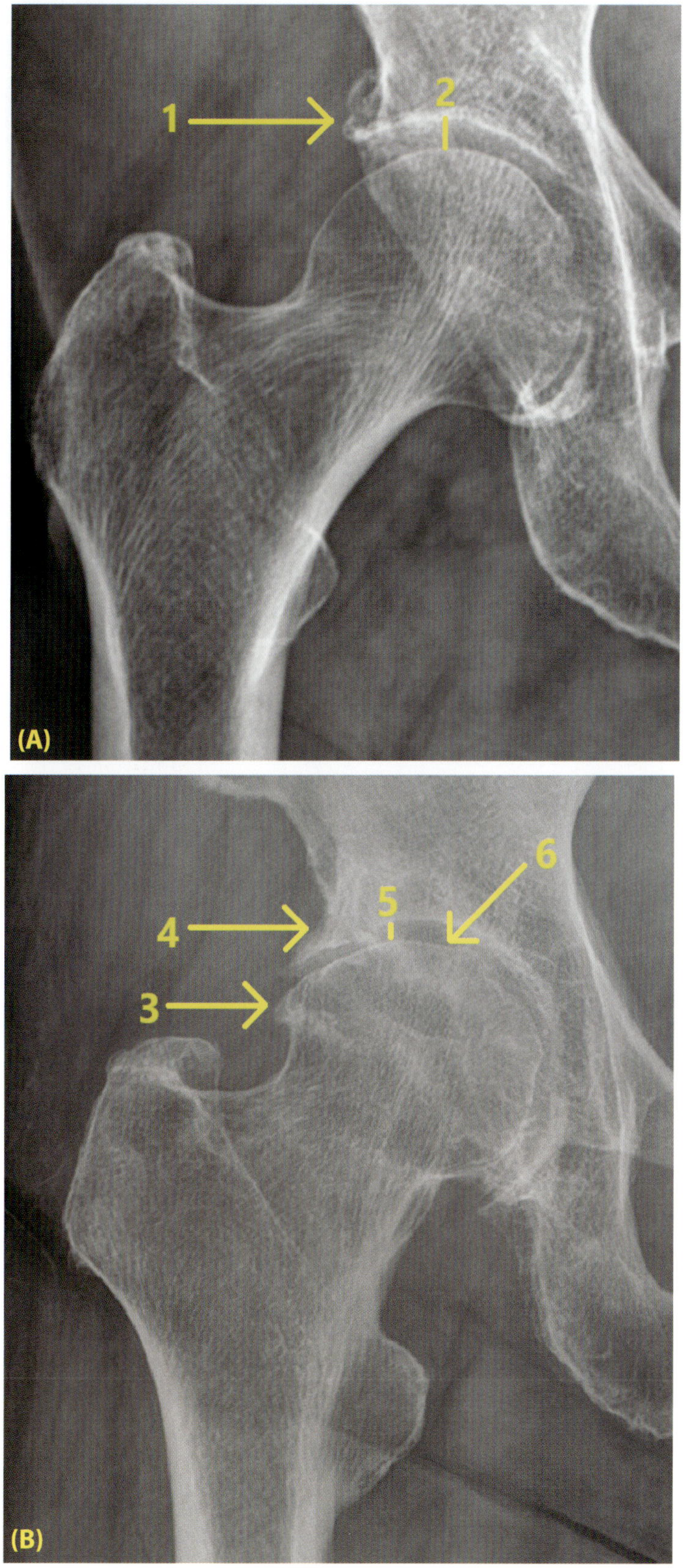

Fig. Hip-18.

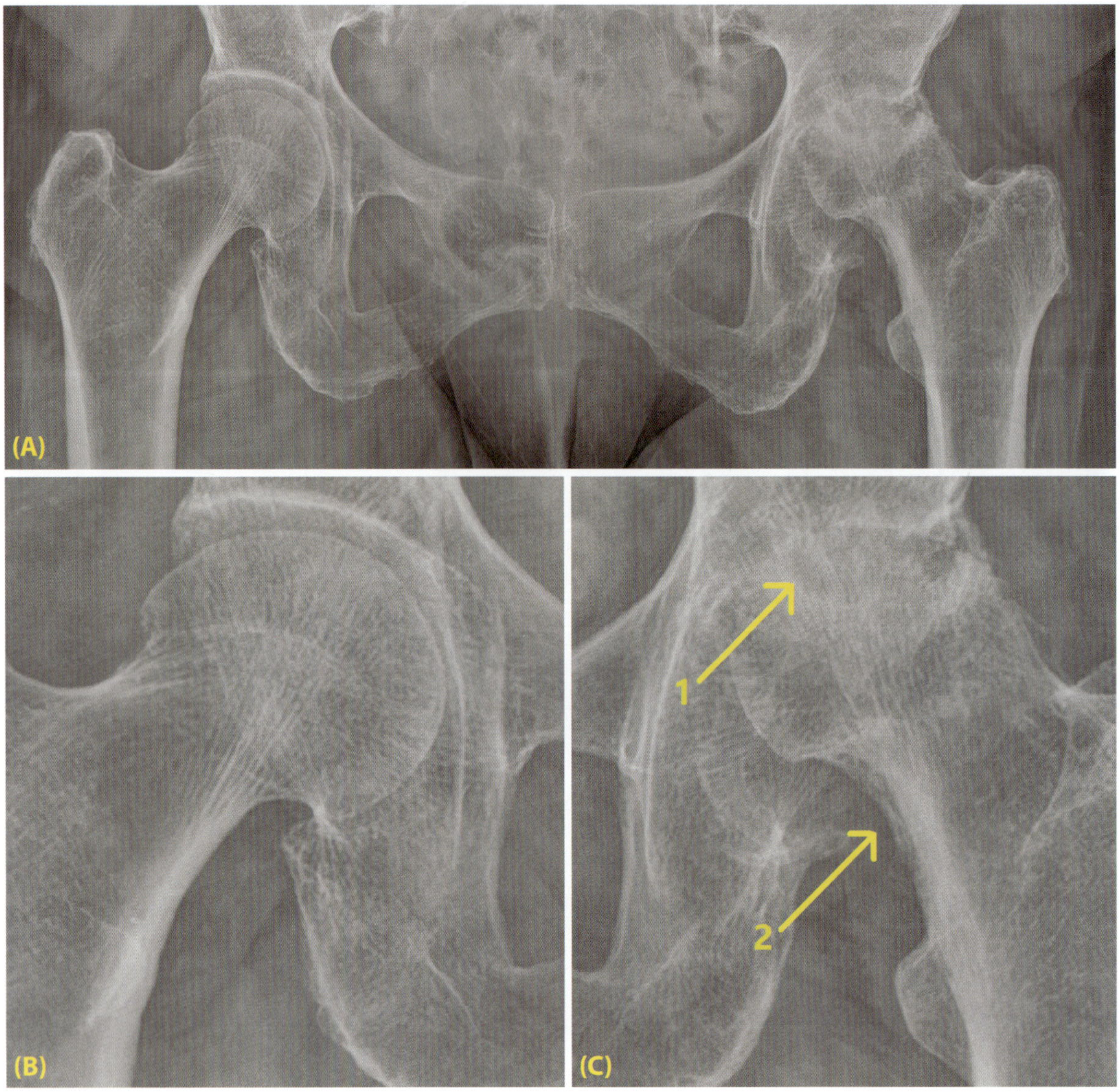

Fig. Hip-19.

Lt hip joint에 Osteoarthritis(OA)가 있는 70대 여성 환자의 X-ray 입니다.

(A)는 Pelvis AP view, (B)는 Rt hip joint의 확대 사진, (C)는 Lt hip joint의 확대 사진입니다.

(B)와 비교했을 때, (C)를 보시면, Subchondral cyst(1), Joint space narrowing, Sclerosis, Osteophyte, Articular surface remodeling을 볼 수 있습니다. 이 정도의 Femoral head의 Deformity와 Subchondral cyst를 보이는 경우는 Primary OA와 Avascular necrosis(AVN)에 의한 Secondary OA를 정확히 구분할 수 없습니다. 명확히 구분하기 위해서는 MRI로 감별해야 합니다.

Hip joint의 OA에서는 Femoral neck buttressing(2)을 볼 수 있습니다. Femoral neck buttressing은 OA로 인해 Weight bearing의 위치가 바뀌면서, Femoral neck의 Medial side에 Density가 높아 보이는 것(더 하얗게 보이는 것)을 의미합니다.

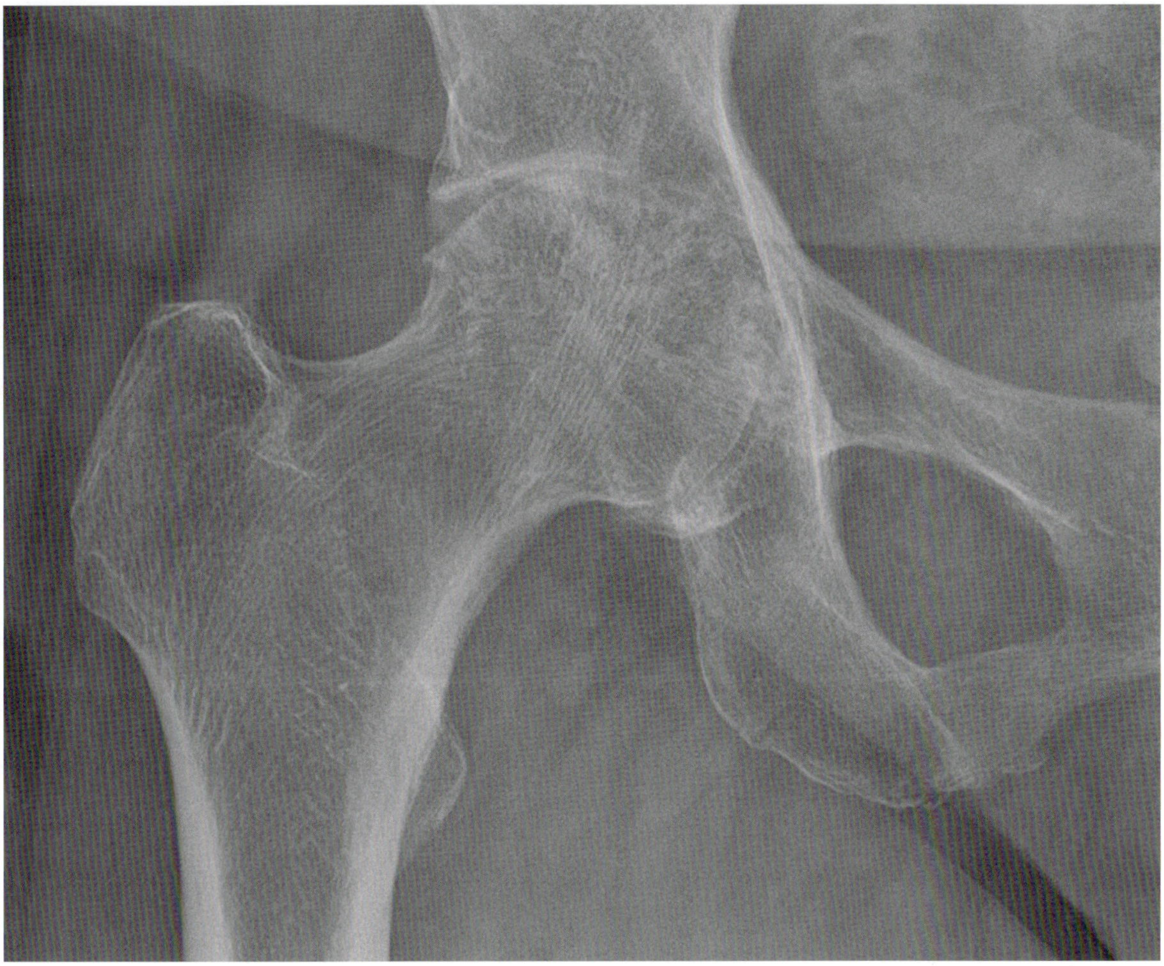

Fig. Hip-20.

Rheumatoid arthritis(RA)를 진단 받은 50대 환자의 Secondary osteoarthritis(OA) 증례입니다.

Femoral head가 머리쪽으로 이동하면서 발생하는 전형적인 Primary OA와는 다르게, Hip joint의 Symmetric joint space narrowing이 발생한 것을 볼 수 있습니다.

본 증례와 같이 RA에서는 침범 Joint가 전체적으로 좁아지기 때문에, Primary OA와 구별할 수 있습니다. RA뿐 아니라 Ankylosing spondylitis의 Secondary hip OA에서도 Symmetric joint space narrowing 소견을 보입니다.

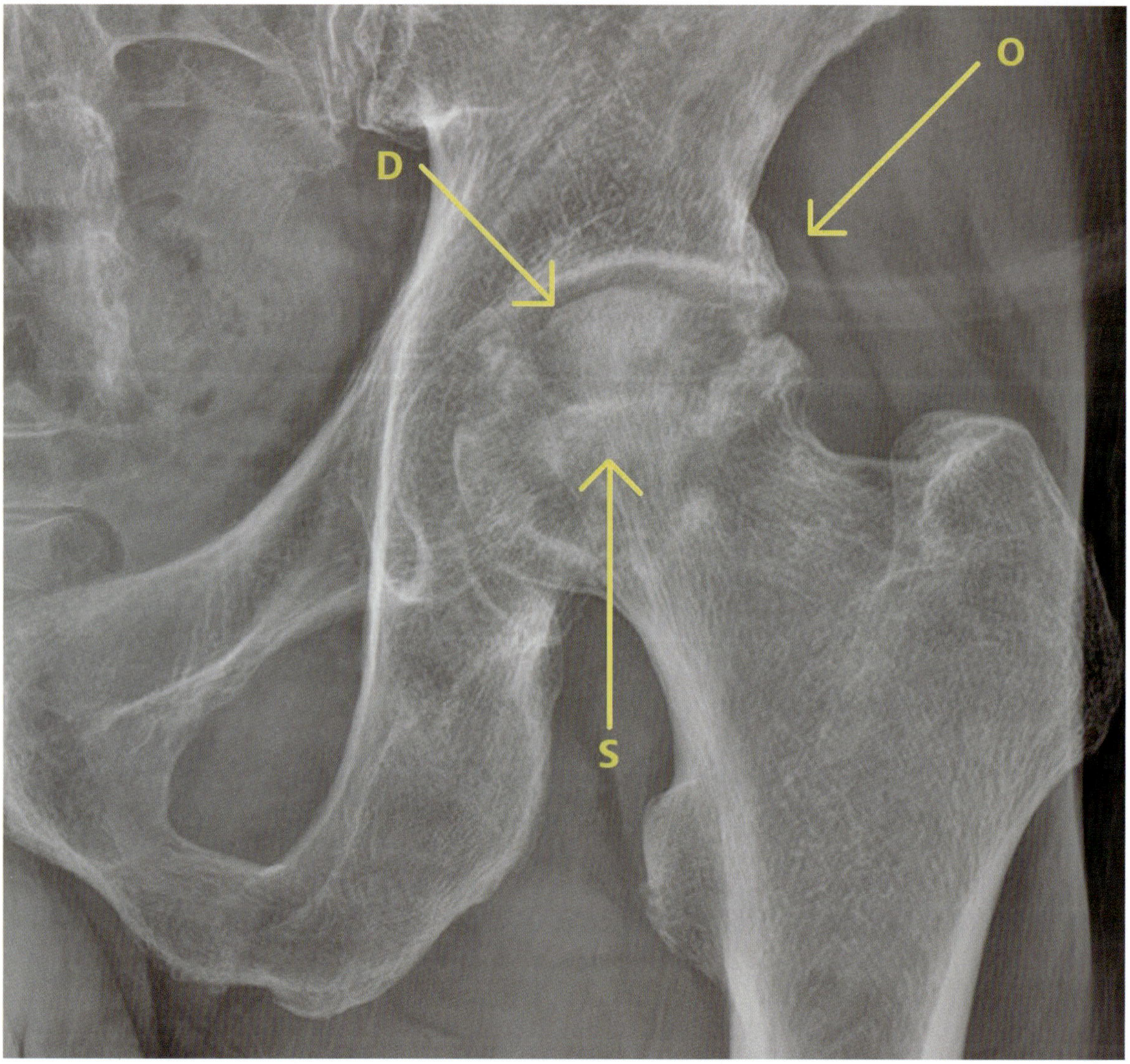

Fig. Hip-21.

Avascular necrosis(AVN)에 의해서도 Secondary osteoarthritis(OA)가 발생할 수 있습니다. AVN에 의해 Femoral head의 Articular surface가 망가지면, Acetabulum에도 영향을 주면서 결국 OA의 X-ray 소견을 보이게 됩니다. 본 증례를 보시면 AVN에 의한 Secondary OA로 Acetabulum에 Osteophyte(O)가 발생하였습니다.

위 사진에서 Femoral head에서 보이는 AVN 소견으로는, Irregular sclerotic line(S)이 보입니다. 그리고 Subchondral fracture에 의해 Weight bearing zone의 Femoral head contour가 매끄럽지 않고, 아래로 Depression(D)되어 있습니다. AVN에 의한 Secondary OA의 X-ray 소견은 Acetabulum 보다 Femoral head 에서 더 심한 병변을 보이는 것이 특징입니다.

한페이지 지식

Fracture

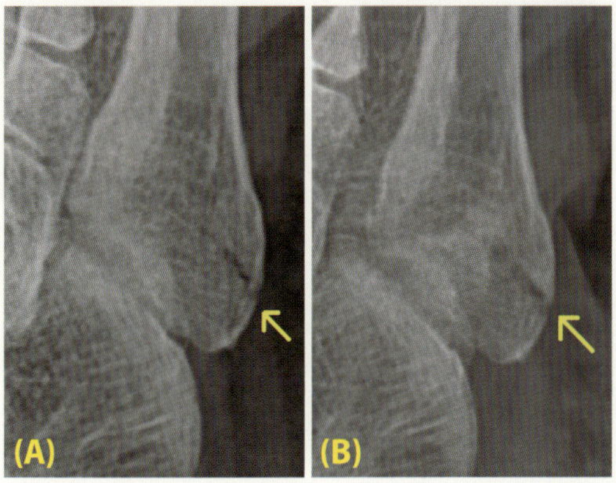

Fracture는 관절면 침범 정도나 Displacement의 정도(일반적으로 2 mm이상 Displacement는 Surgical reduction이 필요합니다.)에 따라 수술을 결정합니다. Complication이 잘 발생하는 부위는 Displacement가 심하지 않더라도 Surgical reduction and fixation을 하기도 합니다.

본 장에서는 Fracture healing 과정에서 X-ray에서 보일 수 있는 소견을 간단히 보여드리고자 합니다. Fracture의 초기 1~2주 소견은, Osteoclast에 의해 흡수되어 Fracture line의 간격이 넓어지며 골절면의 윤곽이 흐려집니다. (A)는 수상 당일의 5th metatarsal base fracture 소견이며, (B)는 2주 뒤 f/u X-ray 입니다. (B)를 보시면 (A)보다 Fracture line(화살표)의 간격이 넓어졌으며, 골절면 윤곽이 흐려진 것을 볼 수 있습니다. 정상 Healing 과정에서 일어날 수 있는 변화이기 때문에, Fracture line의 간격이 넓어진 것으로 단순히 Displacement가 심해졌다고 판단하시면 안됩니다.

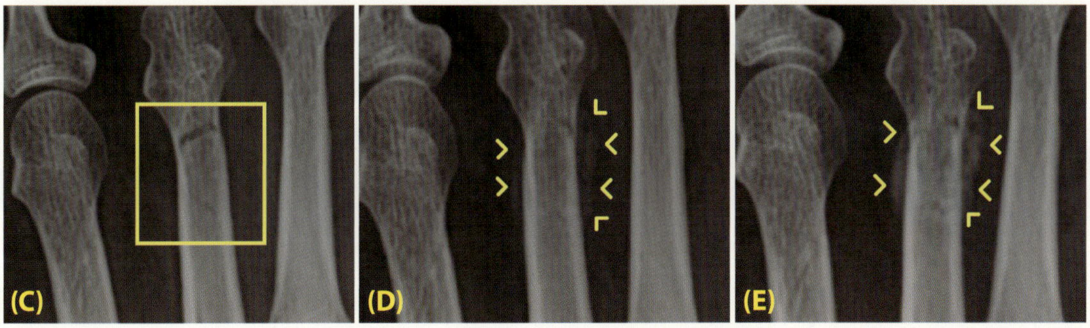

Fracture healing의 종류에는 Primary(Direct) healing과 Secondary(Indirect) healing이 있습니다. Displacement가 거의 없이 Cortical bone이 잘 연결되어 있고, 고정도 잘되어 움직임이 없는 경우, Primary healing으로 회복되며, Callus formation이 없이 진행되는 것이 특징입니다. 대부분의 Fracture는 Secondary healing으로 회복되며, Callus formation 과정을 거쳐 회복됩니다. (C)는 수상 당일의 4th metatarsal bone fracture X-ray이고, (D)는 3주 뒤 f/u, (E)는 4주 뒤 f/u X-ray입니다. (C)에서 Fracture 소견이 보이고, (D)와 (E)를 보시면 Fracture 주위로 Callus(화살촉)가 발생한 것을 볼 수 있습니다. (D)에서는 초기 Callus를 볼 수 있으며, 희미한 Calcification 소견처럼 보입니다. 시간이 지나면서 (E)처럼 Density가 높아지며, Callus 양이 증가하는 소견을 볼 수 있습니다. Callus는 어릴수록 일찍 나타나며, 일반적으로 Fracture 발생 후 2~6주에 X-ray에서 볼 수 있습니다. 증상 호전과 함께, X-ray상에서 Fracture를 이어주는 Callus 소견이 보인다면 Fracture가 어느 정도 안정되었다고 판단할 수 있습니다. Callus가 너무 많이 발생하는 경우는 Infection이나 골절 부위 움직임을 고려해야 합니다.

2. Avascular necrosis(AVN)

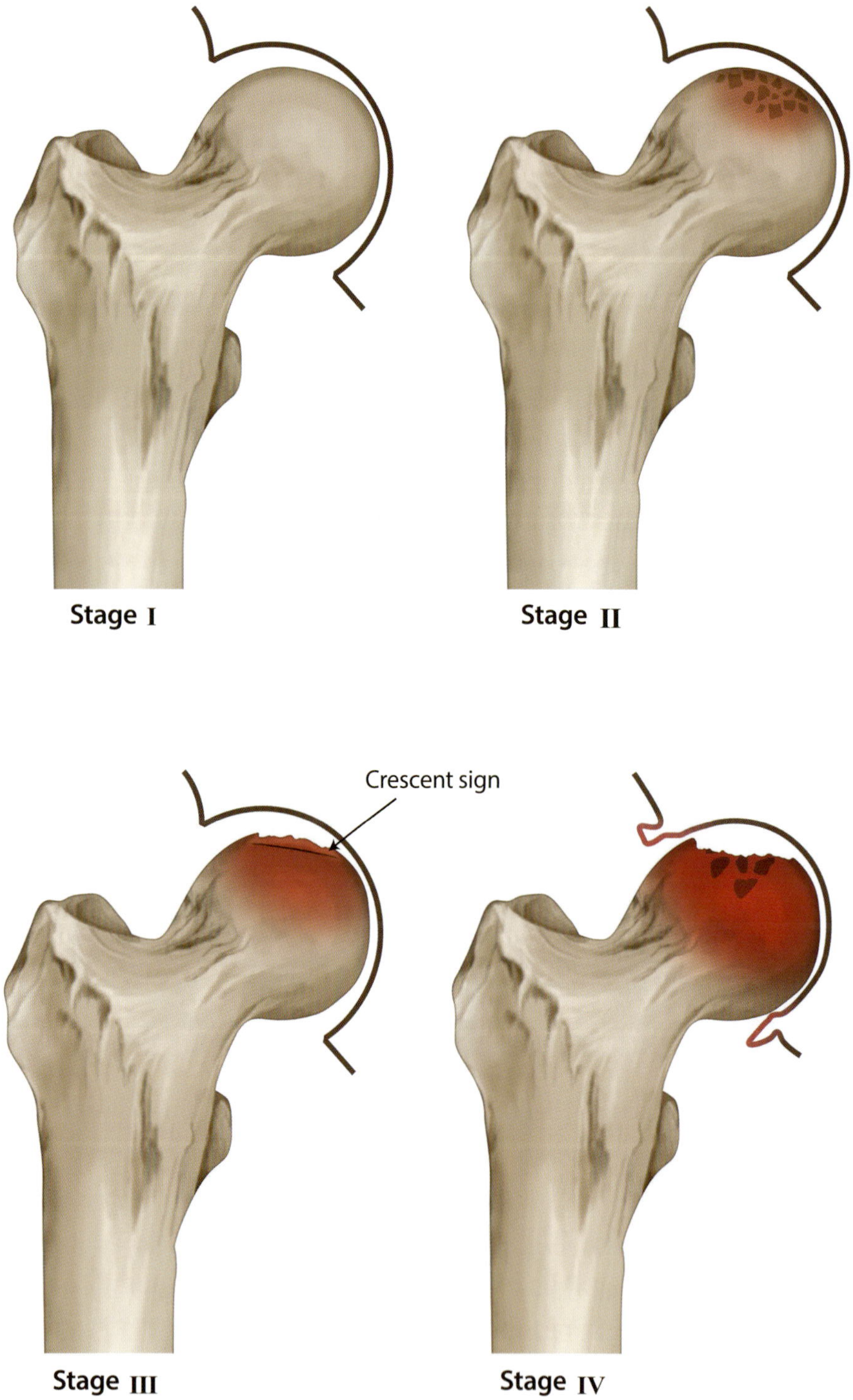

Fig. Hip-22.

Avascular necrosis는 Poor blood supply에 의해 발생하는 Osteonecrosis로, Hip joint에서 가장 흔하게 발생합니다. 영상의학적 소견에 따라 4개의 Stage로 나눌 수 있습니다.

	X–ray
Stage I	Normal or mild osteopenia
Stage II	Osteopenia, Sclerosis, Subchondral cyst without subchondral lucency(crescent sign)
Stage III	Subchondral lucency(crescent sign), Cortical collapse
Stage IV	Secondary osteoarthritis(acetabular change)

- Stage I : X–ray 소견상 Normal~Mild osteopenia로 거의 구분하기 힘들고 MRI에서만 AVN 소견을 볼 수 있습니다.
- Stage II : Osteonecrosis에 의해 Subchondral cyst가 된 부위는 Hypodensity를 보이고, 그 주위로 Sclerosis가 보이는 얼룩덜룩한 병변을 보입니다. 하지만 아직 Cortical collapse와 Crescent sign가 없는 단계입니다. MRI 에서는 Geographic defect와 함께, 병변 가장 자리에 Double line sign을 보입니다.
- Stage III : Cortical bone 바로 아래로, Articular surface에 평행한 Subchondral lucency(Crescent sign)가 보이거나, Cortical collapse가 보입니다.
- Stage IV : AVN에 의해 Secondary osteoarthritis가 발생하여, Acetabulum에도 Osteophyte 소견이 보입니다.

AVN은 주로 Femoral head의 Anterosuperior portion을 침범하고, 그 중에 Anterior femoral head를 가장 먼저 침범합니다. 따라서 AP view 보다 Anterior femoral head를 더 잘 볼 수 있는 Lateral view에서 AVN이 먼저 보이는 경우가 많습니다.

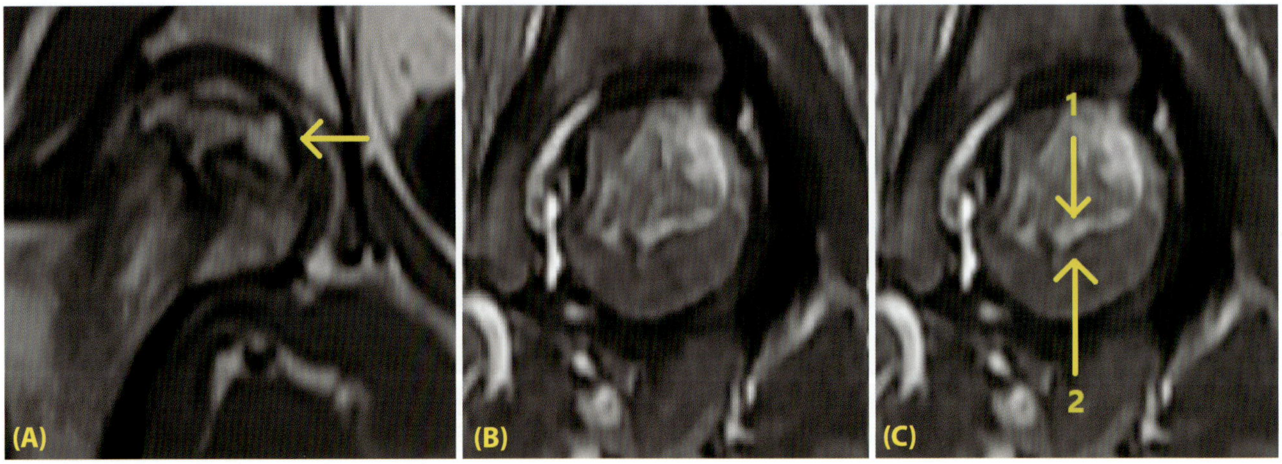

Fig. Hip-23.

AVN 환자의 MRI 소견입니다. (A)는 T1WI, (B)는 다른 환자의 Fat suppression(FS) T2WI, (C)는 (B)에서 Double line sign을 표시한 것입니다.

AVN의 MRI 소견은 초기에 Focal 한 Subchondral lesion으로 시작하여, 점점 범위가 넓어지는데, Lesion의 가장자리가 구불구불한 뱀 모양 같다고 Serpentine line이라 하기도 하며, 지도 모양 같다고 하여 Geographic defect(A의 화살표)라 하기도 합니다.

(C)에서 볼 수 있는 Double line sign은 AVN의 특징적인 소견입니다. Double line sign은 T2, 또는 T2 FS sequence에서 보이는 소견이며, 안쪽에는 Granulation tissue에 의해 High SI의 Line(1)이, 바깥쪽에는 Sclerosis에 의해 Low SI line(2)이 보이는 소견입니다.

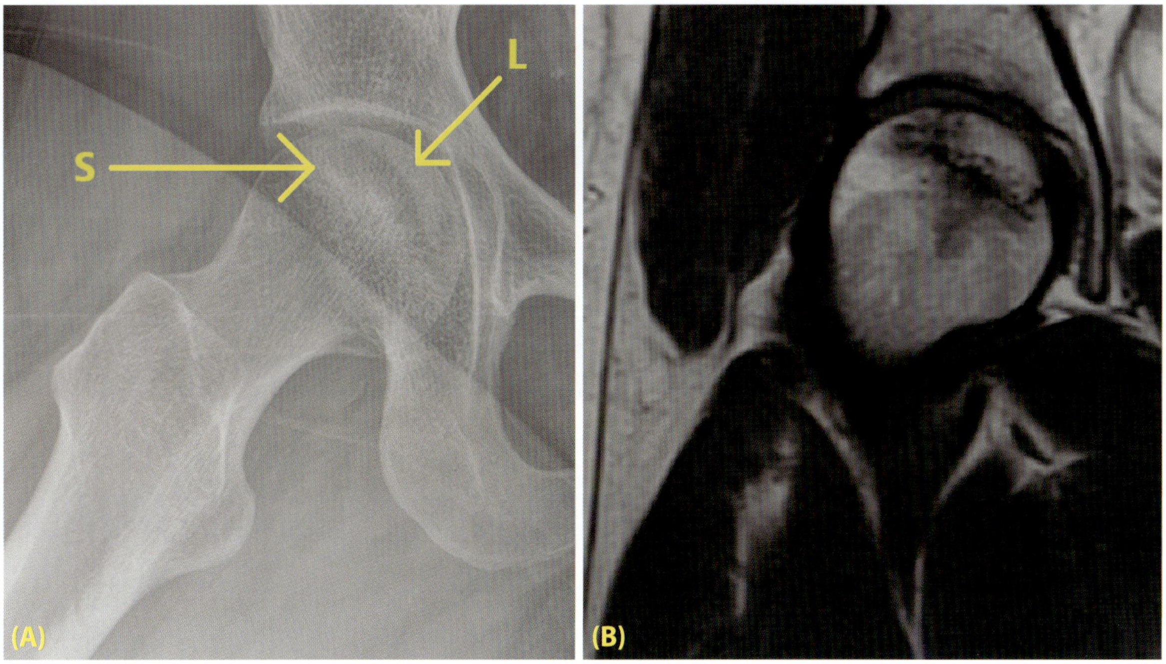

Fig. Hip-24.

Mild avascular necrosis(AVN) 증례입니다. (A)는 Frog leg view, (B)는 MR T1WI 입니다.

(A)에서 상대적으로 Lucent lesion(L)이 Femoral head에 있으며, 그 아래쪽으로 Sclerotic lesion(S)이 있습니다. (B)를 보시면 해당 부위에 Low signal intensity의 Serpentine line을 볼 수 있습니다.

Osteopenia 소견과 Sclerosis 소견이 있으나, Crescent sign과 Cortical collapse 소견은 없기 때문에, Stage II AVN 증례입니다.

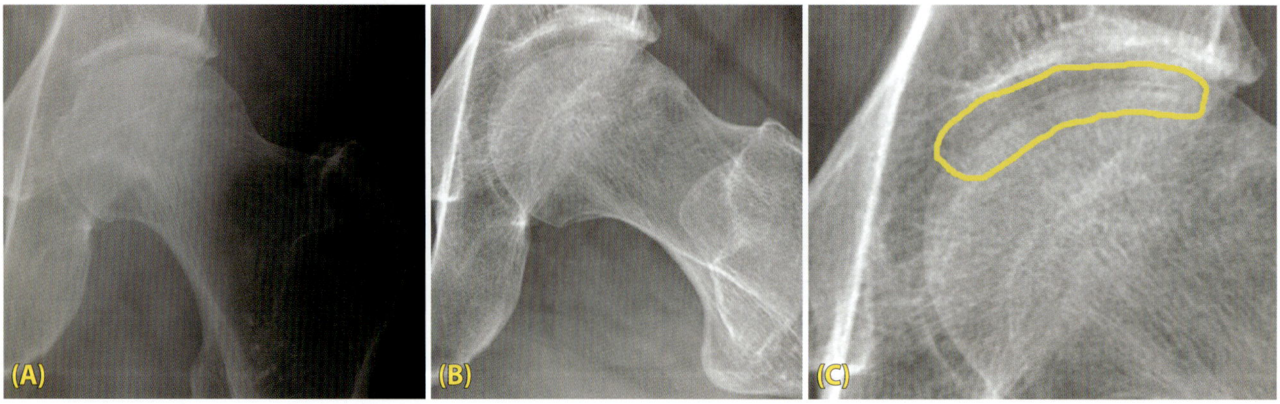

Fig. Hip-25.

(A)는 AP view, (B)는 Frog leg view, (C)는 (B)의 확대 사진입니다.

(A)를 보면, 얼룩덜룩해 보이기는 하나, 명확히 AVN으로 진단하기에는 어려운 소견입니다. 하지만 (B)와 확대된 (C)에서 보면, 아주 얇은 Cortical line 아래쪽으로, Cortical line에 평행한 Radiolucent line(C의 타원형 표시)이 보입니다. 이것이 Crescent sign이며, Stage III AVN의 소견입니다.

AVN의 X-ray 소견은 Anterior femoral head에서부터 보이기 때문에, AP view에서보다 Lateral view(Frog leg view)에서 더 잘 보입니다.

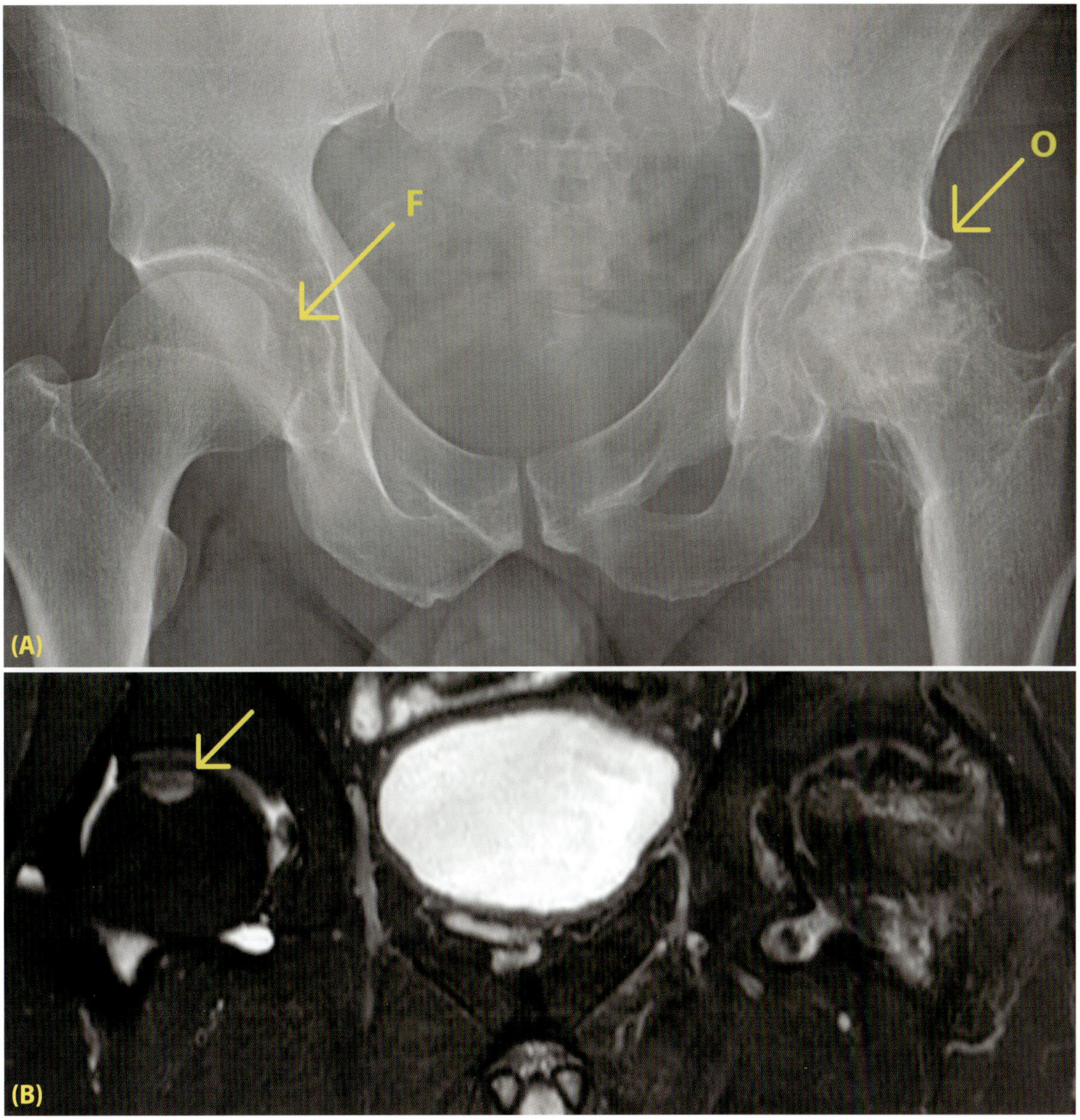

Fig. Hip-26.

40대 AVN 환자의 (A) Pelvis AP view, (B) MR FS T2WI 입니다.

(A)의 Lt hip을 보면 Femoral head가 내려앉으면서 Secondary osteoarthritis를 유발하여 Acetabulum에 Osteophyte(O)가 발생한 Stage IV AVN 입니다. 그에 비해 (A) Rt hip joint는 X-ray는 Normal이지만, MRI에서만 Abnormal finding(B의 화살표)이 보이는 Stage I AVN 입니다. (A)에서 Fovea(F)를 Cortical collapse로 잘못 판단하면 안됩니다.

3. Fracture

Proximal femoral fracture는 Intracapsular(Neck fracture)와 Extracapsular(Intertrochanteric, Subtrochanteric)로 나눌 수 있습니다.

Proximal femoral fracture types

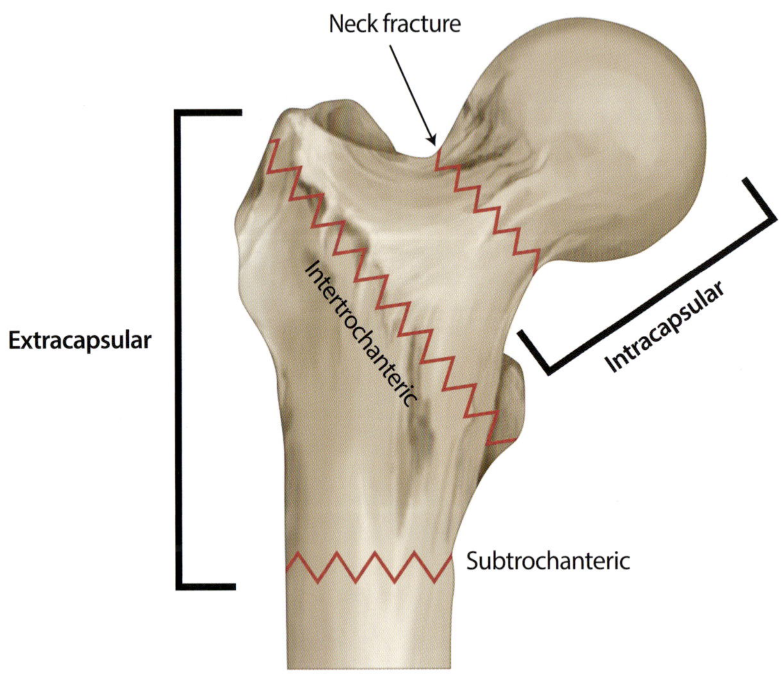

Fig. Hip-27.

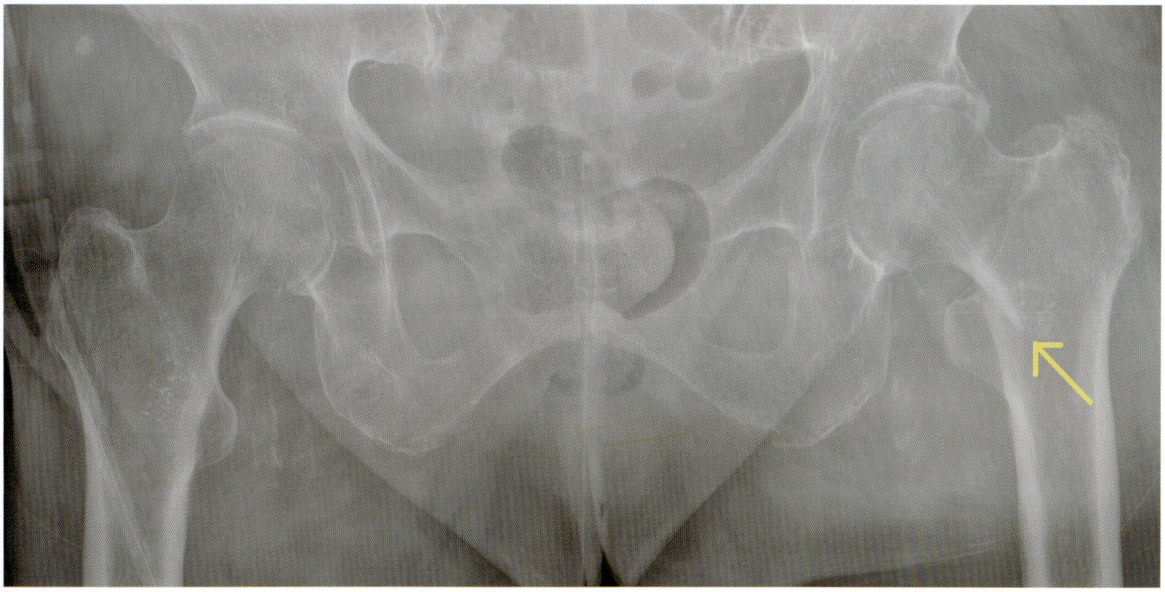

Fig. Hip-28.

넘어진 후 Lt proximal femoral fracture가 발생한 70대 환자 증례입니다.

Femoral fracture의 X-ray 소견으로 Cortical bone interruption, Bone trabeculation disruption (화살표), Femoral neck shortening과 Femur가 External rotation된 소견을 보입니다. External rotation 되기 때문에 Lesser trochanter가 반대측에 비해 더 크게 보이게 입니다.

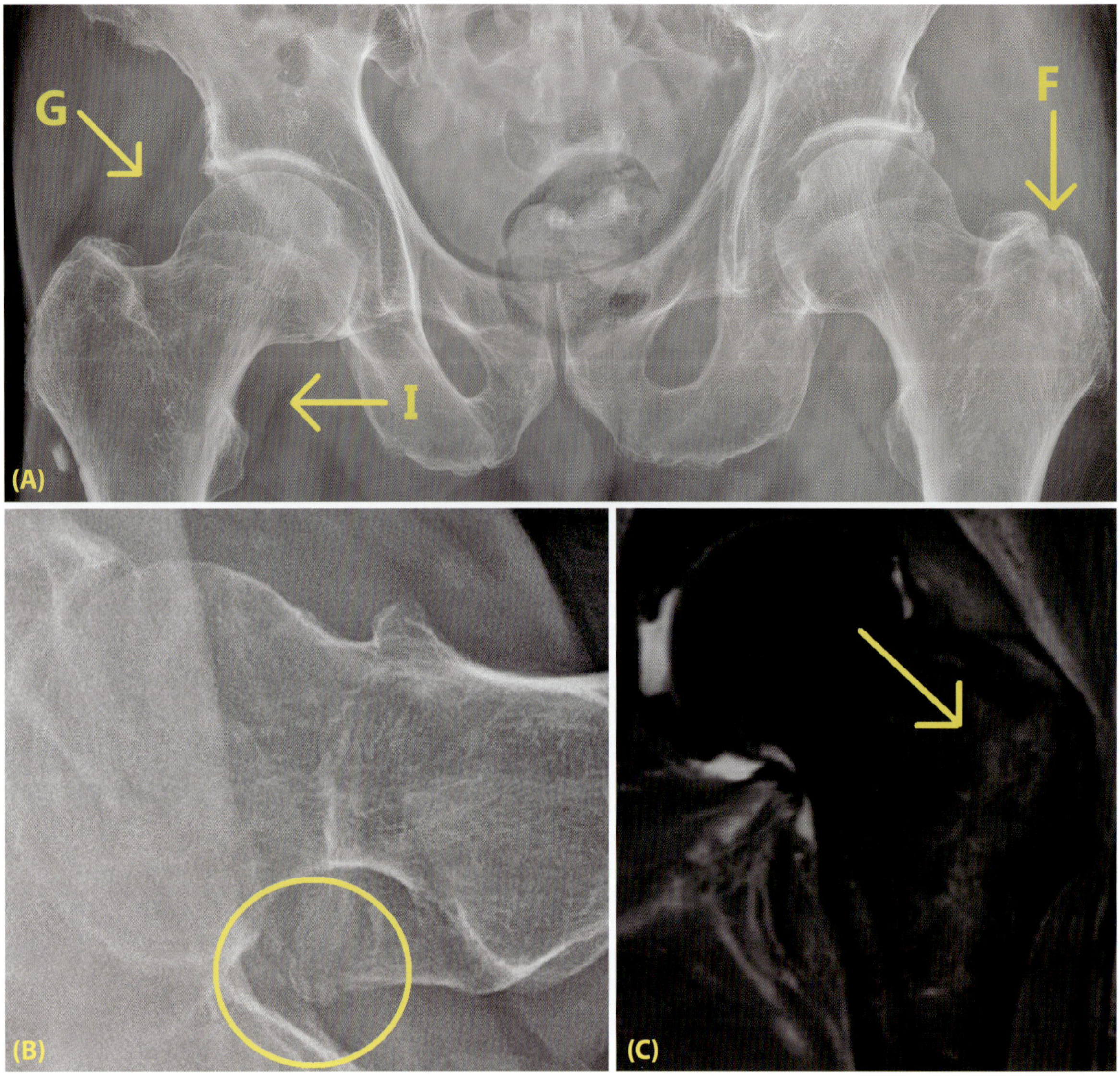

Fig. Hip-29.

넘어진 후 발생한 80대 Lt proximal femoral fracture 환자 증례입니다. (A)는 Pelvis AP view, (B)는 Lt hip 의 Translateral view, (C)는 MR FS T2W image 입니다.

(A)를 보시면 건측 (Rt)의 Gluteal fat pad(G), Iliopsoas fat pad(I)를 비교하였을 때, 환측(Lt)에서 Gluteal fat pad와 Iliopsoas fat pad의 Obliteration(까맣게 보여야 하는 Fat pad가 주변 Muscle edema로 인해 까맣지 않음)이 보입니다. 또한 Greater trochanter의 Cortical bone interruption(F)이 보입니다.

(B)를 보시면 Greater trochanter의 Fracture(동그라미)가 보이며, (C)의 MR 영상에서 Low signal intensity의 Fracture line과 그 주변의 Bone marrow edema(화살표)가 보입니다.

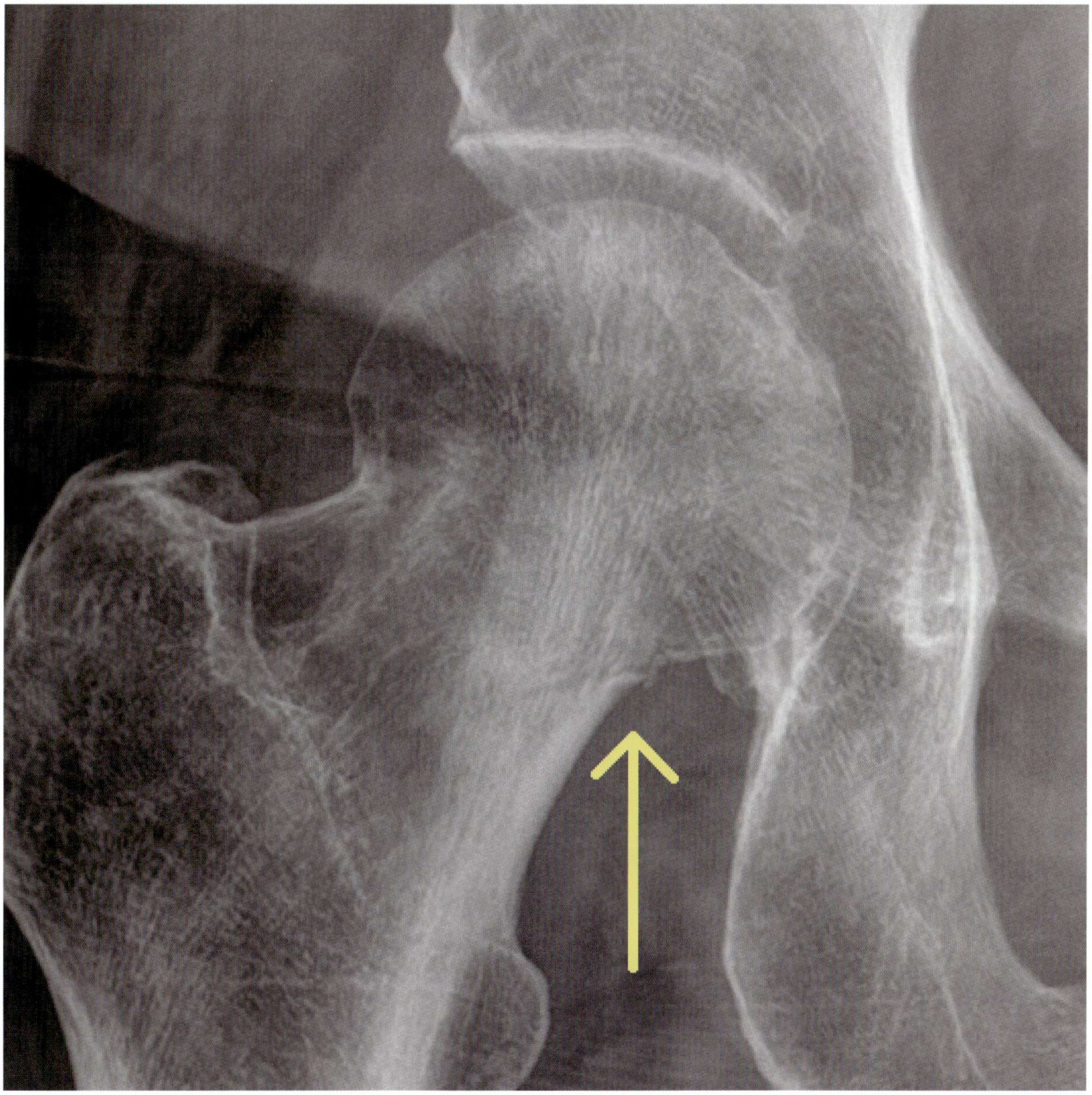

Fig. Hip-30.

넘어진 후 발생한 70대 여성 환자의 Femoral neck fracture 증례입니다.

넘어진 후 발생한 Fracture이더라도 Cortical bone interruption, Bone trabeculation disruption(화살표)만 미세하게 보일 수 있습니다.

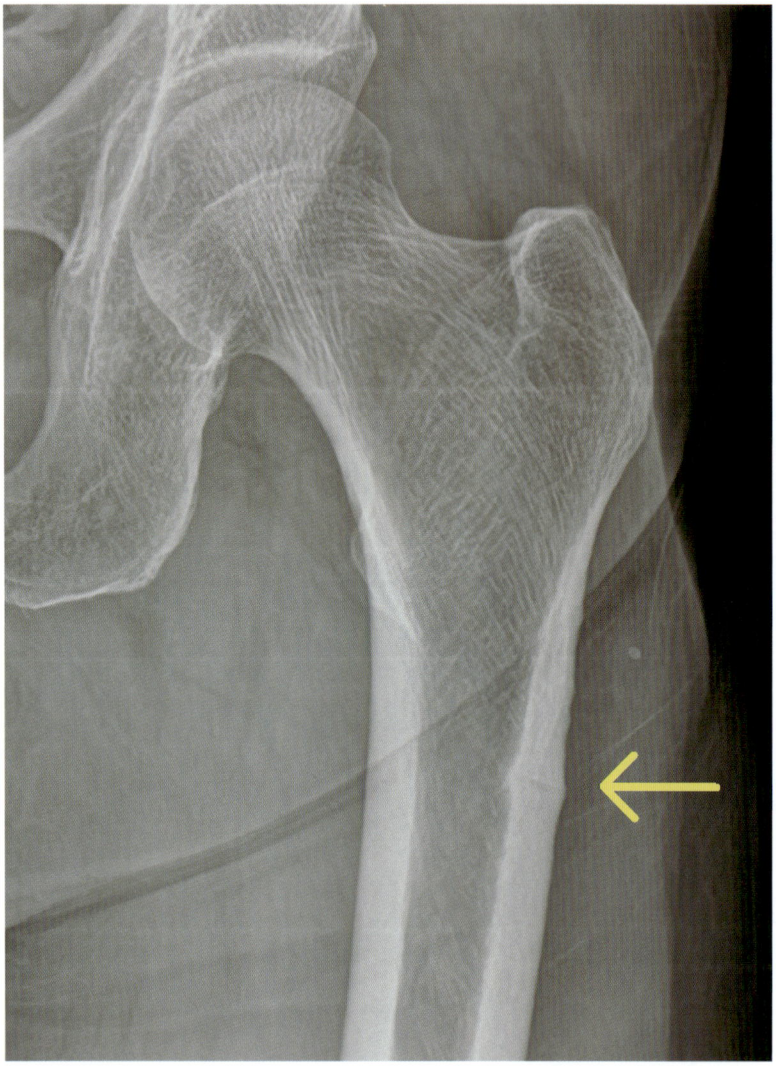

Fig. Hip-31.

기저력으로 Osteoporosis 치료를 받고 있으며, Trauma없이 Lt thigh pain을 호소하는 80대 환자의 Hip AP view 입니다.

본 증례는 Atypical femoral fracture(Bisphosphonate-related proximal femoral fracture)로, Bisphosphonate 치료를 받는 환자에서 발생할 수 있는 Fracture 입니다. Trauma 없이 발생 가능한 Insufficiency fracture이며, 특징적으로 Femoral shaft의 Lateral cortex에서 발생합니다. X-ray 소견으로는 Cortex가 두꺼워지는 Cortical thickening과 Dreaded black line을 보입니다(화살표). Dreaded black line은 Femoral shaft의 Longitudinal axis에 수직인 까만색 선을 의미합니다.

본 증례에서는 Cortical thickening의 중간 부위에 Dreaded black line이 보입니다. 양측에 모두 생기는 경우가 흔하므로, 한쪽에서 발견 시 반드시 반대 측도 확인해야 합니다.

응급 수술을 해야 하는 소견은 아니지만, 치료하지 않는 경우 Complete fracture로 진행할 수 있어 Prophylactic intramedullary nailing을 해야 합니다.

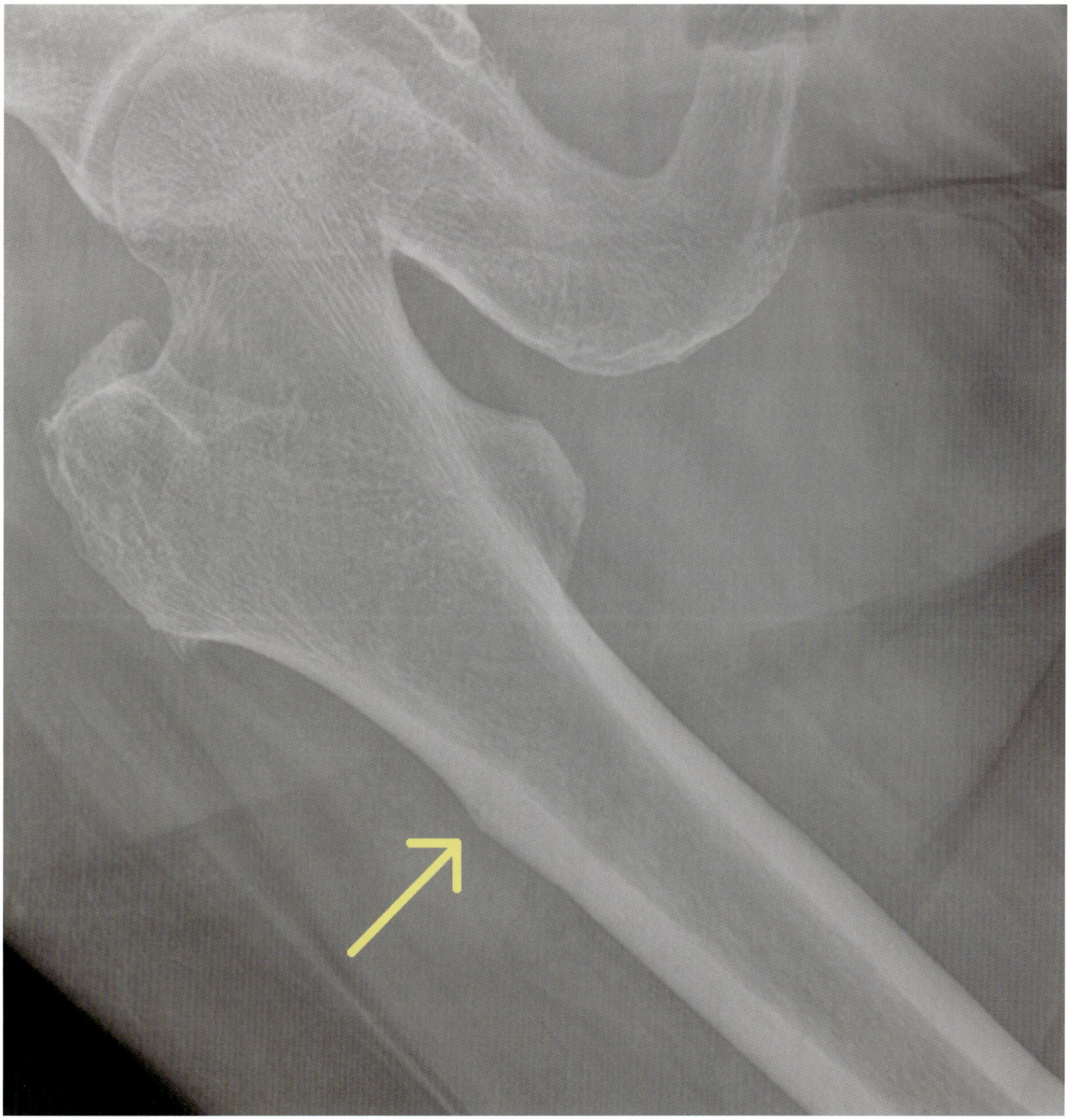

Fig. Hip-32.

Atypical femoral fracture의 또 다른 증례입니다. 본 증례처럼 Cortical thickening있고, Dreaded black line이 보이지 않는 경우도 있으니, Femoral shaft의 Lateral cortex를 잘 보아야 합니다.

4. Post op finding

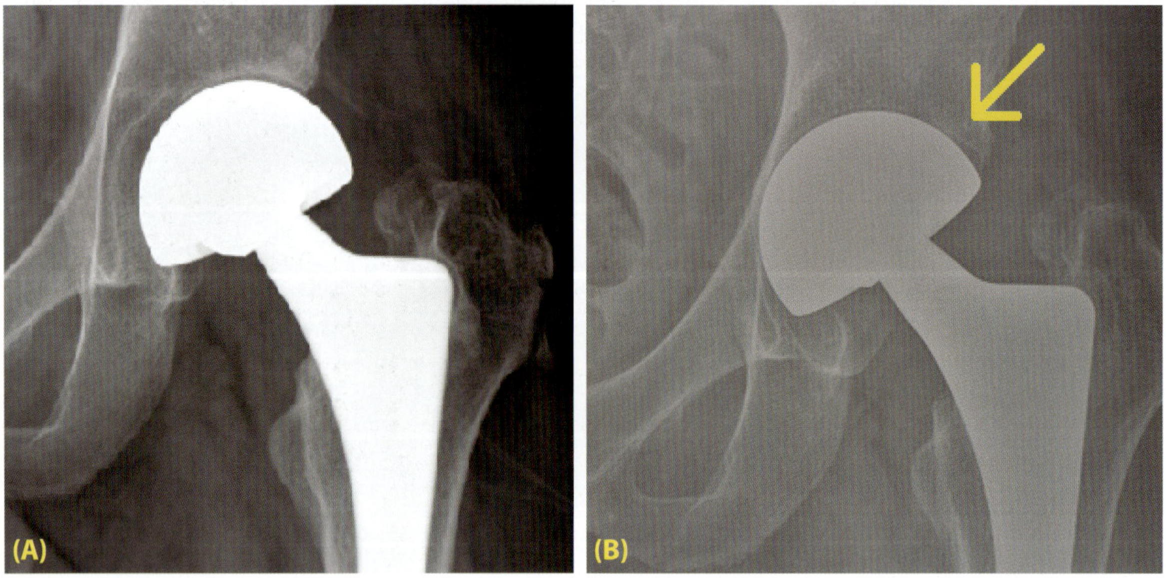

Fig. Hip-33.

Hemiarthroplasty를 받은 후 (A) POD 6-year, (B) POD 14-year X-ray 입니다.

Hip arthroplasty 수술은 Acetabulum까지 치환했는지 여부로, 크게 2가지 종류로 나뉩니다.

Hemiarthroplasty는 Femoral head와 Neck은 치환하였으나, Native acetabulum을 사용하는 것을 의미하며, Femoral head, Neck, Acetabulum을 모두 치환하면 Total hip arthroplasty라고 합니다.

본 증례는 Native acetabulum을 사용하고 있기 때문에 Hemiarthroplasty를 받은 환자입니다.

수술 후 Implant의 위치는, 수술하지 않은 반대 측과 비교하여, Femoral head의 중심에서부터 Teardrop까지의 거리가 같아야 합니다. 또한 수술 후 F/U 하였을 때, Implant는 같은 위치에 그대로 있어야 합니다.

본 증례는 (A)와 비교하였을 때, (B)에서 Metal cup(화살표)이 Superomedial migration된 것을 볼 수 있으며, 수술 후 Complication인 감입 소견입니다.

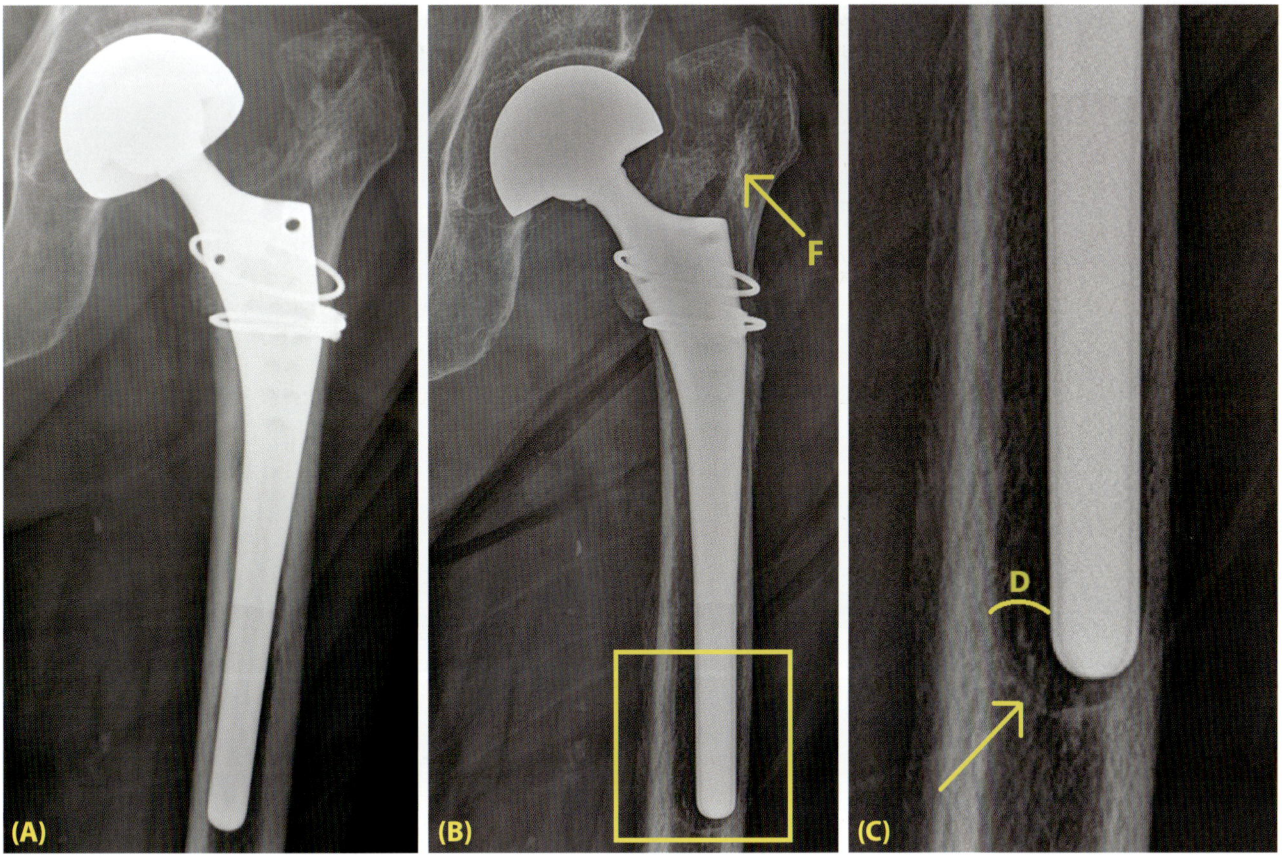

Fig. Hip-34.

Hemiarthroplasty를 받은 후 (A) POD 6-month, (B) 14-month이고, (C)는 (B) 네모의 확대 사진입니다.

수술 후 정상 소견은 Femoral stem의 끝 방향이 Femoral diaphysis 축에 비해 중립이거나 약간 내측으로 향해야 합니다. (A)와 비교했을 때 (B) 네모를 보시면, Femoral stem의 끝 방향이 외측을 향하고 있는 것을 볼 수 있습니다.

(C)를 보시면, 얇은 Sclerotic line(화살표)과 Metal 사이에 Radiolucent lesion이 있으며, Sclerotic line으로부터 Metal까지의 거리 (D)가 8 mm로 측정됩니다. 정상적으로 Radiolucent lesion이 2 mm까지는 가능하나, 그 이상은 Loosening의 소견입니다.

또한 (B)의 Greater trochanter(F)에 Fracture가 보입니다. 일반적으로 Fracture는 Femoral stem 의 끝부분에서 잘 일어나지만, 본 증례와 같이 Greater trochanter에 Fracture가 발생할 수 있습니다.

결과적으로, Implant의 Aseptic loosening으로 Greater trochanter의 Fracture가 발생한 수술 후 Complication 증례입니다.

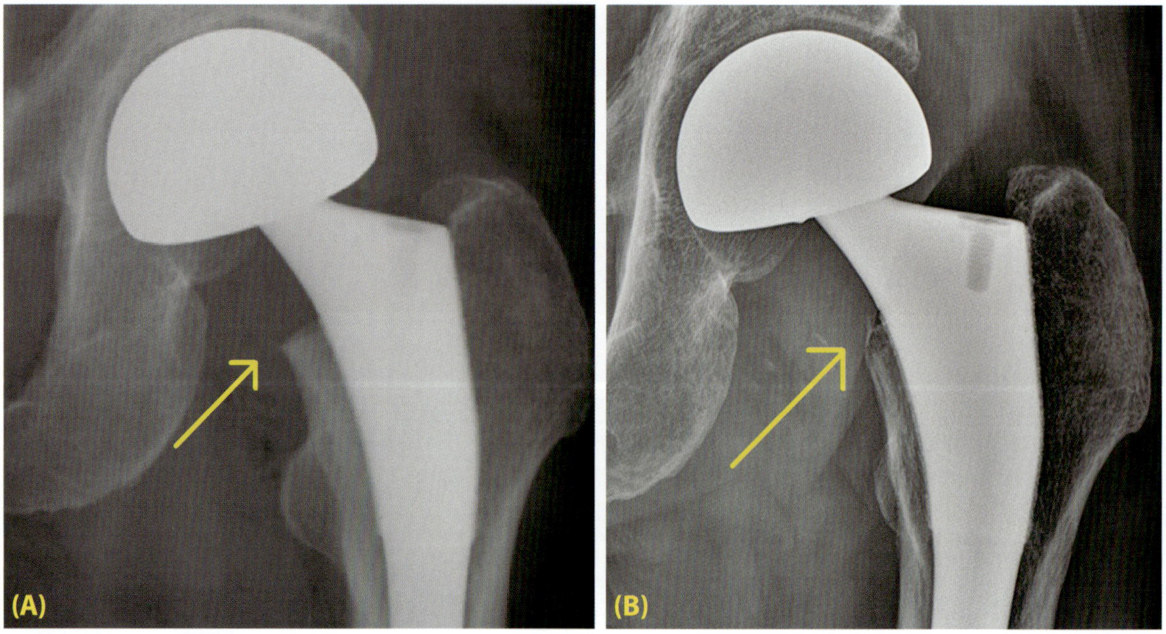

Fig. Hip-35.

Hemiarthroplasty를 받은 후 POD 3-day AP view(A)와 POD 1-year AP view(B) 입니다.

Hip implant를 받은 후에는 Femur의 Weight-bearing 위치가 변하게 됩니다. Weight-bearing이 Femoral neck과 Intertrochanteric region에서 Femoral diaphysis로 옮겨지게 되는데, Loading이 없어진 Femoral neck과 Intertrochanteric region에는 Bone resorption(화살표)이 일어나게 됩니다. 이것을 Stress shielding이라 하며, 정상적인 Post op finding 입니다.

5. Pediatric case

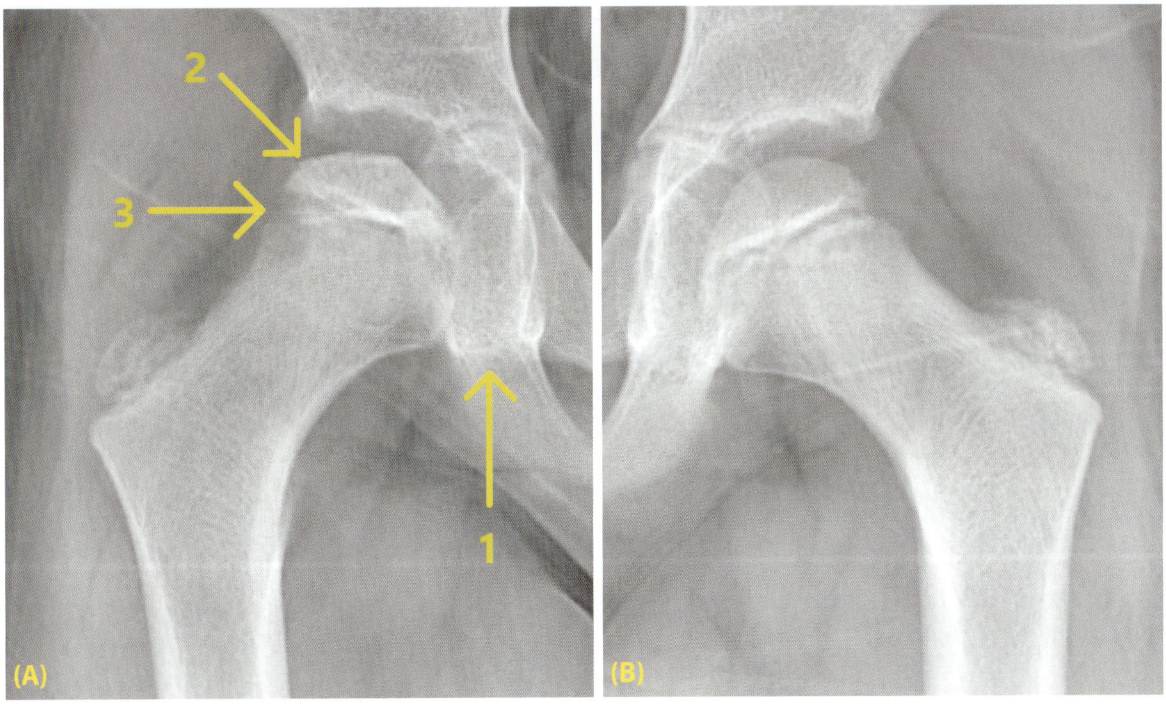

Fig. Hip-36.

태권도를 하면서 Rt hip pain이 발생한 10대 남자 환아입니다. (A)는 환측 Rt hip AP view, (B)는 건측 Lt hip AP view 입니다.

X-ray 소견 상 Teardrop에서부터 Femoral head 까지의 거리가 (B)와 비교하였을 때, (A)에서 더 멀기 때문에 Joint effusion(1)이 있습니다.

또한 Epiphysis(2)에서 약간의 Flattening과 Increased density로 건측에 비해 더 하얗게 보이고 있습니다. Physeal plate의 Blurring과 Proximal metaphysis(3)의 Radiolucency 소견도 있습니다. 이러한 소견은 소아의 Femoral epiphysis에서 발생하는 Osteonecrosis인 Legg-Calve-Perthes(LCP)disease 소견입니다.

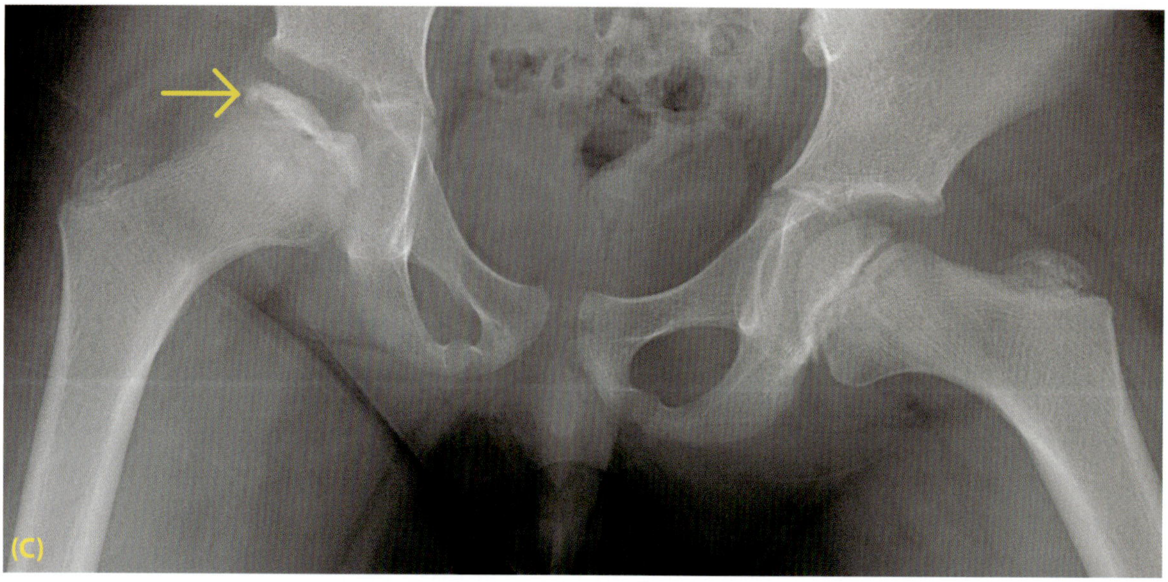

Fig. Hip-37.

Fig. Hip-36. 환자와 같은 환자입니다. X-ray 입니다. Epiphysis의 Collapse가 진행된 소견을 볼 수 있습니다.

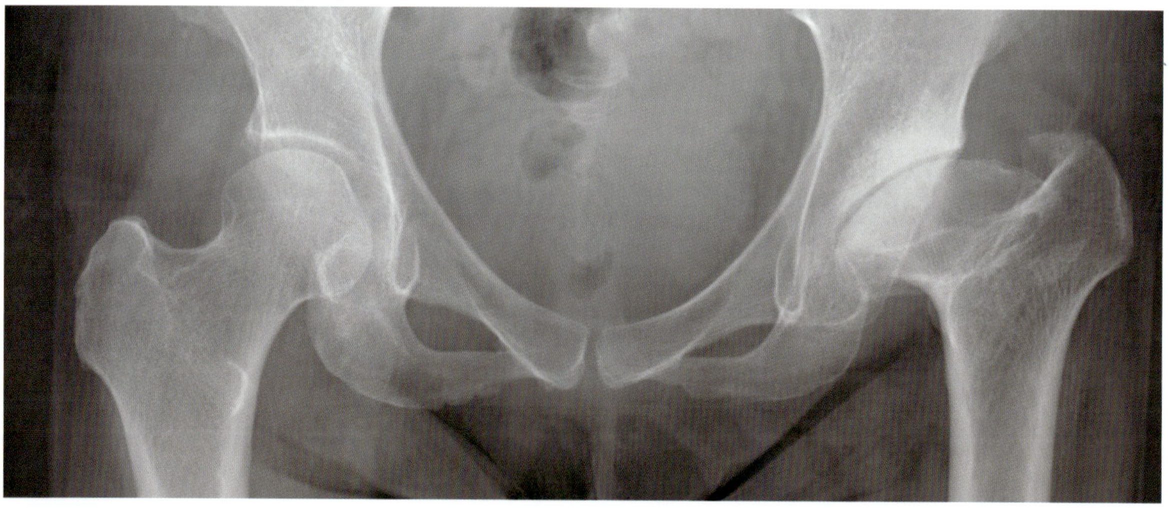

Fig. Hip-38.

어렸을 때 Lt hip에 Legg-Calve-Perthes(LCP)disease를 앓은 후, Sequelae가 남은 50대 환자의 X-ray 입니다.

Lt hip joint를 보시면, LCP disease 후 Sequelae의 전형적인 소견을 보여 주고 있습니다. Flat, Mushroom-shaped의 Femoral head, Shortened femoral neck 소견과 Upsloping acetabulum이 보입니다.

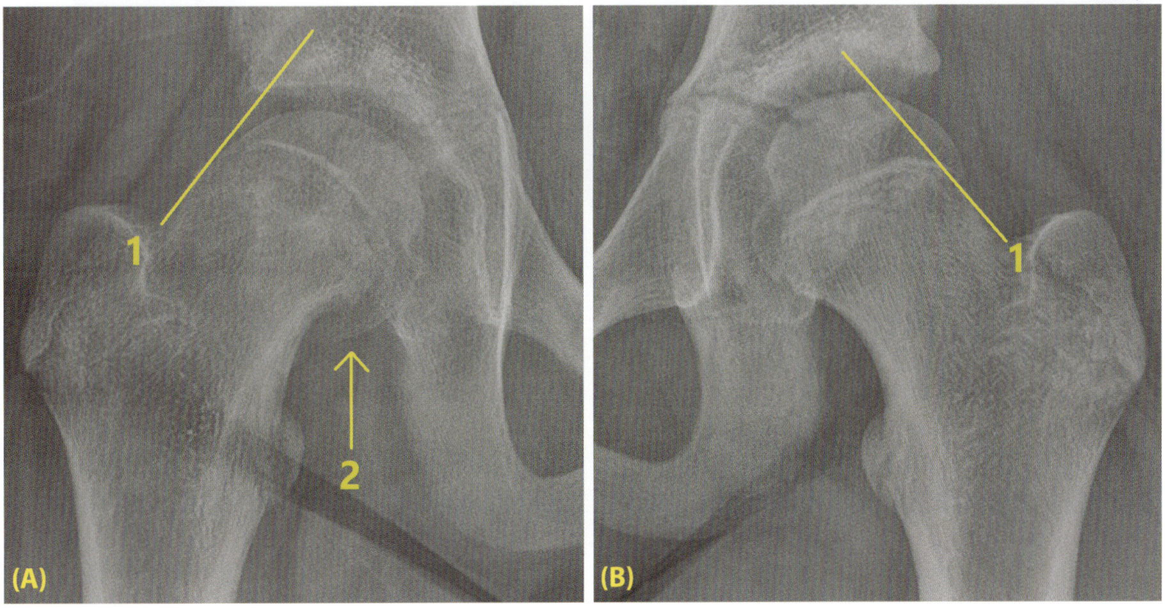

Fig. Hip-39.

Rt hip pain으로 내원한 10대 환자입니다. (A)는 환측 Rt hip AP view, (B)는 건측 Lt hip AP view 입니다.

Femoral neck의 Lateral edge를 이은 선(1)을 보시면, (B) 건측에는 Epiphysis를 지나가지만, (A) 환측에서는 Epiphysis를 지나가지 않습니다. 또한 환측의 Epiphysis가 Inferior displacement(2)되어 있는 것을 볼 수 있습니다. Epiphysis와 Metaphysis가 어긋나는 Slipped capital femoral epiphysis(SCFE) 증례입니다.

AP view에서 Femoral neck의 Lateral edge를 이은 선(1)을 Klein's line이라 하며, Klein's line은 정상적으로 Epiphysis를 지나가야 합니다. 하지만 본 증례와 같이 Epiphysis를 지나지 않는 것을 Trethowan sign이라 하며, SCFE의 소견입니다.

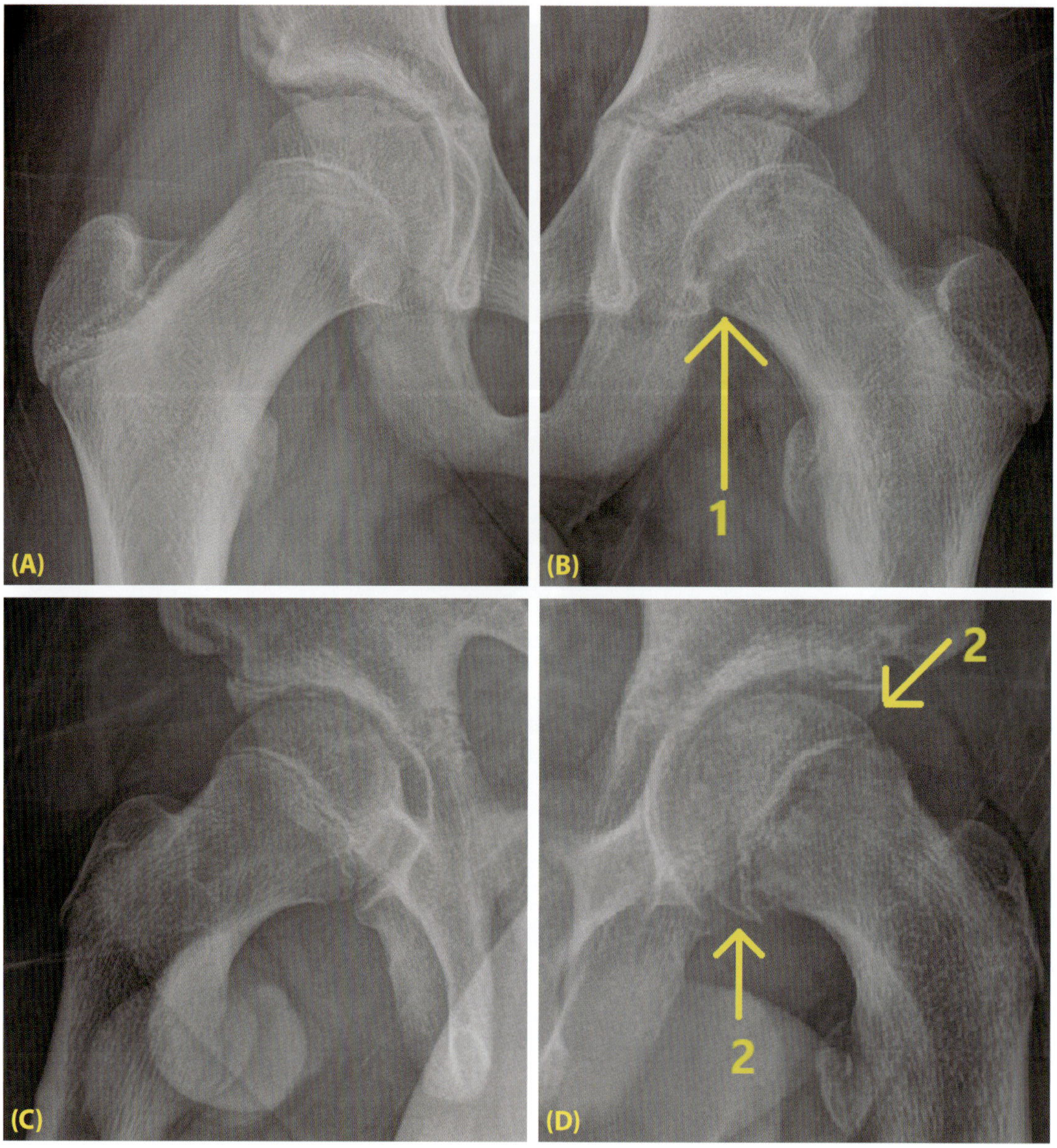

Fig. Hip-40.

Lt hip pain으로 내원한 10대 환자입니다. (A)는 Pelvis AP view의 건측 Rt hip이고, (B)는 환측 Lt hip, (C)는 Pelvis oblique view의 건측 Rt hip, (D)는 환측 Lt hip 입니다.

앞선 증례와 같이, (B)의 Metaphysis에 Hypodensity 소견과, Physeal edge의 blurring(1)소견이 있습니다. 하지만 Klein's line으로 확인한 Trethowan sign이나, Epiphysis의 위치는 거의 정상으로 보입니다. 하지만 다른 각도의 Oblique view에서 보면, Epiphysis가 Metaphysis에 비해 약간 어긋나 있는 것(2)을 볼 수 있습니다. 이 증례는 초기 Slipped capital femoral epiphysis 입니다.

초기에는 AP view에서 Epiphysis의 displacement가 거의 보이지 않고, Trethowan sign도 Negative 인 경우가 많습니다. AP view가 아닌 다른 View에서 Displacement를 찾아보아야 하며, Physeal plate 주위를 잘 살펴서 Blurring이 있지 않은지, Proximal metaphysis의 Hypodensity 소견은 없는지 보아야 합니다.

6. Don't touch lesion

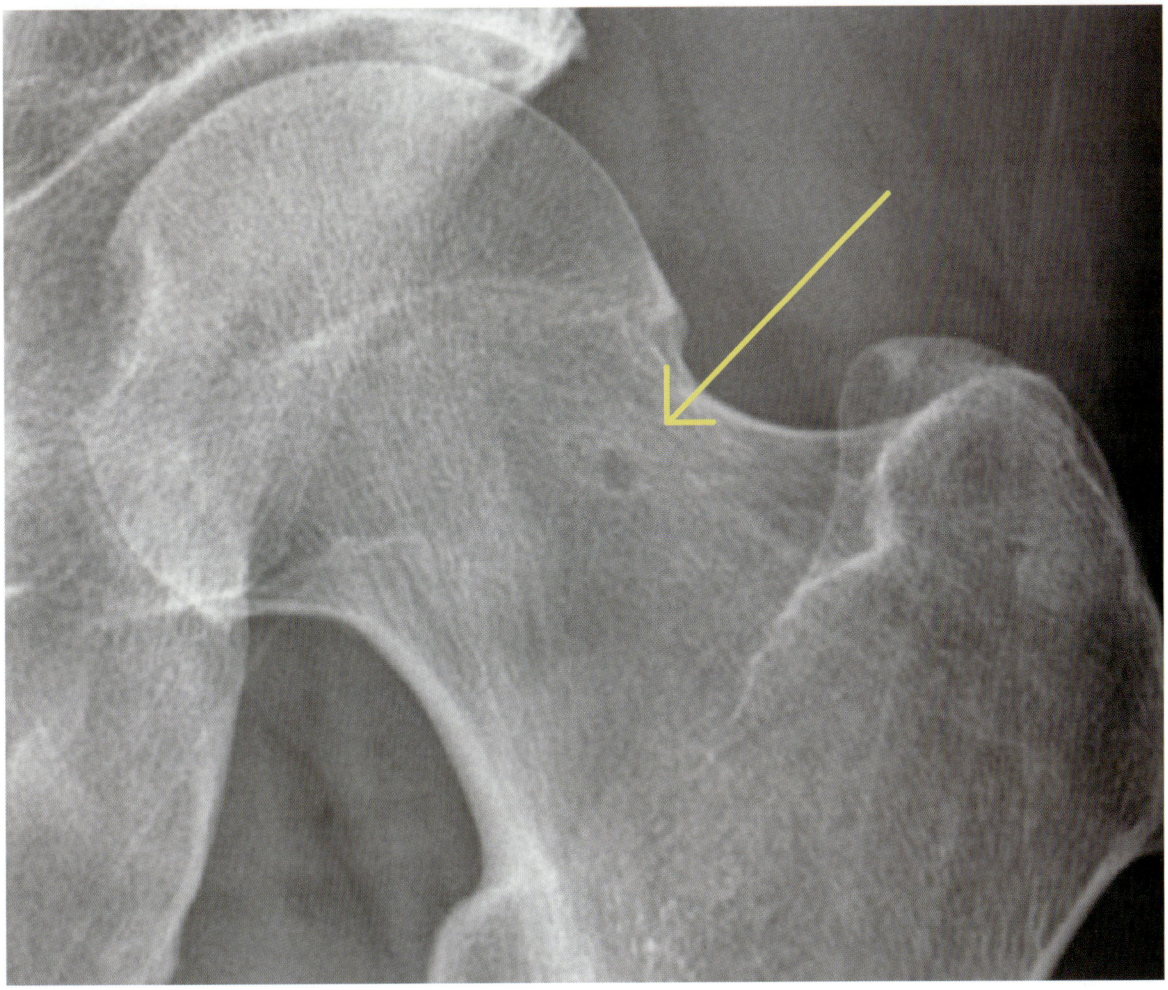

Fig. Hip-41.

Femoral neck에 Radiolucent lesion이 있습니다. Osteolytic tumor처럼 보이지만, Synovial herniation pit 소견으로, Benign lesion이며 추가 검사는 필요 없습니다. 특징적인 위치(주로 Femoral neck의 Superoanterior portion)와 크기(1 cm 이내) 및 모양(Lucent area with sclerotic rim)으로 Bone tumor와 감별을 할 수 있습니다.

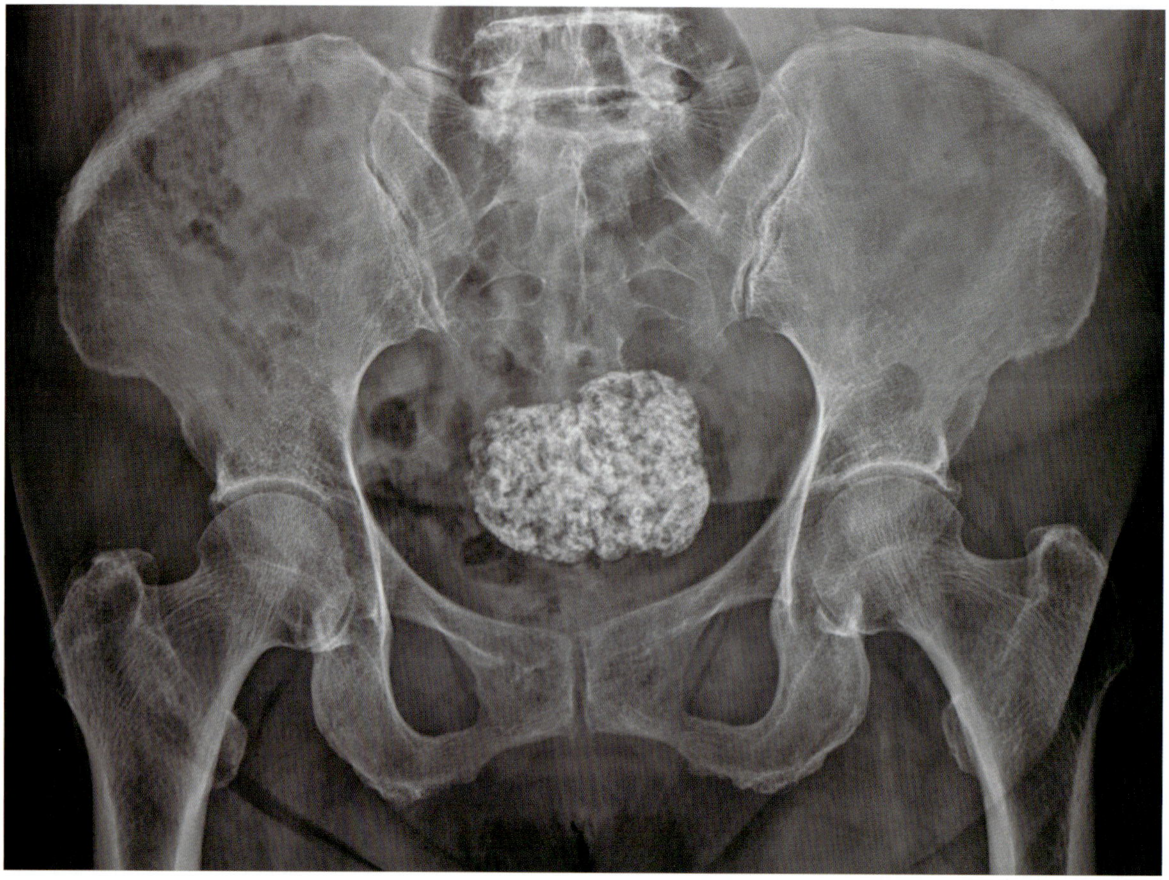

Fig. Hip-42.

Pelvis AP view를 보다 보면 우연히 복강 내 Calcified large mass가 발견될 때가 있습니다. Popcorn like calcification을 보이는 Calcified myoma 소견으로, Benign tumor이기 때문에 추가 검사는 필요 없습니다.

VII. KNEE

A. Anatomy of the Knee ... 316

B. X-ray

1. AP view ... 318
2. Rosenberg view ... 322
3. Lateral view ... 325
   - *a. Blumensaat line* ... 329
   - *b. Suprapatellar recess* ... 330
   - *c. Patella alta/baja* ... 334
4. External rotation view ... 335
5. Internal rotation view ... 336
6. Skyline view ... 339
7. Posterior stress view ... 342

C. Case

1. Osteoarthritis ... 345
2. Loose body ... 351
3. ACL avulsion fracture ... 352
4. Osteochondritis dissecans ... 353
5. Subchondral insufficiency fracture of the knee ... 354
6. Osgood Schlatter's disease ... 355
7. Osteochondroma ... 356
8. Don't touch lesion ... 357

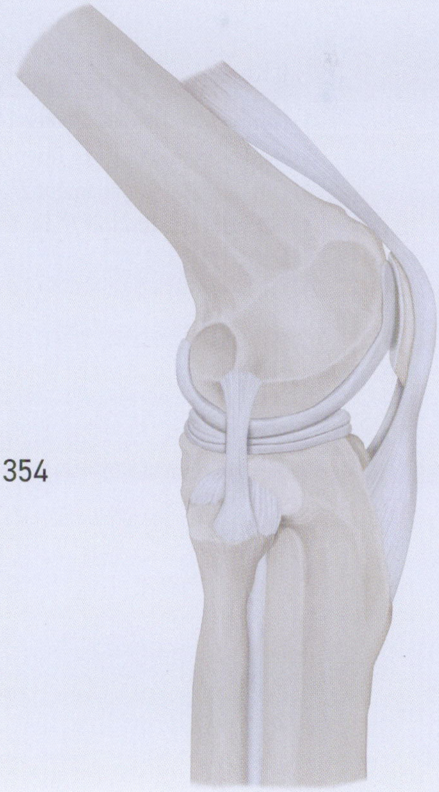

Knee

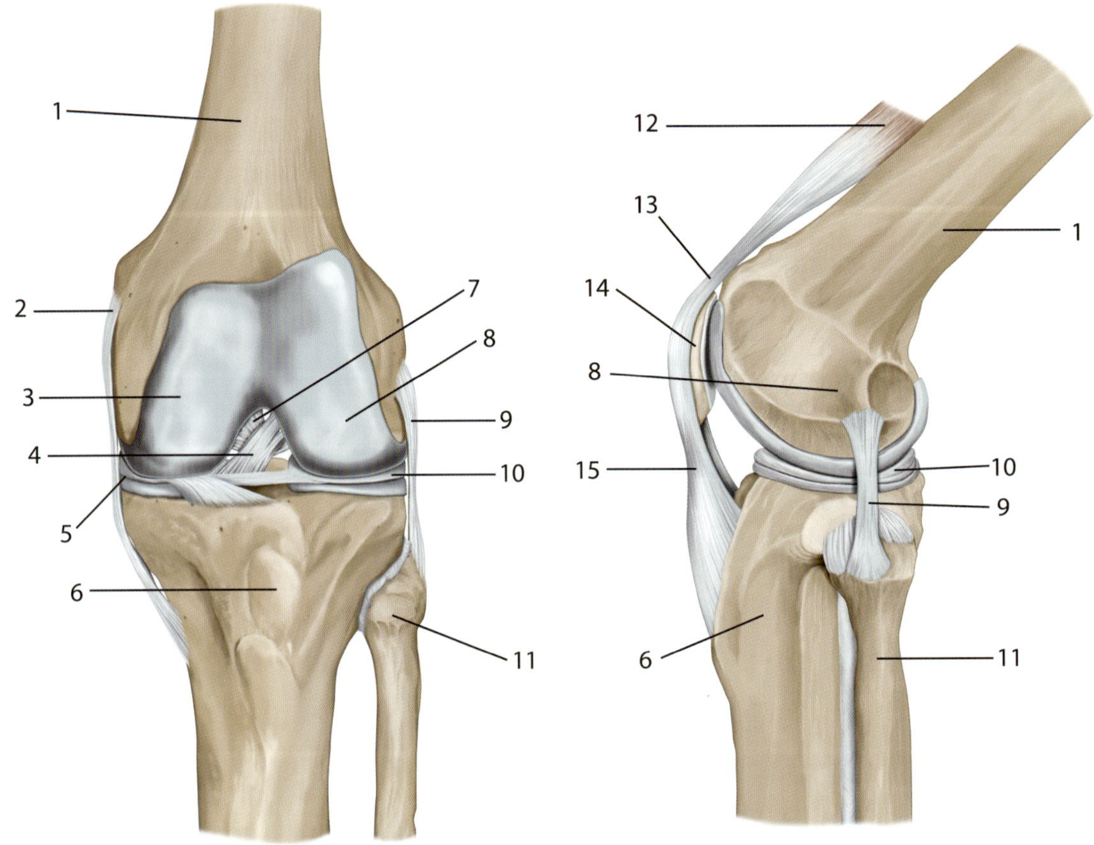

Fig. Knee-1.

1. Femur // 2. Medial collateral ligament // 3. Medial condyle // 4. Anterior cruciate ligament(ACL) // 5. Medial meniscus // 6. Tibia // 7. Posterior cruciate ligament(PCL) // 8. Lateral condyle // 9. Lateral collateral ligament // 10. Lateral meniscus // 11. Fibula // 12. Rectus femoris muscle // 13. Quadriceps tendon // 14. Patella // 15. Patellar tendon(Patellar ligament)

Knee는 Femur(1), Tibia(6), Fibula(11), Patella(14)로 이루어져 있으며, Femorotibial joint, Patellofemoral joint, Proximal tibiofibular joint를 이룹니다. Femorotibial joint는 Lateral condyle(Femur)(8)과 Tibia가 이루는 Lateral compartment, Medial condyle(Femur)과 Tibia가 이루는 Medial compartment로 나누어져 있습니다. Femur와 Tibia 사이에는 충격 흡수를 해주는 Meniscus(5, 10)가 양쪽에 있습니다

Patellofemoral joint는 Lateral view에서 보이며, Patella(14)와 Femur 사이의 Joint 입니다. Patella의 위에는 Rectus femoris muscle과 Quadriceps tendon으로 연결되어 있고, Patella 아래쪽에는 Tibia와 Patellar ligament로 연결되어 있습니다. Proximal tibiofibular joint는 Tibia와 Fibula가 이루는 Joint로 개별병변이 거의 없어 중요하지는 않습니다.

Knee X-ray의 View

기본 View	AP view Lateral view	**촬영 목적**
추가 View	Rosenberg view	Femorotibial joint
	External rotation view	Medial compartment of femorotibial joint
	Internal rotation view	Fibular head, Lateral compartment of femorotibial joint, Proximal tibiofibular joint
	Skyline view	Patella, Patellofemoral joint
	Posterior stress view	Posterior cruciate ligament(PCL)

1 AP view

Position

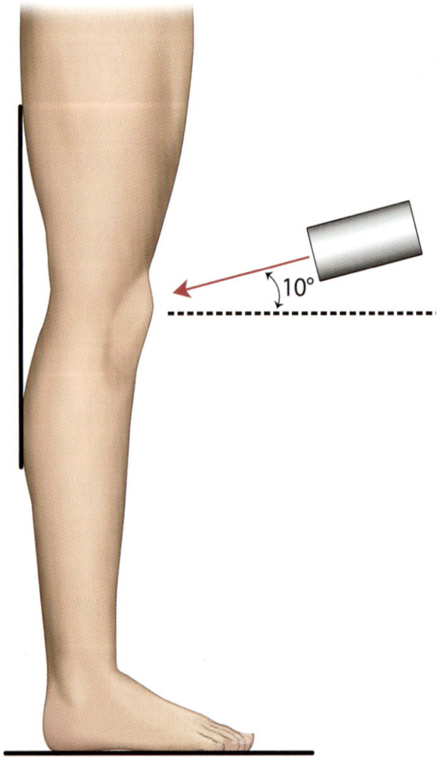

Fig. Knee-2.

Full extension 상태에서 10˚ 정도 Caudal 방향으로 찍습니다.

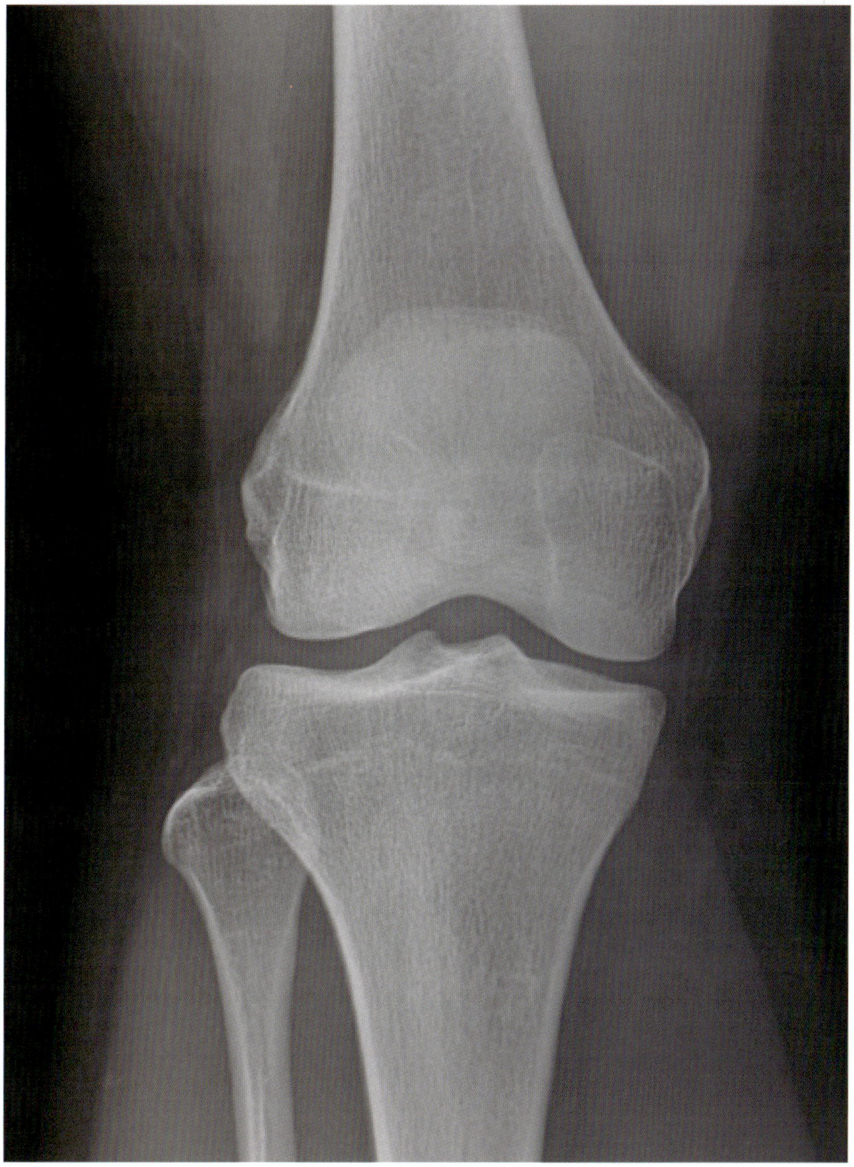

Fig. Knee-3.

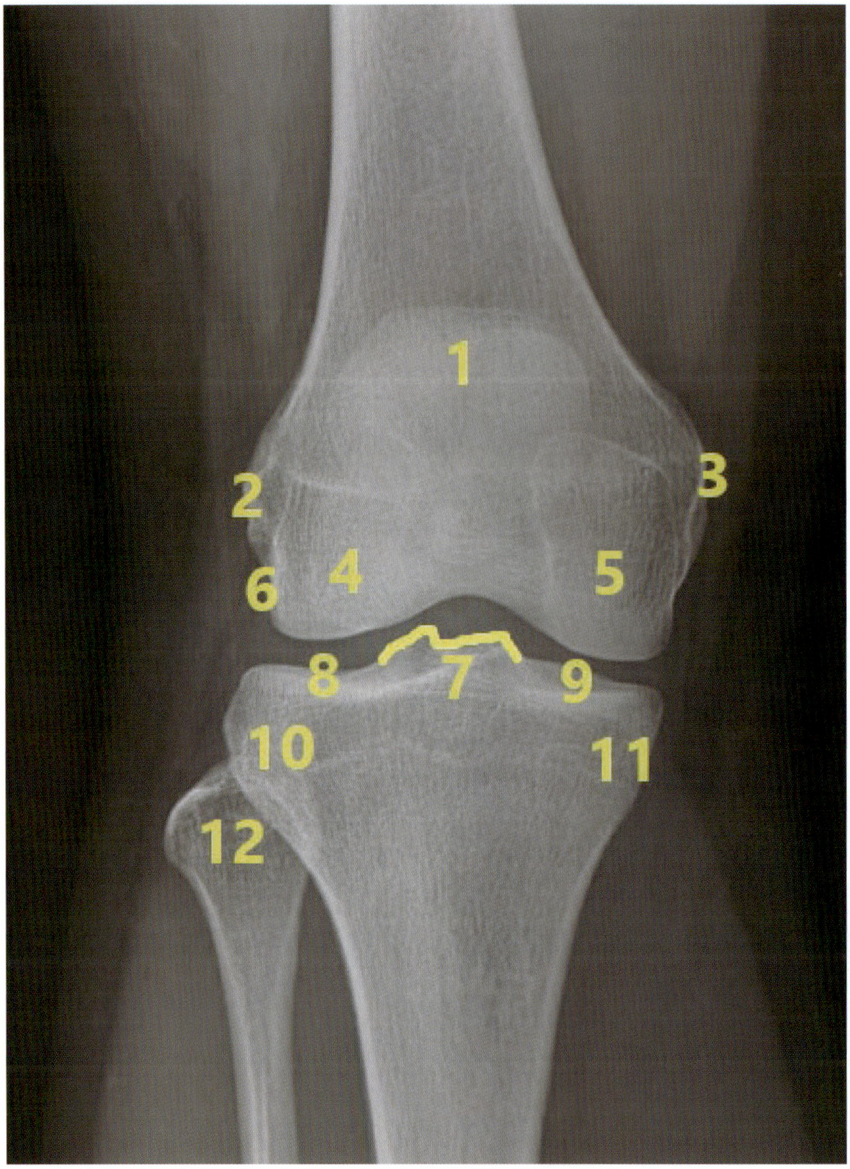

Fig. Knee-4.

1. Patella // 2. Lateral femoral epicondyle // 3. Medial femoral epicondyle // 4. Lateral condyle(Femur) // 5. Medial condyle(Femur) // 6. Popliteal groove // 7. Intercondylar area // 8. Lateral tibial plateau // 9. Medial tibial plateau // 10. Lateral condyle(Tibia) // 11. Medial condyle(Tibia) // 12. Fibular head

AP view는 Tibia의 Lateral plateau(8)와 Medial plateau(9)가 대칭되는 View 입니다. 대칭이 되기 위해서는 적절한 Rotation을 유지한 채로 찍어야 하는데, Fibular head가 Tibia에 약간 겹치는 것으로 확인합니다. Fibular head가 Tibia에 겹쳐있지 않으면, Internal rotation이 많이 된 것이기 때문에, 조금 더 External rotation하여 찍어야 합니다. 반대로 Fibular head가 Tibia에 완전히 겹쳐 있으면 External rotation이 많이 된 것이기 때문에, 조금 더 Internal rotation하여 찍어야 합니다.

Femorotibial joint는 Femur와 Tibia로 이루어진 Joint이며, Femur와 Tibia 사이 공간에는 X-ray 상에서 보이지 않는 Cartilage와 Meniscus가 있습니다. Femorotibial joint는 Lateral condyle(Femur)(4)와 Lateral tibial plateau(8)로 이루어진 Lateral compartment, Medial condyle(Femur)(5)와 Medial tibial plateau(9)로 이루어진 Medial compartment로 구성됩니다. 각각 Compartment에서 Femur와 Tibia 사이의 공간은 비슷해야 하며, 공간이 좁아져 있는 경우, Osteoarthritis가 발생한 것으로 예측할 수 있습니다. Tibia의 Lateral/Medial plateau 사이에는 Intercondylar area(7)가 있습니다. Intercondylar area는 가운데에 불룩 튀어나온 Intercondylar eminence와, Intercondylar eminence 양쪽 위로 뾰족한 Lateral intercondylar spine, Medial intercondylar spine로 이루어져 있습니다.

Lateral condyle(Femur)(4)의 Lateral side에 Femur가 파여 있는 것처럼 보이는 Popliteal groove(6)가 있습니다. Popliteus tendon이 지나가는 정상적인 Anatomy 입니다.

2 Rosenberg view

Position

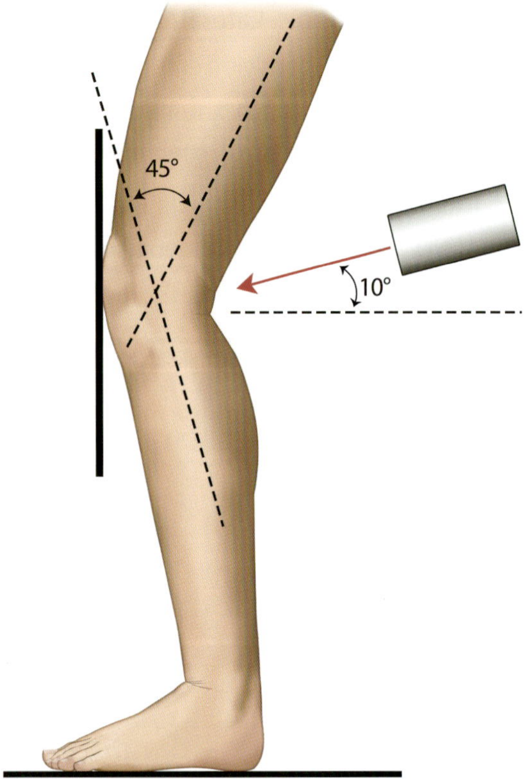

Fig. Knee-5.

Knee flexion 45°를 한 상태에서, X-ray를 10° 정도 Caudal 방향으로 찍습니다.

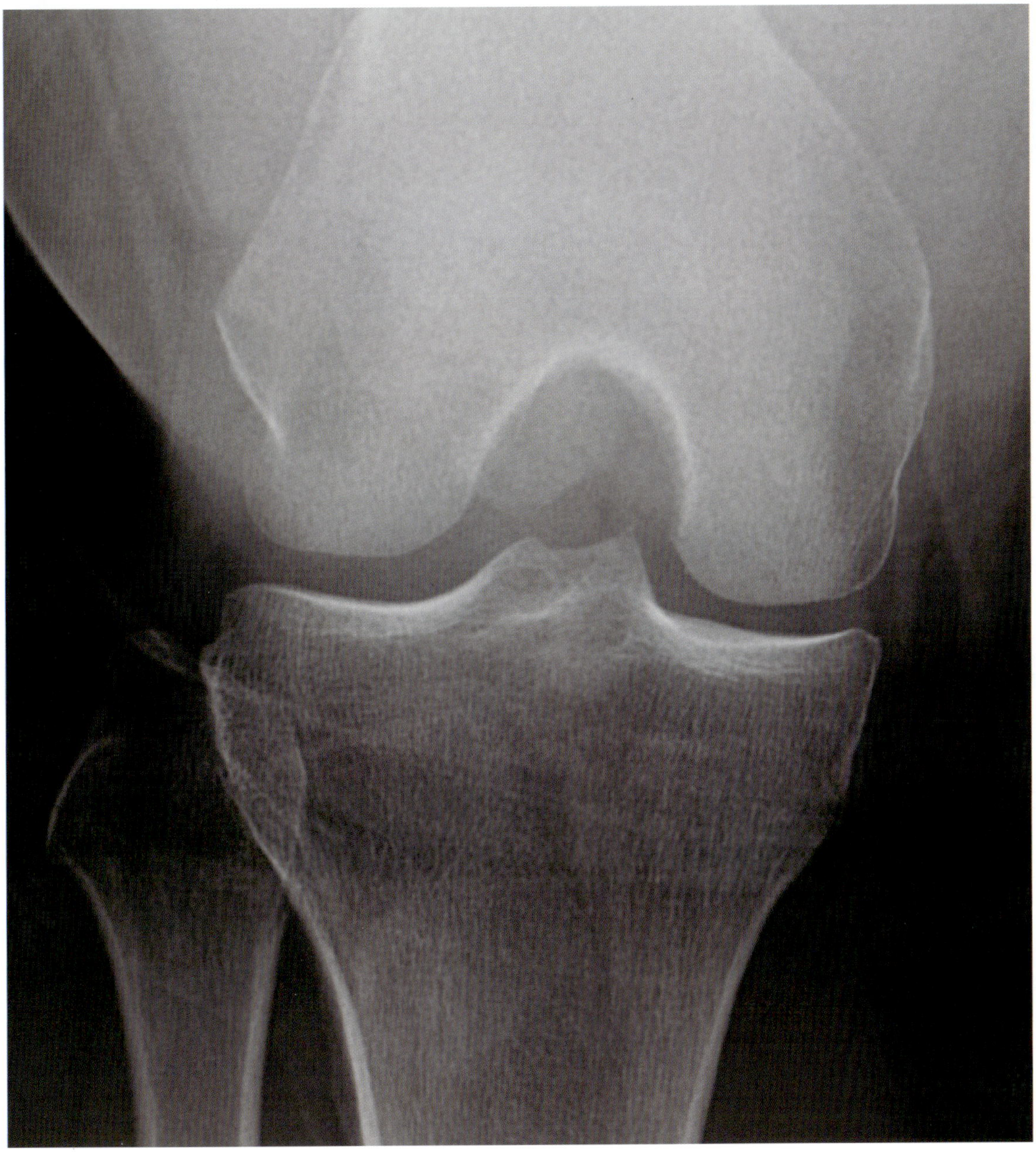

Fig. Knee-6.

있습니다.

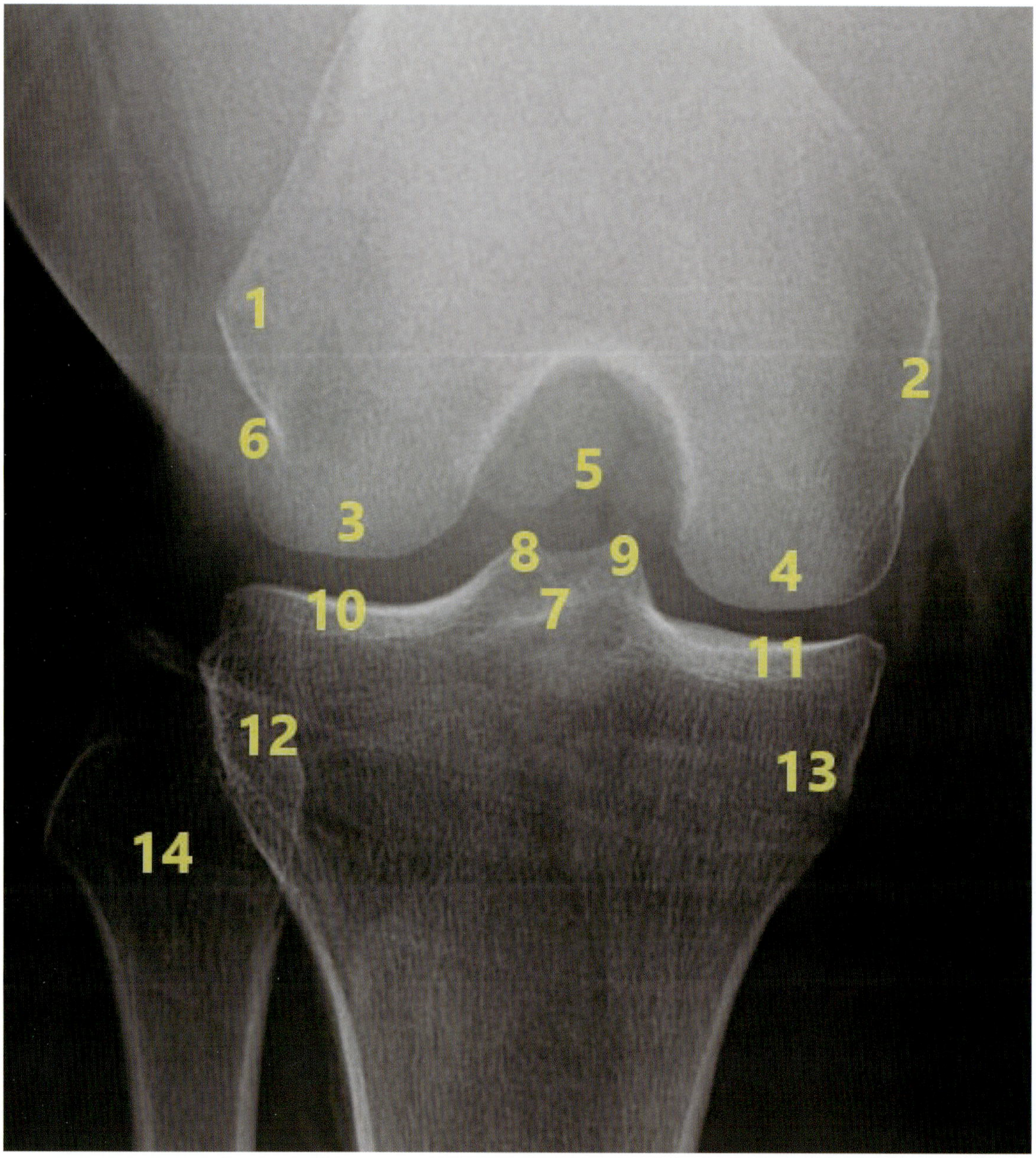

Fig. Knee-7.

1. Lateral epicondyle of femur // 2. Medial epicondyle of femur // 3. Lateral femoral condyle // 4. Medial femoral condyle // 5. Intercondylar notch // 6. Popliteal groove // 7. Intercondylar eminence // 8. Lateral intercondylar spine // 9. Medial intercondylar spine // 10. Lateral tibial plateau // 11. Medial tibial plateau // 12. Lateral condyle of tibia // 13. Medial condyle of tibia // 14. Fibular head

Rosenberg view는 AP view에서 45° Knee flexion하고 찍는 View 입니다.

Intercondylar notch가 더 잘 보이며, AP view에 비해 Joint space narrowing을 더 민감하게 볼 수 있습니다.

3 Lateral view

Position

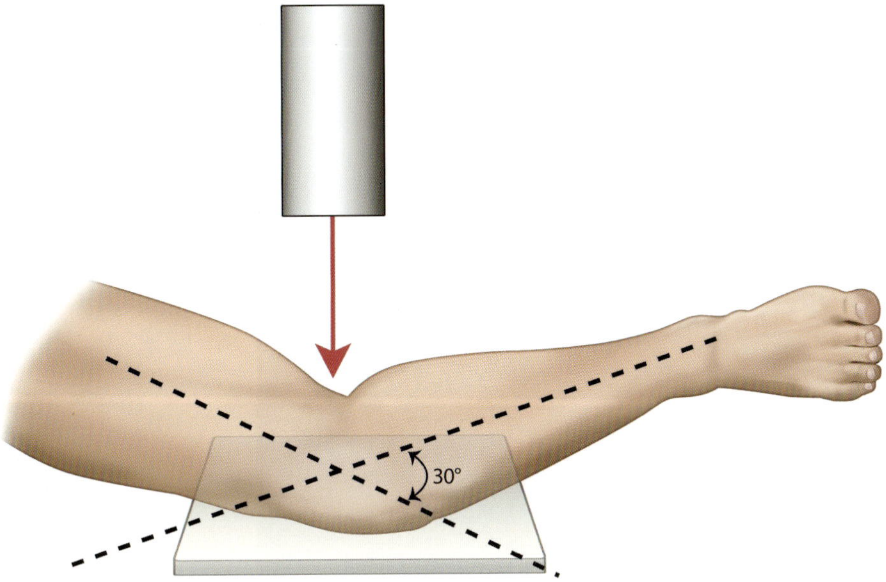

Fig. Knee-8.

찍고자 하는 무릎이 아래로 가도록 옆으로 누운 뒤, Flexion 30° 한 상태로 찍습니다.

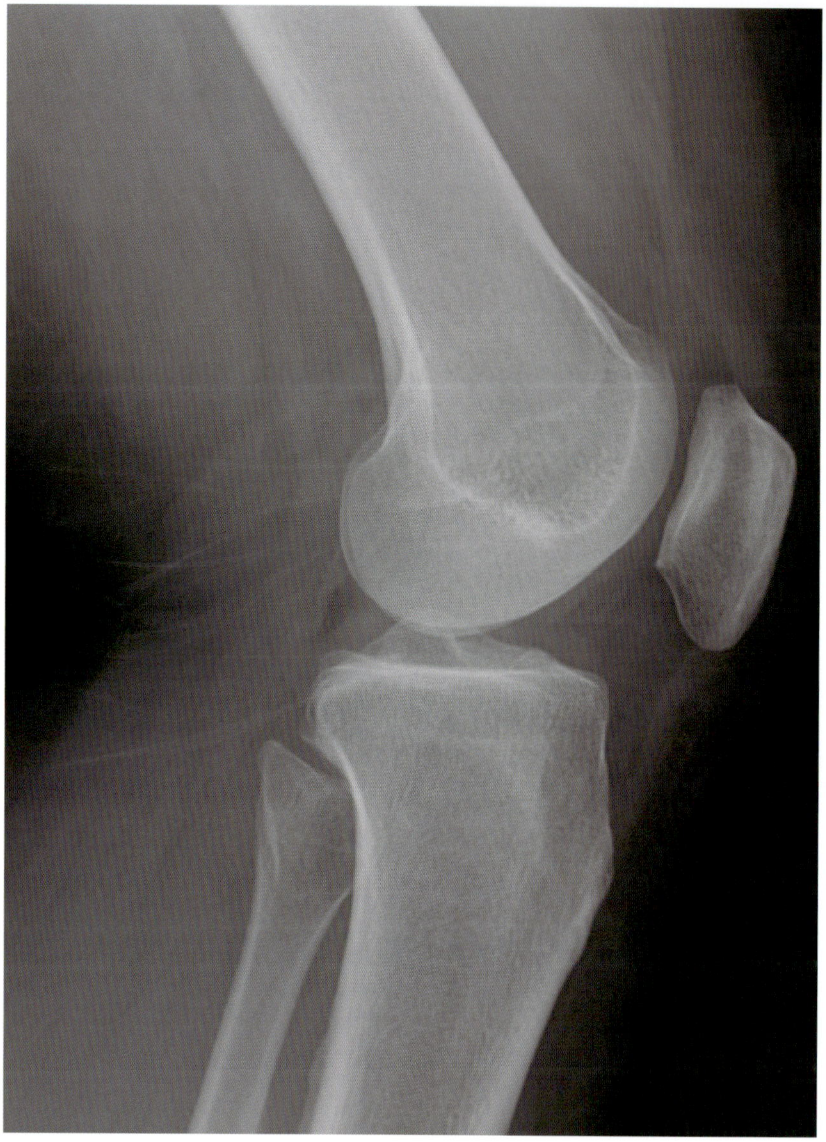

Fig. Knee-9.

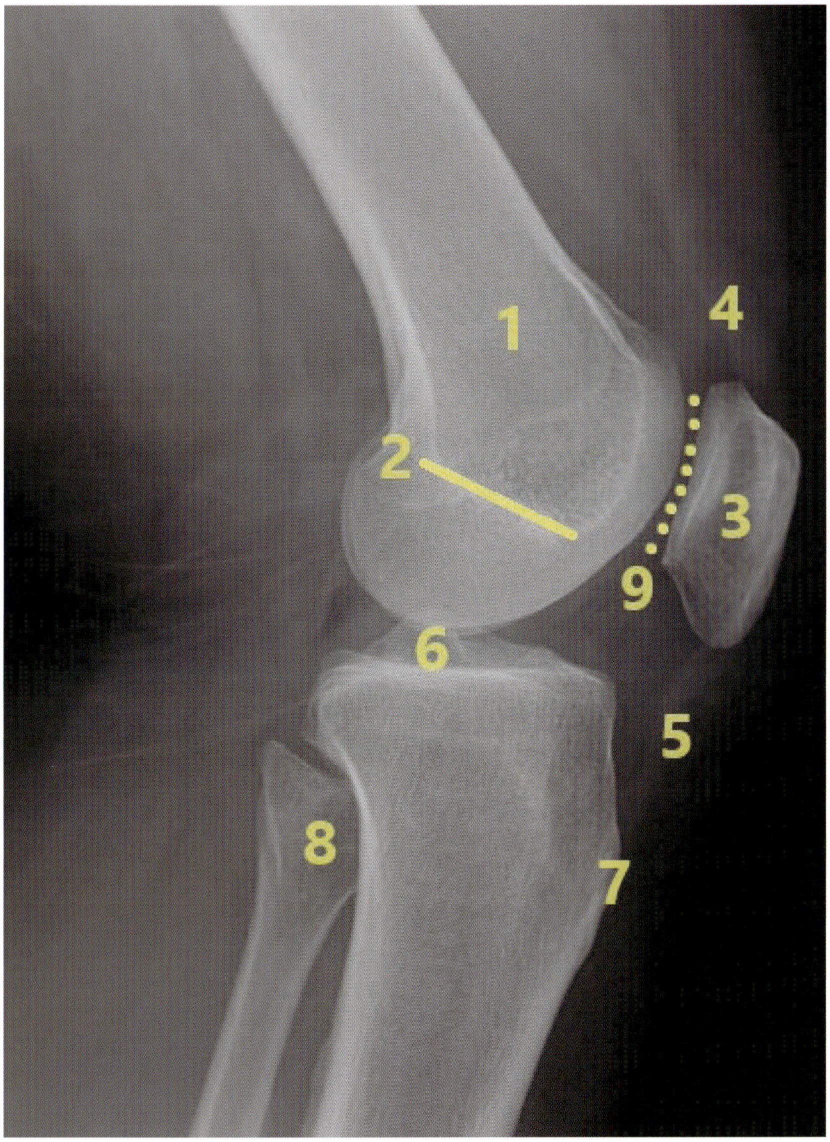

Fig. Knee-10.

1. Femur // 2. Intercondylar line(Blumensaat line) // 3. Patella // 4. Quadriceps tendon //
5. Patellar ligament(Patellar tendon) // 6. Intercondylar area // 7. Tibial tubercle // 8. Fibular head //
9. Patellofemoral joint

True lateral view에서는 Femur(1)의 Lateral & Medial condyle이 겹쳐, Patellofemoral joint(9)가 잘 보여야 합니다. 또한 Fibular head(8)이 Tibia에 약간 겹쳐야 합니다.

Lateral view에서 Patella의 위/아래로 Quadriceps tendon(4)/Patellar ligament(5)가 하얀색 선으로 보입니다. Patellar ligament는 Tibial tubercle(7)에 붙습니다. Intercondylar area(6)의 Avulsion fracture가 있는 경우 Lateral view에서 볼 수 있습니다.

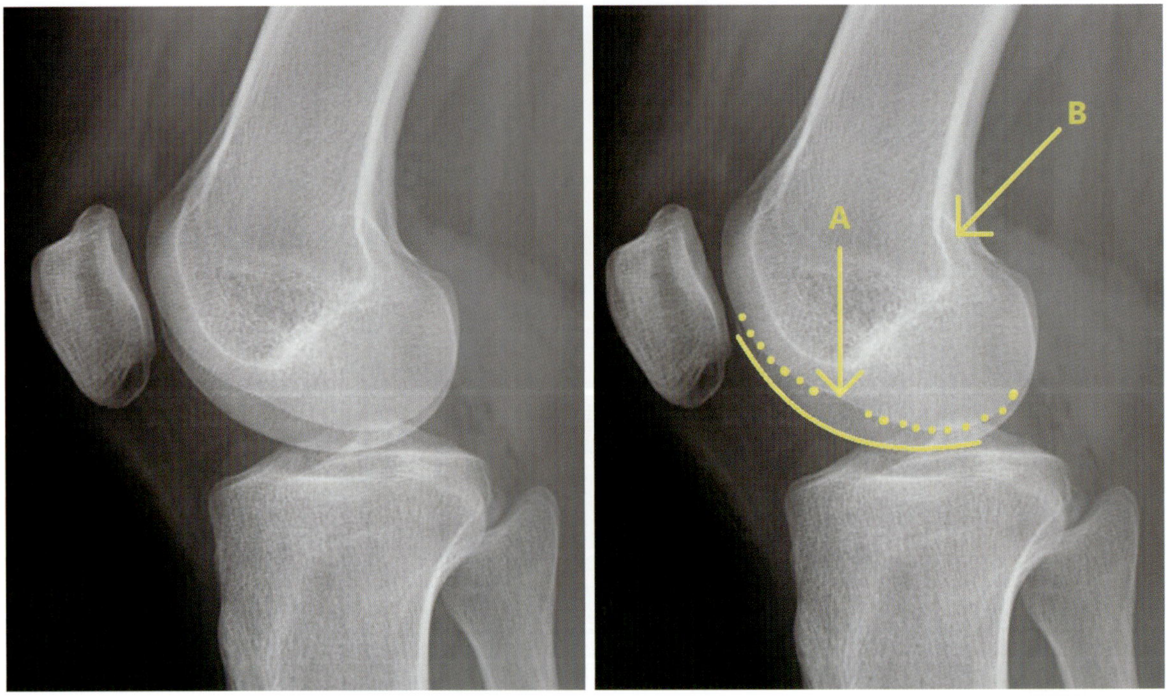

Fig. Knee-11.

Lateral view에서는 Medial 및 Lateral condyle이 겹치게 되는데, Femoral condyle의 모양을 보고, 어느것이 Lateral/Medial 인지 구별할 수 있습니다. Lateral condyle은 Lateral femoral notch(A)가 있습니다. Lateral condyle의 Articular surface(점선)는 완전히 동그란 모양으로 이어지기 보다는 Lateral femoral notch(A)에서 약간 파인 모양을 보입니다.

또한 Medial condyle은 Adductor tubercle(B)이 있습니다. Adductor tubercle은 Adductor magnus muscle이 Insertion하는 부위로 Adductor tubercle에서 이어지는 선(실선)이 Medial condyle 입니다.

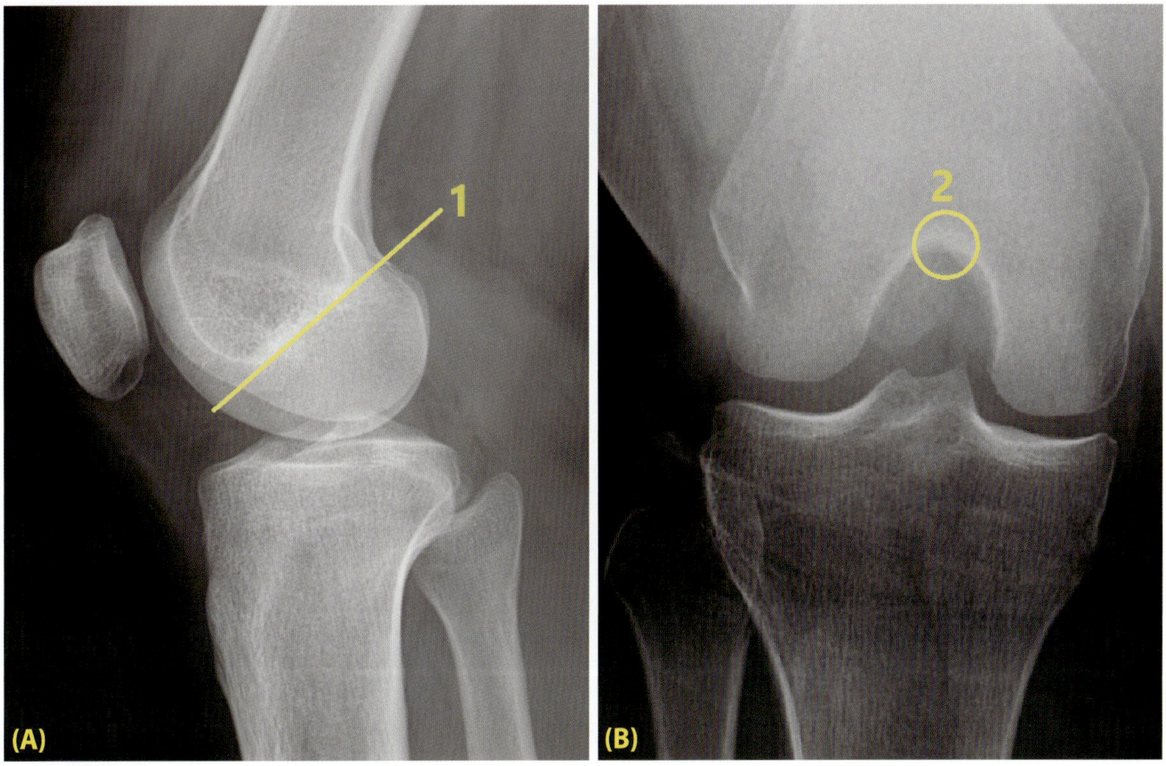

Fig. Knee-12.

(A)는 Lateral view이며, (B)는 Rosenberg view 입니다. Lateral view에서는 Intercondylar line (Blumensaat line)(1)을 볼 수 있습니다. Intercondylar line(**Blumensaat line**)은 Femur의 Intercondylar notch의 가장 윗부분(2)을 Lateral에서 본 것입니다.

Lateral femoral notch(Fig. Knee-11)는 정상적인 Anatomy이지만, Anterior cruciate ligament(ACL) tear에서 Lateral femoral notch가 과장되어 보일 수 있습니다. 이는 Pivot shift injury에 의해 Lateral tibial plateau가 앞쪽으로 빠지면서 Lateral femoral condyle과 부딪히면서 생기는 Impaction fracture 입니다. ACL tear에 의한 병적인 Notch를 Lateral femoral notch sign이라 합니다. 정상적인 Lateral femoral notch는 Intercondylar line을 이은 선에서 10 mm 이상 떨어져 있지 않으며, 1.5 mm 이하의 깊이의 소견을 보입니다. Lateral condyle의 Notch가 Intercondylar line에서 10 mm 이상 떨어져 있고, 1.5 mm 이상의 깊이를 보이면 ACL tear를 의심해야 합니다.

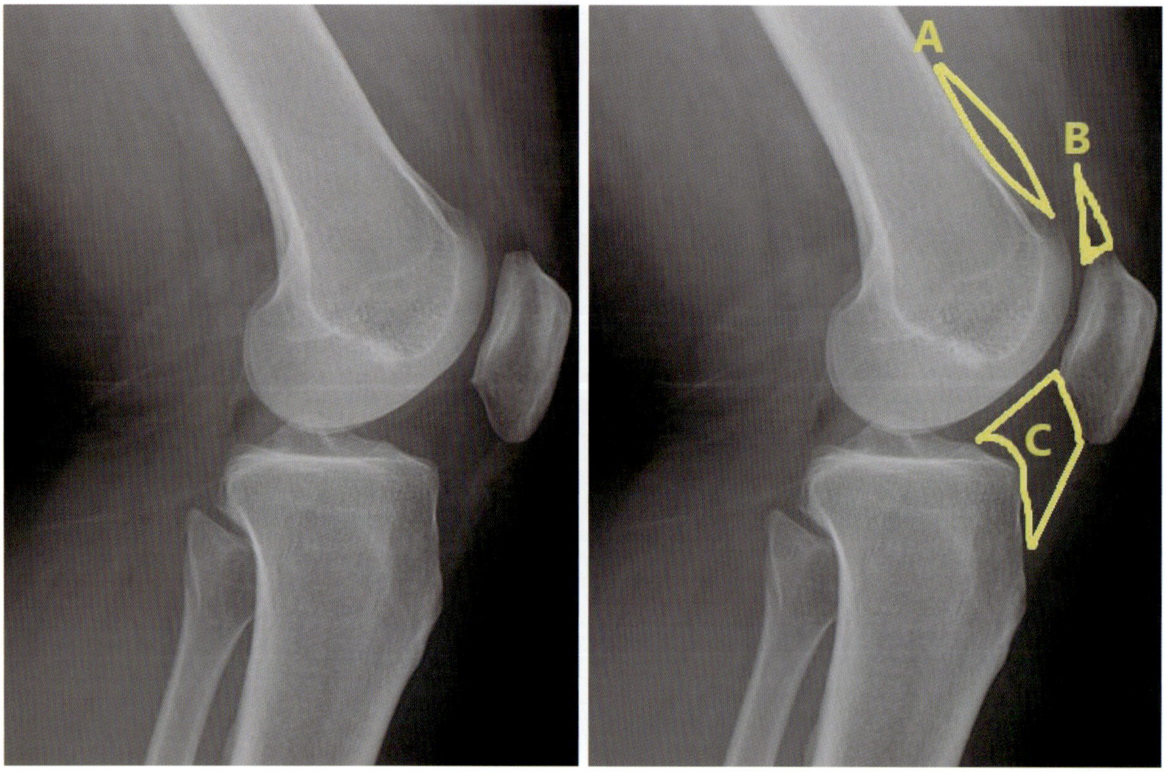

Fig. Knee-13.

Lateral view에서 보아야 할 Fat pad가 있습니다. Fat은 X-ray 상 Hypodensity로 보이기 때문에 상대적으로 까맣게 보입니다. (A) Prefemoral fat pad, (B) Suprapatellar fat pad, (C) Hoffa's fat pad 입니다. (A)와 (B) 사이에 **Suprapatellar recess**가 있으며, Joint effusion이 있을 때, Fat pad 사이의 Recess가 Hyperdensity(하얗게)로 보이게 됩니다. Knee joint effusion을 확인하기 위해서는 Lateral view에서 Suprapatellar recess 부위를 보는 것이 중요합니다.

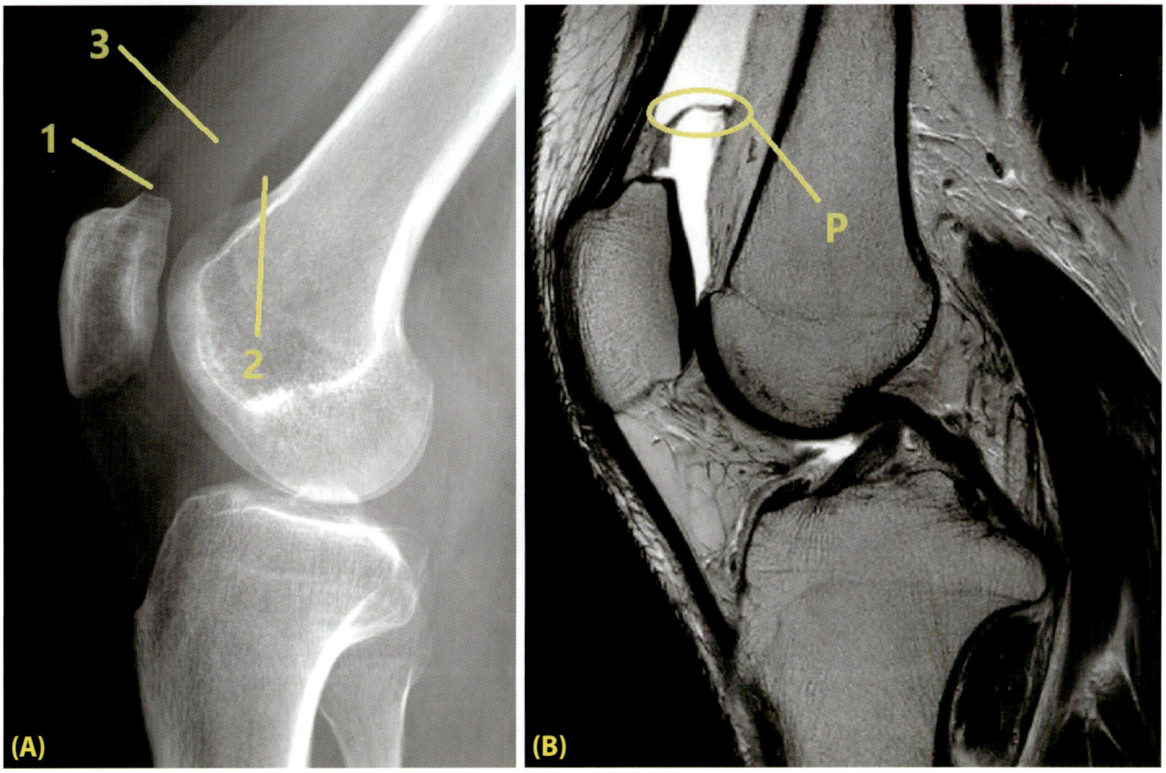

Fig. Knee-14.

(A)는 Lateral view, (B)는 T2W Sagittal view MR image 입니다. (A)에서 Suprapatellar fat pad(1)와 Prefemoral fat pad(2)사이에 Joint effusion(3)이 차있는 것을 볼 수 있습니다. (B)에서 확인하면, T2에서 High signal intensity의 Fluid가 Fat pad 사이로 보여 Joint effusion이 있음을 알 수 있습니다. 이 환자에서는 Suprapatellar plica(P)가 MRI에서 보이고 있습니다.

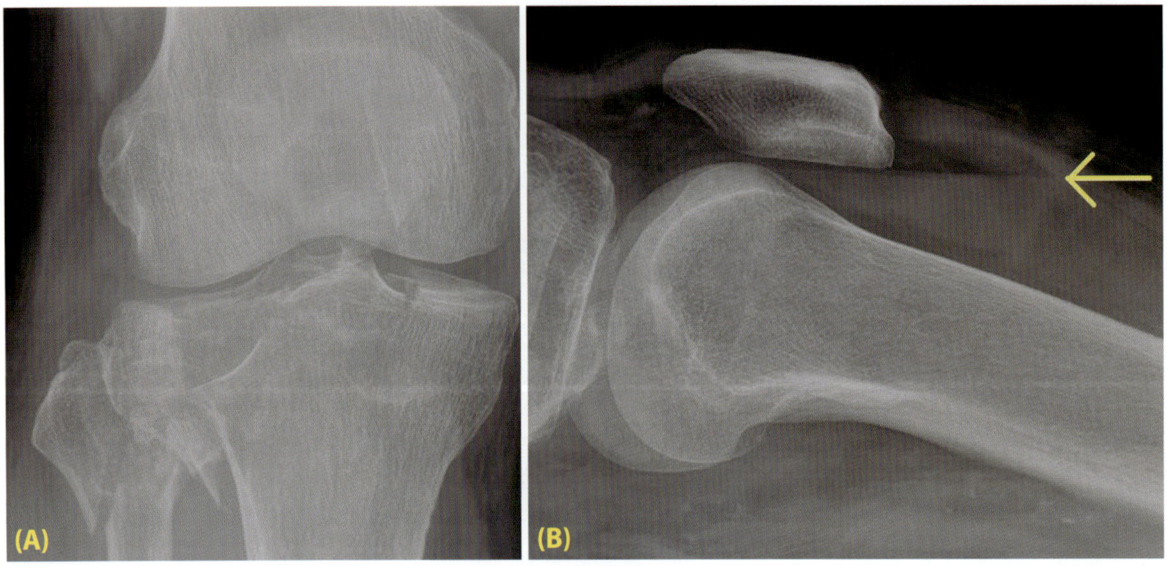

Fig. Knee-15.

Proximal tibia와 Fibular head의 Fracture가 있는 환자의 (A) AP view, (B) Horizontal beam lateral view 입니다. Horizontal beam lateral view는 Acute trauma 환자에서 Position을 하기 힘든 경우, Supine 자세에서 찍는 Lateral view 입니다.

(A)에서 보시면 Intra-articular fracture가 있는 것을 알 수 있습니다. Intra-articular fracture가 발생하면, Bone marrow에서 Fat과 Blood가 Joint 내부로 들어오며, Suprapatellar recess까지 채우게 됩니다. Blood는 상대적으로 무겁고, Fat은 가볍습니다. Supine 자세에서 Blood가 가라앉는 것을 5분 정도 대기한 뒤, Lateral view를 찍게 되면, (B)와 같이 아래쪽은 Blood가 위쪽은 Fat이 있는, Fat-fluid level(화살표)이 보이게 됩니다. Fat-fluid level은 Lipohemarthrosis를 시사하며, Intra-articular fracture에서 볼 수 있습니다.

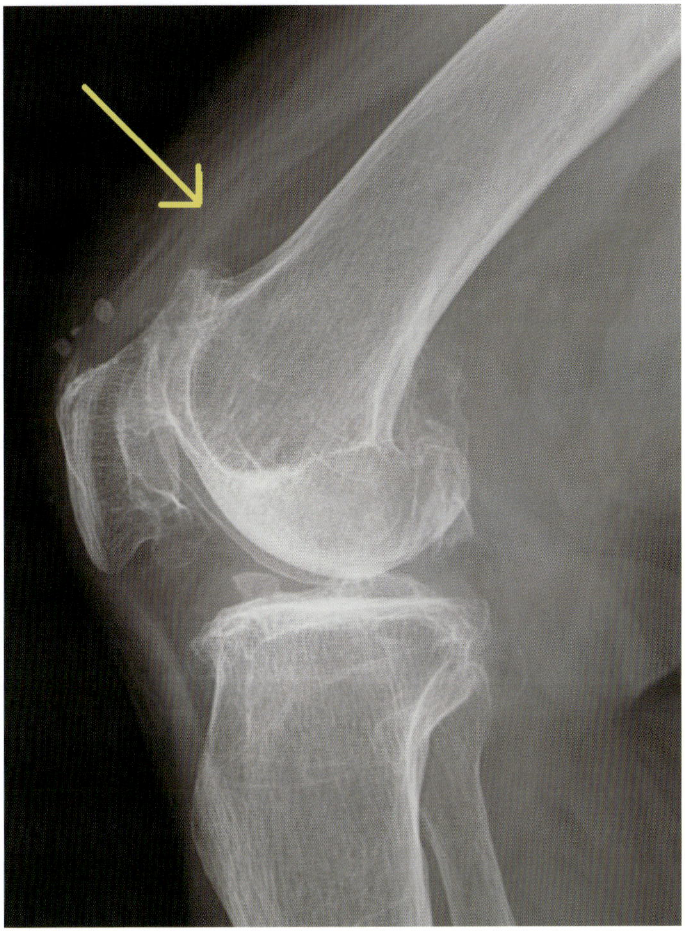

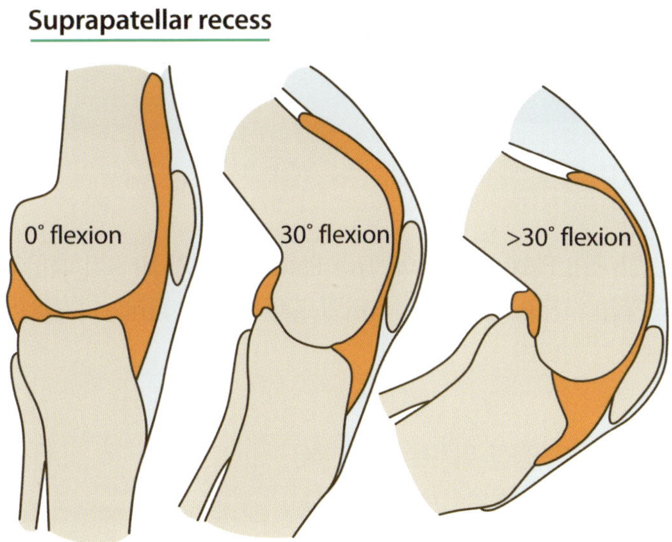

Fig. Knee-16.

Lateral view를 찍을 때는 30° 이상 Flexion 하면 안됩니다. 본 증례와 같이 Flexion을 너무 많이 하면 Suprapatellar recess가 Collapse(화살표) 되어 Joint effusion을 정확히 판단할 수 없게 됩니다.

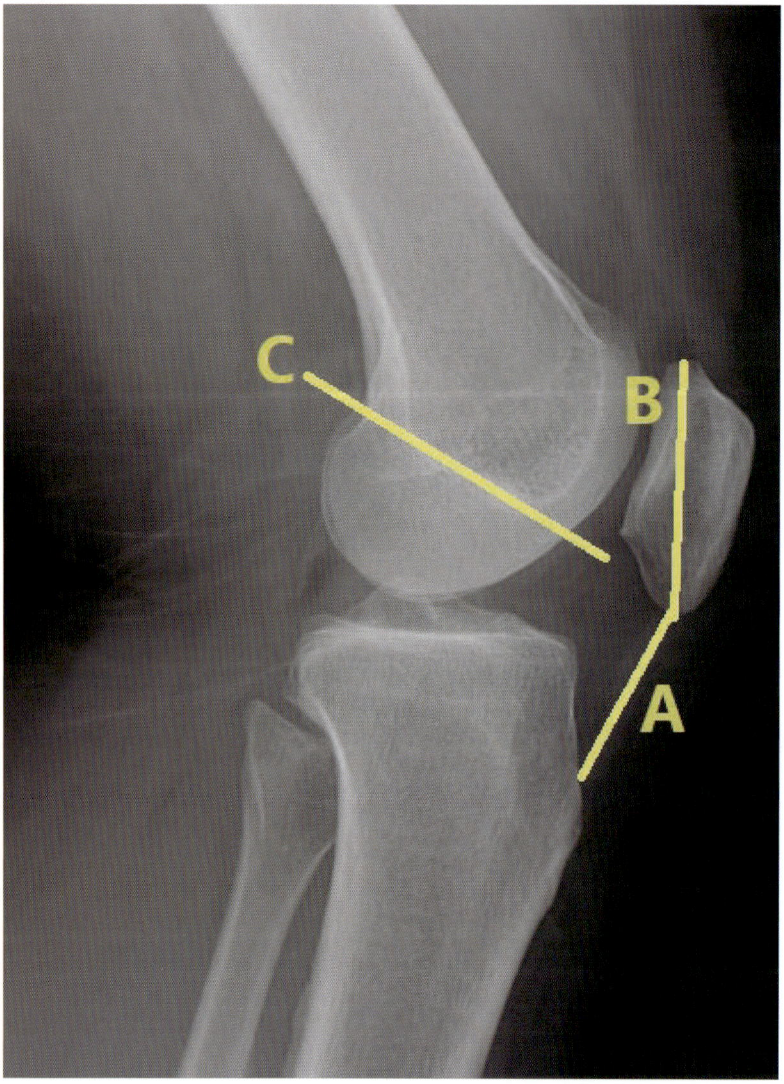

Fig. Knee-17.

Lateral view에서는 Patella의 위치를 살펴야 합니다. Flexion 정도에 따라 Patella 위치가 바뀌기 때문에, 30° Flexion 된 상태에서 Patella의 위치를 평가합니다. Patellar tendon의 길이를(A), Patella의 길이를 (B)라고 했을 때, A/B 값을 Insall－Salvati ratio라고 합니다.

- Insall–Salvati ratio(정상치－0.8~1.2)

1.2 이상－Patella alta(High－riding patella, Patella가 정상 위치보다 머리쪽)
0.8 이하－Patella baja(Low－lying patella, Patella가 정상 위치보다 다리쪽)

또한 Intercondylar line(Blumensaat line)(C)은 정상적 위치의 Patella에서 Patellar low pole을 지나야 합니다.

Patella가 정상적 위치가 아닌 **Patella alta**, **Patella baja**는 Anterior knee pain, Patellofemoral joint의 Osteoarthritis와 연관이 있습니다. 또한 Patella alta는 Patellar dislocation과 연관이 있습니다.

4 External rotation view

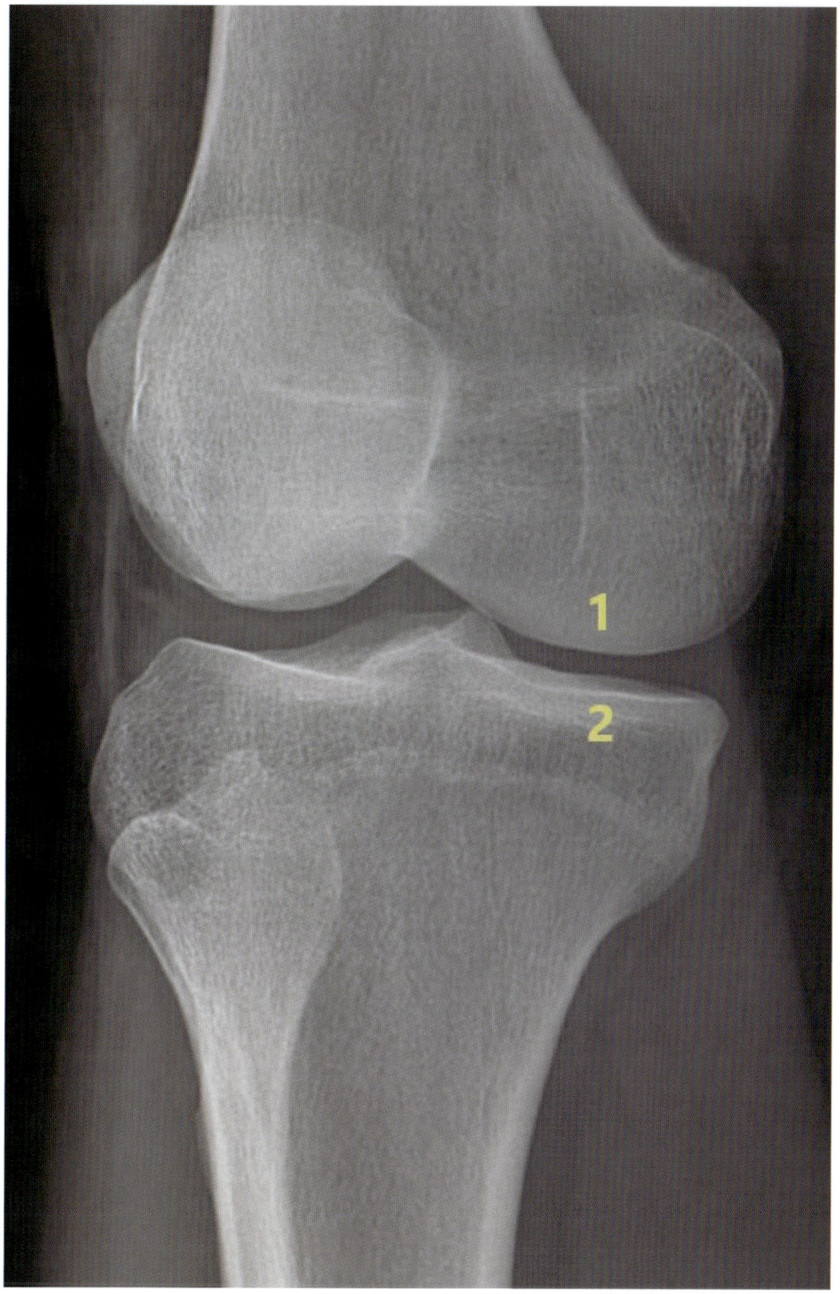

Fig. Knee-18.

1. Medial condyle of femur // 2. Medial condyle of tibia

External rotation view는 Medial side를 잘 보기 위한 View 입니다. AP view에서 45° External rotation 한 후 촬영합니다.

5 Internal rotation view

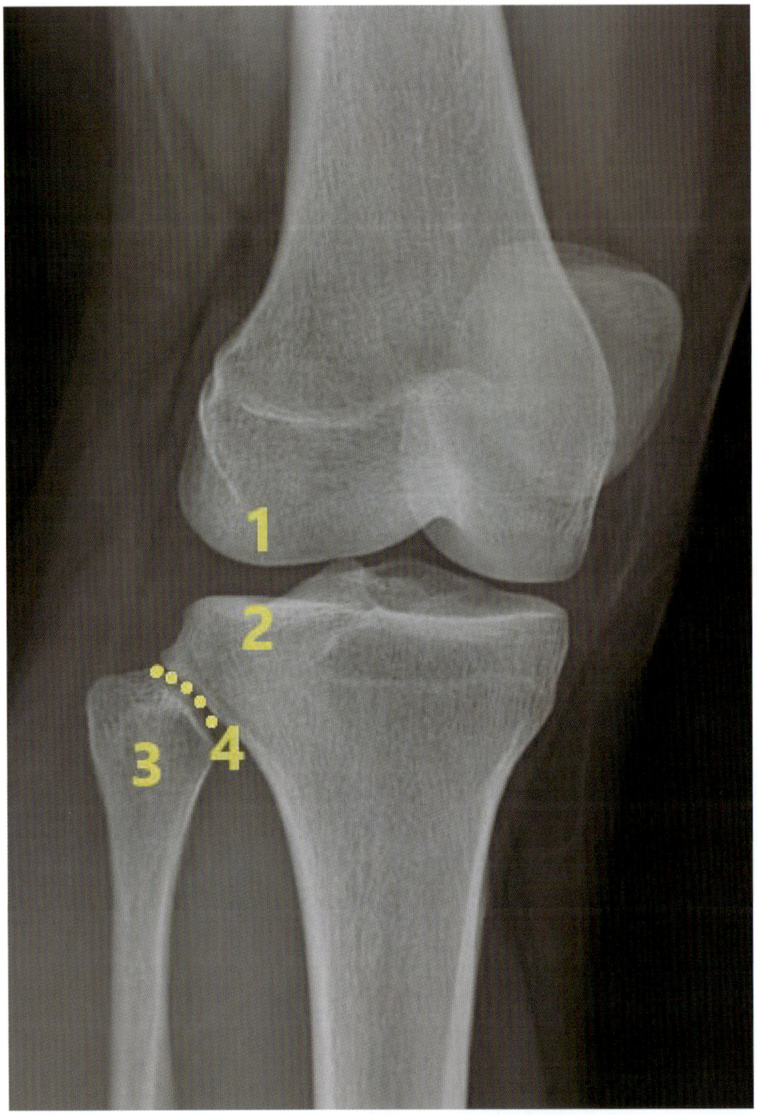

Fig. Knee-19.

1. Lateral condyle of femur // 2. Lateral condyle of tibia // 3. Fibular head // 4. Proximal tibiofibular joint

Internal rotation view는 Lateral side를 잘 보기 위한 View 입니다. AP view에서 45° Internal rotation한 후 촬영합니다. Fibular head가 Tibia와 겹치지 않도록 찍어야 합니다. Lateral condyle과 Fibular head, Proximal tibiofibular joint가 더 잘 보입니다.

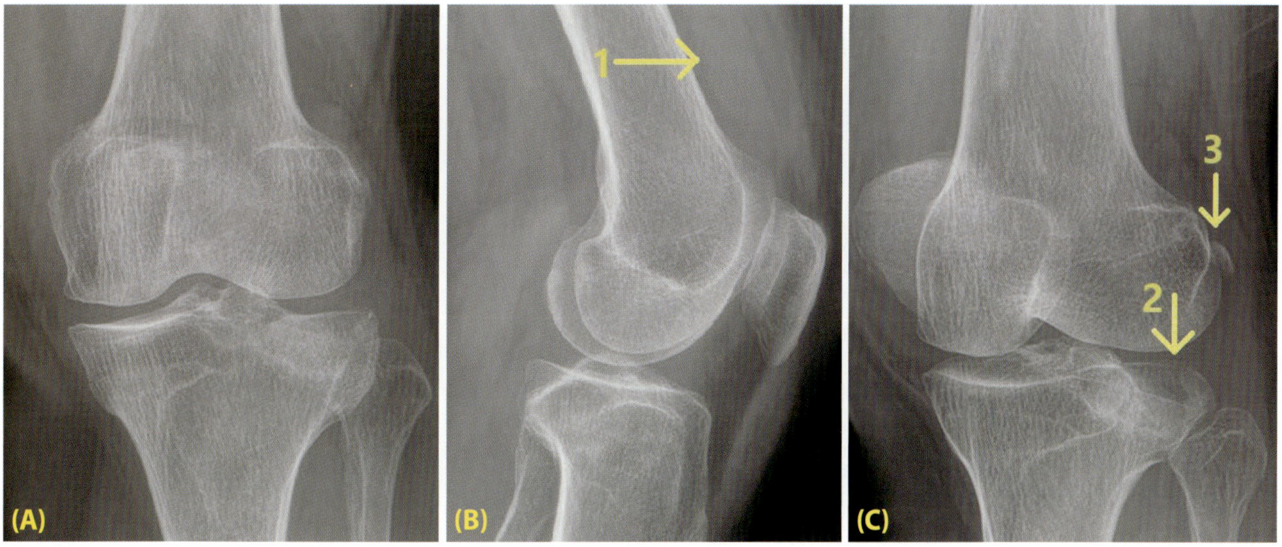

Fig. Knee-20.

넘어진 후 내원한 60대 환자의 (A) AP view, (B) Lateral view, (C) Internal rotation view 입니다. (A)에서 보면 Fracture line이 명확하게 보이지 않지만, (B)에서 Suprapatellar recess로 Effusion(1)이 보입니다. (C)에서 Lateral tibial plateau를 보시면 Fracture line(2)가 보입니다. AP view에서 Fracture가 잘 보이지 않더라도, Lateral view에서 Joint effusion이 있을 시에 Internal/External rotation view의 여러 각도로 Fracture를 확인하여야 합니다.

Lateral epicondyle of femur 옆으로 작은 뼛조각으로 보이는 것은 Fabella(3)로 정상 소견입니다.

한페이지 지식

Bursa vs Recess

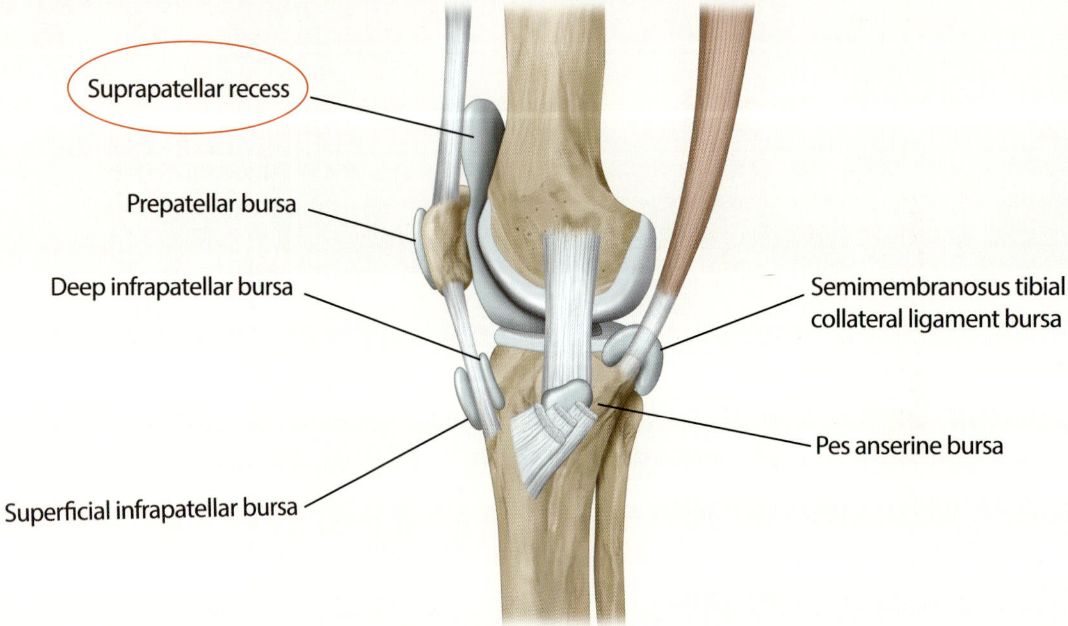

Bursa와 Recess 모두 Fluid가 차있는 주머니를 의미하기 때문에 헷갈리는 경우가 많습니다. Bursa는 Tendon이나 Muscle 사이에 있는 구조물로, 움직일 때 발생하는 마찰을 줄여주는 역할을 합니다. 정상 소견에서는 잘 보이지 않는 경우가 많으며, Bursitis가 발생하는 경우 Ultrasound에서 Bursa에 Fluid가 차있는 것을 볼 수 있습니다.

Recess는 Joint space에서부터 연결된 구조물로, Joint가 움직일 여유 공간을 만들어주는 역할을 합니다. 예를들어 Knee joint에서 Suprapatellar recess가 없는 것을 상상해 보면, Knee flexion시 앞쪽 관절막에 큰 장력이 걸리게 되고, 심하면 관절막이 찢어질 것입니다. 따라서 Recess는 관절이 움직일수 있게 하는 관절막의 여유 공간입니다. Joint에서부터 연결된 구조물이기 때문에, Joint effusion이 있는 경우 Recess에서 Fluid를 확인할 수 있습니다.

위 그림에서 Joint에서 연결된 Suprapatellar recess와 그렇지 않은 Bursa를 확인할 수 있습니다.

때때로 Joint와 연결되지 않은(통상적으로 말하는 Bursa) 것을 Non–communicating bursa, Joint와 연결된 Recess를 Communicating bursa라고 하기도 합니다.

6 Skyline view

Position

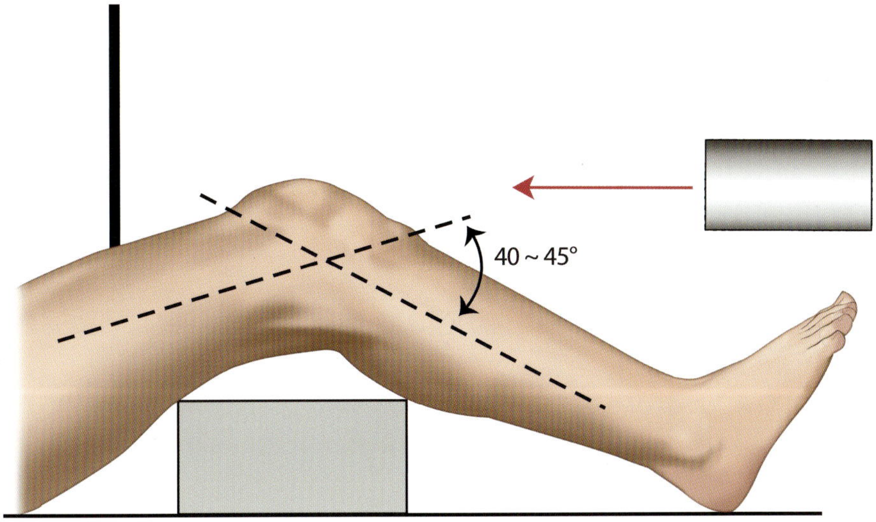

Fig. Knee-21.

Supine position에서 40 – 45° Knee flexion을 한 후 Patella를 촬영합니다.

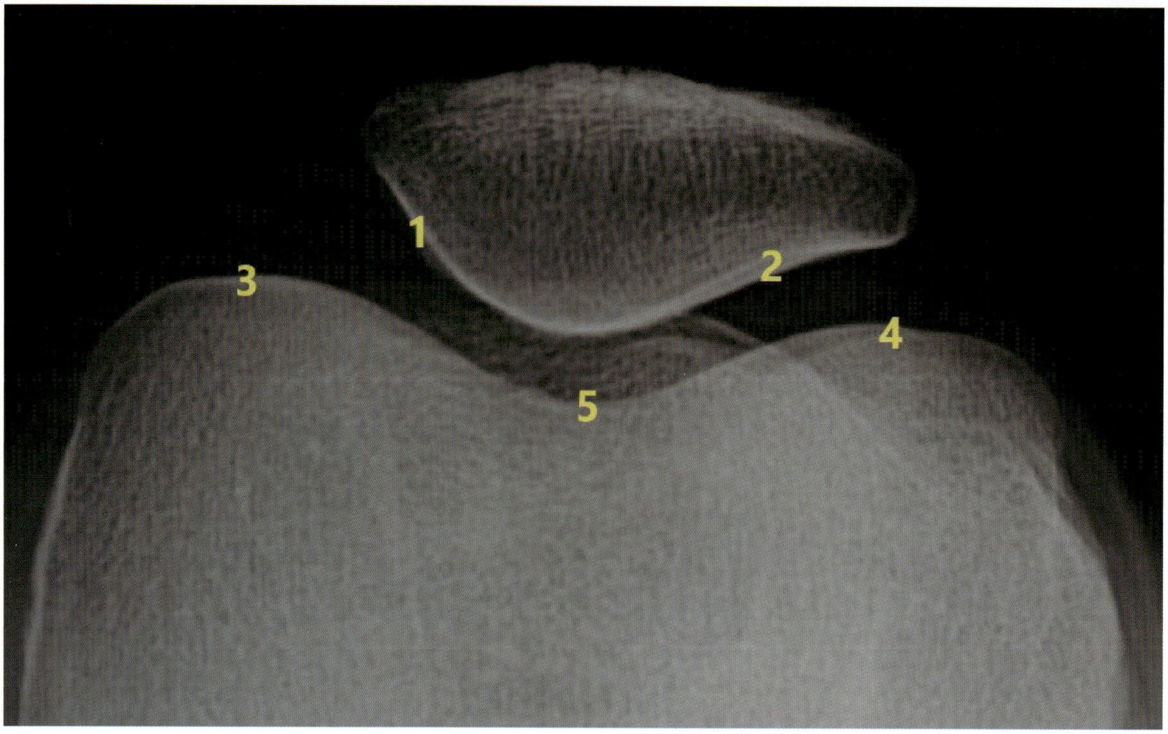

Fig. Knee-22.

1. Medial facet of patella // 2. Lateral facet of patella // 3. Medial trochlear ridge // 4. Lateral trochlear ridge // 5. Trochlear groove

Skyline view(= Axial view, Sunrise view)는 Patella와 Patellofemoral joint를 보기 위한 View 입니다. Patella의 Medial facet(1)과 Lateral facet(2) 중에 더 긴쪽이 Lateral facet 입니다. (Lateral is Long으로 외웠습니다.)

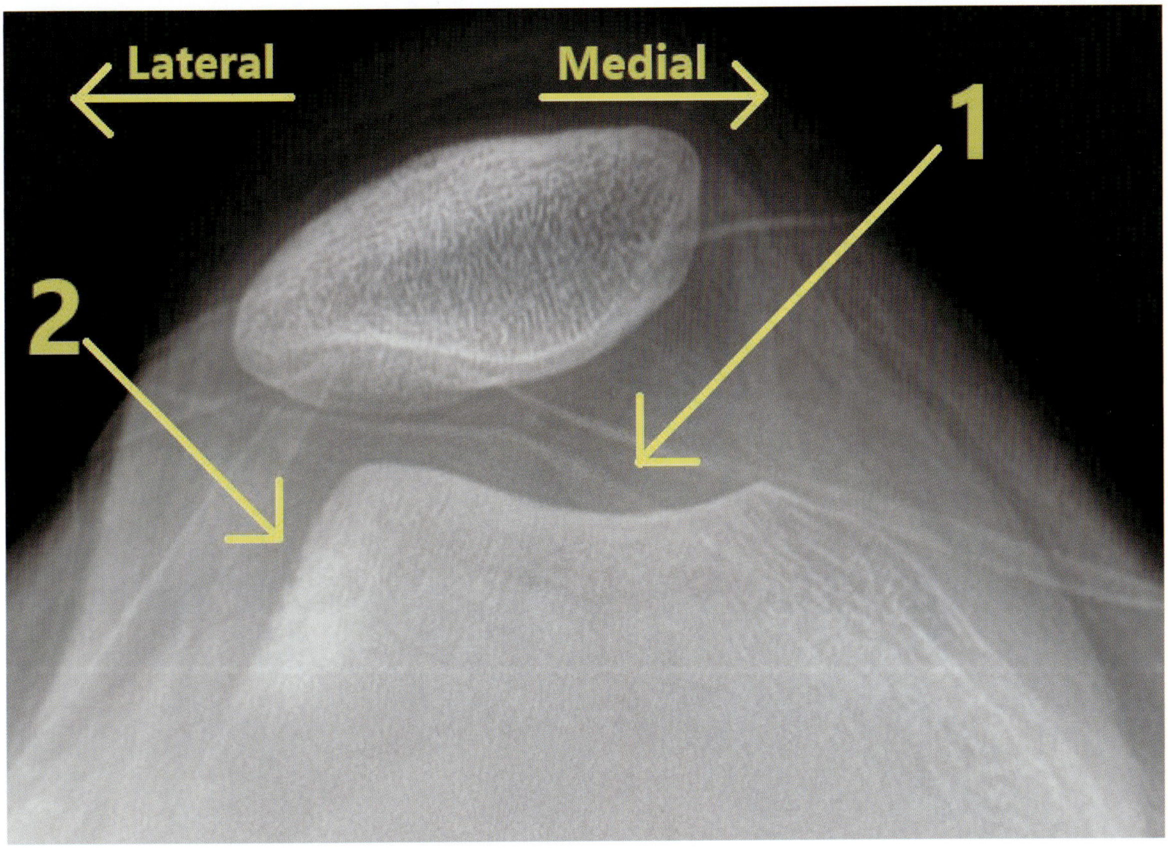

Fig. Knee-23.

Recurrent patellar dislocation으로 내원한 10대 환자의 Skyline view 입니다. Skyline view에서 Trochlear groove(1)가 얕은 Trochlear dysplasia 소견을 보입니다. Trochlear dysplasia가 있으면 Lateral patellar dislocation 가능성이 높아집니다. Lateral patellar dislocation이 생길 때, Lateral condyle of femur과 Patella가 부딪히게 되는데, 그 충격으로 Subchondral fracture(2)가 발생할 수 있습니다.

7 Posterior stress view

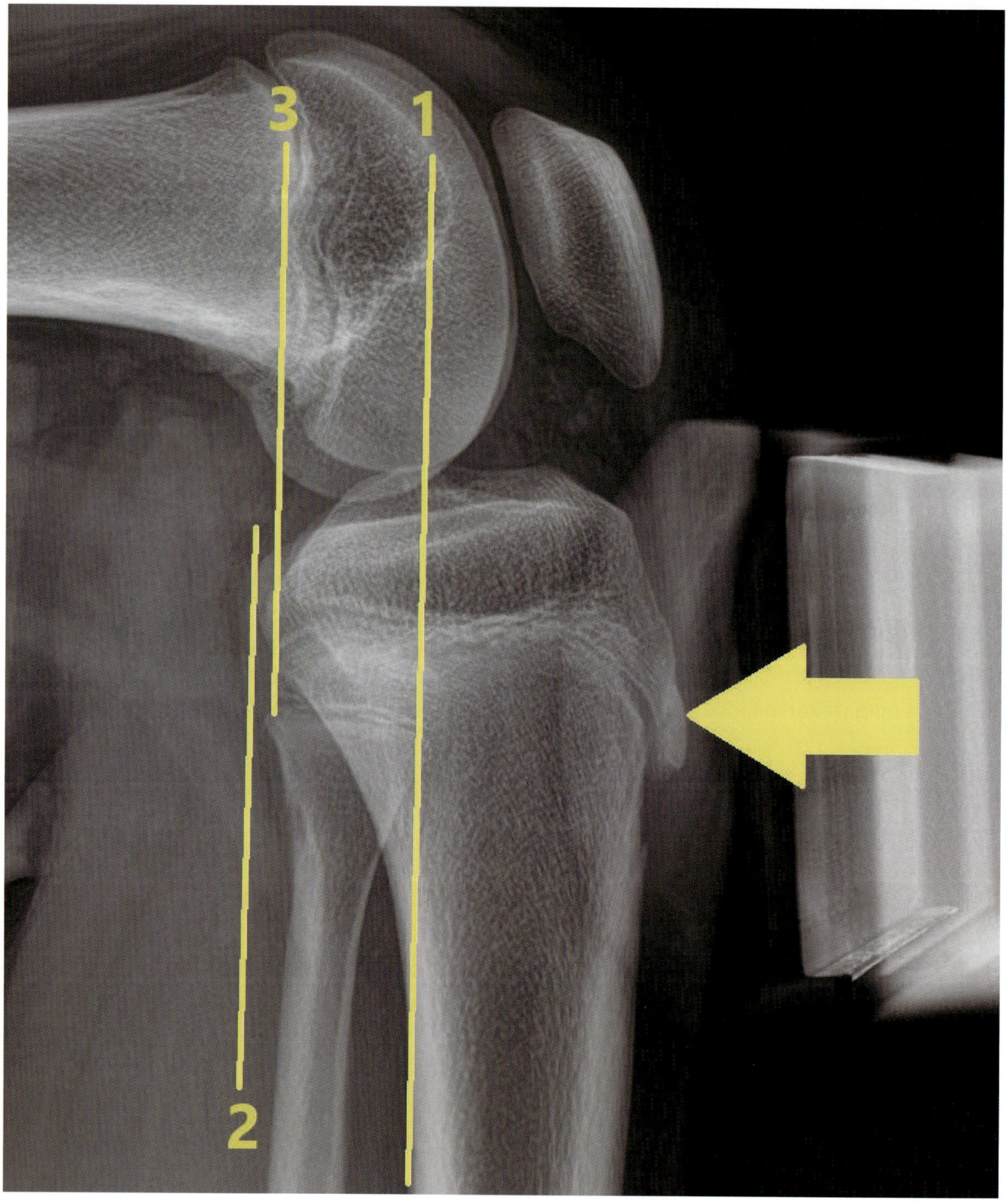

Fig. Knee-24.

Posterior stress view 입니다. 화살표 방향으로 힘을 주면서 찍는 View이며, Posterior cruciate ligament(PCL)의 Injury에 의한 Instability를 보는 검사입니다.

Tibia의 Posterior cortical margin을 따라 이은 선(1)과, (1)에 평행하면서 Tibial plateau의 Posterior margin을 지나는 선(2)을 긋고, (1)에 평행하면서 Femoral condyle의 Posterior cortex를 지나는 선(3)을 그은 뒤(2)와 (3)의 거리를 측정합니다. Femoral condyle은 Lateral condyle과 Medial condyle로 2개 있기 때문에, 양쪽 Condyle이 정확히 겹치는 True lateral view에서 측정해야 가장 정확합니다. 또한 80–90° Knee flexion 상태에서 촬영해야 합니다.

Posterior stress view에서 건측과 비교했을 때 10 mm 미만의 차이가 나는 경우에는 보존적 치료를, 건측과 비교했을 때 10 mm 이상 차이가 나는 경우에는 수술적 치료가 필요합니다.

그에 비해 Anterior stress view는 Anterior cruciate ligament(ACL)의 Injury에 의한 Instability를 보는 검사이며, Posterior stress view와는 반대로 Tibia를 앞으로 밀면서 촬영합니다. Anterior stress view에서도 마찬가지로 Tibial plateau와 Femoral condyle의 Posterior cortex를 지나는 선으로 판단합니다. Anterior stress view는 20–30° Knee flexion 상태에서 촬영합니다. 마찬가지로 10 mm를 기준으로 보존적/수술적 치료를 결정합니다.

그 외에 Knee의 Stress test는 Medial collateral ligament injury를 보는 Valgus stress view와 Lateral collateral ligament injury를 보는 Varus stress view가 있습니다.

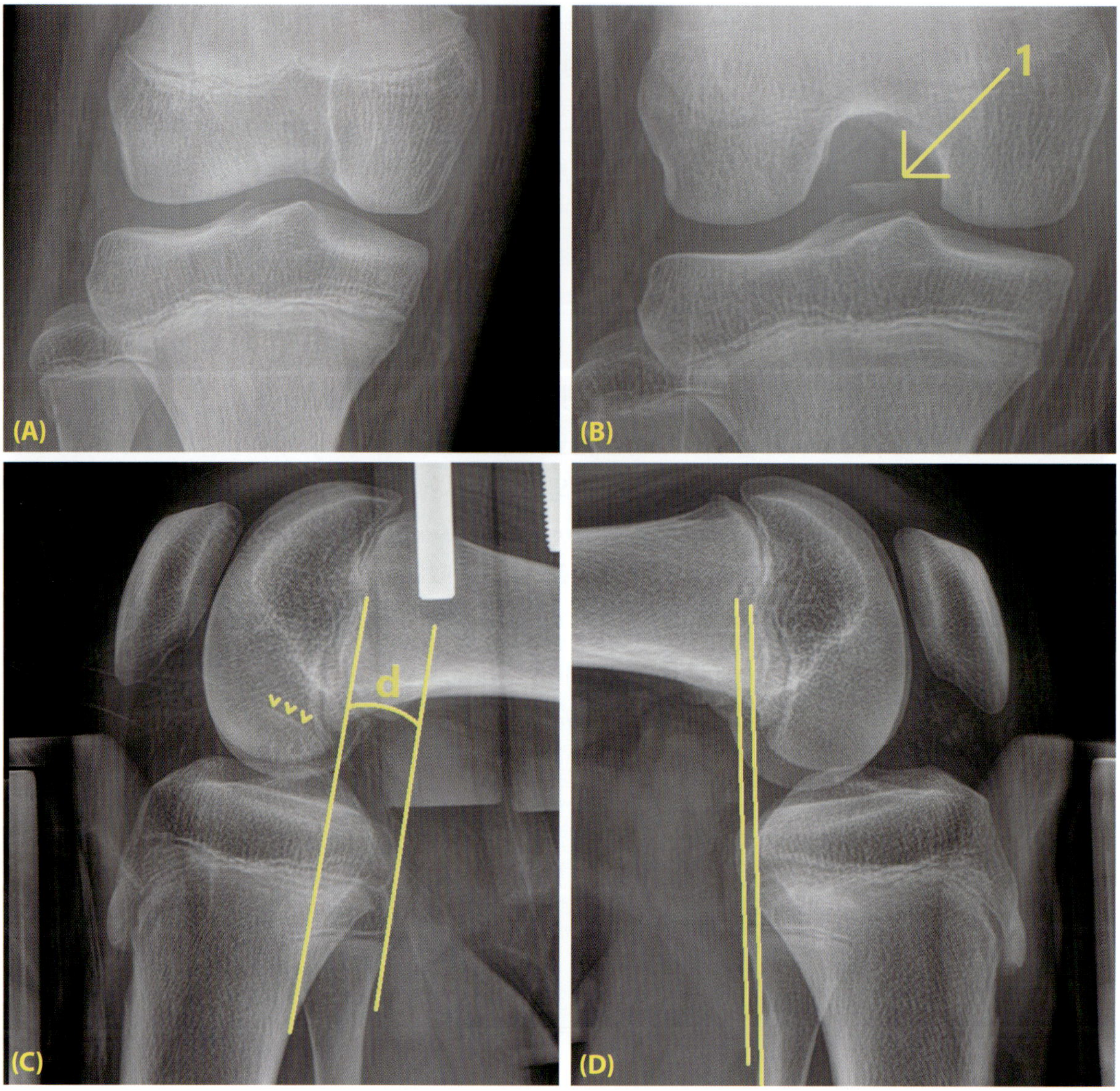

Fig. Knee-25.

4개월 전 자전거 타던 중 넘어진 후 발생한 Posterior cruciate ligament avulsion fracture로 Cast 치료 6주간 시행했던 10대 환자입니다. 다시 무릎 통증 있어서 시행한 (A) AP view, (B) Rosenberg view, (C) 환측 Posterior stress view, (D) 건측 Posterior stress view 입니다.

(B)를 보시면 (A)에서는 보이지 않는, Avulsion fracture에 의한 Bone fragment(1)가 보입니다. Intercondylar space는 AP view 보다 Rosenberg view에서 더 잘 보이기 때문에, (A)에서 보이지 않는 것이 (B)에서 보입니다. Femoral condyle에 가려 잘 보이지는 않지만, (C)에서도 자세히 보시면 같은 Bone fragment(화살촉)를 볼 수 있습니다. (C)와 (D)를 보시면, 환측 (d)의 길이는 17 mm, 건측의 길이는 2 mm로 15 mm 차이납니다. 따라서 Posterior cruciate ligament injury에 의한 Instability로 수술적 치료가 필요한 환자입니다.

CASE

1. Osteoarthritis

Knee에서 Osteoarthritis(OA)는 일반적으로 Medial compartment에 더 많이 생깁니다. 다른 관절의 OA와 마찬가지로, X-ray 소견은 Osteophyte, Joint space narrowing, Subchondral sclerosis, Subchondral cyst, Joint deformity를 보입니다. Severity는 Kellgren and Lawrence(KL) grade로 평가합니다. Joint space는 Weight-bearing X-ray로 찍으면 더 좁게 보이고, Supine에서 찍으면 좀 더 넓게 보입니다. Joint space 평가는 Weight-bearing X-ray에서 5 mm 이상이 정상으로 판단하며, 3~5 mm는 Joint space narrowing 의심, 3 mm 미만은 Definite joint space narrowing이라 합니다. Joint space narrowing은 Rosenberg view에서 더 Sensitive하게 볼 수 있습니다.

KL grade	0	I	II	III	IV
Classification	Normal	Doubtful	Mild	Moderate	Severe
Osteophyte	No	Possible	Definite	Moderate	Large
Joint space narrowing	No	Doubtful	Possible	Definite with some sclerosis	Marked narrowing Severe sclerosis Joint deformity

Grade 0의 경우는 OA가 없는 경우

Grade I은 Osteophyte는 있을 수 있지만, Joint space narrowing은 Doubtful 한 경우를 말하며, 정상과 비슷한 소견을 보입니다.

Grade II는 Osteophyte는 있지만, Joint space narrowing이 Possible 한 경우로, 대부분 Osteophyte만 작게 보이는 것입니다.

Grade III는 Osteophyte가 좀 더 크고, Joint space narrowing이 확실히 있으나, 완전히 좁아진 정도는 아닌 소견입니다. Hyperdensity로 보이는 Sclerosis가 약간 보입니다.

Grade IV는 Large osteophyte의 소견이 보이고, Joint space가 거의 붙어 있으며, Severe sclerosis, Joint deformity를 보입니다.

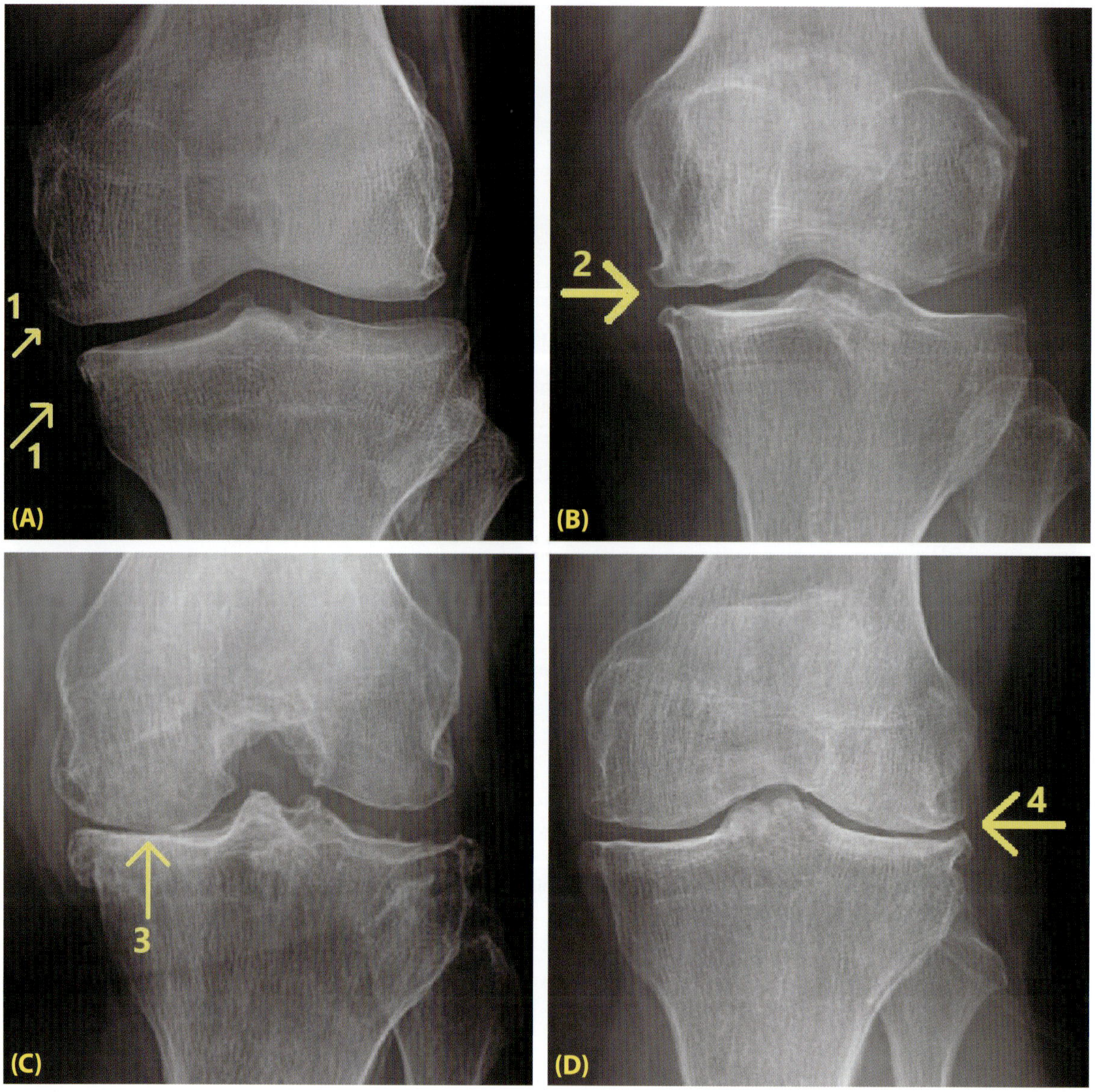

Fig. Knee-26.

Knee OA의 증례들입니다. (A)에서 Osteophyte(1)는 보이지만, Joint space narrowing은 명확하지 않은 KL grade II OA 소견을 볼 수 있습니다. (B)는 Osteophyte와 Joint space narrowing(2)을 볼 수 있습니다. Lateral compartment와 비교하면 Medial compartment의 Joint space narrowing을 더 명확하게 볼 수 있습니다. Joint space narrowing이 있기 때문에 KL grade III OA 소견입니다. (C)는 Joint space(3)가 거의 없이 Bone이 서로 맞닿은 KL grade IV OA 소견입니다.

일반적으로 (A) - (C)처럼 Medial compartment에서 OA가 시작되지만, (D)와 같이 Lateral compartment(4)에서 OA가 시작되는 경우도 있습니다.

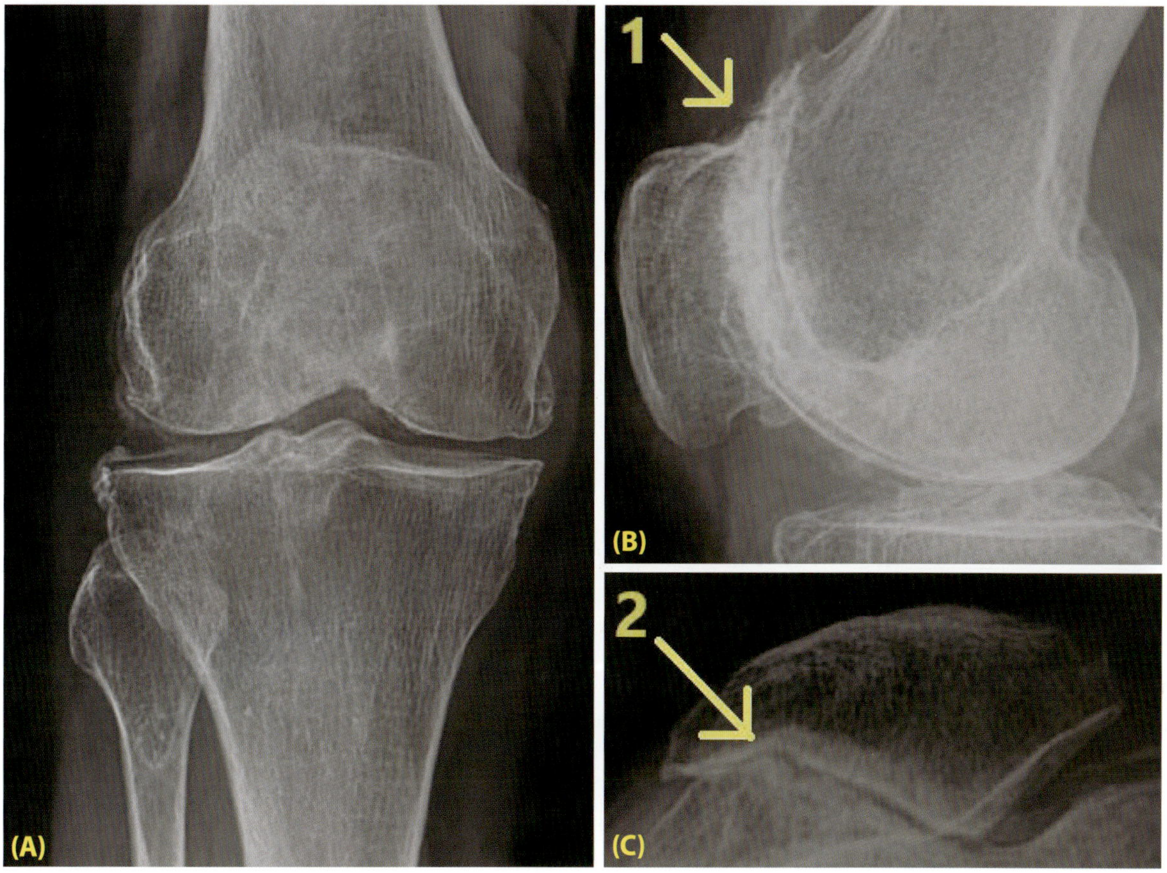

Fig. Knee-27.

(A)는 AP view, (B)는 Lateral view, (C)는 Skyline view 입니다. (A)에서 보이는 Femorotibial joint의 KL grade II–III OA 보다 (B)와 (C)에서 Patellofemoral joint의 KL grade IV OA(1)가 더 심한 증례입니다.

일반적으로 AP view에서 보이는 Femorotibial joint외에 Lateral view나 Skyline view에서 보이는 Patellofemoral joint도 잘 보셔야 합니다. (C)를 보시면 Patella의 Medial facet 보다 Lateral facet(2)에 더 심한 OA가 있습니다. Patellofemoral joint의 OA는 Medial side 보다 Lateral side에서 더 잘 생기는 경향이 있습니다.

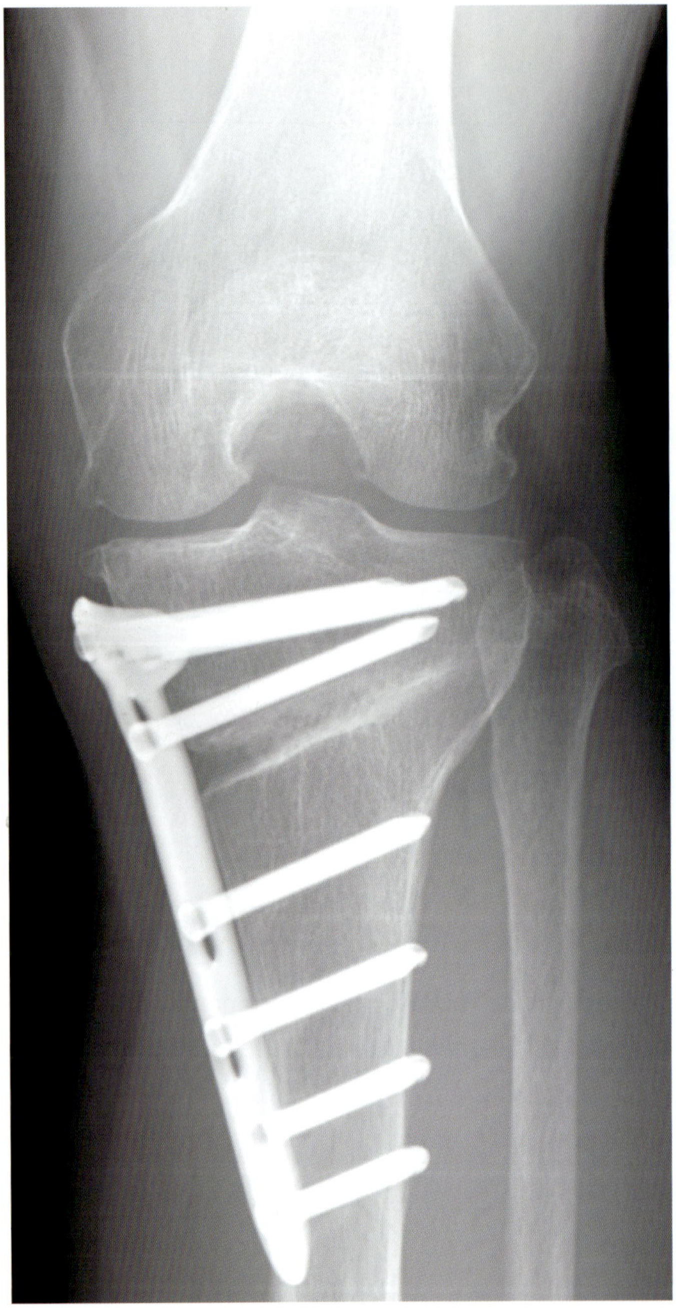

Fig. Knee-28.

High tibial osteotomy(HTO) 수술 후 X-ray 소견입니다.

Varus deformity와 Medial compartment osteoarthritis가 있는 젊은 환자에서 HTO 수술을 할 수 있습니다. Varus deformity(안짱다리, O다리)가 있는 경우 Medial compartment로 Weight-bearing stress가 더 많이 가해지고, Osteoarthritis가 Medial compartment에서 더 빨리 생기게 됩니다. 따라서 HTO를 시행하여 Varus deformity를 교정하고, Weight-bearing을 옮기는 수술을 할 수 있습니다. 젊은 나이에서는 Joint를 보존하는 수술을 시행합니다.

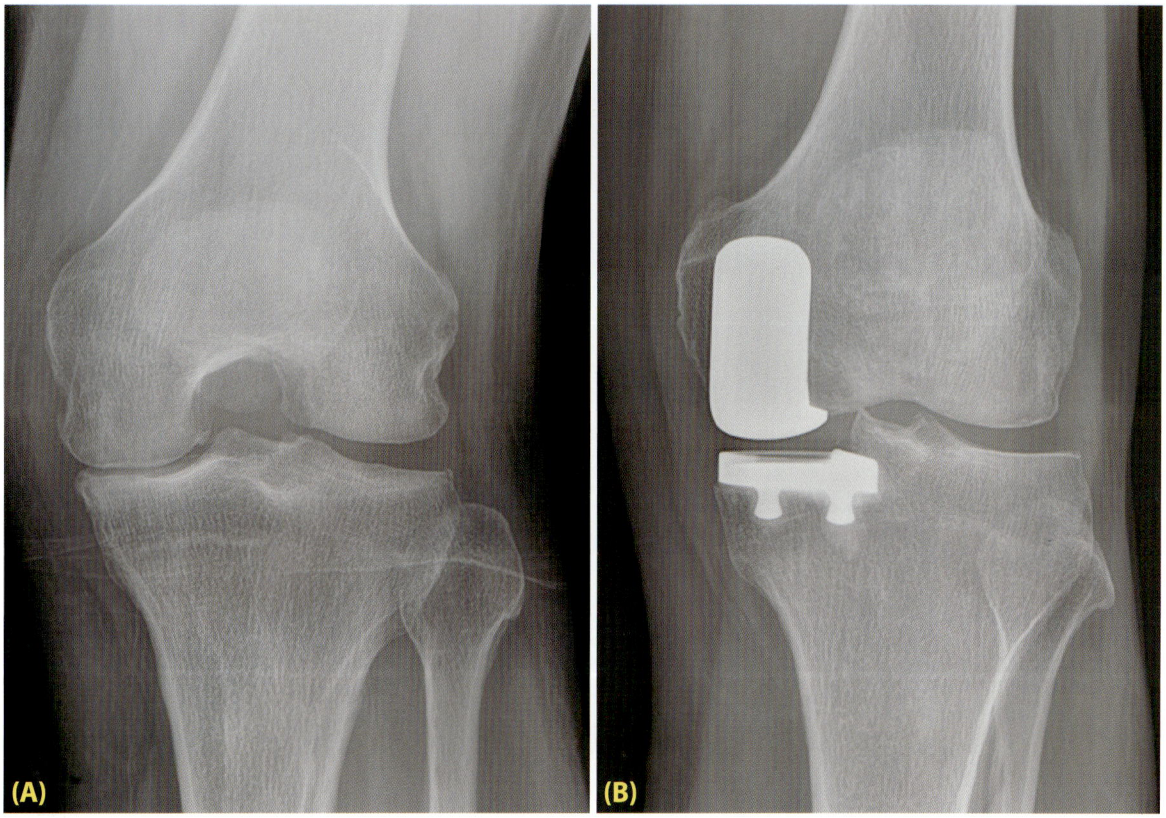

Fig. Knee-29.

Medial compartment에만 Osteoarthritis가 심한 나이든 환자에서는 Unicompartmental knee arthroplasty(UKA)를 시행할 수 있습니다.

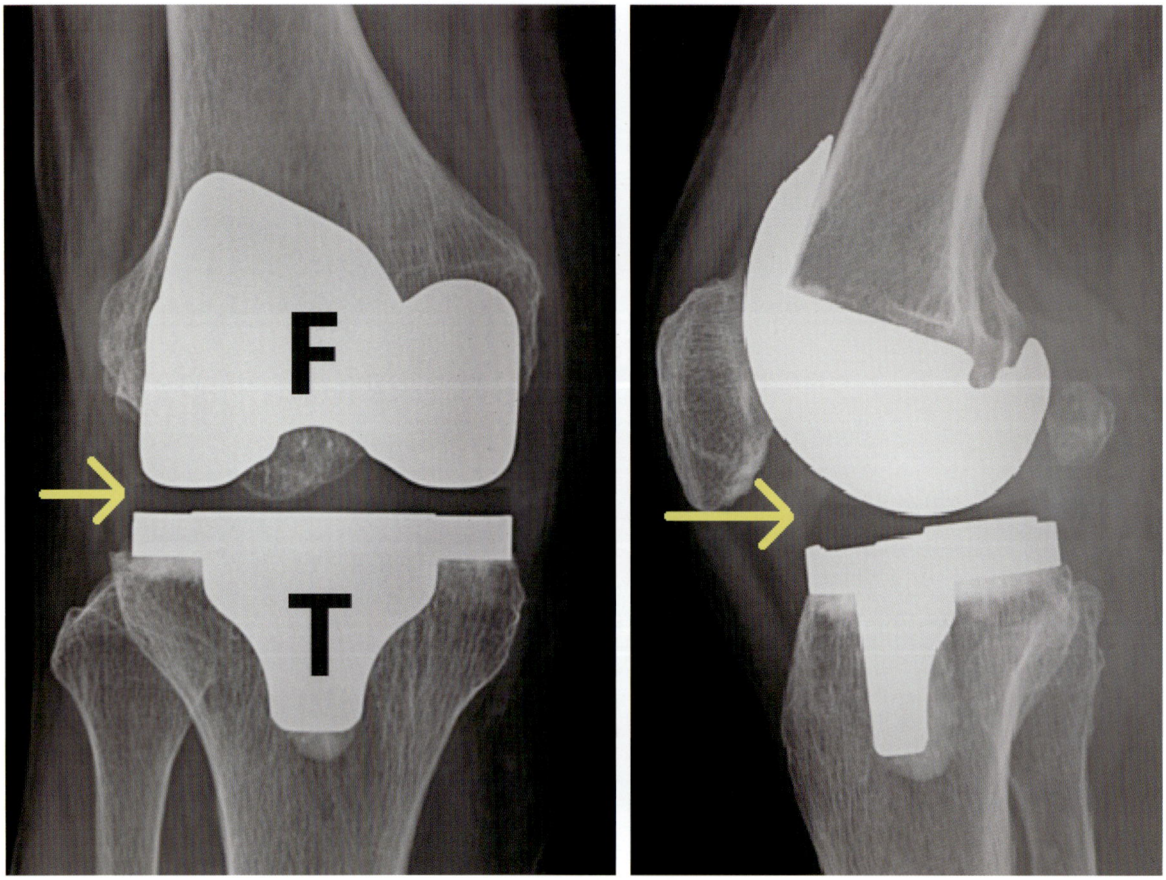

Fig. Knee-30.

Osteoarthritis가 심한 경우, Total knee arthroplasty(TKA)를 시행합니다. 수술로 삽입되는 구조물로, Tibial component(T), Femoral component(F)와 그 사이로 까맣게 보이는 Polyethylene(Radiolucent) spacer(화살표)가 있습니다.

TKA를 시행 후 f/u X-ray에서는 Implant의 위치가 변하지 않는지, Implant의 경계면에 따라 Radiolucent line이 2 mm보다 넓지 않은지(Loosening), Polyethylene spacer가 닳아서 높이가 낮아지지는 않았는지, Lateral view에서 Patella alta(위로 올라감, Patellar tendon rupture 의심) Patella baja(아래로 내려감, Quadriceps tendon rupture 의심)가 있는지, Skyline view에서 Patellar dislocation이 있는지 보아야 합니다.

2. Loose body

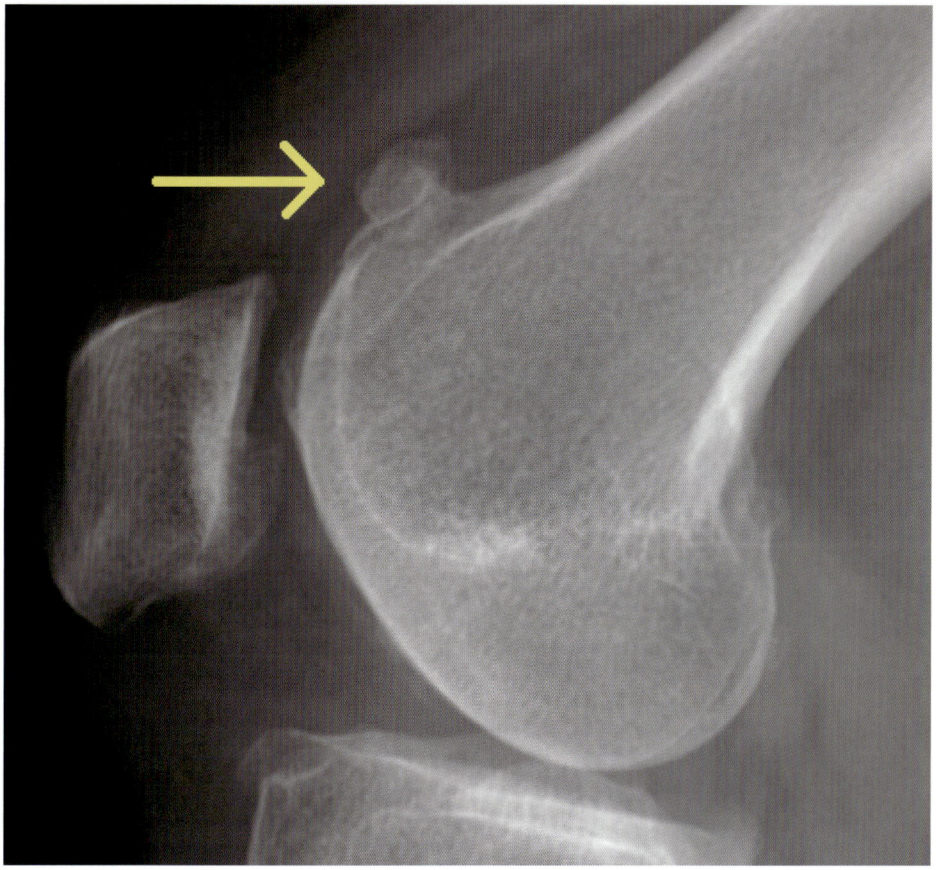

Fig. Knee-31.

Knee pain과 Flexion, Extension의 제한으로 내원한 40대 환자입니다. Intra-articular loose body(화살표)가 X-ray 상에서 보입니다.

Loose body가 있으면 관절 움직임을 기계적으로 방해하기 때문에, Flexion, Extension이 안되는 증상(Locking)이 나타납니다. 그리고 Cartilage를 마모시켜 Osteoarthritis를 일으킬 수 있기 때문에, 증상이 있는 경우 수술적으로 제거해야 합니다.

3. ACL avulsion fracture

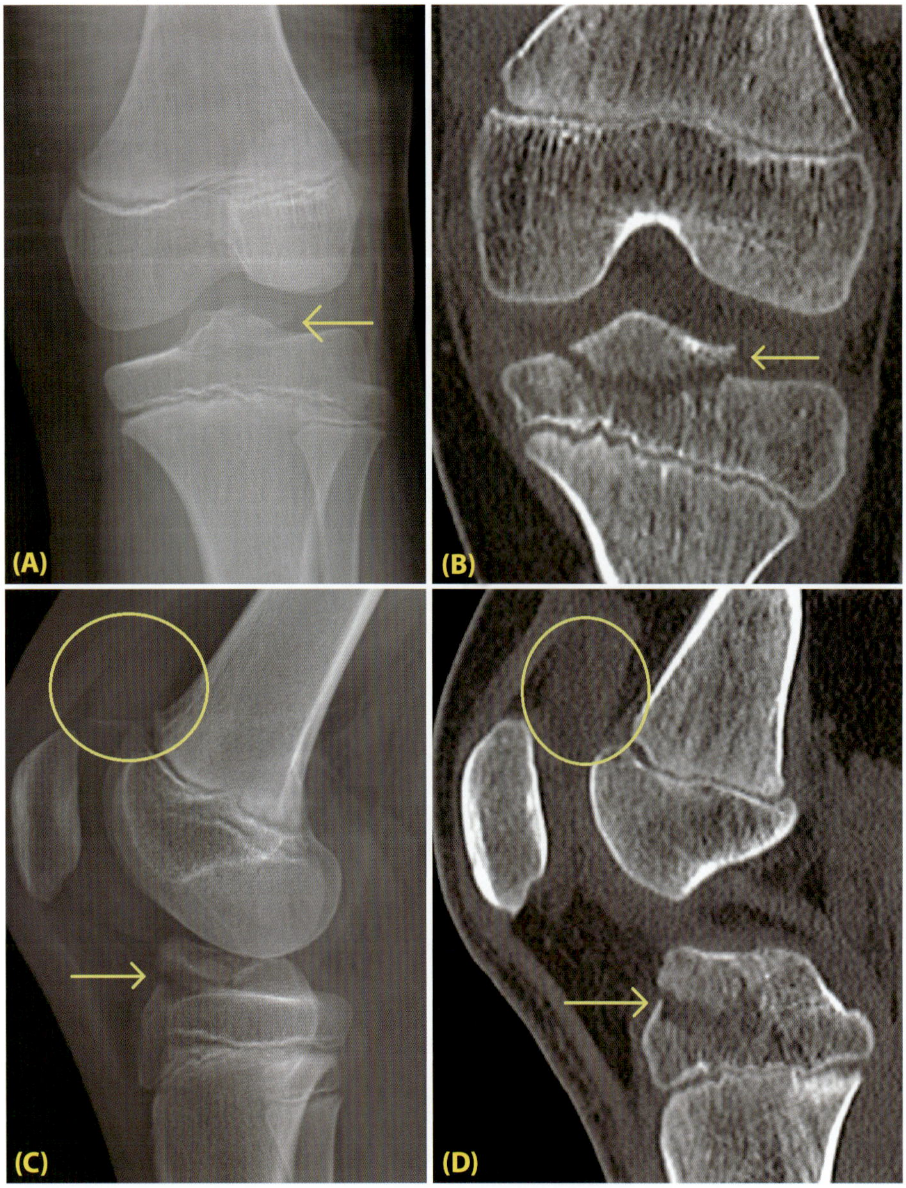

Fig. Knee-32.

자전거와 부딪힌 후 내원한 10대 환자입니다. (A)는 AP view, (B)는 CT Coronal image, (C)는 Lateral view, (D)는 CT Sagittal image 입니다. (A)의 Tibial eminence에서 보이는 Fracture line이 (B)에서 더 명확하게 보이고, (C)에서 보이는 Fracture line이 (D)에서 더 명확하게 보입니다. 본 증례는 Anterior cruciate ligament(ACL) avulsion fracture, Tibial eminence avulsion fracture이며, Trauma시 Knee joint 내부의 Tibial eminence도 잘 살펴서 Fracture가 없는지 확인해야 합니다. (C), (D)에서 Suprapatellar recess의 Effusion(동그라미)가 보입니다.

4. Osteochondritis dissecans

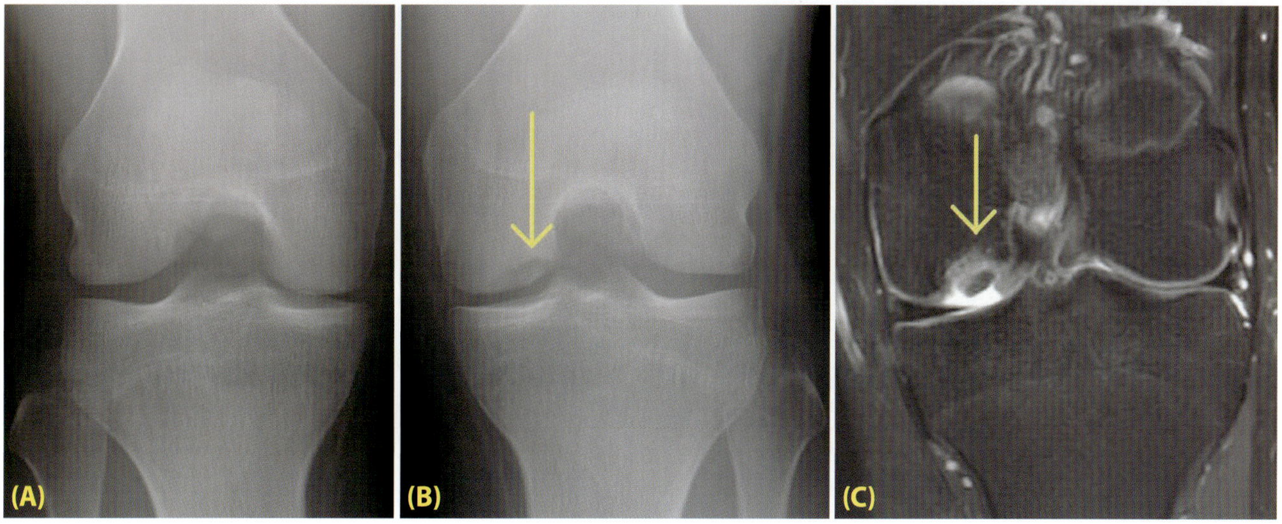

Fig. Knee-33.

3개월 전 높이 뛰기를 한 후, Lt knee pain이 발생하였고, 1개월 전부터 무릎을 완전히 펴기 어려운 증상이 동반되어 내원한 20대 환자입니다.

(A)는 건측 Rt knee Rosenberg view이고, (B)는 환측 Lt knee Rosenberg view, (C)는 환측 MR PD FS Coronal image 입니다. (A)와 비교하였을 때 (B) Medial condyle의 Articular surface쪽으로 Radiolucent lesion이 보이고, Osteochondral fragment가 떨어져 나간것을 알 수 있습니다. (C)에서도 Osteochondral fragment와 그 주위로 Bone edema 소견을 보이고 있습니다.

본 증례는 Osteochondritis dissecans소견이며, Articular cartilage와 Subchondral bone에 영향을 주어 결국 Loose body로 떨어져 나가는 질환입니다. Knee(특히 Medial femoral condyle의 Posterolateral 부위)에서 가장 흔하게 발생하며, Capitellum of humerus(Elbow), Talus(Ankle)에서도 발생 가능합니다. Repetitive microtrauma가 원인이 되는 경우가 많아 젊은 운동선수에서 잘 발생합니다. 초기에는 Conservative therapy를 시행할 수 있으나, Loose body에 의해 증상이 생기는 경우는 Surgical treatment가 필요합니다.

5. Subchondral insufficiency fracture of the knee

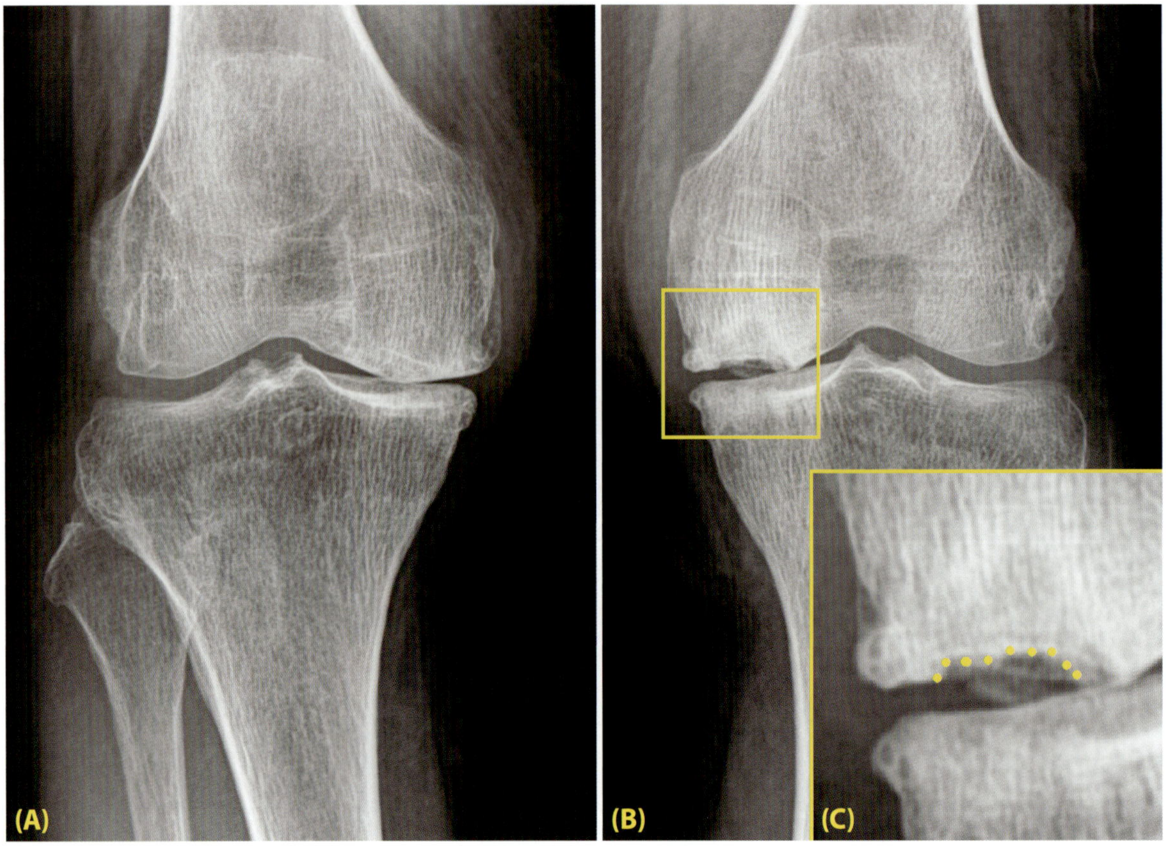

Fig. Knee-34.

평소 Both knee pain이 있던 환자에서 2일 전 Trauma 없이, 갑자기 Lt knee pain이 심해져 내원한 80대 환자입니다. (A)는 Rt knee, (B)는 Lt knee AP view이고, (C)는 (B)의 네모 확대사진입니다. (A)와 비교하여 (B)를 보시면, Medial femoral condyle의 Joint surface에 Subchondral collapse가 보입니다. 앞서 설명드린 Osteochondritis dissecans(OCD)와 소견이 비슷하지만, 본 증례는 Subchondral insufficiency fracture of the knee 입니다. 예전에는 Spontaneous osteonecrosis of the knee(SONK)라는 명칭으로 불렀지만, Spontaneous가 아니라, Insufficiency fracture가 더 맞는 병인이기 때문에, Subchondral insufficiency fracture of the knee라는 명칭을 사용하고 있습니다.

Subchondral insufficiency fracture는 Osteoporosis의 기저력이 있는 환자에서 Insufficiency fracture로 인해 발생하는 Osteonecrosis 입니다. 거의 항상 편측으로 발생하며, 주로 Medial femoral condyle을 침범하지만 때때로 Tibial plateau도 침범할 수 있습니다. OCD와 가장 큰 차이점은 발생 연령입니다. OCD는 젊은 연령에서 발생하지만, Subchondral insufficiency fracture는 55세 이상의 나이 든 연령에서 발생합니다. X-ray 소견은 (C)에서 보이는 것처럼 Femoral condyle의 Flattening과 Subchondral radiolucent lesion(점선)이 보입니다. 본 증례에서는 보이지 않지만, Periosteal reaction도 동반될 수 있습니다.

6. Osgood Schlatter's disease

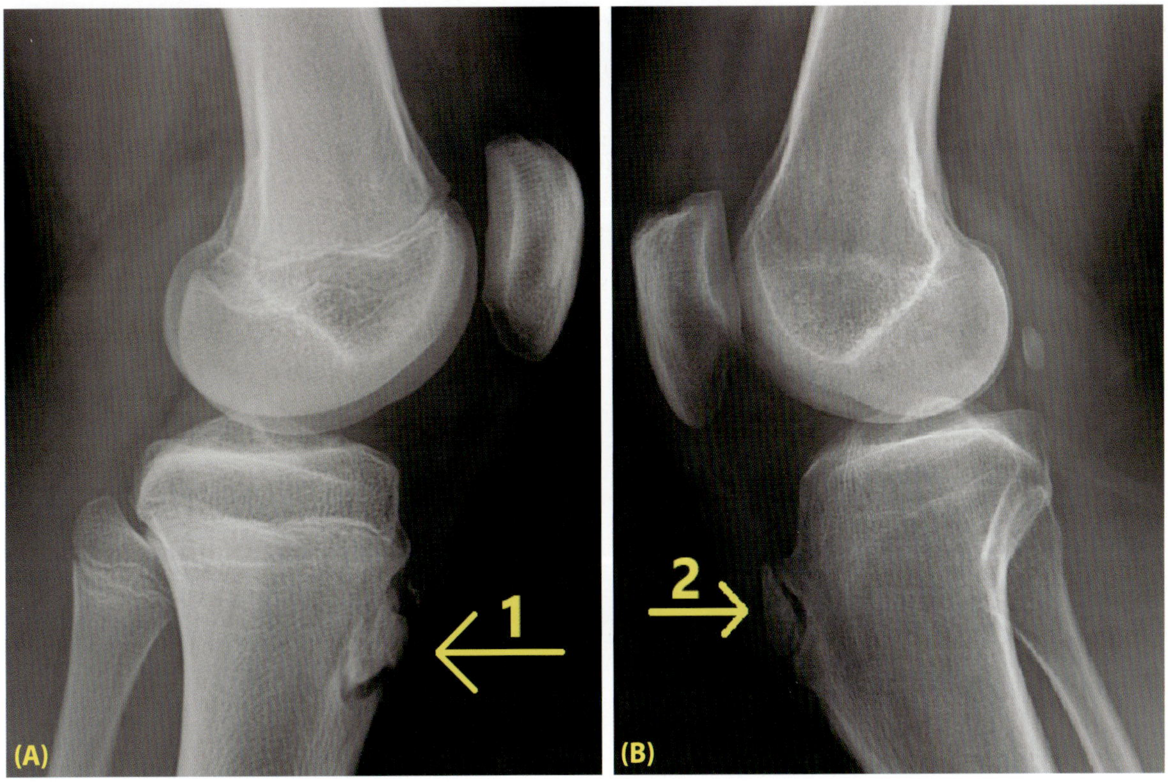

Fig. Knee-35.

(A)는 Anterior knee pain과 무릎뼈가 튀어 나온다는 증상으로 내원한 10대 환자의 Lateral view 입니다. X-ray 상 Tibial tubercle에 Apophysitis(1) 소견이 보이는 Osgood Schlatter's disease 입니다.

Osgood Schlatter's disease는 Patellar tendon의 Insertion 부위인 Tibial tubercle의 Traction apophysitis 입니다. 무릎을 꿇고 앉는 동작이나, Knee extension하는 동작에서 통증이 심해지는 양상을 보이며, Tibial tubercle이 커지는 증상을 호소하기도 합니다. X-ray상 골절로 오인할 수 있지만, 성장이 끝나면 증상이 호전되기 때문에, 보존적 치료를 합니다.

(B)는 10대에 Osgood Schlatter's disease를 앓은 40대 환자의 Lateral view 입니다. Osgood Schlatter's disease의 후유증으로 Apophysis가 Ossicle(2)로 남은 소견입니다. X-ray상 후유증이 남아 있어도 증상이 없는 경우가 대부분이나, 증상이 심하고, 보존적 치료에 호전이 없는 경우, 수술을 고려할 수 있습니다.

7. Osteochondroma

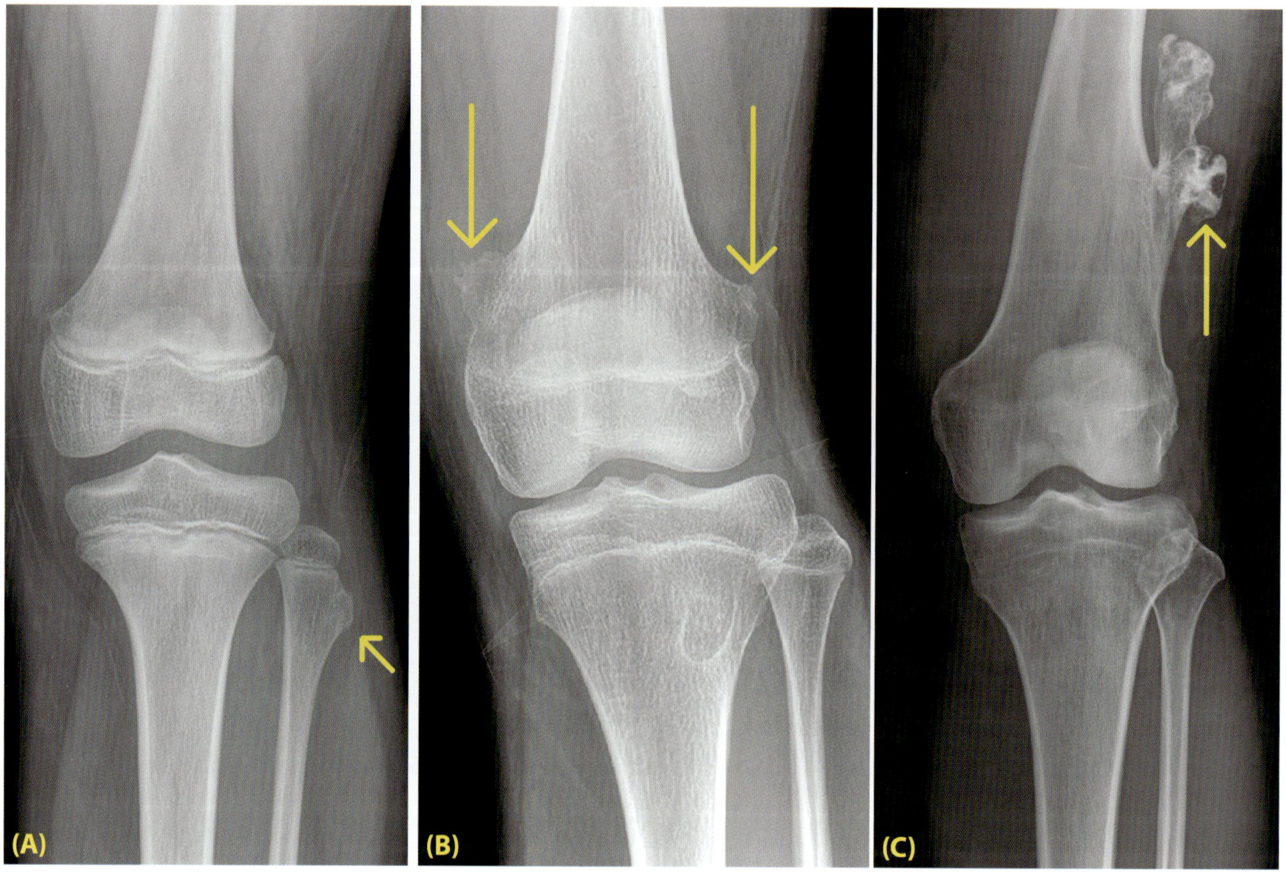

Fig. Knee-36.

Osteochondroma의 세 가지 증례입니다.

Osteochondroma는 대부분 Benign bone tumor이나, 아주 낮은 Malignant potential이 있습니다. 대부분 무증상이기 때문에 우연히 발견되거나, 딱딱한 종괴가 만져진다는 소견으로 발견됩니다. Femur, Tibia, Fibula 외에도 여러 위치에서 발생합니다. Metaphyseal region에서 발생하여, Epiphysis의 반대방향으로 자라나는 특징이 있습니다.

(A), (B)에서처럼 Sessile(무경성) 또는 (C)에서처럼 Pedunculated(유경성) appearance를 보이며, Parent bone에서 Medullary cavity가 연결된 소견을 볼 수 있습니다. 성장기가 끝난 후에 계속 자라거나, Cortical irregularity가 발생하면 Malignancy를 의심해야 합니다.

8. Don't touch lesion

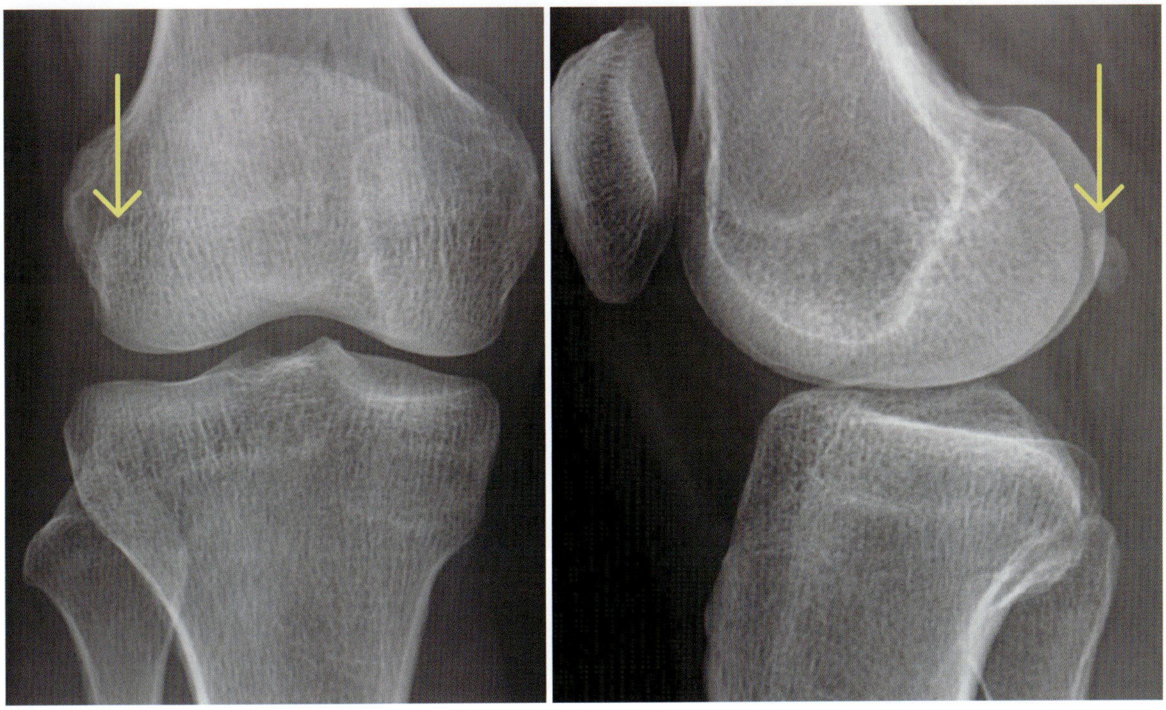

Fig. Knee-37.

Distal femur의 Posterolateral side를 보시면, Loose body나 Fracture로 오인할 수 있는 뼛조각이 있습니다. 이것은 Accessory bone 중 하나인 Fabella로 정상 소견입니다. 대부분의 Fabella는 Gastrocnemius의 Lateral head에 있기 때문에, Distal femur의 Posterolateral side에서 보이지만, 아주 드물게 Gastrocnemius의 Medial head에 있을 수 있어, Distal femur의 Posteromedial side에서 보일 수도 있습니다.

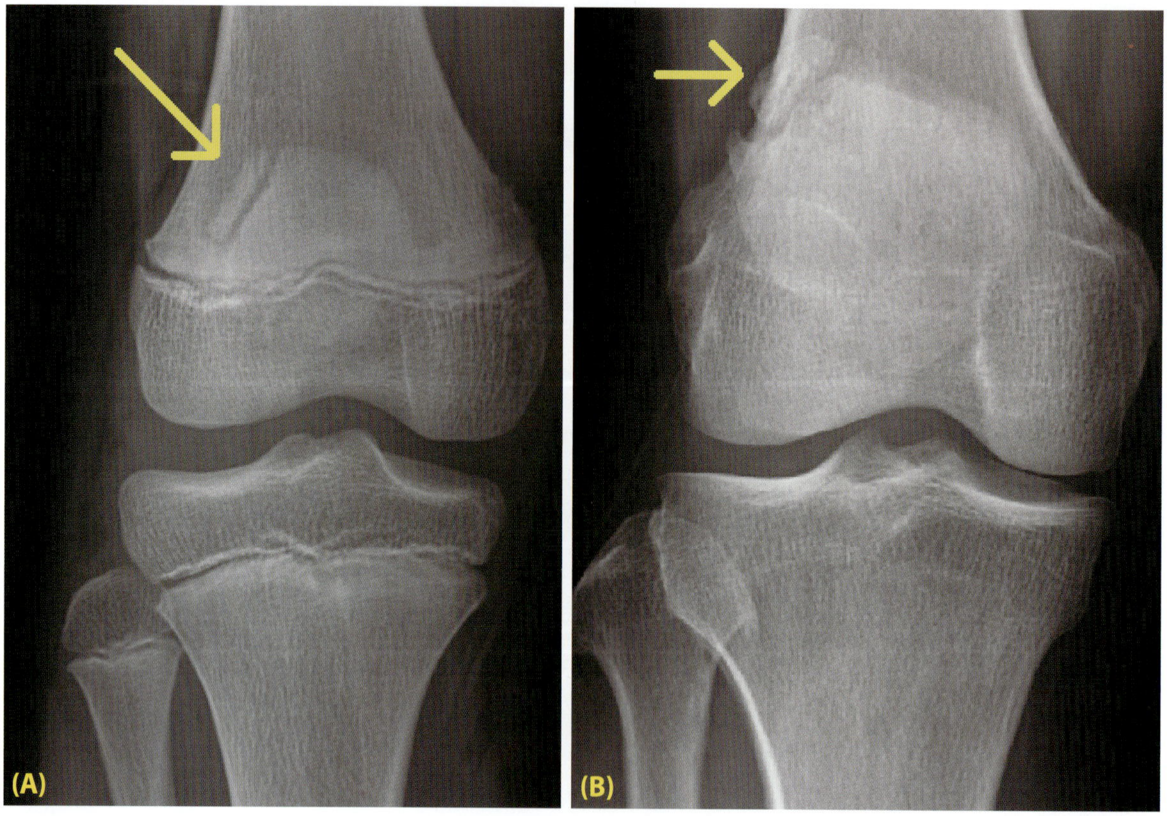

Fig. Knee-38.

(A)는 10세 환자의 AP view이며, (B)는 60대의 다른 환자 AP view 입니다.

(B)를 보시면 Patella의 Superolateral portion에 Fracture로 보이는 조각이 있습니다. 이것은 Bipartite patella로 Normal variant이며, Fracture로 혼동하기 쉬운 소견입니다.

Bipartite patella는 10대에 나타난 Accessory ossification center(A의 화살표)가 합쳐지지 못한채 남아있는 것(B의 화살표) 입니다. 주로 Superolateral portion에서 보이기 때문에, 이 위치에서 Fracture 처럼 보이는 병변은 Bipartite patella가 아닌지 Physical exam을 통해 감별해야 합니다.

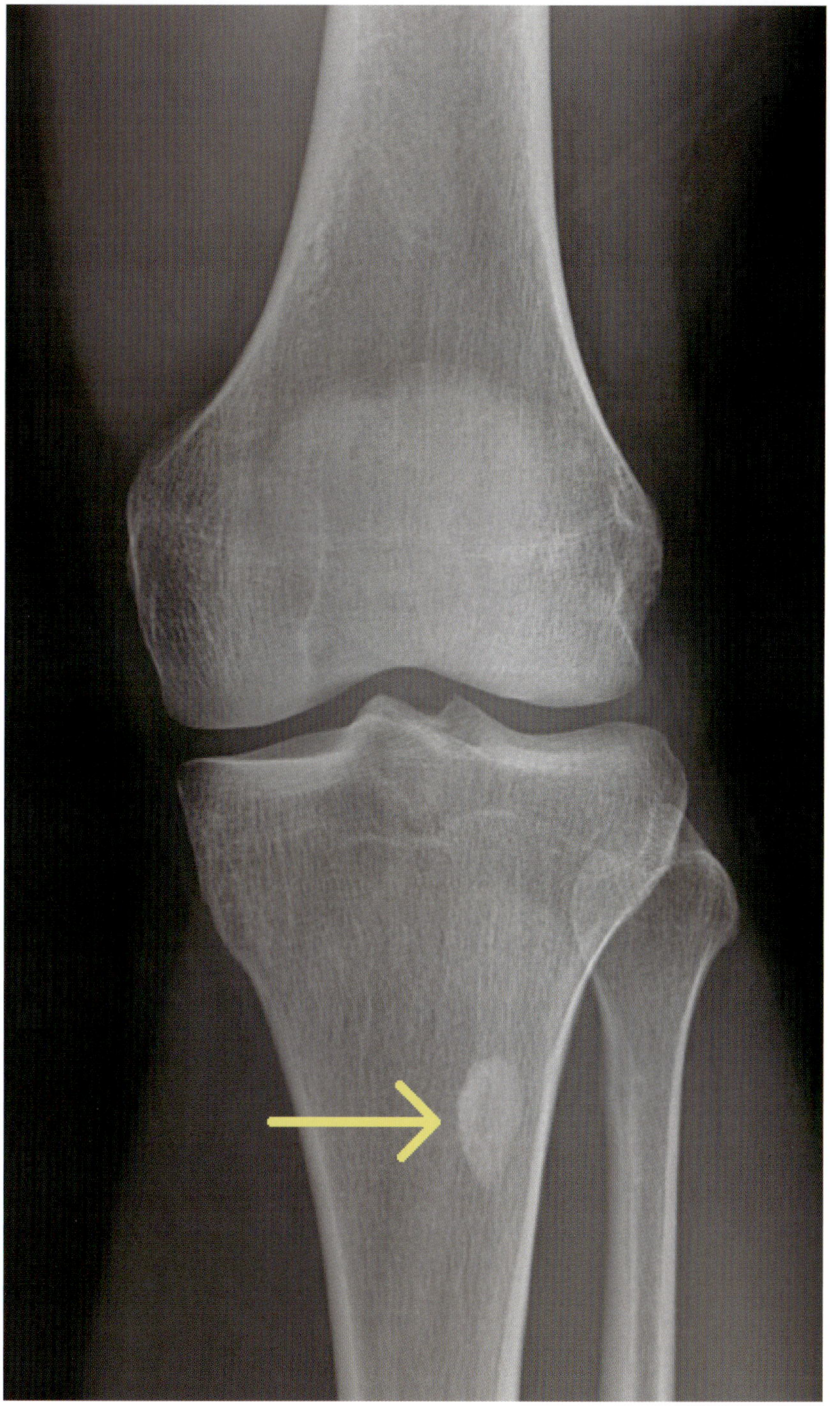

Fig. Knee-39.

Bone island(화살표) 증례입니다. Enostosis로 부르기도 하며, Benign sclerotic bone lesion으로 치료가 필요하지 않습니다. Tibia에 국한되어 발견되는 소견은 아니며, 다른 부위에서도 발생할 수 있습니다.

X-ray 상 Small, Round or Oval shape을 보이며, 균일한 Density를 보입니다. Malignancy에서 볼 수 있는 Cortical destruction이나 Periosteal reaction은 없습니다.

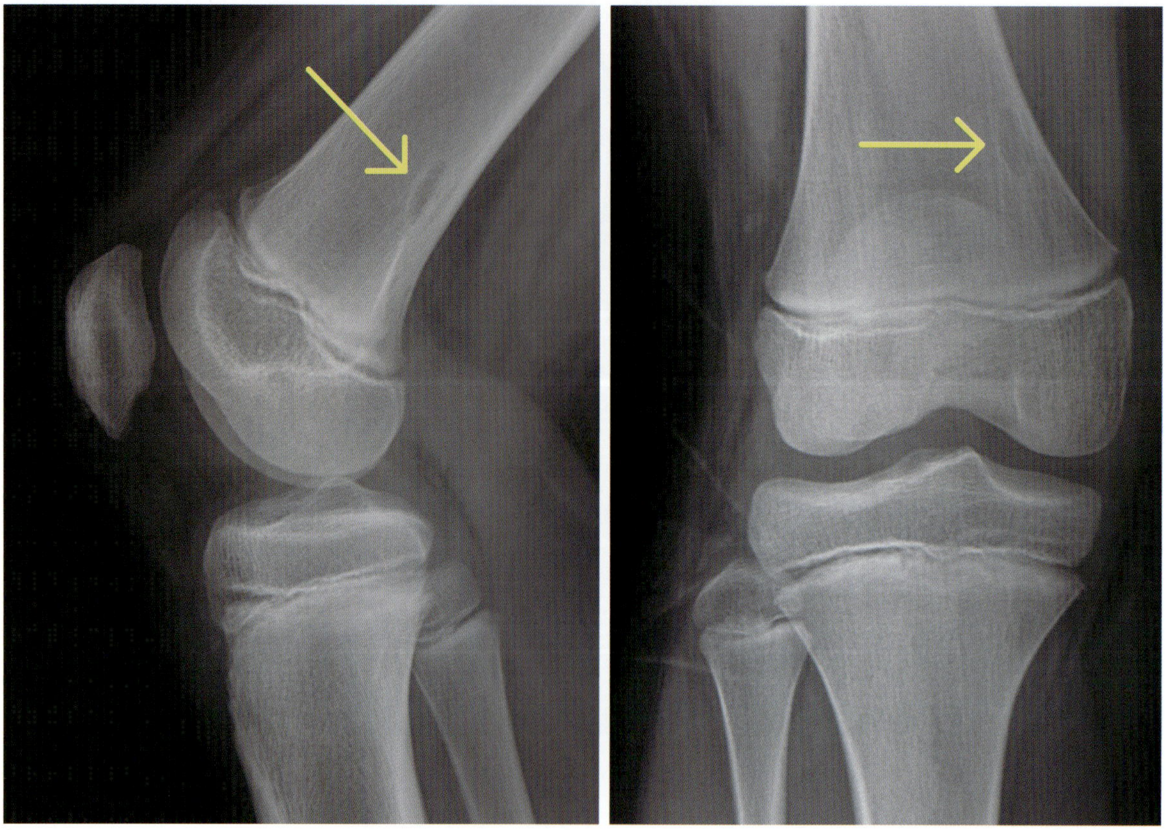

Fig. Knee-40.

Bone tumor로 잘못 판독할 수 있는 Cortical desmoid(화살표) 증례입니다. X-ray 소견상, Lateral view에서는 Tibia의 Posterior side에서 보이고, AP view에서는 Medial side에서 보이는, 경계가 좋으며 타원형의 모양을 하고 있는 Radiolucent lesion 입니다.

Cortical desmoid는 Medial head of gastrocnemius, Adductor magnus의 Attachment site에서 Repetitive stress로 발생 가능합니다. Lateral head of gastrocnemius에서도 발생 가능하지만 Medial에서 더 흔하게 발생합니다. 특징적으로 Distal femur의 Posteromedial side에 잘 발생하며, Saucer-shaped radiolucent cortical irregularity를 보입니다. 대부분 무증상이며, Benign lesion이기 때문에 특별한 치료는 필요하지 않습니다.

VIII. ANKLE & FOOT

A. Anatomy of the Ankle & Foot

Ankle

B. X-ray

1. AP view
2. Mortise view
    - *a. Clear space*
3. Lateral view
    - *a. Kager's fat pad & Teardrop sign*
    - *b. Osteochondritis dissecans*
4. Stress view(Anterior/Varus)
5. Axial calcaneus view

C. Case

1. Osteoarthritis(OA)
2. Anterior ankle impingement syndrome
3. Os trigonum syndrome
4. Stieda process
5. Fracture
6. Non-ossifying fibroma

Foot

B. X-ray

1. DP view
2. Lateral view
3. Oblique view
    - *a. Lisfranc injury*
    - *b. Fracture*
    - *c. Apophysis*

C. Case

1. Coalition
2. Osteoarthritis(OA)
3. Gout
4. Accessory navicular syndrome (= Prehallux syndrome)
5. Calcaneal spur
6. Hallux valgus
7. Pes planus(= Flat foot)
8. Haglund syndrome
9. Accessory ossicles

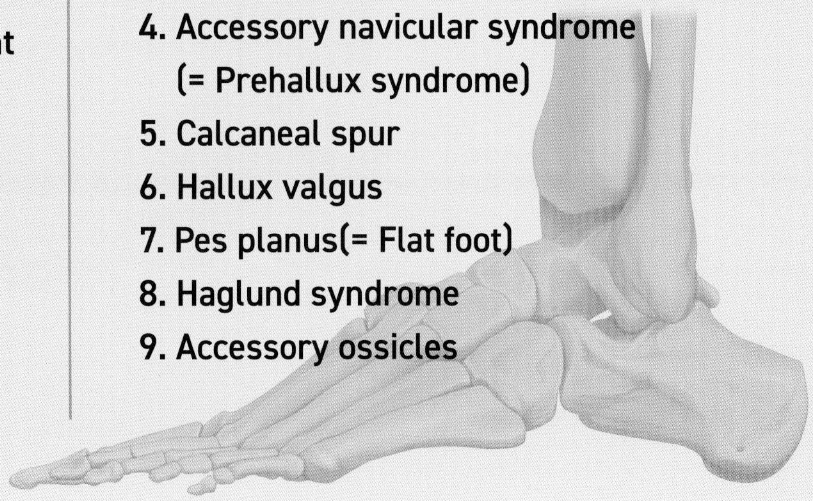

Ankle & Foot

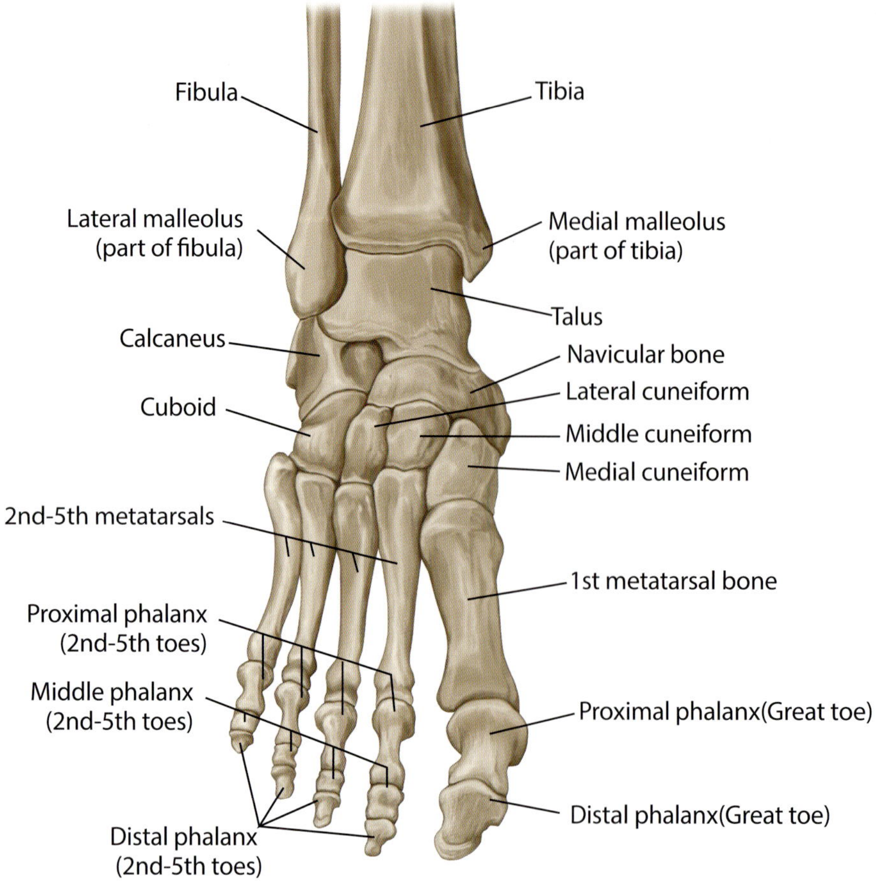

Fig. Ankle & Foot-1.

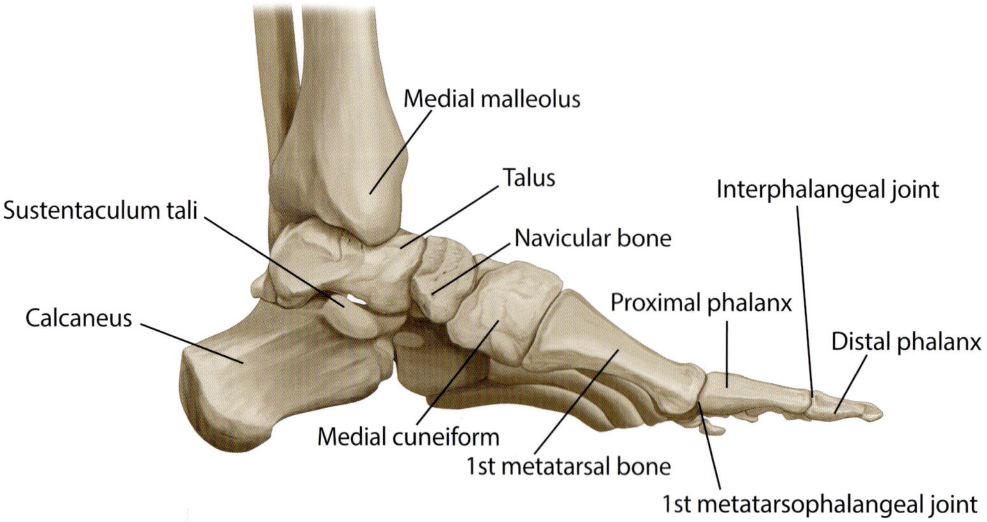

Fig. Ankle & Foot-2.

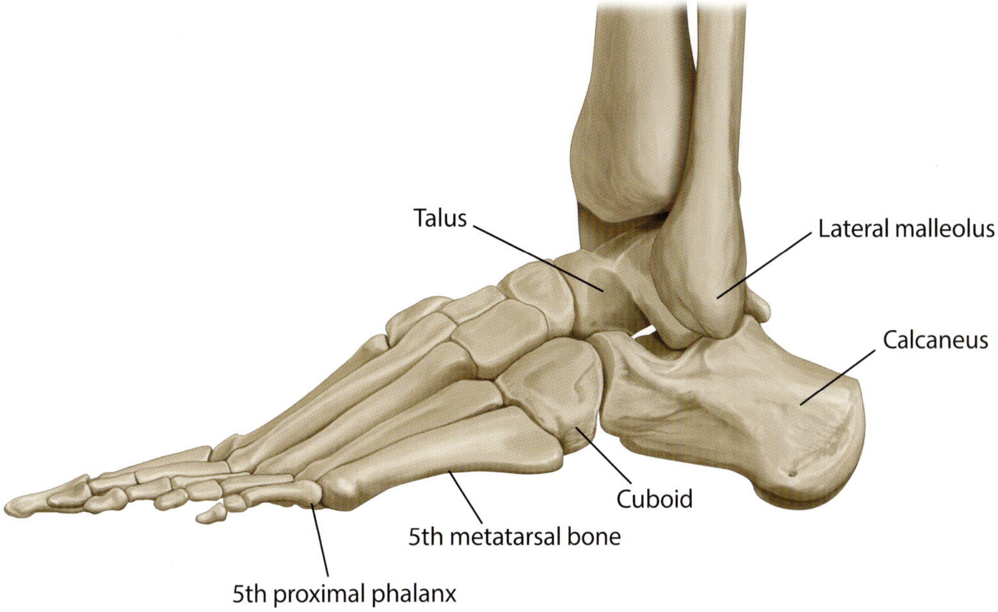

Fig. Ankle & Foot-3.

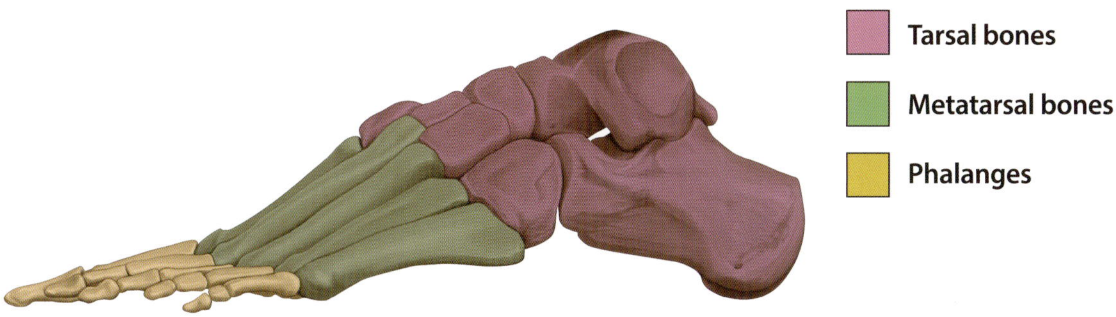

Fig. Ankle & Foot-4.

Ankle과 Foot은 Distal tibia, Distal fibula, Tarsal bones, Metatarsal bones, Phalanges(Fig. Ankle & Foot-1, 2, 3)로 이루어져 있습니다. 순서대로 Anterior/Medial/Lateral에서 본 Ankle & Foot 입니다.

Wrist의 Carpal bone처럼, Foot에도 다양하게 생긴 Tarsal bone이 있으며, Tarsal bone의 Distal로 Meta-tarsal bone이 있습니다. Metatarsal bone의 Distal로는 각각 Phalanx가 있으며, Phalanx는 Proximal-Middle-Distal로 이어져 있습니다. (1st toe는 Phalanx가 2개 있으며 Proximal-Distal만 있습니다.) (Fig. Ankle & Foot-4)

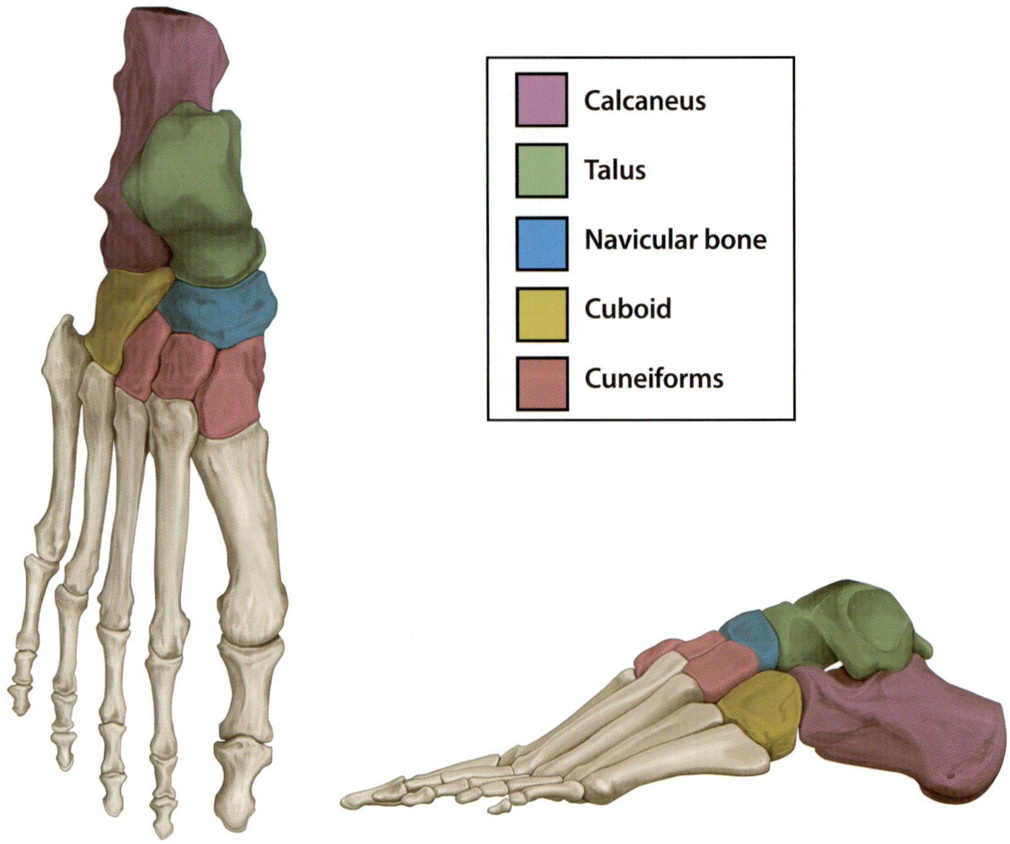

Fig. Ankle & Foot-5.

Tarsal bone은 Talus, Calcaneus, Navicular bone, Cuboid, Cuneiforms으로 이루어져 있습니다(Fig. Ankle & Foot-5). Cuneiform은 3개 있으며, Medial cuneiform, Middle(intermediate) cuneiform, Lateral cuneiform 입니다. 각각의 Toe 마다, Proximal에서 Distal 순서로 Tarsal bone – Metatarsal bone – Phalanx로 Joint를 이루고 있습니다. 예를 들어 1st toe로는 Talus – Navicular bone – Medial cuneiform – 1st metatarsal bone – Proximal phalanx – Distal phalanx 순으로 Joint를 이룹니다.

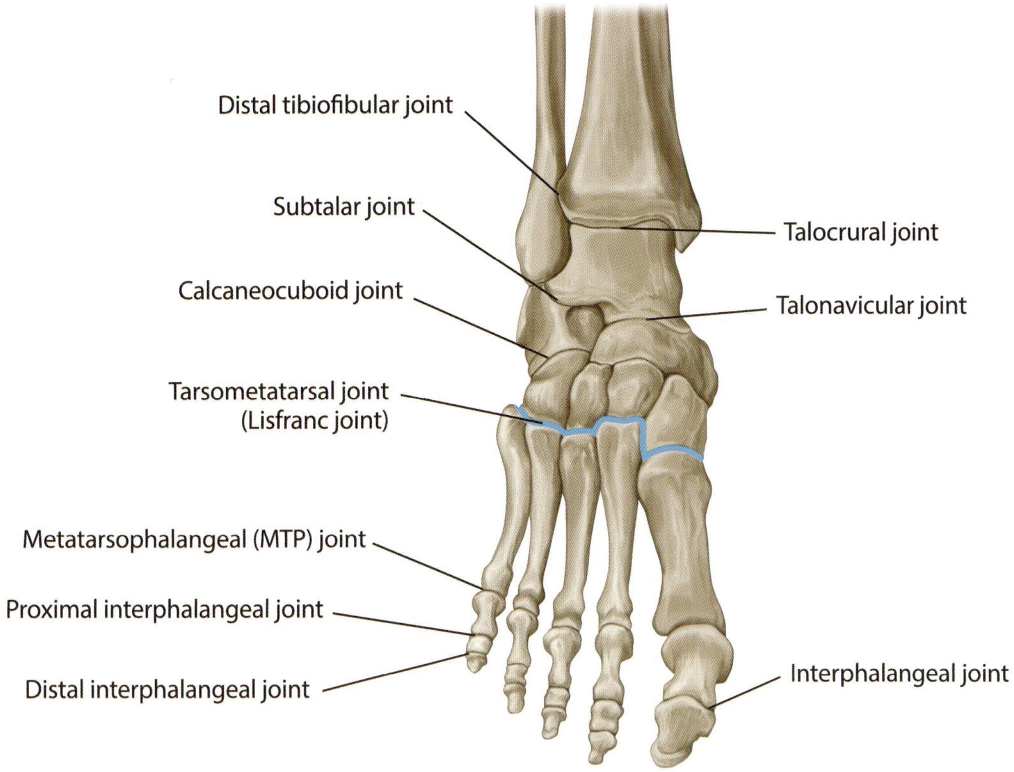

Fig. Ankle & Foot-6.

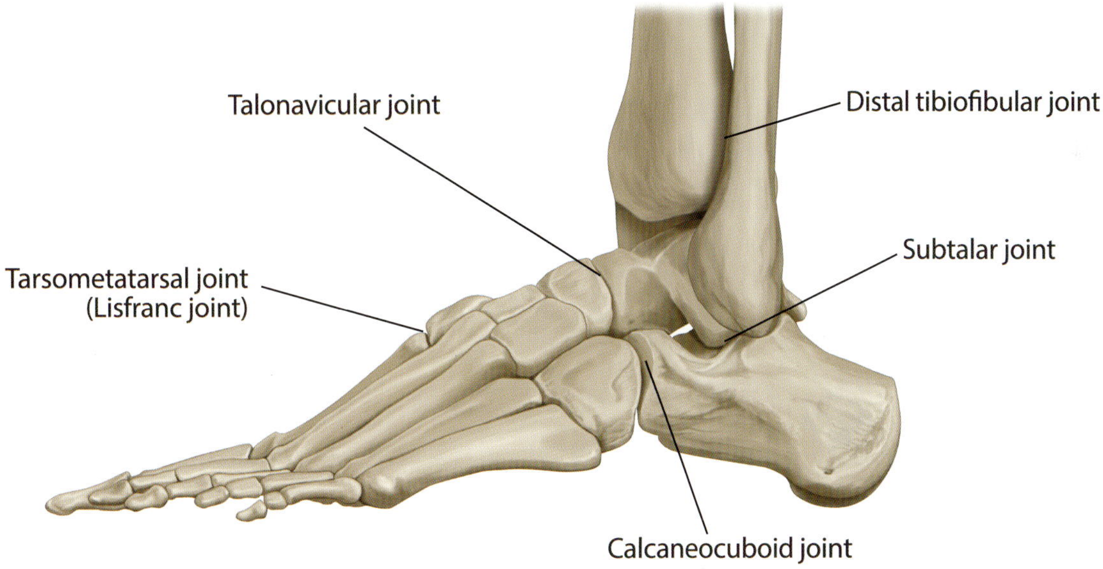

Fig. Ankle & Foot-7.

Joint(Fig. Ankle & Foot-6, 7)

- Distal tibiofibular joint – Distal tibia와 Distal fibula
- Talocrural joint(= Ankle joint) – Tibia, Fibula, Talus
- Subtalar joint – Talus와 Calcaneus
- 1st~5th tarsometatarsal joint – Tarsal bone과 Metatarsal bone
  1st~5th를 통틀어서 Lisfranc joint라고 합니다.
- 1st~5th metatarsophalangeal(MTP) joint – Metatarsal bone과 Proximal phalanx
- 2nd~5th proximal interphalangeal(PIP) joint – Proximal phalanx와 Middle phalanx
- 2nd~5th distal interphalangeal(DIP) joint – Middle phalanx와 Distal phalanx
- 1st toe에는 Middle phalanx가 없기 때문에, Interphalangeal(IP) joint만 있습니다.
- 그리고 Tarsal bone 사이의 Joint는 두개의 bone 이름으로 Joint를 명명합니다.

예시)

- Talonavicular joint – Talus와 Navicular bone
- Calcaneocuboid joint – Calcaneus와 Cuboid

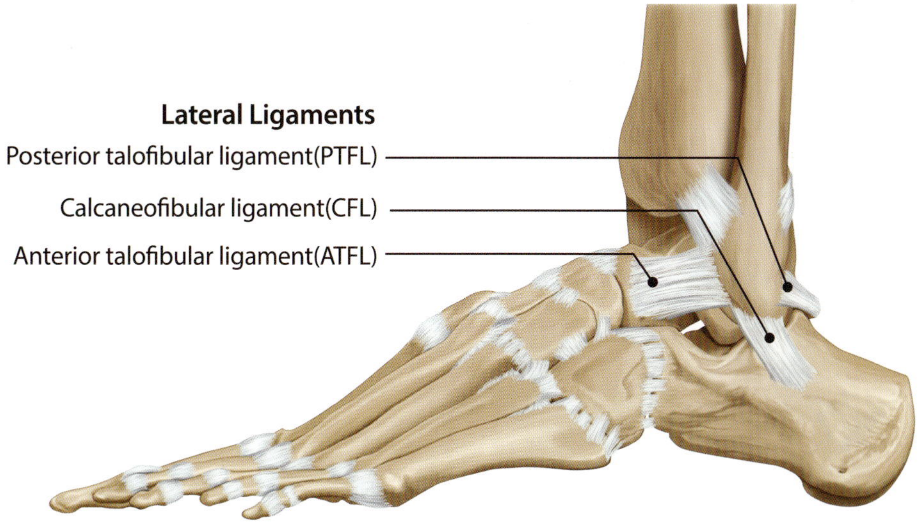

Fig. Ankle & Foot-8.

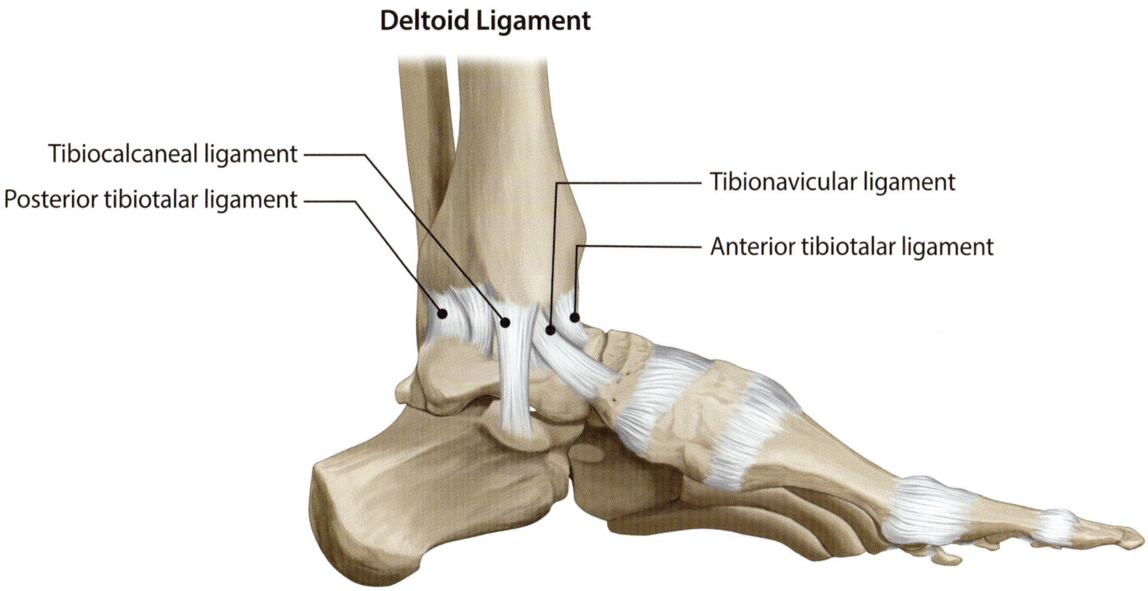

Fig. Ankle & Foot-9.

Ankle joint는 Lateral(collateral)ligament(Fig. Ankle & Foot-8)와 Deltoid ligament(= Medial collateral ligament) (Fig. Ankle & Foot-9)가 있습니다.

Deltoid ligament보다 Lateral ligament의 손상이 더 흔합니다. Lateral ligament 중에서도 Anterior talofibular ligament(ATFL)의 손상이 가장 흔하며, 그 다음으로 Calcaneofibular ligament(CFL)이 흔하고, Posterior talofibular ligament(PTFL)의 손상은 많지 않습니다. 일반적으로 ATFL → CFL→ PTFL 순서로 손상되기 때문에, CFL의 손상이 있는 경우 대부분 ATFL의 손상이 동반되어 있습니다만, 가끔씩 CFL의 단독 손상이 발생할 수도 있습니다.

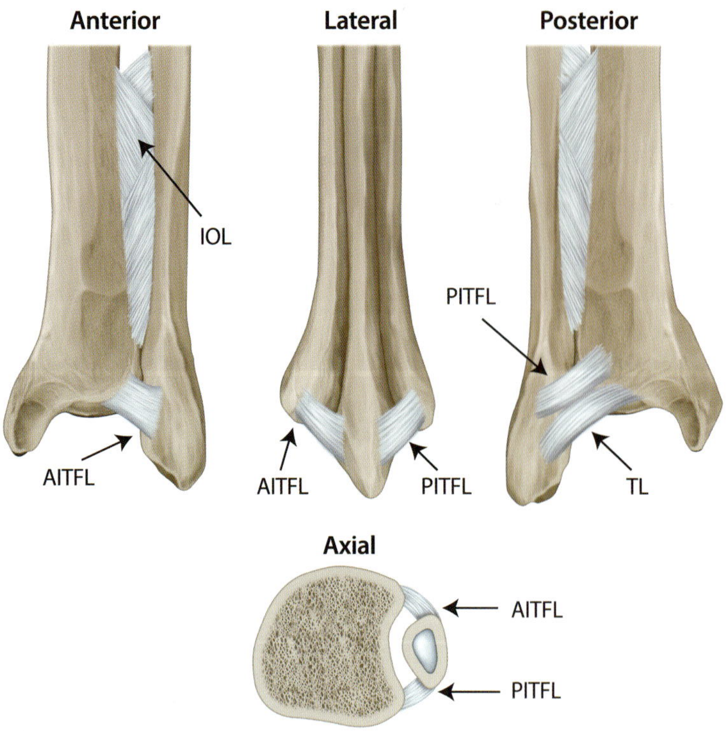

Fig. Ankle & Foot-10.

Tibia와 Fibula를 고정시켜 주는 Ligament가 있으며, 이것을 Syndesmosis라고 합니다.

Syndesmosis는 Interosseous ligament(IOL), Anterior inferior tibiofibular ligament(AITFL), Posterior inferior tibiofibular ligament(PITFL), Transverse tibiofibular ligament(TL)로 이루어져 있습니다.

Ankle

Ankle X-ray는 Tibia, Fibula, Talus로 이루어진 Talocrural joint와, Talus, Calcaneus로 이루어진 Subtalar joint를 보아야 합니다. Routine view로 AP view, Lateral view, Mortise view가 있습니다. 추가적으로 Lateral collateral ligament의 Instability를 보기 위한 Anterior stress view, Varus stress view와 Calcaneus를 보기 위한 Axial calcaneus view가 있습니다.

Ankle X-ray의 View

		촬영 목적
기본 View	1. AP view 2. Mortise view 3. Lateral view	
추가 View	4. Stress view(Anterior/Varus)	Instability
	5. Axial calcaneus view	Calcaneus fracture

1 AP view

Position

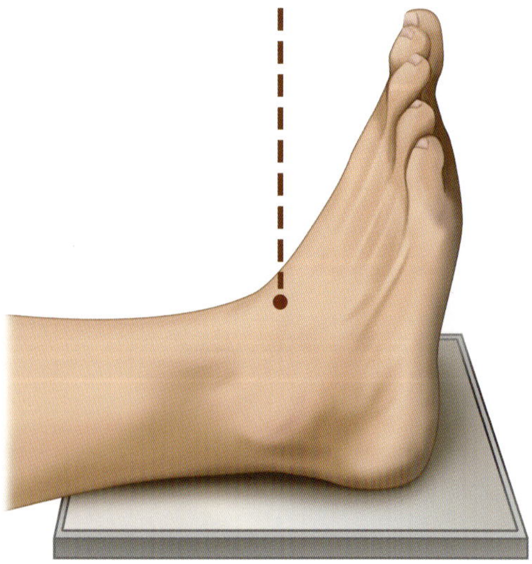

Fig. Ankle & Foot-11.

Ankle AP view는 Supine이나 Sitting position에서 Knee를 펴고 Ankle을 Detector에 올립니다. Ankle dorsiflexion하여 90°가 되도록 하고, Toe가 천장을 향하도록 한 뒤 촬영합니다.

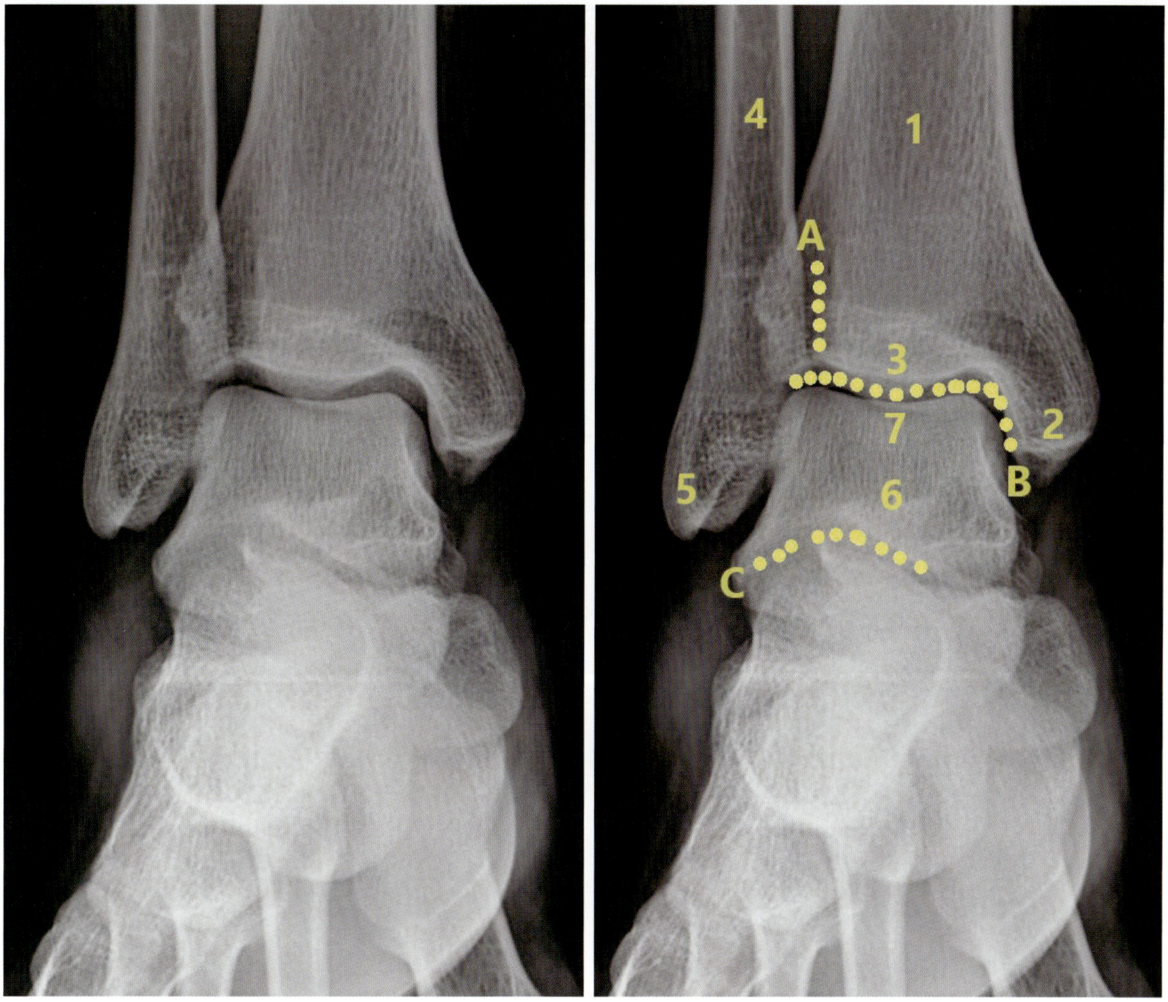

Fig. Ankle & Foot-12.

1. Tibia // 2. Medial malleolus // 3. Tibial plafond // 4. Fibula // 5. Lateral malleolus // 6. Talus // 7. Talar dome
A. Distal tibiofibular syndesmosis(Distal tibiofibular joint) // B. Talocrural joint(Ankle joint) // C. Subtalar joint

Ankle AP view는 Medial malleolus(2), Lateral malleolus(5)를 볼 수 있으며, Talus(6)와 Talocrural joint(B), Subtalar joint(C)를 확인할 수 있습니다. Distal tibiofibular syndesmosis도 확인하여 Injury가 없는지 보아야 합니다.

AP view에서는 Talus와 Lateral malleolus가 약간 겹치면서 Talocrural joint의 Lateral portion이 정확히 보이지 않습니다. Joint space를 전체적으로 잘 보기 위해서는 Mortise view를 찍어야 합니다.

2 Mortise view

Position

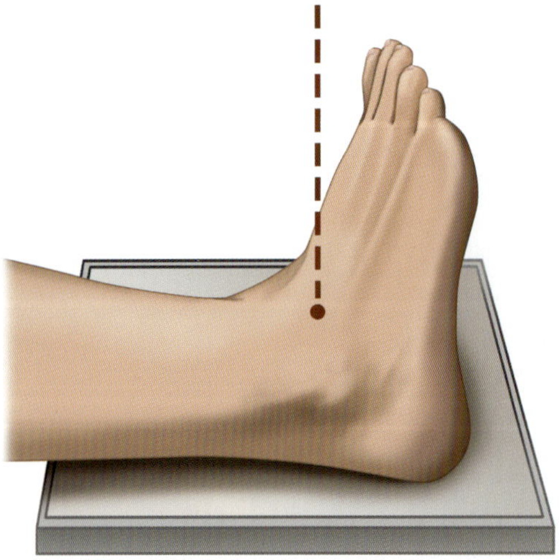

Fig. Ankle & Foot-13.

AP view를 찍는 자세에서 Internal rotation을 15~20° 합니다. Ankle에서 Rotation하는 것이 아니라, Hip joint에서 Internal rotation을 하며 Thigh까지 돌려야만 Ankle joint space가 잘 보이는 영상을 얻을 수 있습니다.

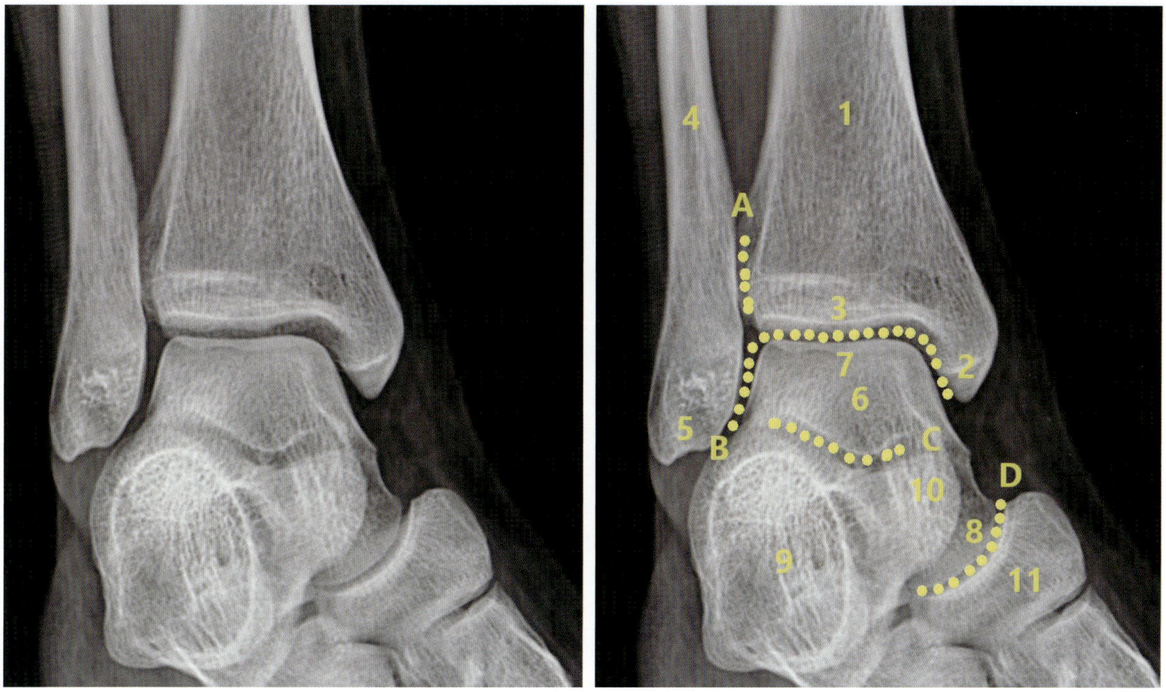

Fig. Ankle & Foot-14.

1. Tibia // 2. Medial malleolus // 3. Tibial plafond // 4. Fibula // 5. Lateral malleolus // 6. Talus // 7. Talar dome // 8. Talar head // 9. Calcaneus // 10. Sustentaculum tali(Calcaneus) // 11. Navicular bone
A. Distal tibiofibular syndesmosis(Distal tibiofibular joint) // B. Talocrural joint(Ankle joint) // C. Subtalar joint // D. Talonavicular joint

AP view와 비교했을 때, Mortise view는 Talocrural joint space(B)와 Talar dome(7)이 더 잘 보입니다. Sustentaculum tali(10)는 Calcaneus(9)에서 Medial 방향으로 뻗어 있는 것으로, Talus(6)와 Subtalar joint(C)를 이루는 부위입니다.

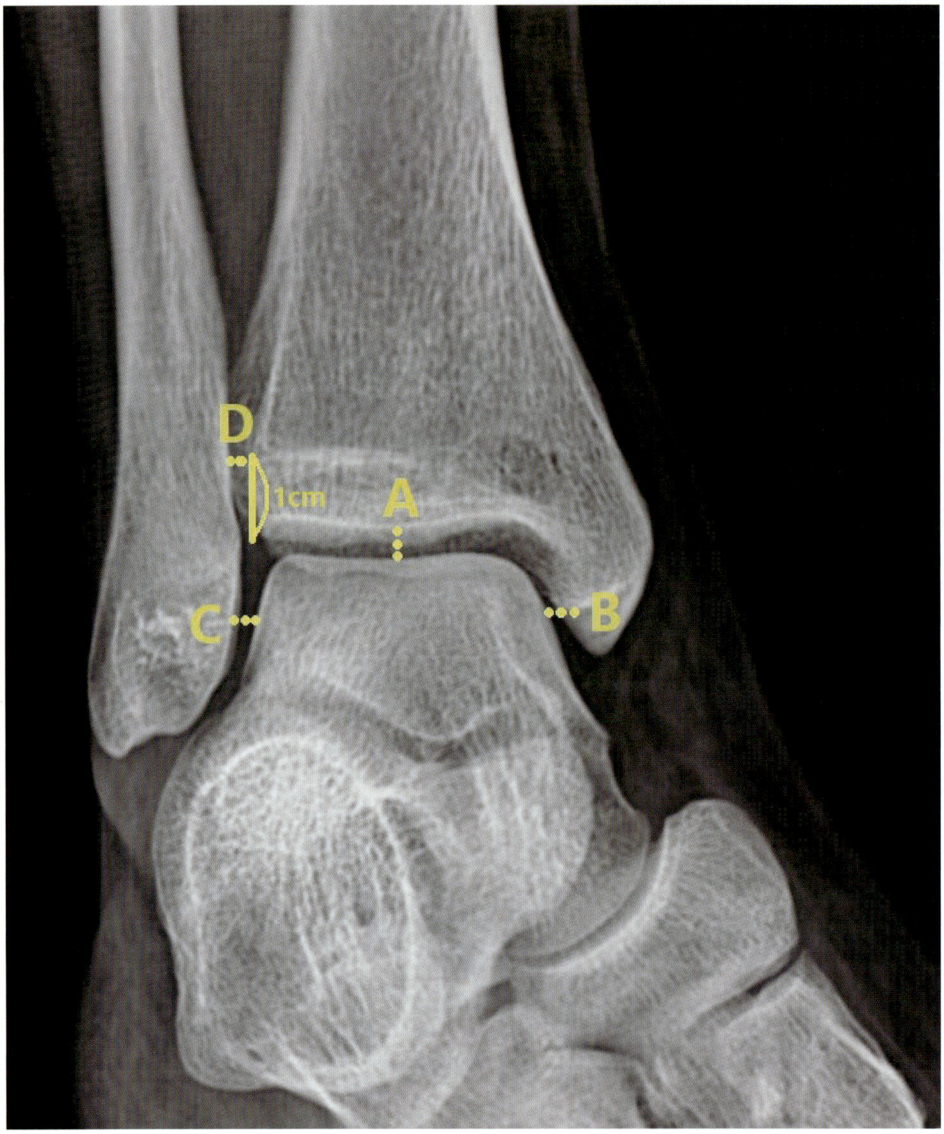

Fig. Ankle & Foot-15.

Mortise view에서는 위 그림의 점선으로 표시된 Clear space(A~D)를 보아야 합니다.

첫째로, Talocrural joint의 위쪽과 양 옆에 있는 Superior clear space(A) // Medial clear space(B) // Lateral **clear space**(C)를 보아 간격이 비슷한지 보아야 합니다. Talocrural joint space는 모든 방향으로 비슷하게 유지되어야 하고, 한쪽이 넓으면 Ligament injury를 의심해야 합니다. 특히 Superior clear space(A)보다 Medial clear space(B)가 더 넓으면 Medial ligament injury 또는 Syndesmosis injury를 생각해야 합니다.

둘째로, Tibiofibular clear space(D)를 보아야 합니다. Tibiofibular clear space(D)는 Tibial plafond의 1 cm proximal에서 Tibia와 Fibula의 간격을 보는 것입니다. AP view에서도 동일한 방법으로 측정 가능하며, Tibiofibular clear space(D)가 6 mm이상 측정되면 Syndesmosis injury를 의심해야 합니다.

3 Lateral view

Position

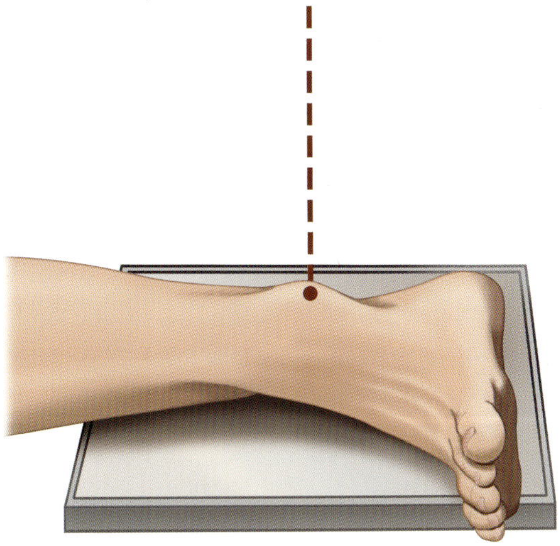

Fig. Ankle & Foot-16.

Lateral view는 촬영하고자 하는 쪽이 아래로 가도록 Lateral recumbent position을 합니다. Knee와 Ankle joint의 Lateral portion이 바닥에 닿도록 하여 Tibia가 바닥에 평행이 되도록 한 뒤 촬영합니다.

Distal fibula가 Distal tibia의 Posterior portion에서 겹쳐보여야 합니다. 또한 Talar dome도 겹쳐 Talus의 Superior articular surface가 잘 보이며, Tibiotalar joint space가 잘 보여야 합니다.

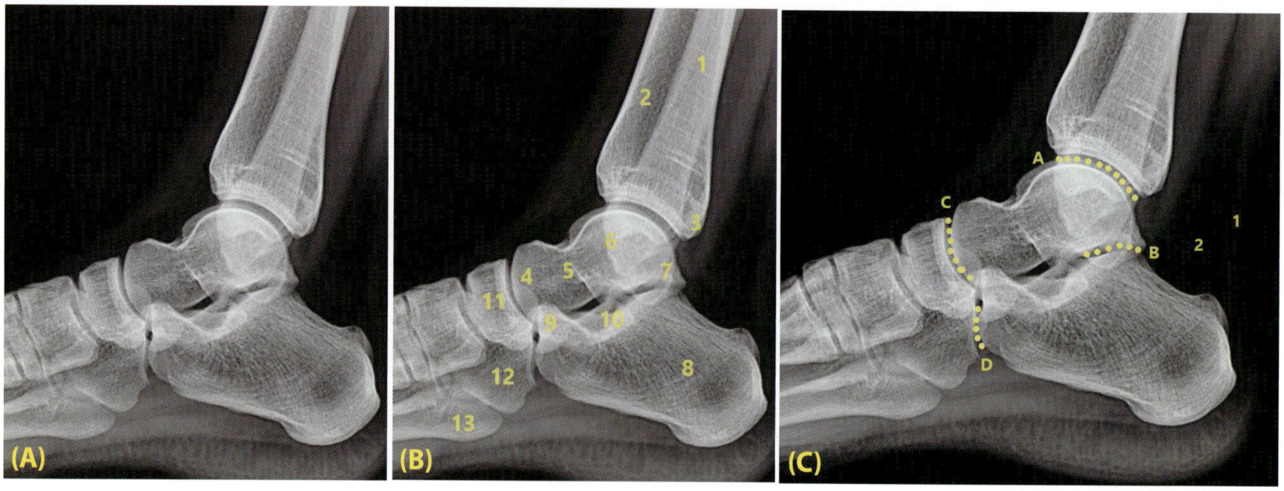

Fig. Ankle & Foot-17.

(B) 1. Fibula // 2. Tibia // 3. Posterior malleolus(Tibia) // 4. Talar head // 5. Talar neck // 6. Talar body // 7. Posterior process(Talus) // 8. Calcaneus // 9. Anterior process(Calcaneus) // 10. Sustentaculum tali(Calcaneus) // 11. Navicular bone // 12. Cuboid // 13. 5th metatarsal bone

(C) 1. Achilles tendon // 2. Kager's fat pad
A. Tibiotalar joint(Talocrural joint) // B. Subtalar joint // C. Talonavicular joint // D. Calcaneocuboid joint

Lateral view에서는 AP view에서 보이지 않는 Fibular fracture가 보일 수 있기 때문에, Fibula를 꼭 확인해야 합니다. 또한 Ankle inversion injury에서 동반될 수 있는 5th metatarsal bone(13) fracture를 Lateral view에서 확인할 수 있습니다. 그리고, 간접적으로 Injury를 알 수 있는 Soft tissue의 Edema나, Joint effusion도 볼 수 있습니다. Achilles tendon 앞쪽에 위치한 Kager's fat pad로 Edema를 볼 수 있으며, Tibiotalar joint의 Anterior portion에 Teardrop sign으로 Ankle joint effusion을 볼 수 있습니다.

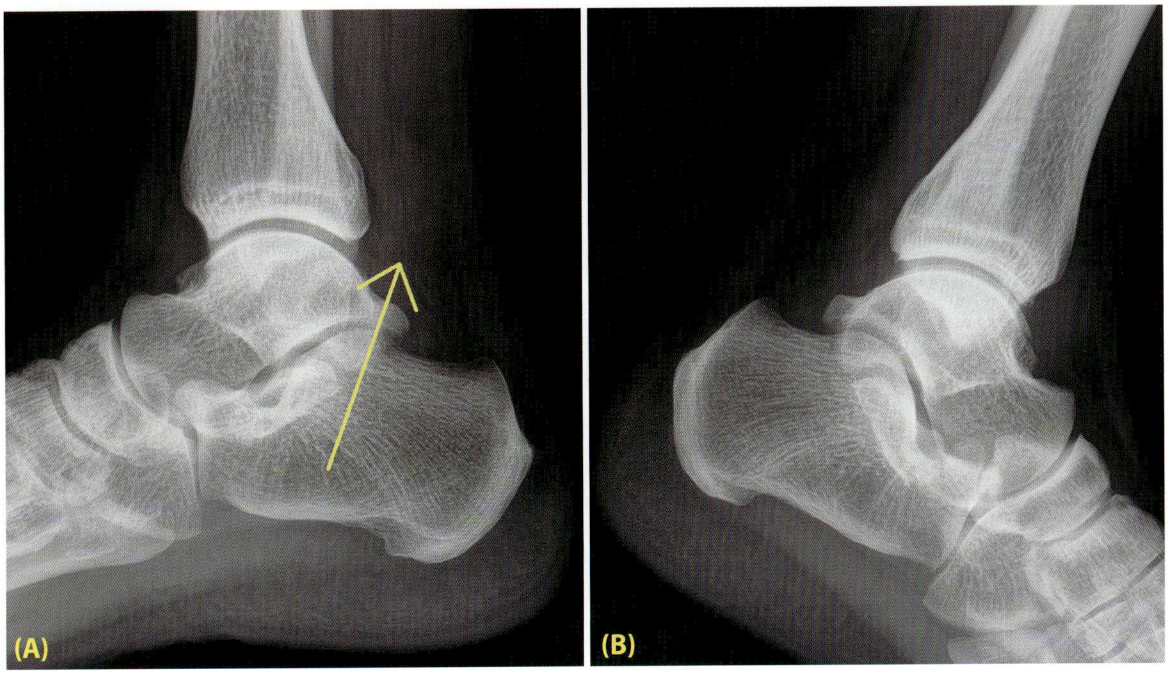

Fig. Ankle & Foot-18.

농구를 하던 중, 뒤꿈치를 차인 뒤 발생한 오른발 통증으로 내원한 40대 환자입니다. (A)는 환측 Lateral view이고, (B)는 건측 Lateral view 입니다.

Rt posterior ankle pain을 호소하며, Physical exam 상 Thompson test 양성을 보이고 있습니다. (A)를 보면 Achilles tendon에 끊어진 부위가 명확히 보이지는 않지만, (B)에 비해 **Kager's fat pad**(화살표)의 Density가 증가하였습니다. Tendon rupture가 있더라도 완전히 벌어진 것이 아니면 X-ray에서 끊어진 부위가 보이지 않기 때문에, Fat pad의 Density로, 주변 조직에 손상이 있음을 간접적으로 의심해야 합니다. History, Physical exam, X-ray 상으로 Achilles tendon injury가 의심되는 환자이고, MRI 검사로 Tendon rupture 진단받고 수술을 시행한 Case 입니다.

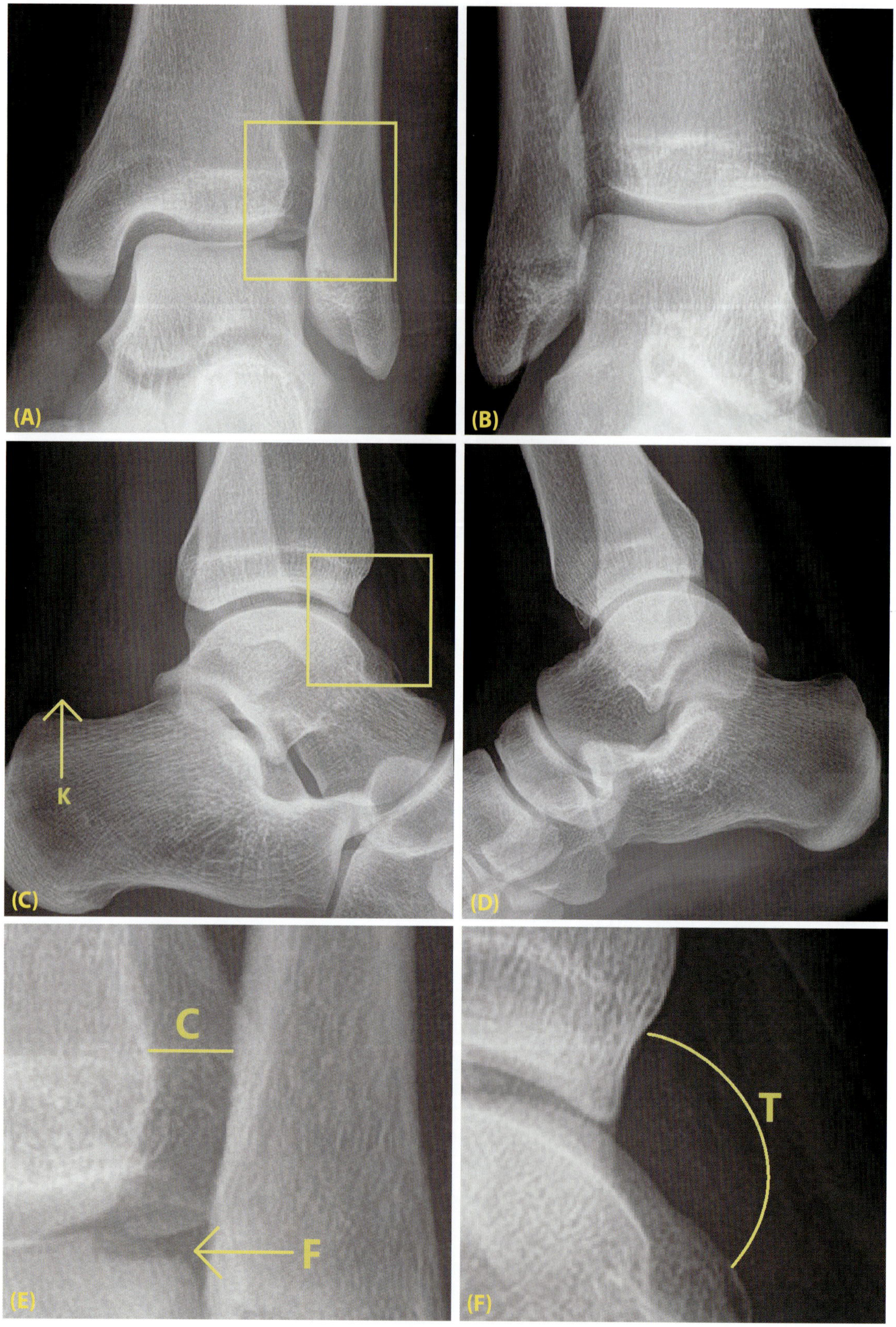

Fig. Ankle & Foot-19.

점프를 한 뒤, Ankle inversion 된 채 착지하여 발생한 Ankle pain으로 내원한 10대 환자의 증례입니다. (A)는 환측 AP view, (B)는 건측 AP view, (C)는 환측 Lateral view, (D)는 건측 Lateral view, (E)는 (A)네모의 확대, (F)는 (C) 네모의 확대 사진입니다.

Lateral view를 먼저 보아, (C)와 (D)를 비교하면, (C)에서 Kager's fat pad(K)의 Density가 증가되어 있으며, (F)에서 Teardrop sign(T)이 보입니다. Trauma 환자에서 Soft tissue edema(Kager's fat pad)나 Joint effusion(Teardrop sign)이 있으면, Fracture가 없는지 더욱 유심히 보아야 합니다. (A)의 확대사진인 (E)를 (B)와 비교해 보시면, Tibiofibular clear space(직선 C)가 넓어져 있으며, Talar dome fracture(화살표 F)소견이 있습니다. 이후 촬영한 MRI에서 넓어진 Clear space의 원인으로, Syndesmosis를 이루는 Anterior inferior tibiofibular ligament(AITFL) tear 소견을 발견할 수 있었습니다. 결과적으로 Talar dome fracture와 AITFL tear가 동반된 증례입니다.

Inversion injury에서 생각해야 하는 Fracture는 Lateral malleolus fracture, 5th metatarsal base fracture, Calcaneocuboid avulsion fracture가 있습니다. Talar dome fracture도 Inversion injury에서 발생 가능하나, 흔하지 않은 Fracture라 놓치기 쉽습니다. **Teardrop sign**이 보이면, X-ray에서 Fracture를 유심히 찾아보고, 잘 보이지 않더라도 MRI를 시행하는 것이 안전합니다. Inversion injury에서 확인해야 하는 소견은 뒤에서 설명하겠습니다(415p 설명).

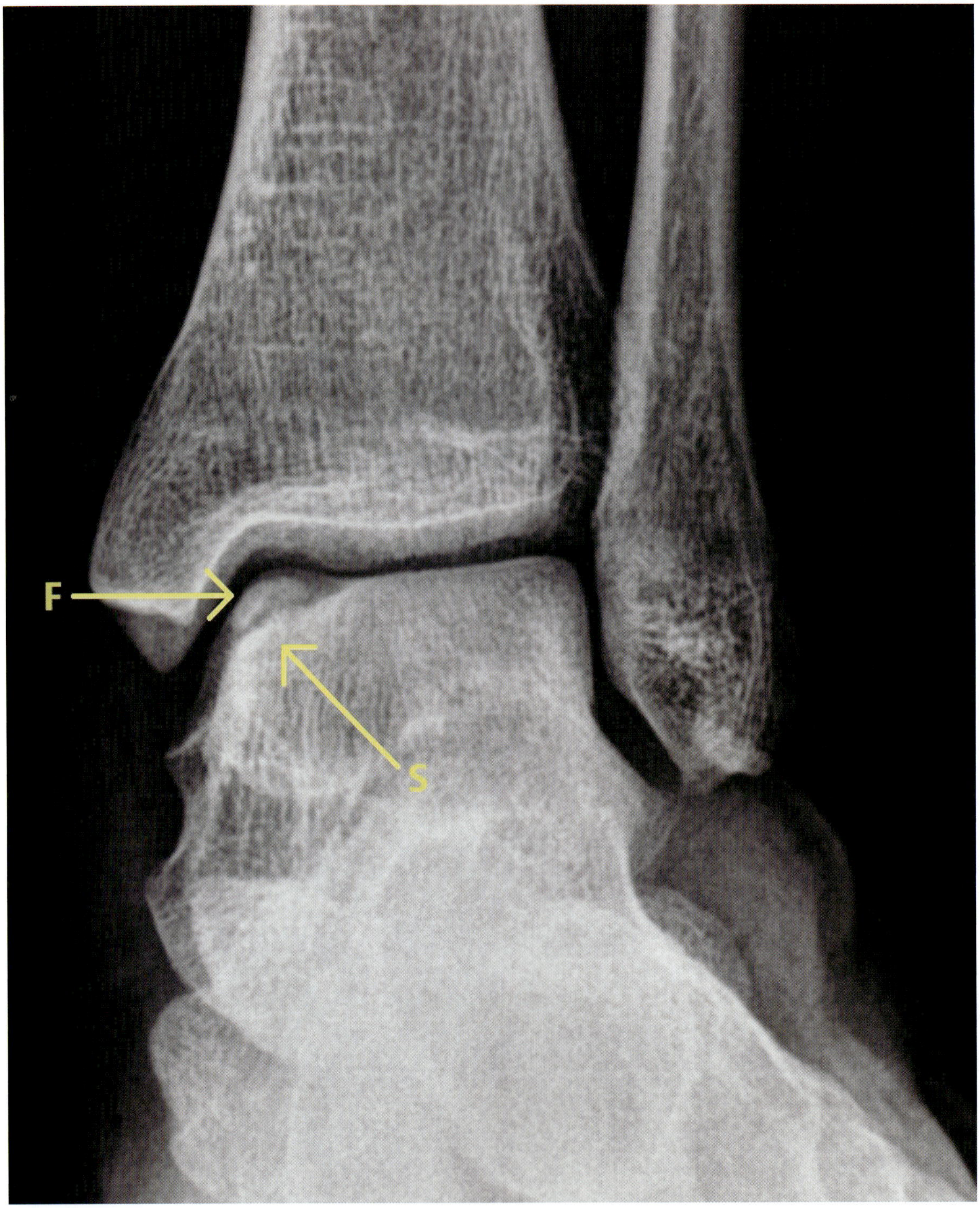

Fig. Ankle & Foot-20.

3년 전부터 간헐적으로 Ankle pain이 있던 20대 군인 환자의 Mortise view 입니다.

3년 전에 Inversion injury가 있었으나, 당시에는 증상이 심하지 않아 진통제 처방만 받은적이 있고, 행군시 통증이 심해지는 양상을 보이고 있습니다. X-ray 상 Osteochondral fragment(화살표 F) 주위로 Radiolucent lesion이 둘러싸고 있으며, 남아있는 Talus에는 Sclerosis(화살표 S)를 보이고 있는 Osteochondritis dissecans 증례입니다. Osteochondral fragment는 Bone(Osteo-)과 Cartilage (-Chondral)가 조각(Fragment)으로 떨어져 나간 것을 뜻합니다.

Osteochondritis dissecans는 주로 무릎 관절에서 생기나, 발목, 팔꿈치에서도 발생 가능합니다. 10대~20대에서 많이 발생하며, Subchondral bone의 Defect로 Osteochondral fragment가 점차적으로 떨어져 나가는 질환입니다. 정확한 원인은 알려지지 않으나, Repetitive physical trauma에 의해 발생하는 경우가 있어, 신체활동이 많은 젊은 연령에서 발생하는 경향을 보입니다. 무증상에서 심한 통증까지 다양한 증상을 나타낼 수 있고, Osteochondral fragment가 Loose body로 되는 경우 Locking 증상까지 나타낼 수 있습니다. Ankle에서는 Talar dome의 Superomedial portion이 가장 흔히 발생하는 위치이며, Mortise view에서 잘 보입니다. X-ray 소견으로는, 주위 Sclerosis가 동반된 Subchondral bone의 Radiolucent lesion을 보이며, 진행할수록 Osteochondral fragment가 떨어져 나가는 양상을 보입니다. Ankle에서는 Osteochondral fragment가 떨어져 나가더라도 증상이 없으면, Ankle osteoarthritis를 유발하지 않기 때문에 수술하지는 않습니다.

4 Stress view(Anterior/Varus)

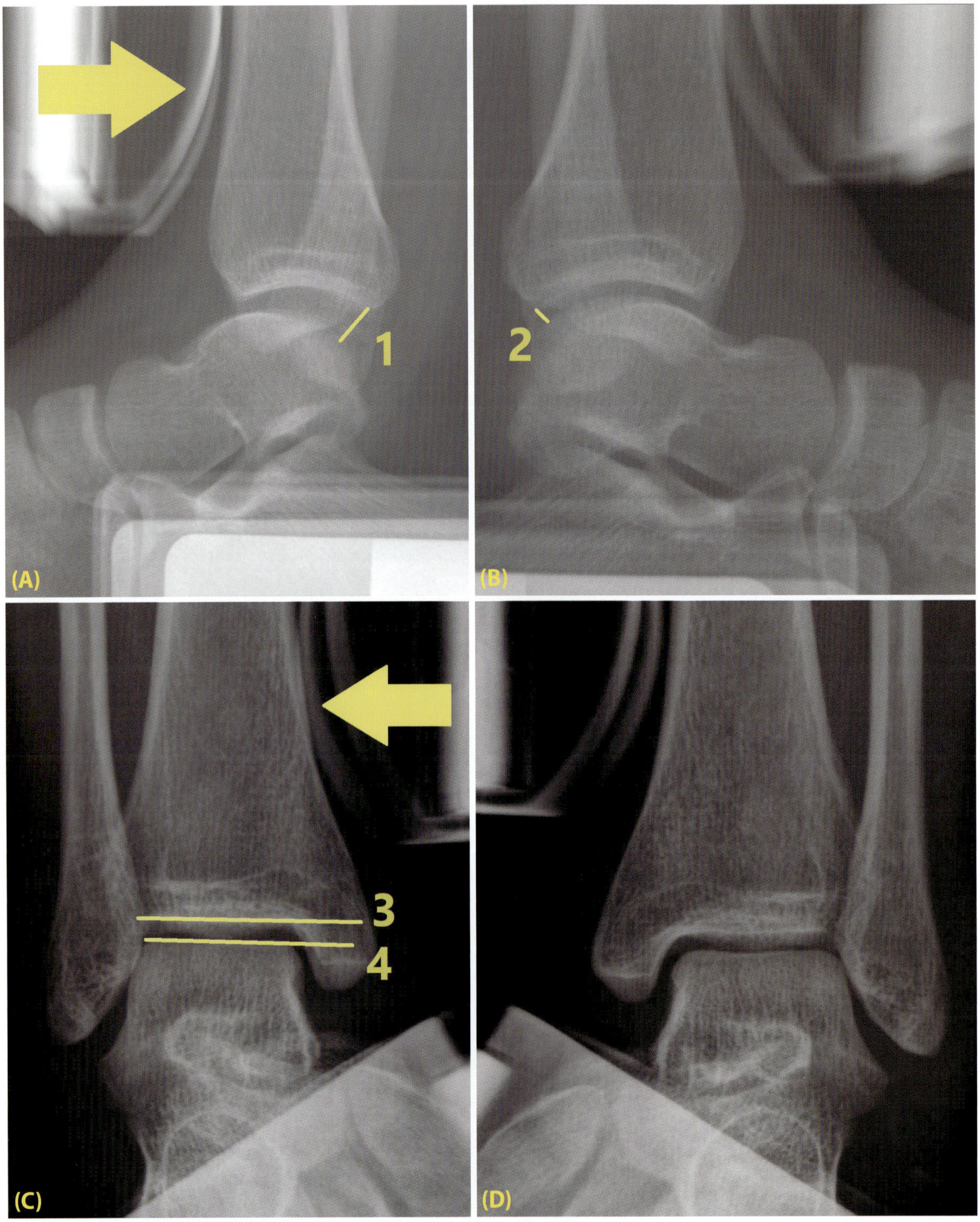

Fig. Ankle & Foot-21.

Ankle에서는 Lateral ligament의 손상이 흔하게 일어나며, Lateral ligament의 손상은 Instability를 유발할 수 있습니다. Lateral ligament 중에 Anterior talofibular ligament(ATFL)의 손상이 가장 흔하며, 그 다음 순서로 Calcaneofibular ligament(CFL)의 손상이 흔합니다. Posterior talofibular ligament의 손상은 잘 일어나지 않습니다. 초음파나 MRI를 통해 Ligament injury를 직접적으로 볼 수 있지만, X-ray로는 Stress view를 통해 간접적으로 볼 수 있습니다.

Anterior stress view는 Lateral view에서 Foot을 고정시키고, Tibia에 Anterior → Posterior 방향으로 힘을 가하면서 찍습니다. ATFL tear가 있을 시 Lateral tibiotalar distance가 증가하게 됩니다. Lateral tibiotalar distance는 Tibiotalar joint surface에 해당하는 Tibia의 가장 뒤쪽에서 Talus와 가장 가까운 거리를 잰 것입니다. 건측에 비해 3 mm이상 차이가 나거나, 절대적으로 10 mm 이상인 경우 Positive로 봅니다.

Varus stress view는 AP view에서 Foot을 고정시키고, Tibia에 Medial → Lateral 방향으로 힘을 가하면서 찍습니다. ATFL tear 또는 CFL tear가 있는 경우 Talar tilt가 증가하게 됩니다. Talar tilt는 Tibia의 Plafond를 그은 선과, Talar dome을 그은 선이 이루는 각도입니다. 건측에 비해 3° 이상 차이가 나거나, 절대적 수치가 9° 이상인 경우 Positive로 봅니다.

6개월 전에 Rt ankle에 Inversion injury를 받은 후, Instability로 Recurrent ankle sprain을 호소하는 30대 환자의 X-ray 입니다. (A)는 환측의 Anterior stress test, (B)는 건측의 Anterior stress test, (C)는 환측의 Varus stress view, (D)는 건측의 Varus stress view 입니다.

(A)에서 화살표 방향으로 힘을 가하면, Tibia에 비해 Foot이 앞쪽으로 나오는 방향이기 때문에 Anterior stress X-ray 입니다. (A)의 Lateral tibiotalar distance(1)는 7.2 mm로 측정되고, (B)의 Lateral tibiotalar distance(2)는 2.9 mm로 측정되었습니다. 건측에 비해 3 mm이상 차이 나기 때문에, ATFL tear에 의한 Instability가 의심되는 환자입니다.

(C)에서 화살표 방향으로 힘을 가하면, Ankle이 Varus 되기 때문에 Varus stress X-ray 입니다. (C)의 Plafond를 그은 선(3)과 Talar dome을 그은 선(4)의 각도를 Talar tilt라고 합니다. (D)와 비교했을 때, 각도 차이가 3°미만에, 절대적 수치도 9°미만이므로 Varus stress X-ray는 정상 소견입니다.

Varus stress X-ray는 Negative이지만, Anterior stress X-ray가 Positive이기 때문에, ATFL tear로 인한 Instability를 의심할 수 있고, 초음파나 MRI를 통해 확진해야 합니다.

5 Axial calcaneus view

Position

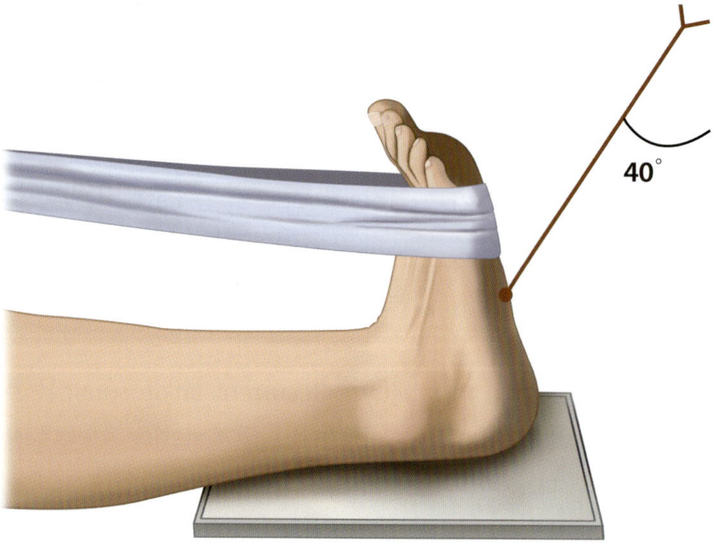

Fig. Ankle & Foot-22.

뒤꿈치를 Image receptor에 대고, Dorsiflexion을 합니다. X-ray beam은 Cephalad로 40° 기울여서 촬영합니다.

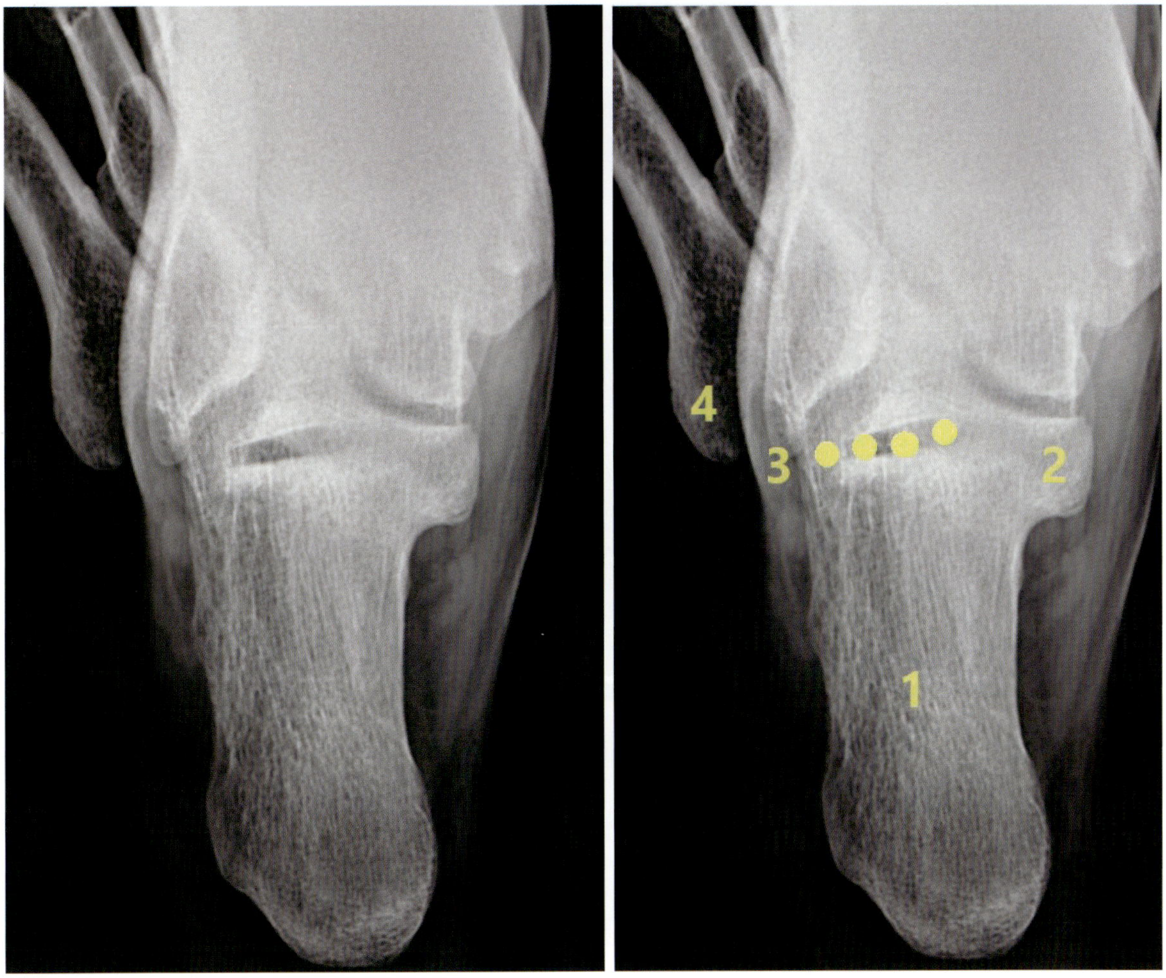

Fig. Ankle & Foot-23.

1. Calcaneus // 2. Sustentaculum tali(Calcaneus) // 3. Subtalar joint // 4. 5th metatarsal bone

Axial calcaneus view는 Calcaneus의 Fracture가 의심되는 경우 확인할 수 있습니다. Calcaneus의 Sustentaculum tali(2)가 보이도록 촬영해야 합니다.

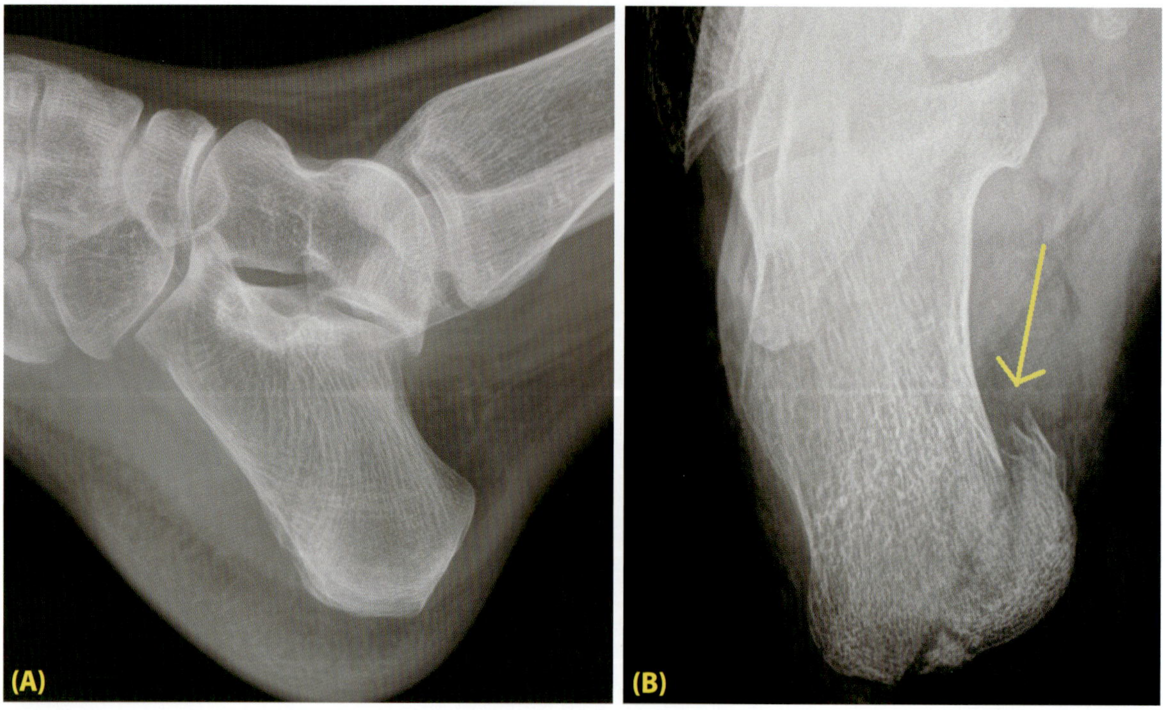

Fig. Ankle & Foot-24.

2층에서 떨어지며 발 뒤꿈치로 착지한 30대 환자의 X-ray 입니다. (A)는 Lateral view, (B)는 Axial calcaneus view 입니다.

(A)에서는 Calcaneus fracture가 잘 보이지 않지만, (B)에서 Fracture(화살표)가 명확하게 보입니다. Calcaneus fracture가 의심되는 경우는 Axial calcaneus view를 찍어야 합니다.

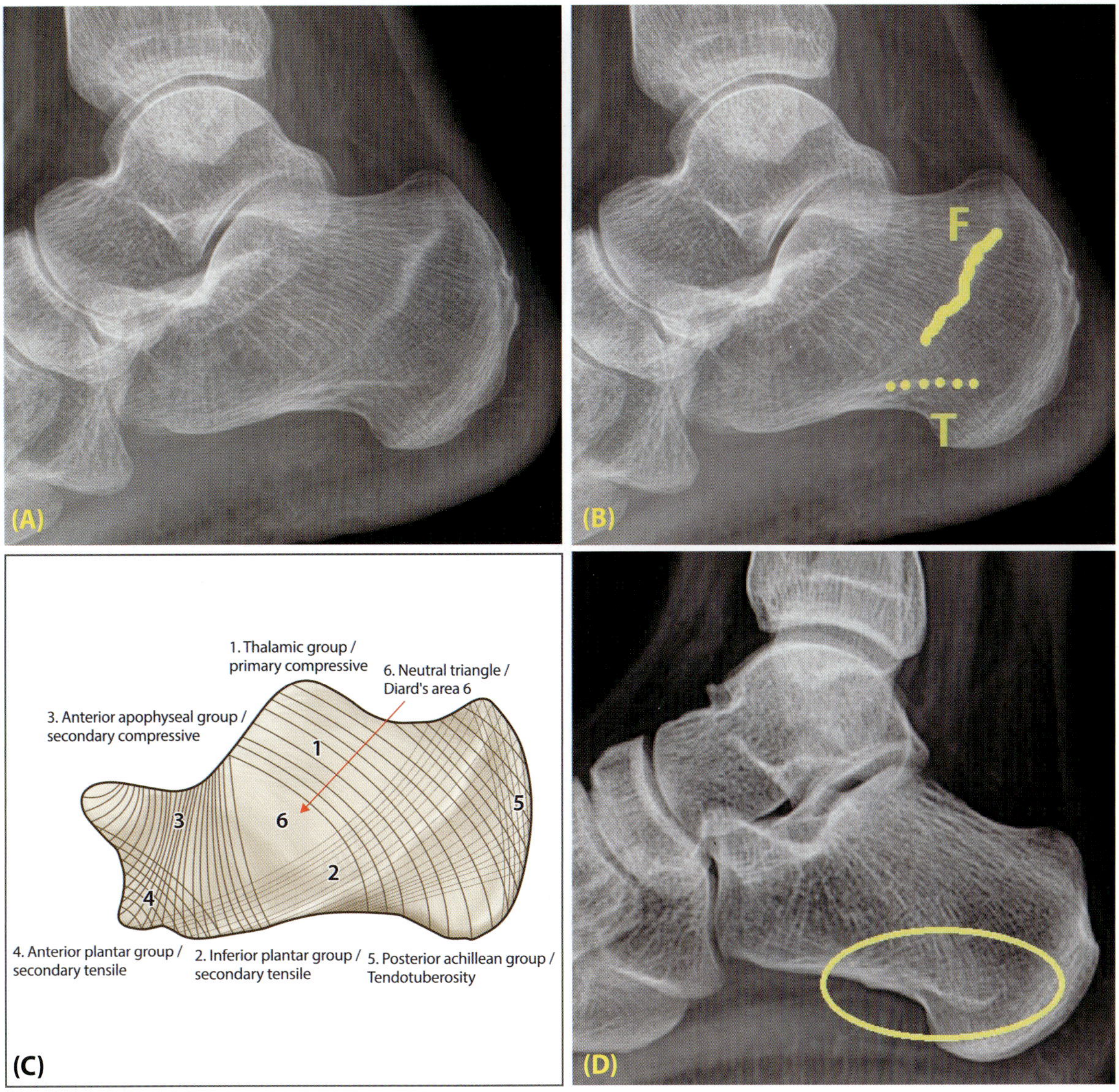

Fig. Ankle & Foot-25.

무거운 짐을 지고 행군을 오래한 군인이 발 뒤꿈치 통증으로 내원하였습니다. (A)와 (B)는 Lateral view, (C)는 Calcaneus의 Trabecular pattern 모식도, (D)는 다른 환자의 정상 Lateral view 입니다.

(C)의 Primary compressive trabeculae(1)에 수직인 방향으로 (B)의 Fracture line(F)이 보여, Stress fracture로 진단할 수 있습니다. (B)에서와 같이, Calcaneal stress fracture는 특징적으로 Trabecular pattern에 수직 방향으로 하얀 선이 보입니다. 그에 비해 Calcaneus의 Inferior portion에 보이는 다른 하얀 선(점선 T)은 Prominent calcaneal trabeculation 입니다. (D)에서처럼 Trabeculation이 좀 더 하얗게 보일 수 있는 Normal variant이며, Stress fracture와 구분해야 합니다.

추가적으로 (C)를 보시면 Calcaneus는 여러 방향으로 Trabecular pattern이 있습니다. Trabecular pattern는 X-ray에서 하얀 선으로 보이게 되는데, Neutral triangle(6)에는 Trabecula가 지나가지 않아 상대적으로 까맣게 보입니다. Neutral triangle을 Osteolytic bone lesion으로 잘못 판독할 수 있으나, 정상 소견입니다.

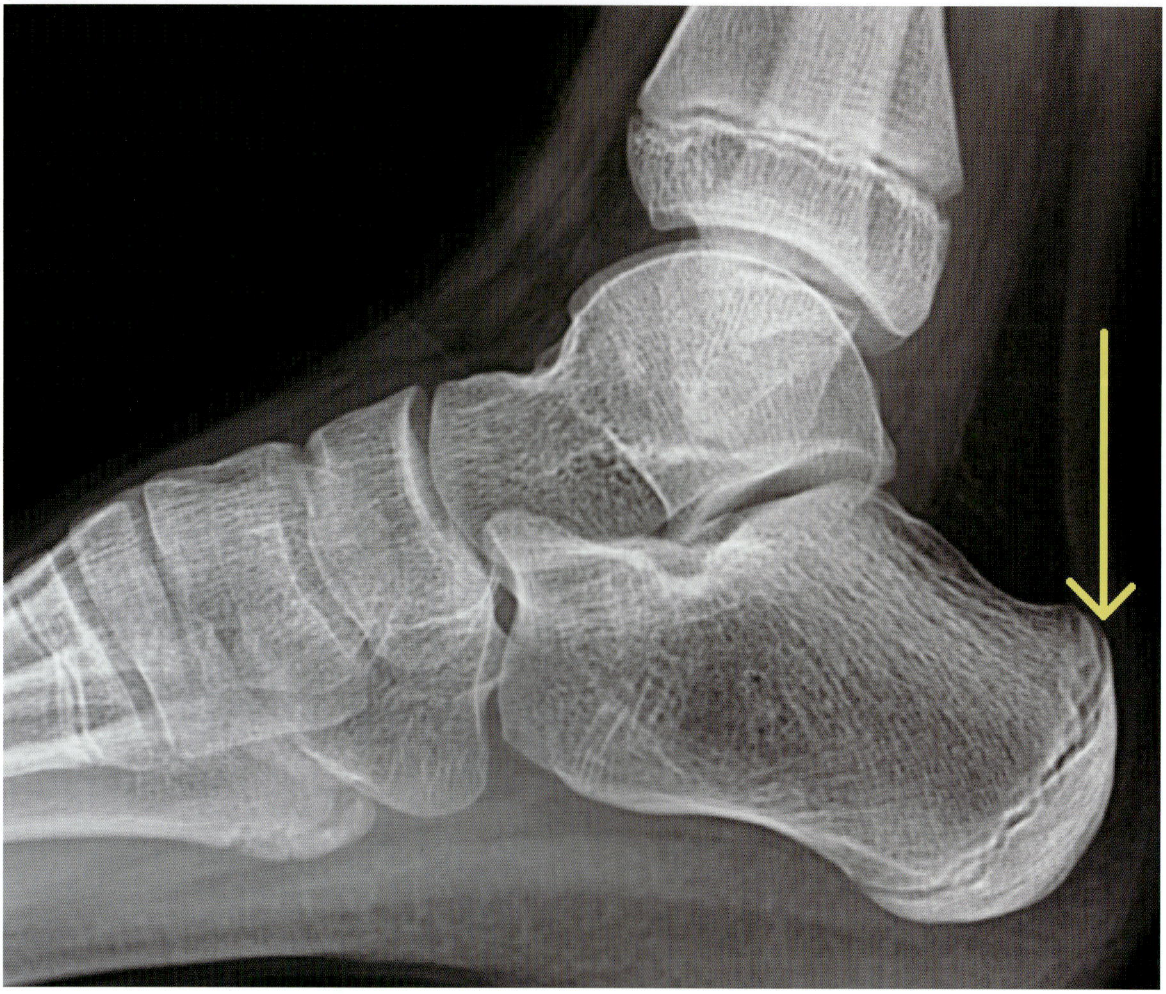

Fig. Ankle & Foot-26.

10대의 정상 Lateral view 입니다.

소아 환자에서는 Calcaneus의 Posterior portion으로 Secondary ossification center가 있기 때문에, 정상적인 Physis(화살표)를 Fracture line으로 판독하면 안됩니다.

CASE

1. Osteoarthritis(OA)

Ankle joint는 단위 면적당 받는 체중이 가장 크지만, Hip joint나 Knee joint에 비해 Osteoarthritis 발생 빈도가 매우 낮은 관절입니다. 즉, Ankle는 매우 안정한 Joint이며, 원인이 없이 발생하는 Primary OA 보다는, 주로 Traumatic event나 Lateral ligament의 Laxity에 의해 OA가 발생합니다.

Classification for ankle osteoarthritis	
Stage	X–ray 소견
I	No narrowing of the joint space, but early sclerosis and formation of osteophytes
II	Narrowing of the medial joint space
IIIA	Obliteration of medial side with subchondral bone contact
IIIB	Extension of the obliteration to the roof of the dome of the talus
IV	Obliteration of the whole joint space

Ankle OA는 주로 Medial side부터 발생하여 Talar dome과 Lateral side로 진행하는 양상을 보입니다.

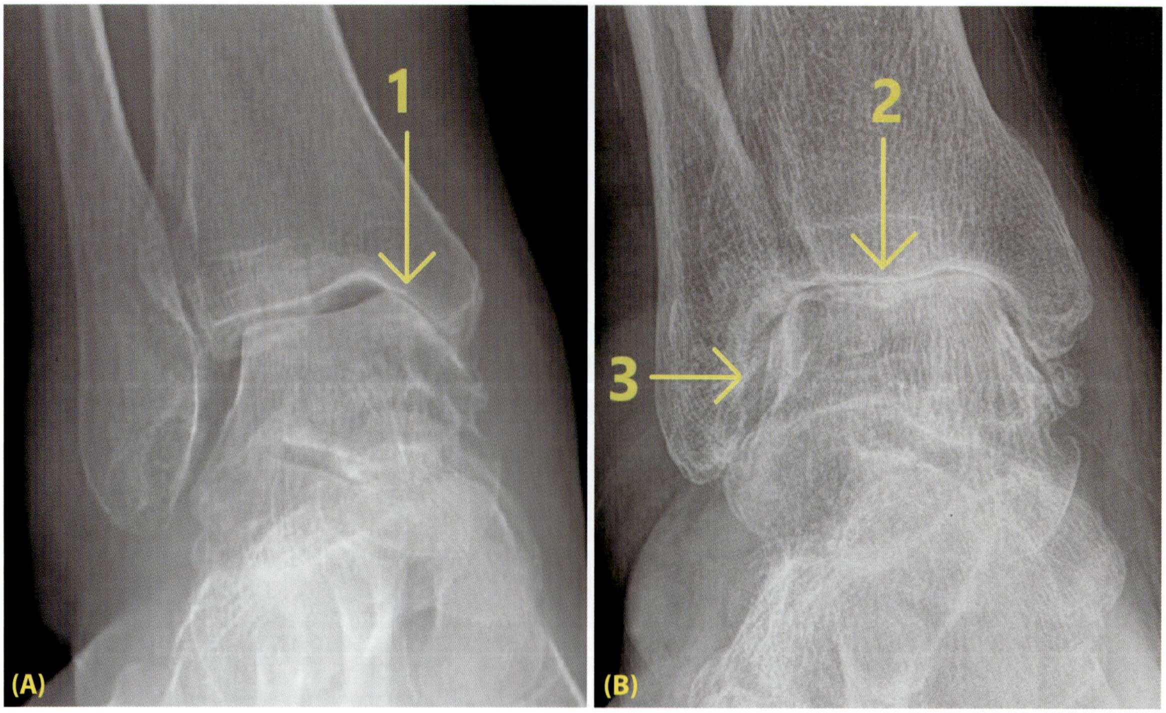

Fig. Ankle & Foot-27.

Ankle OA의 증례입니다.

(A)를 보시면, Talocrural joint의 Medial side(1)만 Bone contact 되어 있는 Stage IIIA OA이고, (B)는 더 진행되어 Talar dome(2)과 Lateral side(3)도 Bone contact 되어 있는 Stage IV OA 증례입니다.

2. Anterior ankle impingement syndrome

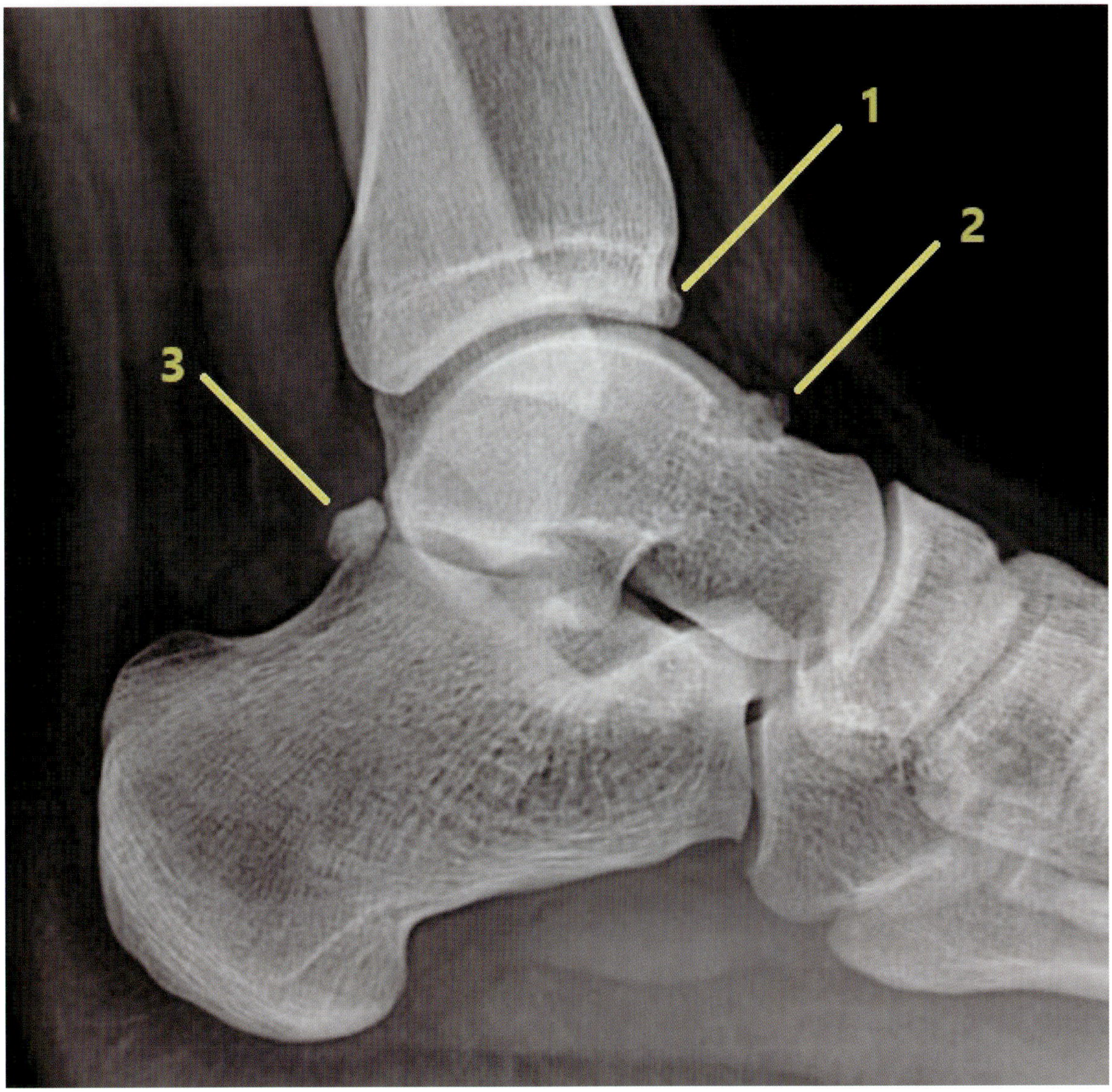

Fig. Ankle & Foot-28.

Ankle dorsiflexion시 Anterior ankle pain을 호소하는 20대 환자의 Lateral view 입니다.

Anterior tibia(1)와 Talus의 Dorsal aspect(2)에서 Osteophyte가 보이는 Anterior ankle impingement syndrome 증례입니다. Anterior ankle impingement syndrome은 Chronic repetitive trauma에 의해 발생하기 때문에, 축구와 같은 스포츠를 하는 환자에서 잘 발생합니다. X-ray 상 Ankle dorsiflexion 시 서로 맞닿을 위치에서 Osteophyte(1, 2)가 보입니다.

Talus의 뒤쪽으로 보이는 부골은 Os trigonum(3)이며, 보통 무증상이지만, Os trigonum syndrome의 원인이 되기도 합니다.

3. Os trigonum syndrome

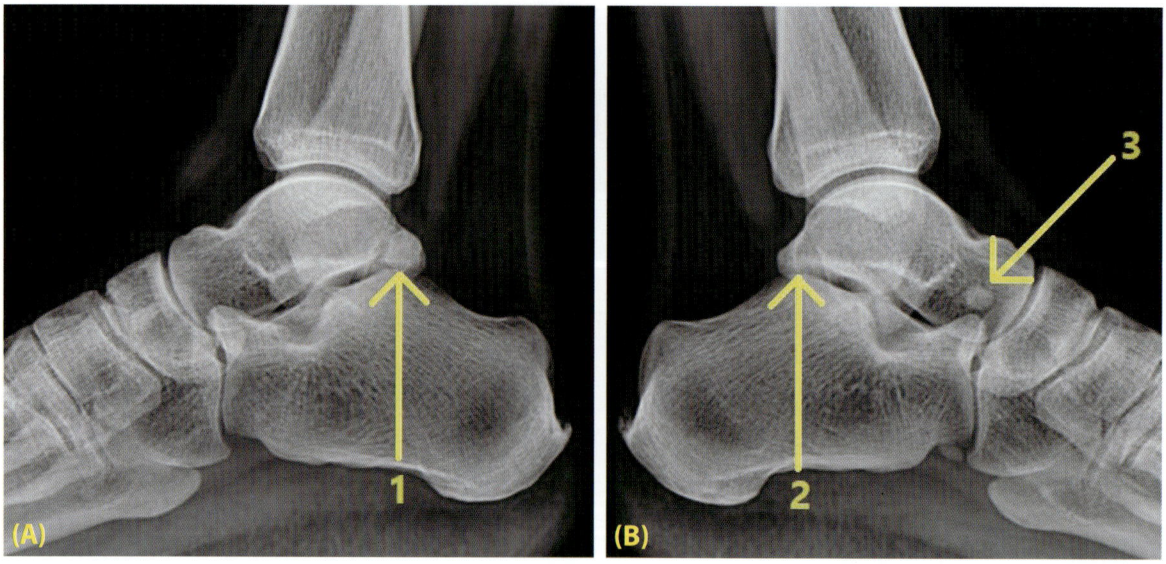

Fig. Ankle & Foot-29.

Ankle과 Foot에는 많은 종류의 Accessory ossicle이 있습니다. 대부분 무증상이지만, 그 중에 Os trigonum, Accessory navicular bone, hallux sesamoid에서 가장 흔하게 증상을 일으킵니다. Os trigonum은 Posterior talar process의 Secondary ossification이 합쳐지지 않은 상태로 남아 있는 것입니다. Os trigonum에 의해 Posterior ankle pain이 발생하는 경우 Os trigonum syndrome이라 합니다. Plantar flexion을 많이 하는 Runner, Dancer에서 더 흔하게 발생합니다.

5개월 전부터 Plantar flexion시 발생하는 Posterior ankle pain으로 내원한 20대 Os trigonum syndrome 환자의 X-ray 입니다. (A)는 환측 Lateral view 이고, (B)는 건측 Lateral view 입니다.

(B)에서는 Posterior talar process(2)로 잘 붙어 있지만, (A)를 보시면, 합쳐지지 못한 Os trigonum(1) 이 보입니다. Ankle plantar flexion시 Os trigonum이 Posterior tibia와 Calcaneus 사이에서 Impingement를 일으켜 통증이 생깁니다. 또한, Os trigonum의 Medial side로 Flexor hallucis longus tendon이 지나가는데, Os trigonum에 의한 반복적인 자극으로 Tendon에 Inflammation이 발생하여 통증이 생길 수 있습니다. (B)에서 Calcaneus의 Anterior process 위쪽에 있는 Ossicle은 Os calcaneus secundarius(3)로 Normal variant 입니다.

Os trigonum은 Shepherd fracture(Posterior talar process fracture)와 감별해야 합니다. Fracture를 일으킬만한 Trauma history가 있거나, Cortical bone의 Disruption이 있는 경우 Shepherd fracture를 의심할 수 있습니다. 그에 비해, Trauma history가 없거나, Bone fragment에 Cortical bone이 잘 보이면 Os trigonum 소견입니다.

4. Stieda process

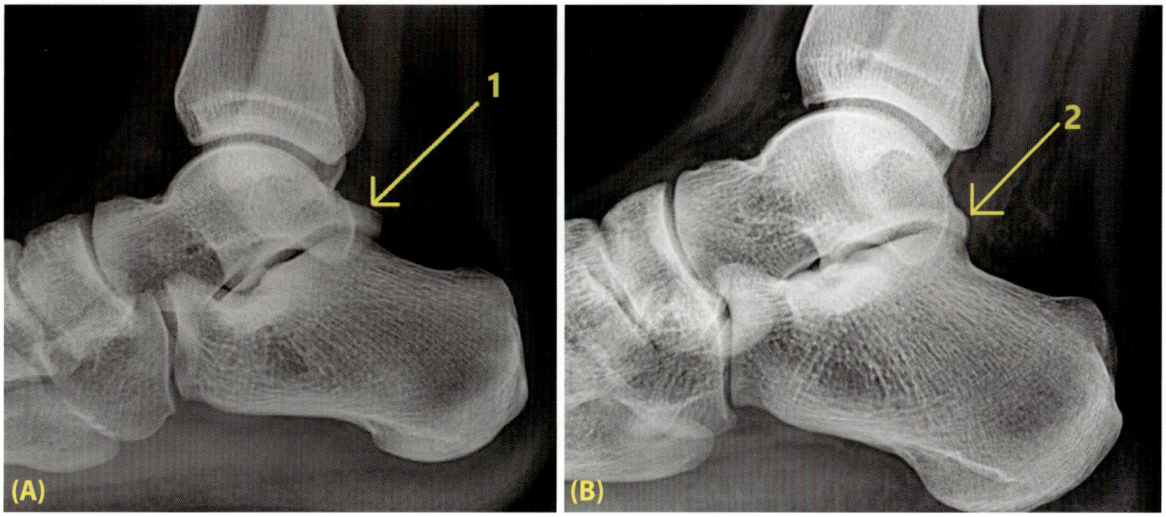

Fig. Ankle & Foot-30.

Posterior talar process가 일반적인 경우보다 긴 경우를 Stieda process라 합니다.

(A)는 Stieda process(1)의 X-ray이고, (B)는 정상 Posterior talar process(2)의 X-ray 입니다. Stieda process가 있는 경우 Plantar flexion시 Tibia와 Calcaneus사이에 Impingement가 발생하여 통증을 유발할 수 있습니다.

Os trigonum이나 Stieda process가 있는 경우, Plantar flexion시 Posterior ankle pain을 유발하는 Ankle posterior impingement의 발생 가능성이 높아집니다.

5. Fracture

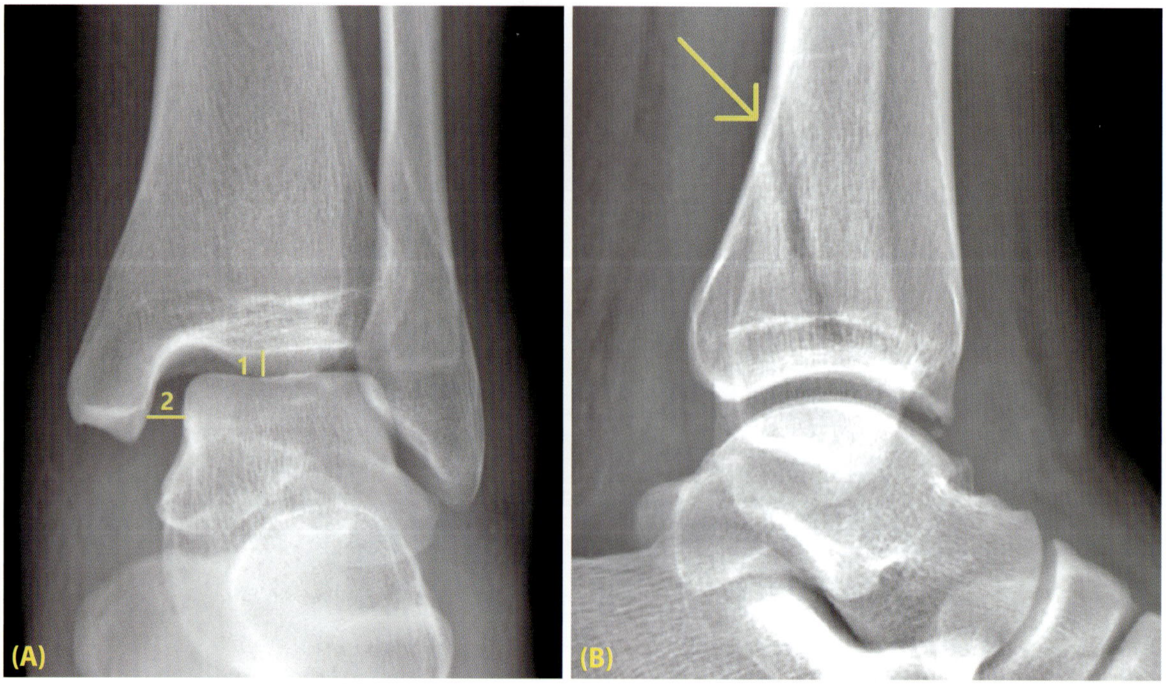

Fig. Ankle & Foot-31.

축구하던 중 발생한 Inversion injury로 내원한 20대 환자입니다. (A)는 AP view, (B)는 Lateral view 입니다.

AP view에서 잘 보이지 않는 Distal fibular fracture(화살표)가 Lateral view에서 잘 보입니다. 따라서 Lateral view에서도 Fibula를 잘 살펴보아야 합니다. 또한, (A)에서 Superior clear space(1)보다 Medial clear space(2)가 넓어져 있어, 추가 검사를 통해 Deltoid ligament injury나 Syndesmosis injury도 감별해야 합니다.

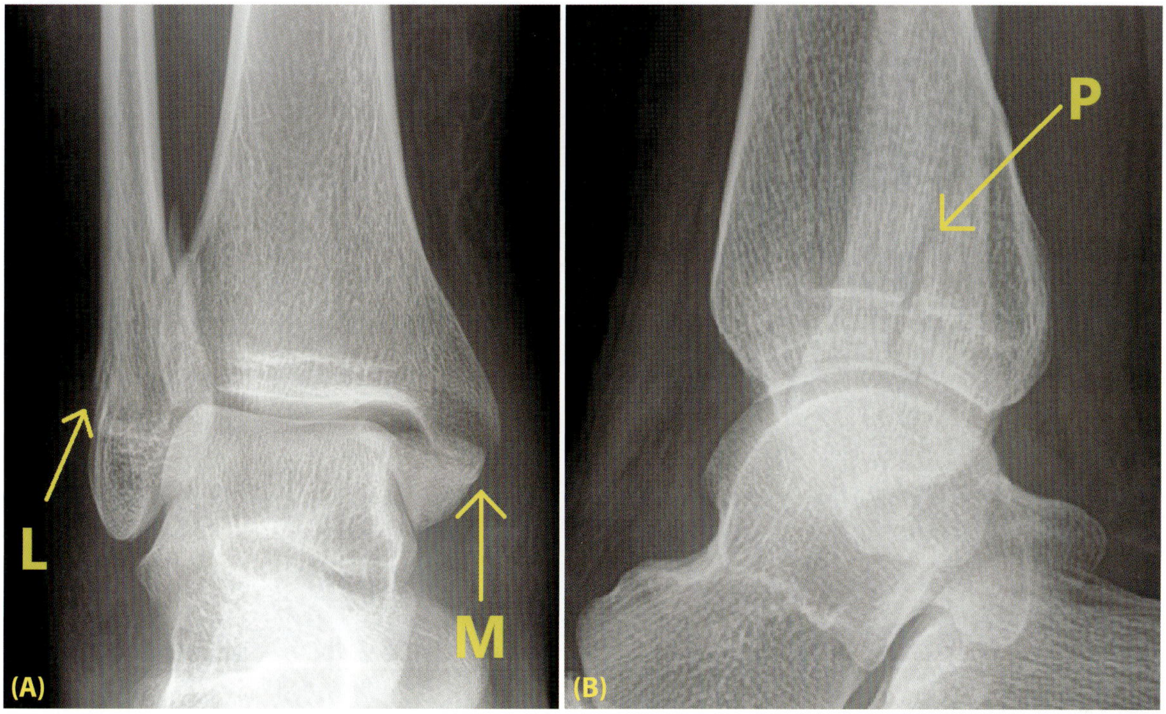

Fig. Ankle & Foot-32.

Malleolus는 3가지로, AP view에서 보이는 Lateral malleolus와 Medial malleolus, 그리고 Lateral view에서 보이는 Posterior malleolus가 있습니다. Lateral/Medial/Posterior malleolus는 Fracture가 개별적으로 발생할 수도 있지만 동시에 발생할 수도 있습니다.

Lateral malleolus fracture와 Medial malleolus fracture가 동시에 있는 경우, Bimalleolar fracture라 하며, Bimalleolar fracture에 Posterior malleolus fracture까지 있는 경우 Trimalleolar fracture라 합니다.

(A)는 Bimalleolar fracture 환자의 AP view이고, (B)는 다른 환자의 Posterior malleolus fracture의 Lateral view 입니다. (A)에서 Lateral malleolus fracture(L)과 Medial malleolus fracture(M) 볼 수 있으며, (B)에서 Posterior malleolus fracture(P)를 볼 수 있습니다.

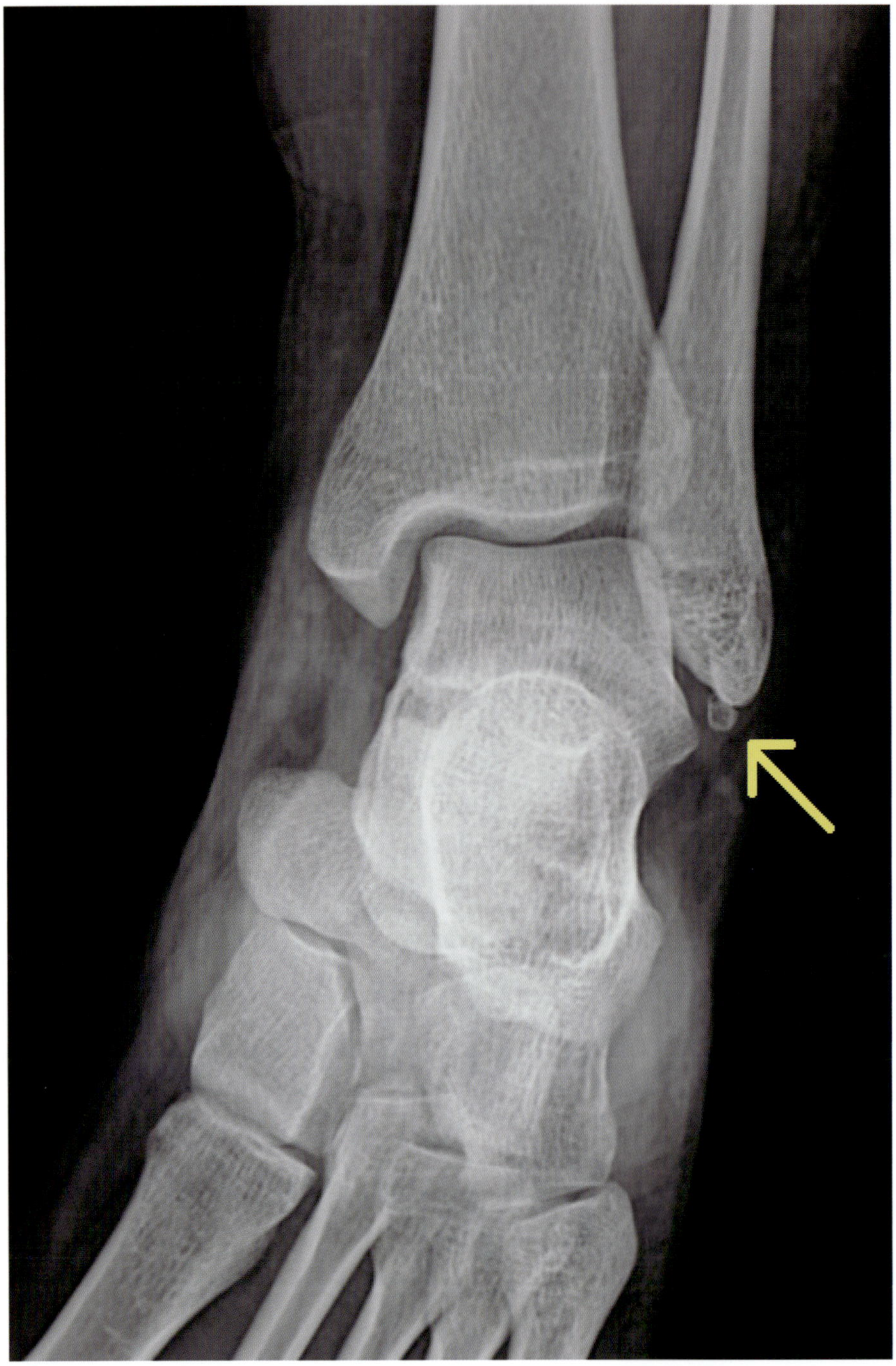

Fig. Ankle & Foot-33.

Lateral malleolar fracture로 잘못 판독할 수 있는 Os subfibulare 증례입니다. 다른 Ossicle과 마찬가지로 Fracture와 감별점은, Os subfibulare의 둥근 모양, Cortex가 잘 이어지는 모양으로 판별할 수 있습니다.

대부분의 Os subfibulare는 증상이 없지만, Subfibular pain을 유발하거나, Chronic lateral ankle instability(CLAI)와 연관이 있을 수 있습니다.

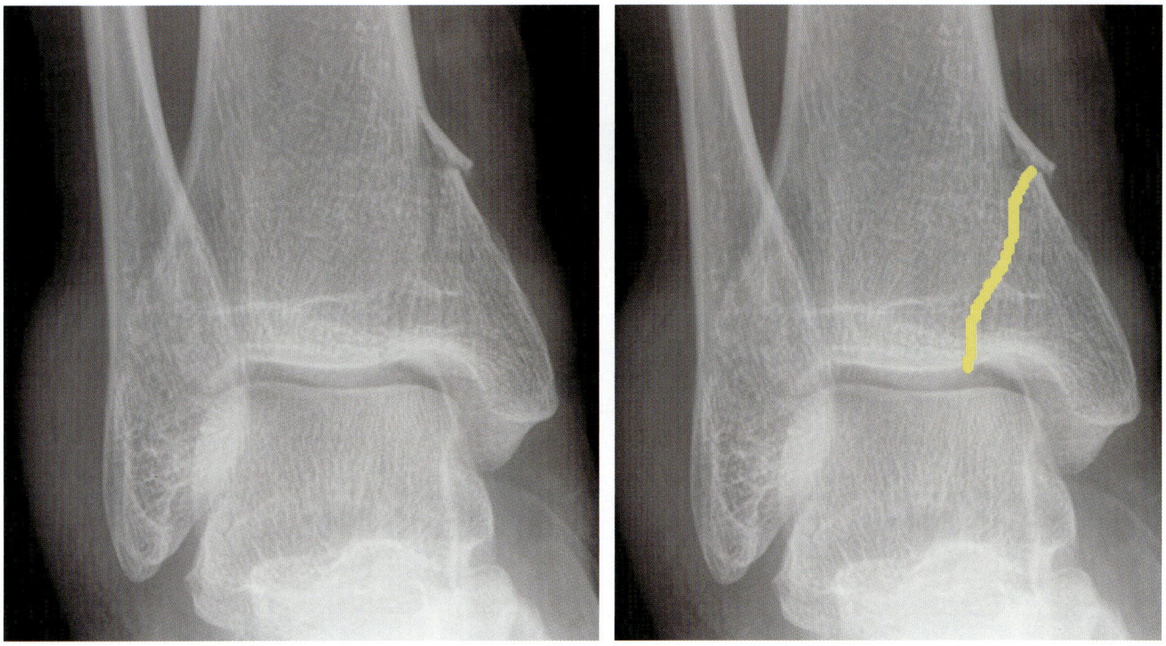

Fig. Ankle & Foot-34.

강한 Axial loading을 받는 경우 발생하는 Pilon fracture(Tibial plafond fracture) 입니다.

한페이지 지식

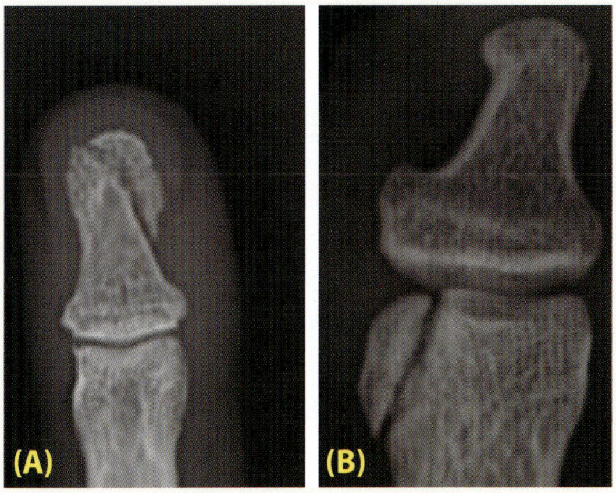

(A)는 Distal phalanx of 1st toe의 Acute fracture이고, (B)는 Proximal phalanx of 1st toe의 Old fracture 입니다. (A)와 비교했을 때, (B) Old fracture의 특징으로는, 골절면에 Sclerosis가 생겨 마치 Cortical bone으로 둘러싸인듯이 보이며, 골절면의 끝부분이 좀 더 둥글게 보입니다.

6. Non-ossifying fibroma

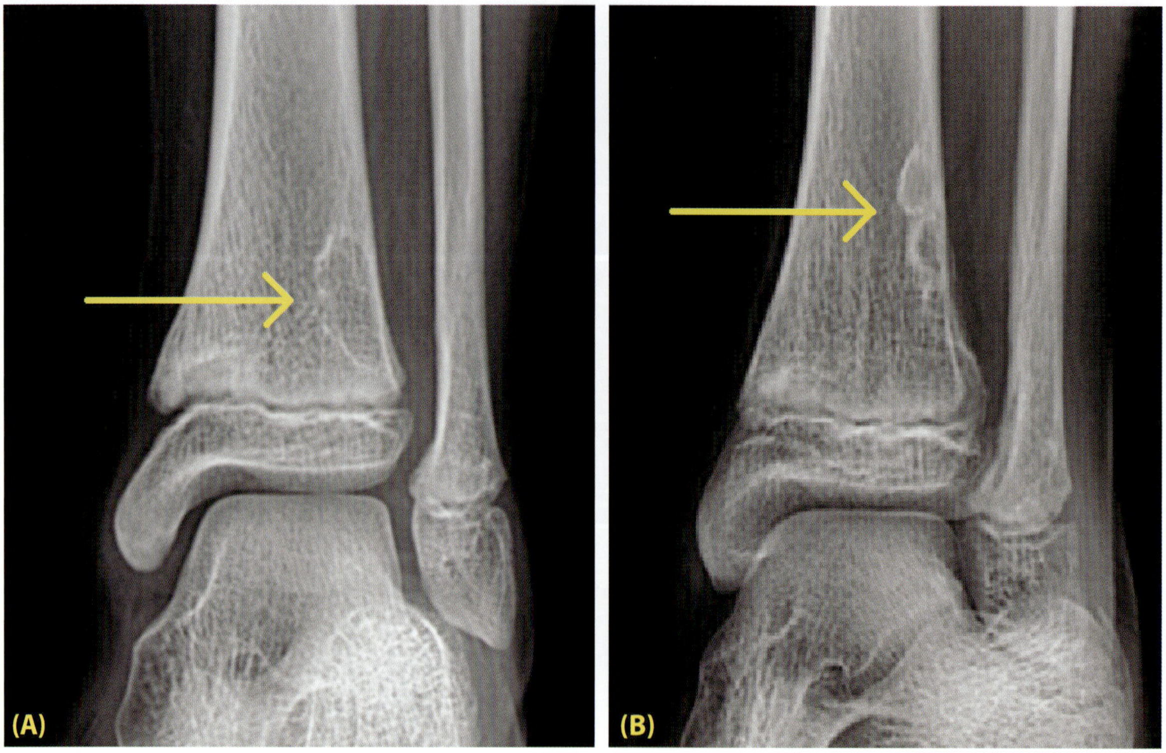

Fig. Ankle & Foot-35.

(A)는 10대 환자의 Ankle mortise view이며, (B)는 2년 뒤 f/u X-ray 입니다.

Distal tibia의 Medial side로 Radiolucent lesion과 주위 얇은 Sclerotic rim을 보이는 Non-ossifying fibroma(화살표) 증례입니다.

Non-ossifying fibroma는 Benign tumor이며, Long bone의 Metaphysis에서 발생합니다. 대부분 무증상이며, Distal femur, Distal tibia, Proximal tibia에서 잘 발견됩니다. 성장이 끝나면 사라지지만, 크기가 큰 경우 Pathologic fracture를 유발할 수도 있습니다.

X-ray 소견으로, bubbly appearance radiolucent lesion과 그 주위의 얇은 Sclerotic rim이 보이며, Bone의 Long axis에 평행한 모습을 보입니다. 또한, Physis에 가까운쪽에서 발견되지만, 성장할수록 Physis에서 점차 멀어지는 소견을 보입니다. 본 증례에서도 2년 뒤 f/u X-ray(B)를 보시면 Physis에서 멀어진 모습을 볼 수 있습니다.

Foot

Foot X-ray의 View	
기본 View	1. DP view 2. Lateral view 3. Oblique view

1 DP view

Position

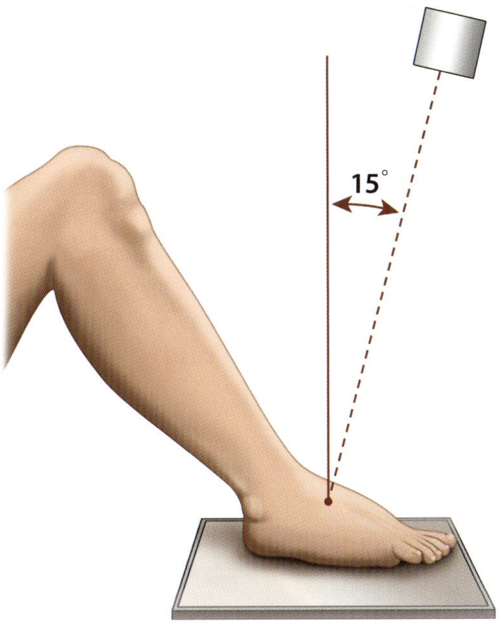

Fig. Ankle & Foot-36.

발바닥이 바닥에 닿도록 Knee flexion을 하고, 15° Cephalad 방향으로 X-ray를 찍습니다.

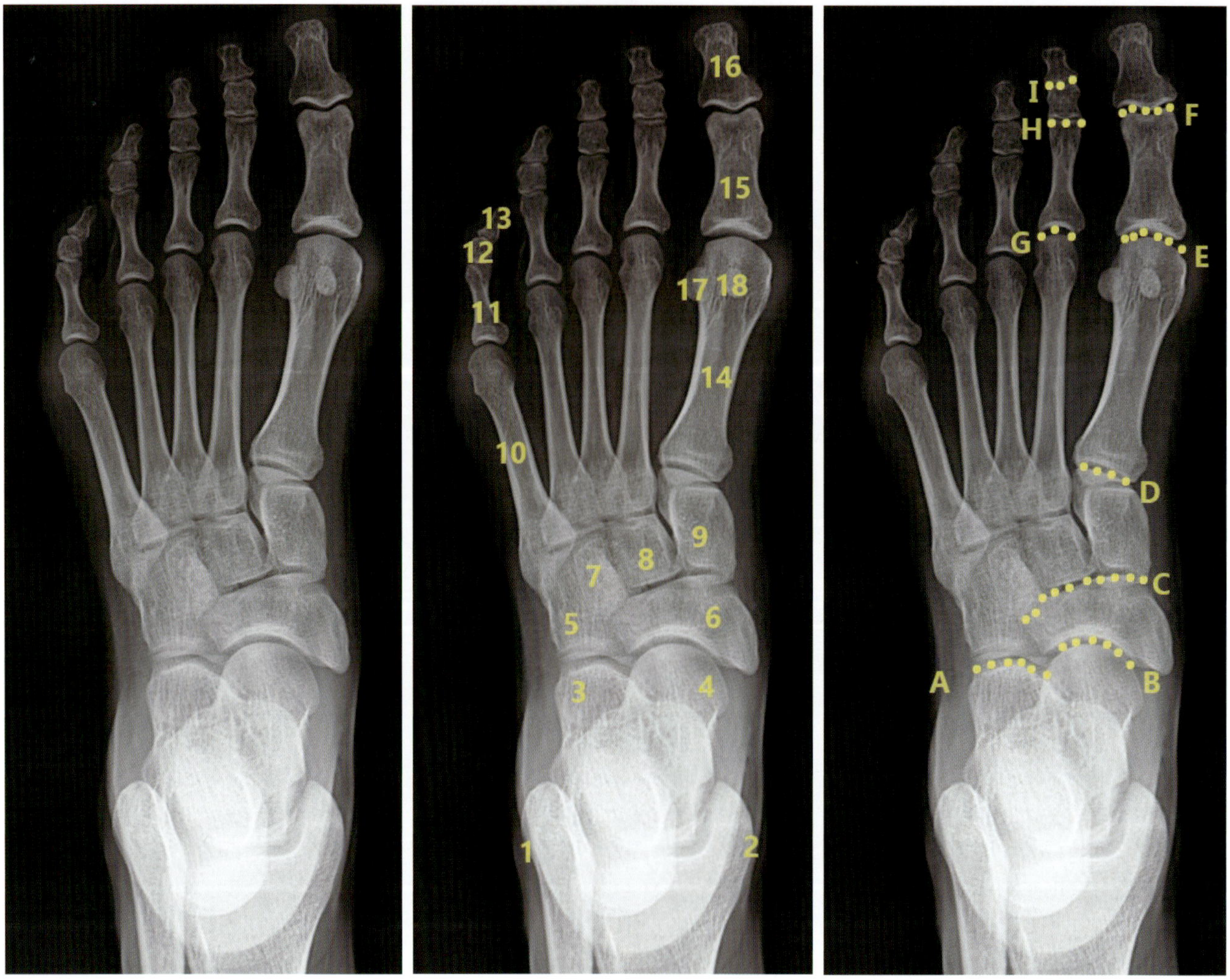

Fig. Ankle & Foot-37.

1. Lateral malleolus(Fibula) // 2. Medial malleolus(Tibia) // 3. Calcaneus // 4. Talus // 5. Cuboid // 6. Navicular bone // 7. Lateral cuneiform // 8. Intermediate cuneiform // 9. Medial cuneiform // 10. 5th metatarsal bone // 11. 5th proximal phalanx // 12. 5th middle phalanx // 13. 5th distal phalanx // 14. 1st metatarsal bone // 15. 1st proximal phalanx // 16. 1st distal phalanx // 17. Lateral hallux sesamoid // 18. Medial hallux sesamoid

A. Calcaneocuboid joint // B. Talonavicular joint // C. Naviculocuneiform joint // D. 1st tarsometatarsal(TMT)joint // E. 1st metatarsophalangeal(MTP) joint // F. Interphalangeal joint // G. 2nd MTP joint // H. 2nd proximal interphalangeal(PIP)joint // I. 2nd distal interphalangeal(DIP)joint

Foot DP view는 Dorsum → Plantar surface 방향으로 X-ray를 찍기 때문에 DP view라고 합니다만 관용적으로 AP view라고도 많이 합니다.

Foot DP view에서는 Foot의 Medial side가 잘 보이는 View 입니다. 발등은 평면이 아닌, Arch 모양의 곡선이기 때문에, 하나의 View에서 모든 부위가 잘 보이지는 않습니다. 따라서 Medial side인 1st, 2nd metatarsal bone, Medial cuneiform(9), Intermediate cuneiform(8)이 잘 보이게 찍으면, 2nd~5th metatarsal base와 Lateral cuneiform(7), Cuboid(5)는 겹치게 보입니다. Lateral side를 잘 보기 위해서는 Oblique view를 보아야 합니다.

Tarsal bone의 Proximal portion부터 보면, Lateral side로 Calcaneus(3)와 Cuboid(5)가 이루는 Calcaneocuboid joint(A)가 있습니다. Medial side로 Talus(4)와 Navicular bone(6)이 이루는 Talonavicular joint(B)가 있고, Navicular bone과 Cuneiform이 이루는 Naviculocuneiform joint(C)가 있습니다. Tarsal bone과 Metatarsal bone이 이루는 Tarsometatarsal joint(D), Metatarsal bone과 Proximal phalanx가 이루는 Metatarsophalangeal(MTP) joint(E, G)가 있습니다.

1st toe를 제외하고 2nd~5th toe에는 Proximal/Middle/Distal phalanx(11/12/13)가 있어 Interphalangeal joint도 Proximal interphalangeal(PIP) joint(H), Distal interphalangeal(DIP) joint(I) 두 종류가 있습니다. 하지만 1st toe에는 Middle phalanx 없이 Proximal phalanx(15)와 Distal phalanx(16)만 있어 Interphalangeal(IP) joint(F)만 있습니다.

DP view에서는 Medial side를 잘 보기 위한 View이기 때문에, Medial cuneiform-Intermediate cuneiform 사이의 Joint가 잘 보여야 합니다. 그리고 MTP joint까지는 Joint space가 잘 보여야 하지만, PIP joint와 DIP joint는 Joint space가 잘 보이지 않을 수 있습니다. PIP joint와 DIP joint를 잘 보기 위해서는 Toe X-ray를 찍어야 합니다.

1st metatarsal head의 Plantar aspect로 2개의 Hallux sesamoid(17, 18)가 있습니다.

2 Lateral view

Position

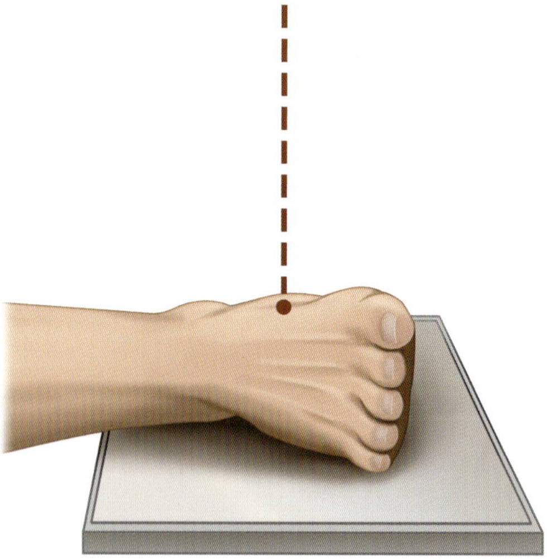

Fig. Ankle & Foot-38.

Foot의 Lateral aspect가 Image receptor에 닿도록 합니다. Plantar surface가 바닥에 수직이 되도록 하고, 몸과 다리를 찍는 방향으로 Rotation하여 Tibia를 바닥과 평행하게 합니다.

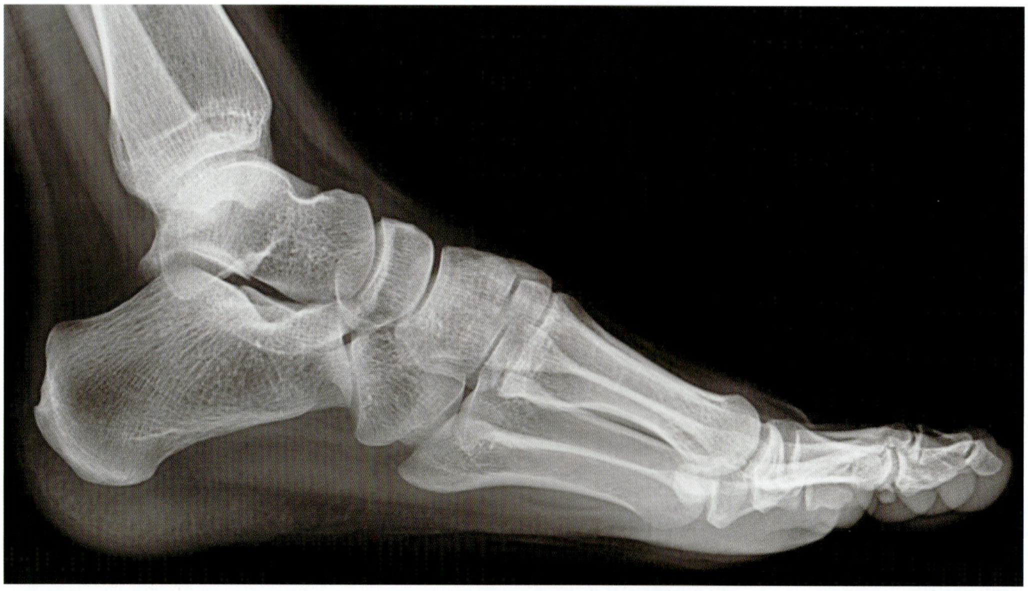

Fig. Ankle & Foot-39.

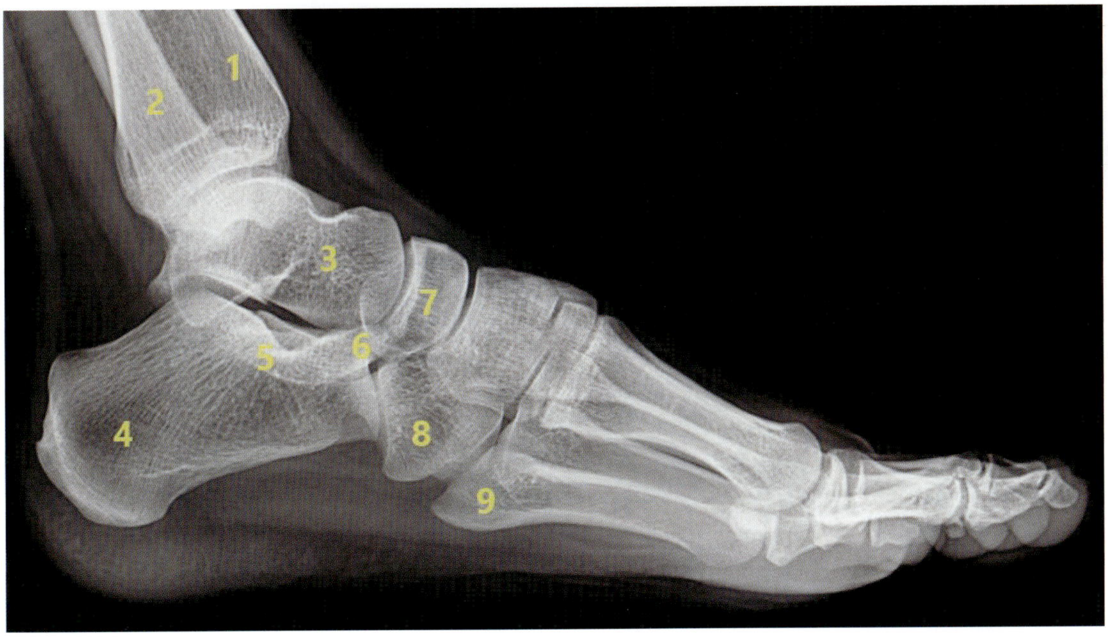

Fig. Ankle & Foot-40.

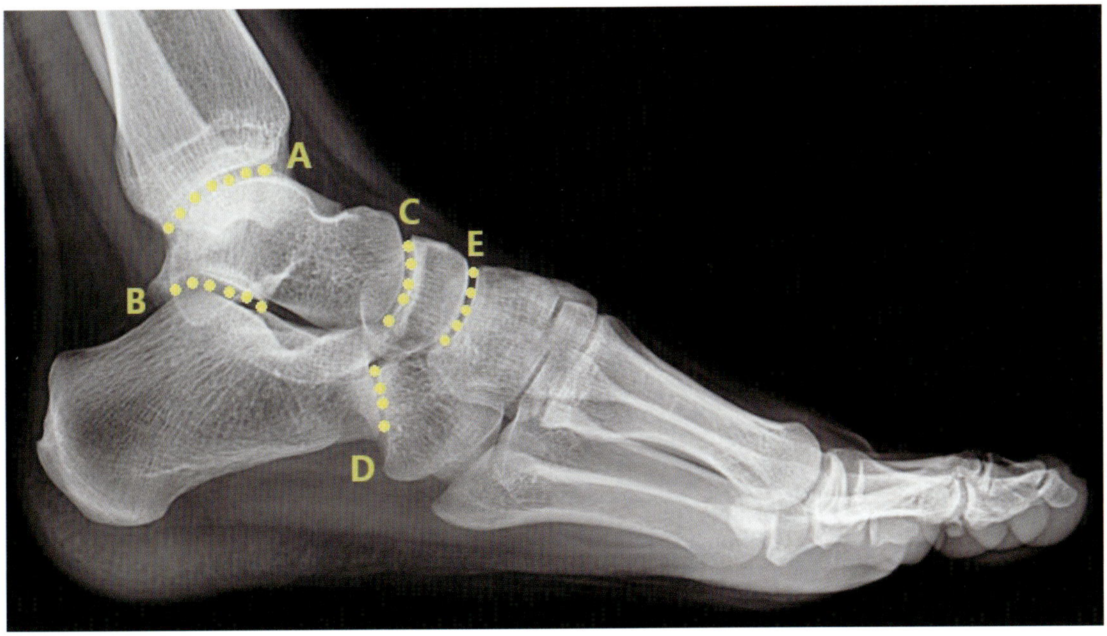

Fig. Ankle & Foot-40.

1. Tibia // 2. Fibula // 3. Talus // 4. Calcaneus // 5. Sustentaculum tali(Calcaneus) // 6. Anterior process(Calcaneus) // 7. Navicular bone // 8. Cuboid // 9. 5th metatarsal bone
A. Tibiotalar joint // B. Subtalar joint // C. Talonavicular joint // D. Calcaneocuboid joint // E. Naviculocuneiform joint

Lateral view에서는 Lateral에서 바라보는 Anatomy와 Foot의 Dorsal surface를 잘 볼 수 있습니다. 그리고 5th metatarsal bone(9)의 Fracture도 Lateral view에서 잘 보입니다.

3 Oblique view

Position

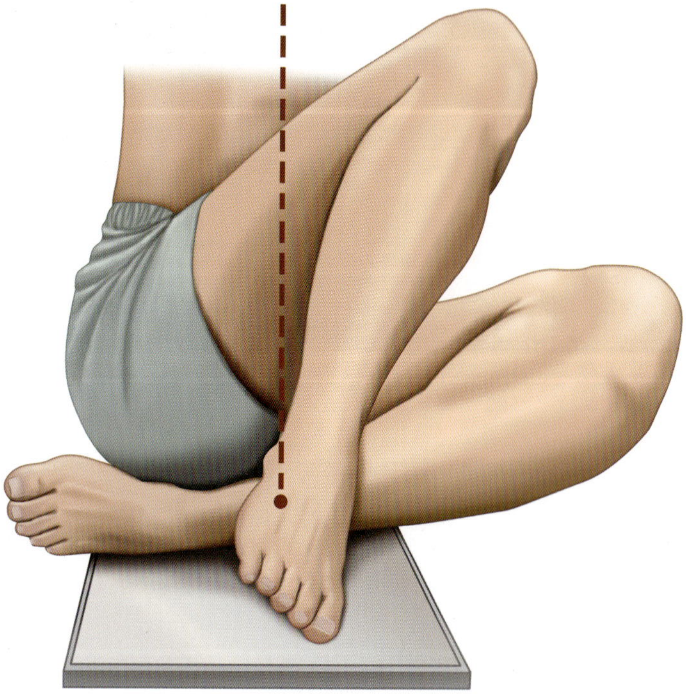

Fig. Ankle & Foot-41.

DP view를 찍는 자세에서 Foot을 Medial rotation하여 Plantar surface가 45°로 되었을 때 찍습니다.

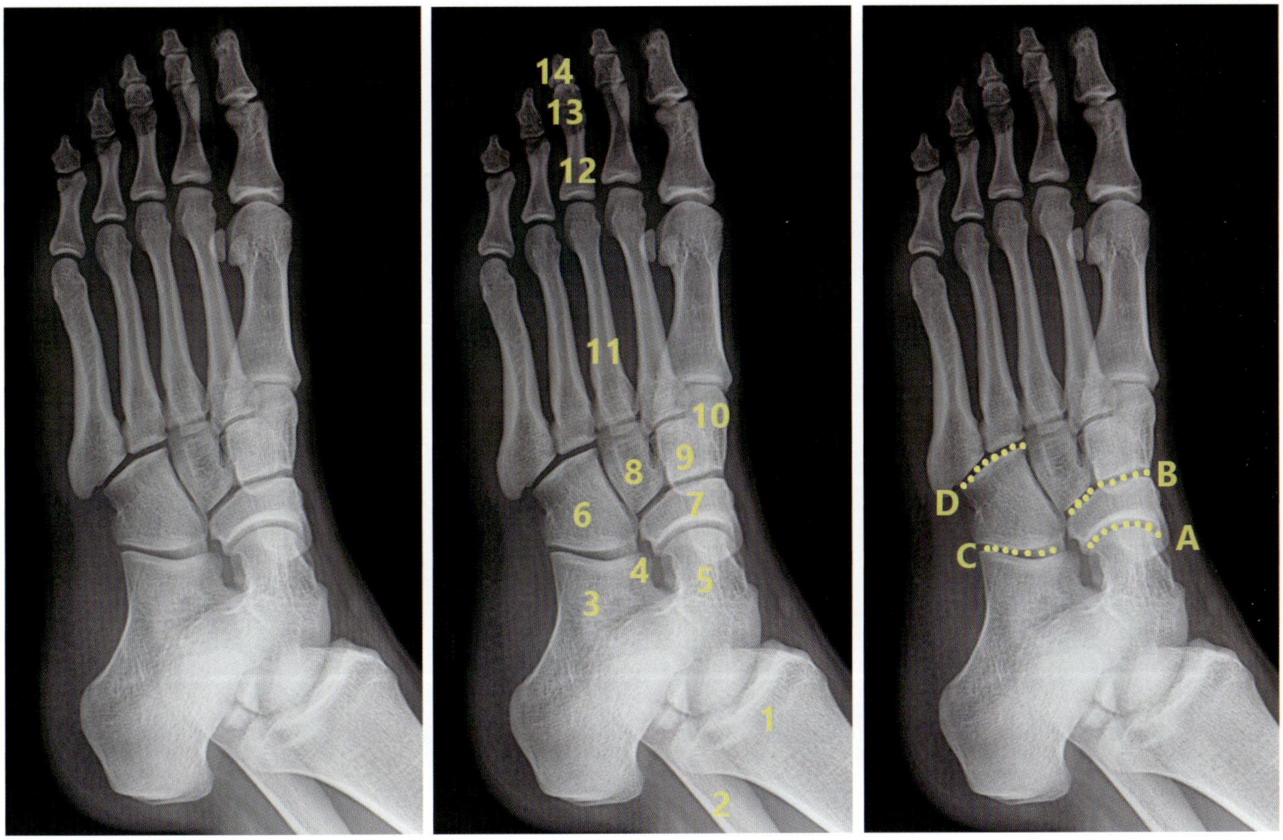

Fig. Ankle & Foot-42.

1. Tibia // 2. Fibula // 3. Calcaneus // 4. Anterior process(Calcaneus) // 5. Talus // 6. Cuboid // 7. Navicular bone //
8. Lateral cuneiform // 9. Intermediate cuneiform // 10. Medial cuneiform // 11. 3rd metatarsal bone //
12. 3rd proximal phalanx // 13. 3rd middle phalanx // 14. 3rd distal phalanx
A. Talonavicular joint // B. Naviculocuneiform joint // C. Calcaneocuboid joint //
D. 4th & 5th tarsometatarsal(TMT)joint

Oblique view는 Lateral foot을 잘 보기 위한 View 입니다. 3rd, 4th, 5th metatarsal bone과 Lateral cuneiform, Cuboid가 잘 보이며, 1st & 2nd metatarsal bone이나, Medial cuneiform, Intermediate cuneiform은 겹쳐 보입니다.

Lisfranc injury

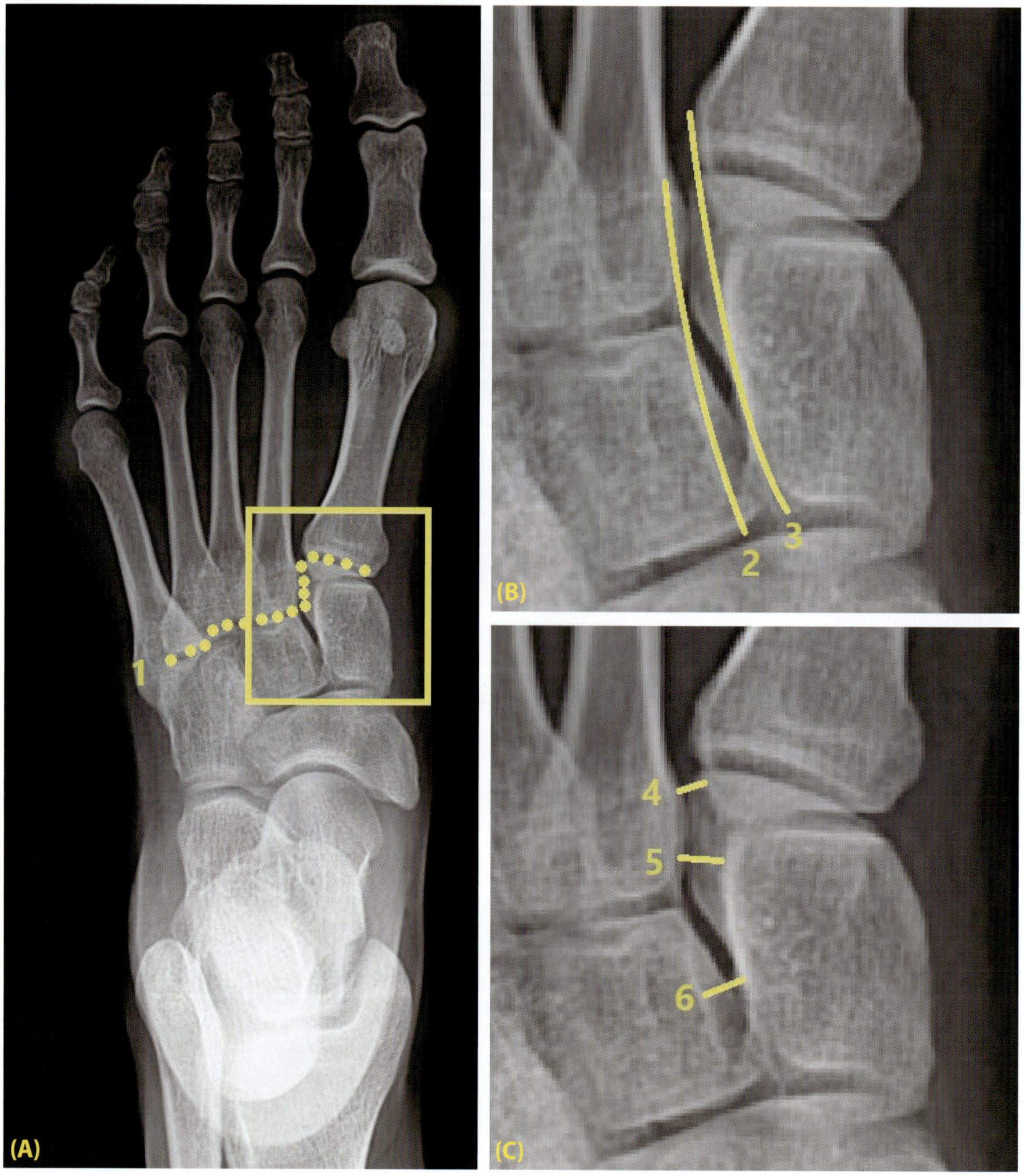

Fig. Ankle & Foot-43.

Tarsal bone과 Metatarsal bone으로 이루어진 Tarsometatarsal joint를 모두 통틀어서 Lisfranc joint(1)라고 하며, Lisfranc joint의 Fracture나 Dislocation이 있는 경우 Lisfranc injury라고 합니다.

Lisfranc joint는 Foot의 Stability에 매우 중요하기 때문에, 손상이 의심되면 반드시 추가 검사를 해야 하고, Lisfranc injury로 진단될 경우 대부분 수술적 치료가 필요합니다. Lisfranc joint complex에서 가장 중요한 부분은 Lisfranc ligament로 Medial cuneiform과 2nd metatarsal base를 연결하는 구조물입니다. 이 부분에 손상이 생길 경우, Medial cuneiform과 2nd metatarsal bone 사이의 거리가 멀어지게 되므로 X-ray에서 평가가 가능합니다.

Lisfranc injury를 X-ray에서 확인하기 위해서는 Weight-bearing(Standing) X-ray로 평가해야 합니다. Weight-bearing X-ray가 아닌 경우에는 False negative의 가능성이 높아집니다.

(A)는 Normal DP view이고, (B)와 (C)는 (네모)의 확대 사진입니다. Fracture나 Dislocation이 심하게 있는 경우 진단이 쉽지만, Ligament tear와 약간의 Dislocation만 있는 경우는 진단이 매우 어렵기 때문에, 여러 소견을 확인해야 하며 건측과 비교하여 평가하는 것이 중요합니다. 정상에서는 (B)에서처럼 2nd metatarsal base와 Intermediate cuneiform의 Alignment(2)가 잘 맞아야 합니다. 마찬가지로 1st metatarsal base와 Medial cuneiform의 Alignment(3)가 잘 맞아야 합니다. (C)에서 1st metatarsal base와 2nd metatarsal base의 거리(4), 2nd metatarsal base와 Medial cuneiform의 거리(5), Medial cuneiform과 Intermediate cuneiform의 거리(6)가 벌어지지 않아야 합니다.

간단하게 말해서, DP view에서는 1st metatarsal bone/Medial cuneiform과 2nd metatarsal bone/Intermediate cuneiform에서의 이상 소견을 살펴봅니다. DP view의(2)~(6)에서 비정상 소견이 있는 경우 **Lisfranc injury**를 의심해야 합니다.

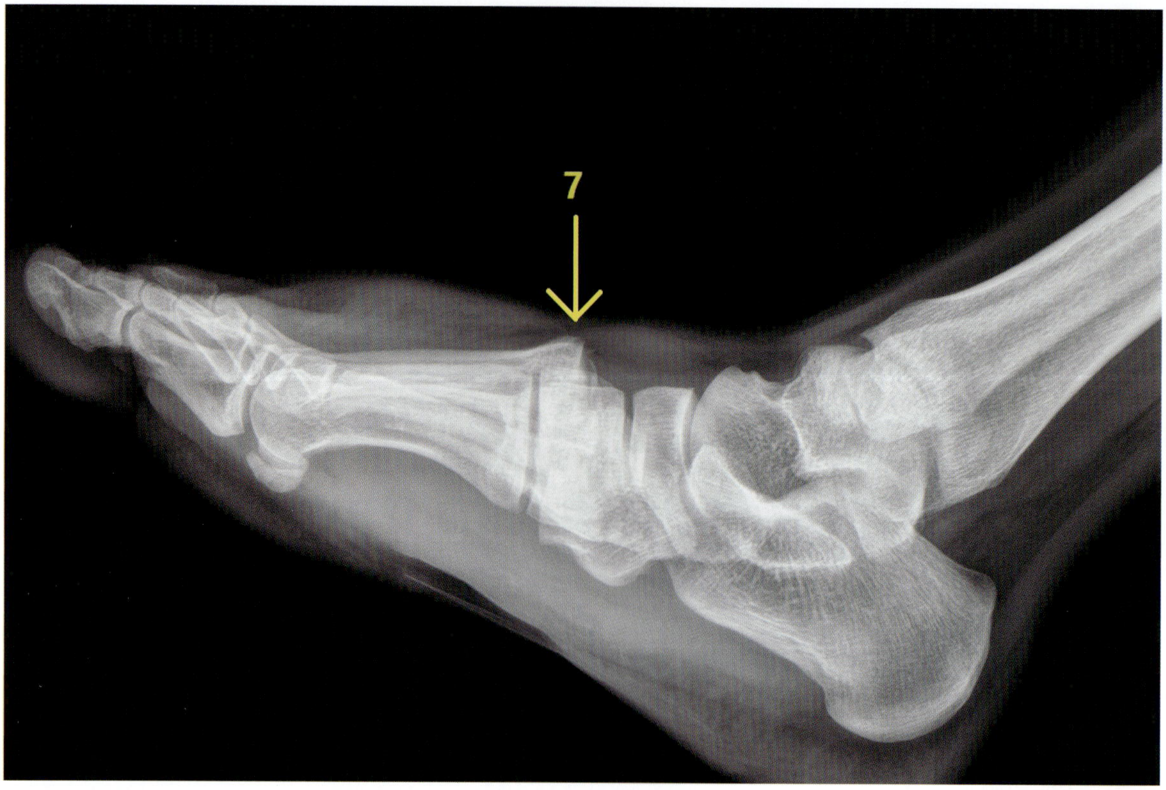

Fig. Ankle & Foot-44.

Lateral view에서는 Lisfranc injury가 있는 경우에 2nd metatarsal bone(7)의 Dorsal displacement가 보일 수 있습니다.

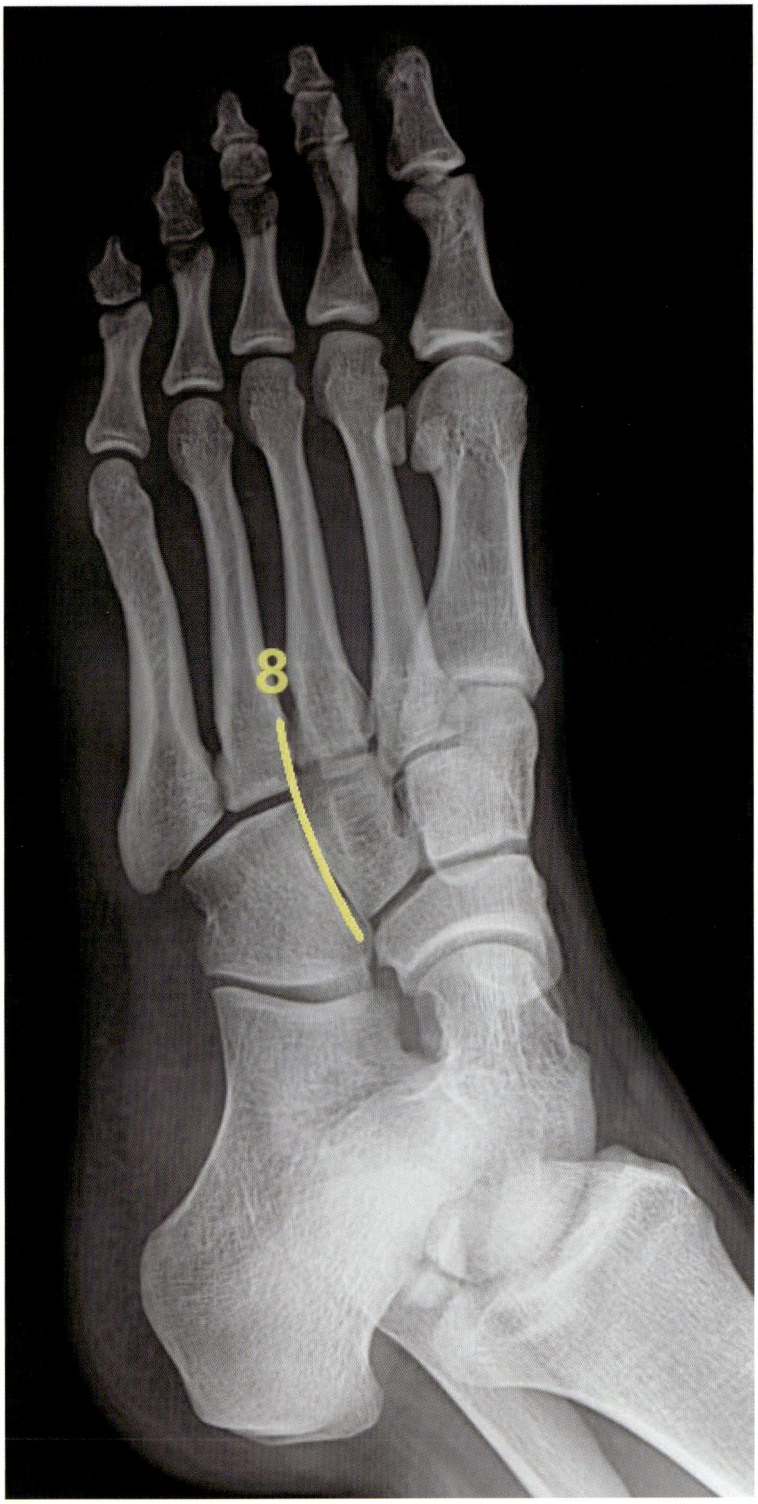

Fig. Ankle & Foot-45.

정상 Oblique view 사진입니다. Oblique view에서는 Lisfranc injury가 있는 경우, 4th metatarsal bone과 Cuboid의 Medial border alignment(8)가 어긋날 수 있습니다.

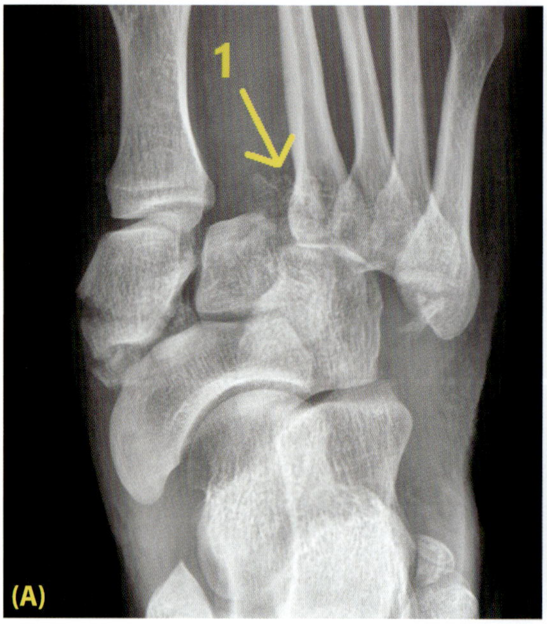

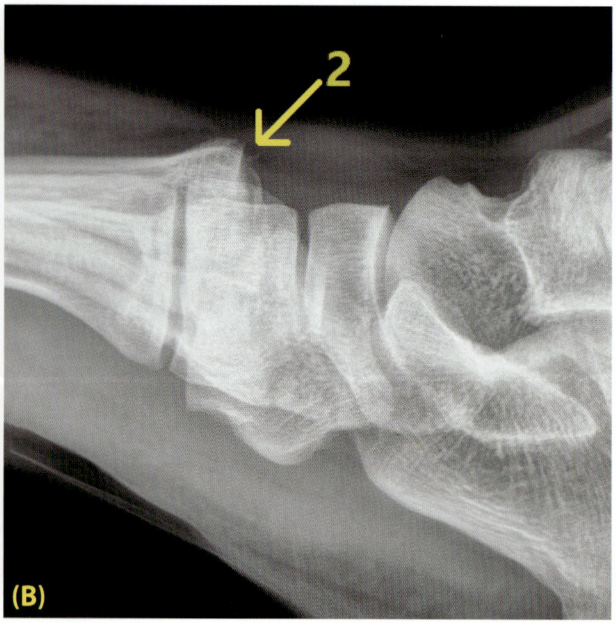

Fig. Ankle & Foot-46.

Lisfranc injury의 증례입니다. 무거운 물체에 발이 깔린 후 내원한 30대 환자이며, (A)는 DP view, (B)는 Lateral view 입니다.

Lisfranc injury는 Lisfranc joint(Tarsometatarsal joint)의 Fracture/Dislocation을 의미합니다. (A)를 보시면, Medial cuneiform의 Fracture와 2nd–5th tarsometatarsal joint의 Dislocation(1)이 보입니다. (B)에서도 Metatarsal bone의 Dislocation(Step off sign)(2)을 볼 수 있습니다.

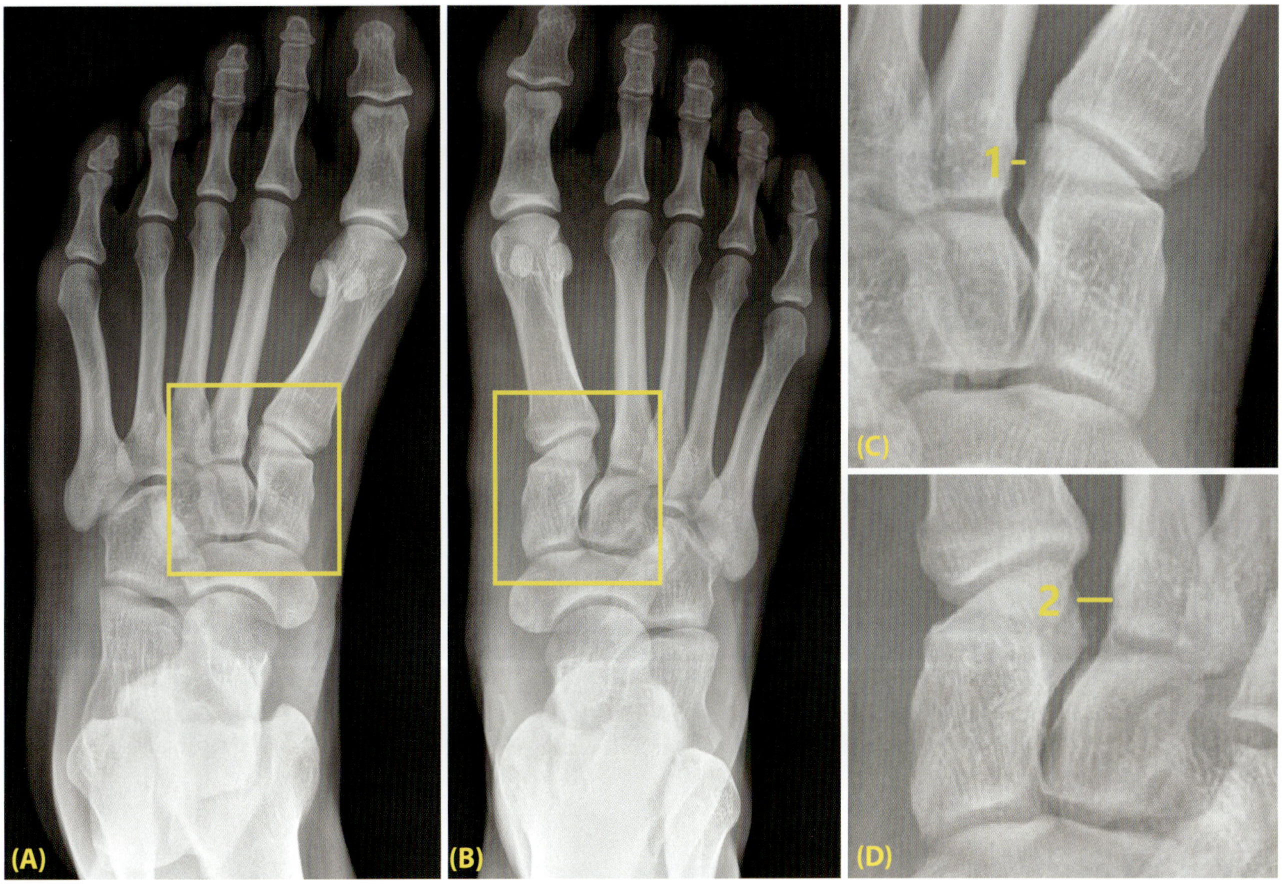

Fig. Ankle & Foot-47.

Lisfranc injury의 또 다른 증례입니다. 무용을 하던 중 잘못 착지하면서 발생한 Rt foot pain으로 내원한 20대 환자입니다.

Physical exam상 발등의 Swelling, Tenderness가 있었으며 Mid–foot의 Plantar ecchymosis(발바닥의 Bruise)가 있었습니다. (A)는 건측 Lt foot standing DP view이며, (B)는 환측 Rt foot standing DP view, (C)는 (A)의 (네모), (D)는 (B)의 (네모) 확대 사진입니다. Lisfranc injury를 정확히 보기 위해서는 체중을 싣고 찍는 Standing X–ray를 찍어야 합니다. (C)의 Medial cuneiform – 2nd metatarsal bone의 Distance (1.8 mm) (1)에 비해 (D)의 Distance(3.6 mm) (2)가 더 벌어져 있습니다. 정상에 비해 더 벌어져 있기 때문에, Lisfranc injury로 의심하고 추가 검사를 하였으며, 수술까지 한 증례입니다. Lisfranc injury는 대부분 수술해야 하기 때문에, 본 증례와 같이 미세한 X–ray 소견도 잘 판독할 수 있어야 합니다.

또한 특징적으로 Mid–foot의 Plantar ecchymosis가 있는 경우 Plantar tarsometatarsal ligament injury와 Lisfranc injury를 의심할 수 있는 소견이기 때문에, 발을 다쳐서 내원한 경우 발바닥도 반드시 확인해야 합니다.

Fracture

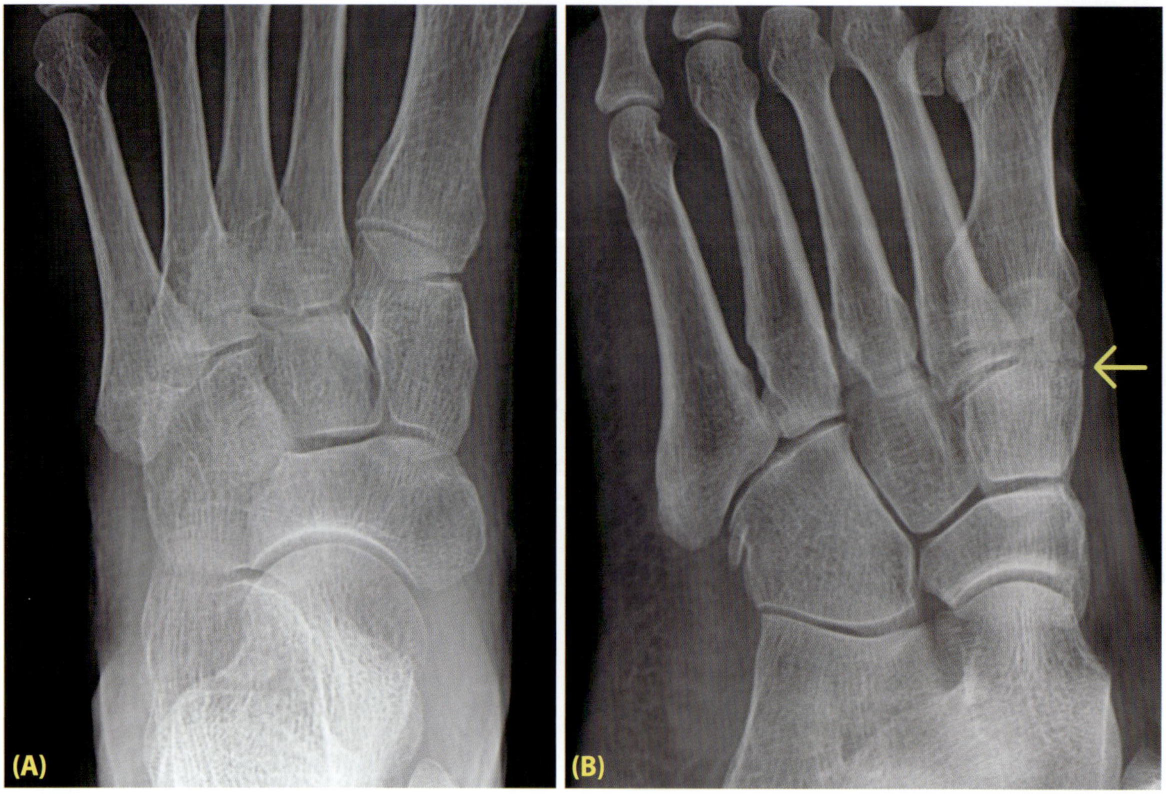

Fig. Ankle & Foot-48.

발등에 물건을 떨어뜨린 후 내원한 60대 환자입니다. (A)는 DP view, (B)는 Oblique view 입니다.

Medial cuneiform **fracture**가 (B)에서는 잘 보이지만, (A)에서는 잘 보이지 않습니다. Foot은 Arch 모양이기 때문에, 각도에 따라 골절이 보이지 않을 수 있습니다. 따라서 Physical exam에 맞게 여러 View에서 확인해야 합니다.

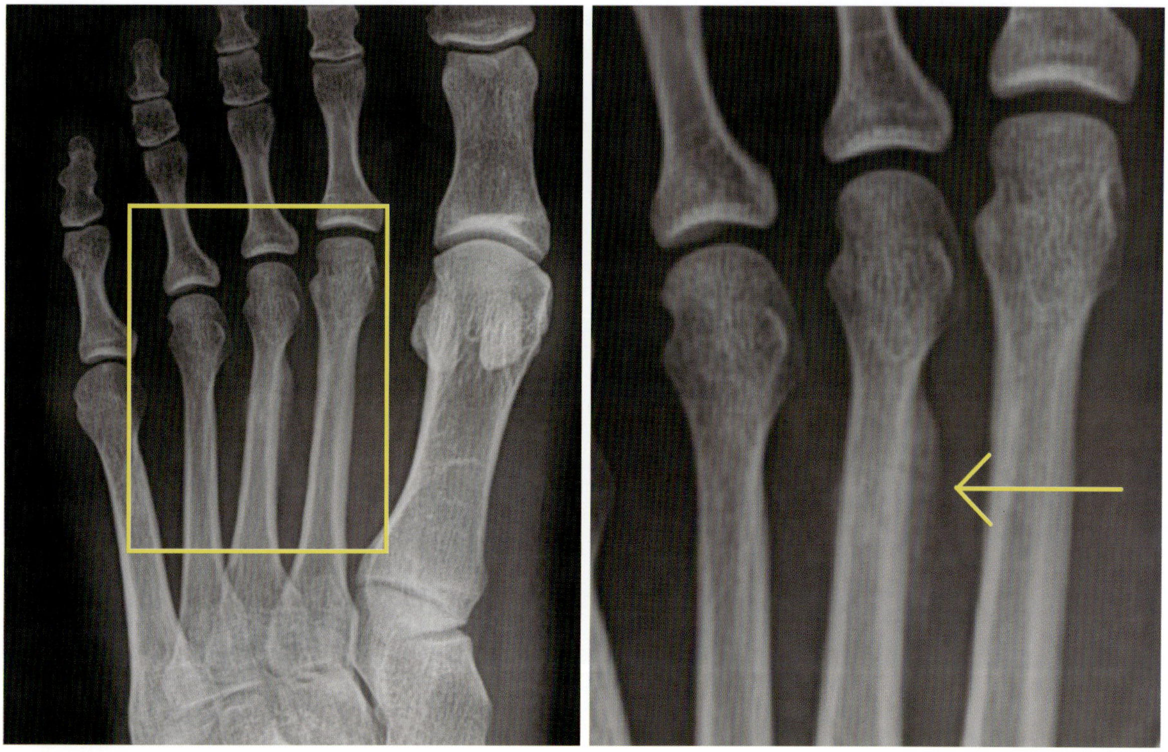

Fig. Ankle & Foot-49.

1달 전, 높은 굽의 구두를 신고 오래 걸은 후, 시작된 발등 통증으로 내원한 30대 여자 환자입니다.

3rd metatarsal bone에 Cortex를 따라서 Periosteal reaction로 보이는 병변이 보입니다. Metatarsal bone의 Shaft에 Stress fracture가 발생한 후, Callus formation(화살표)이 진행되는 소견입니다.

Metatarsal bone의 Stress fracture는 Cortex가 끊어져 보이는 Fracture의 전형적인 모습은 아니지만, 그 주위의 Callus로 진단할 수 있습니다. 따라서 본 증례는 3rd metatarsal stress fracture 입니다. Callus는 일반적으로 3~4주 이후에 X-ray에서 보이기 때문에, Metatarsal stress fracture의 초기에는 정상 소견일 수 있습니다. Stress fracture 발생 후 1개월~3개월이 지나고 Callus가 보이면서 X-ray에서 판독할 수 있습니다.

주의해야할 점은, Malignancy에서 볼 수 있는 Periosteal reaction 소견과 Callus 소견이 비슷하기 때문에, Stress fracture로 생각할 History가 없는 경우에는 MRI를 통해 Malignancy를 감별하는 것이 중요합니다.

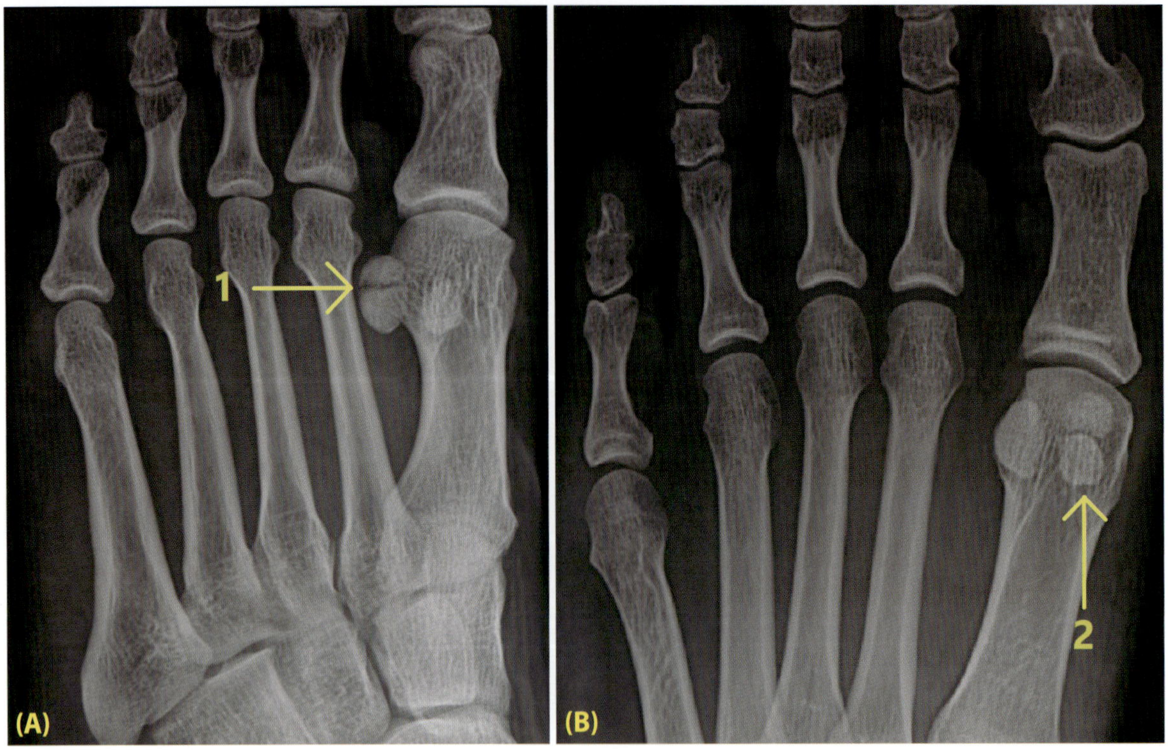

Fig. Ankle & Foot-50.

Bipartite hallux sesamoid는 Normal variant로 Sesamoid가 2개로 나뉘어져 있는 것을 뜻합니다.

(A)는 Lateral hallux sesamoid fracture(1)의 증례이며, (B)는 Bipartite hallux sesamoid(2)의 증례입니다.

Fracture와 Bipartite hallux sesamoid의 차이점으로 Fracture에서는 골절면이 Acute하며 Cortical bone이 끊어져 있는 것을 볼 수 있고, Bipartite hallux sesamoid에서는 둥근 모양에 Cortex가 잘 연결되어 있는 것을 볼 수 있습니다.

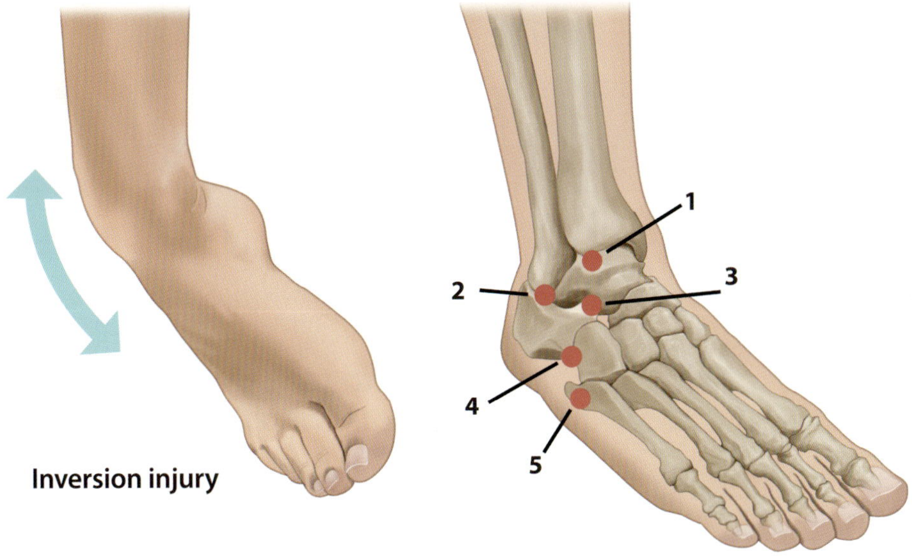

Fig. Ankle & Foot-51.

1. Talar dome fracture // 2. Lateral malleolus fracture // 3. Anterior process fracture(Calcaneus) //
4. Calcaneal anterolateral rim avulsion fracture // 5. 5th metatarsal fracture

보통 “다리를 삔다”라고 하는 손상은 Ankle sprain을 의미합니다. Ankle sprain은 Inversion, Plantar flexion된 상태에서 땅을 짚어 발생합니다. Ankle sprain시 가장 먼저 생각하고 감별해야 하는 것이 Ligament injury 이지만, Fracture의 가능성도 반드시 생각해야 합니다.

Ligament injury가 일어나는 Lateral malleolus 주위뿐 아니라, Fracture가 일어나는 부위까지 Physical exam을 해야 합니다. (1~5)는 Ankle sprain 시에 살펴 보아야 하는 Fracture이며, Talar dome fracture(1)와 Lateral malleolus fracture(2)의 증례는 Ankle part에 소개하였습니다(379p 참조).

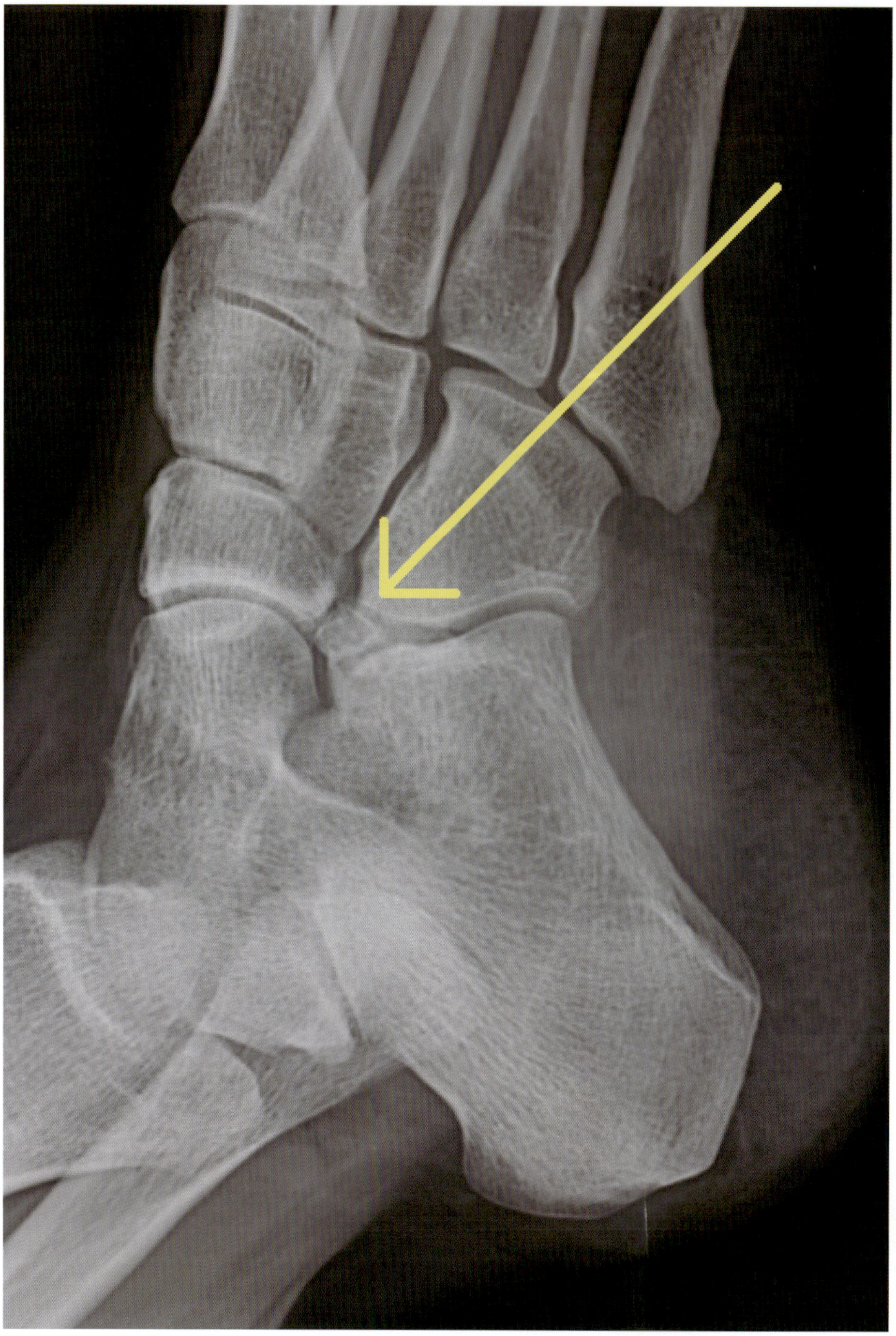

Fig. Ankle & Foot-52.

Calcaneal anterior process fracture 증례이며, Anterior process도 Inversion injury때 살펴보아야 합니다

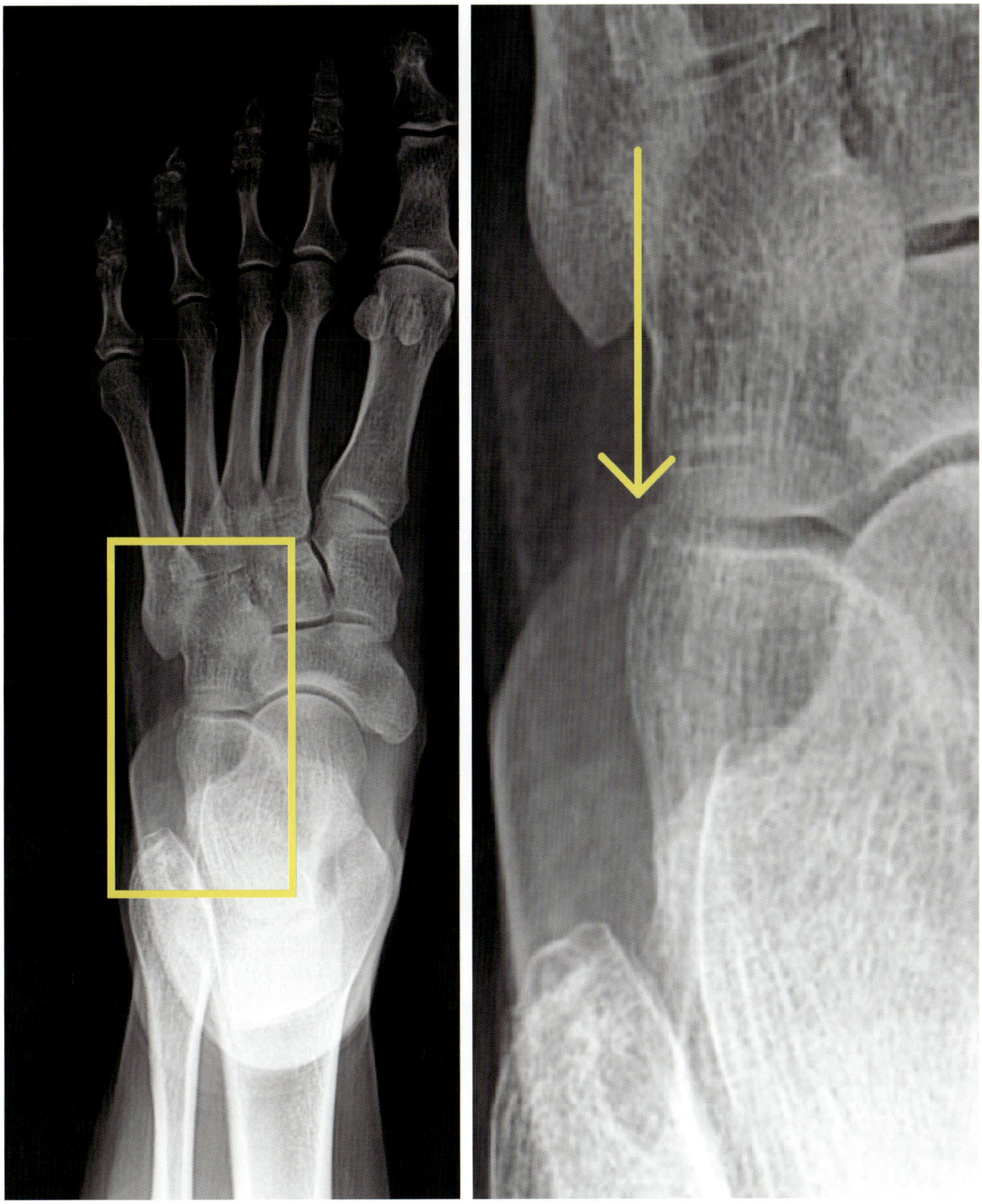

Fig. Ankle & Foot-53.

Inversion injury로 발생한 Calcaneal anterolateral rim avulsion fracture 증례입니다.

DP view에서 아주 작게 보이기 때문에, 의심을 하고 유심히 살펴야 찾을 수 있습니다. Physical exam 상 Lateral malleolus 보다 좀 더 Distal part의 Tenderness로 의심할 수 있습니다.

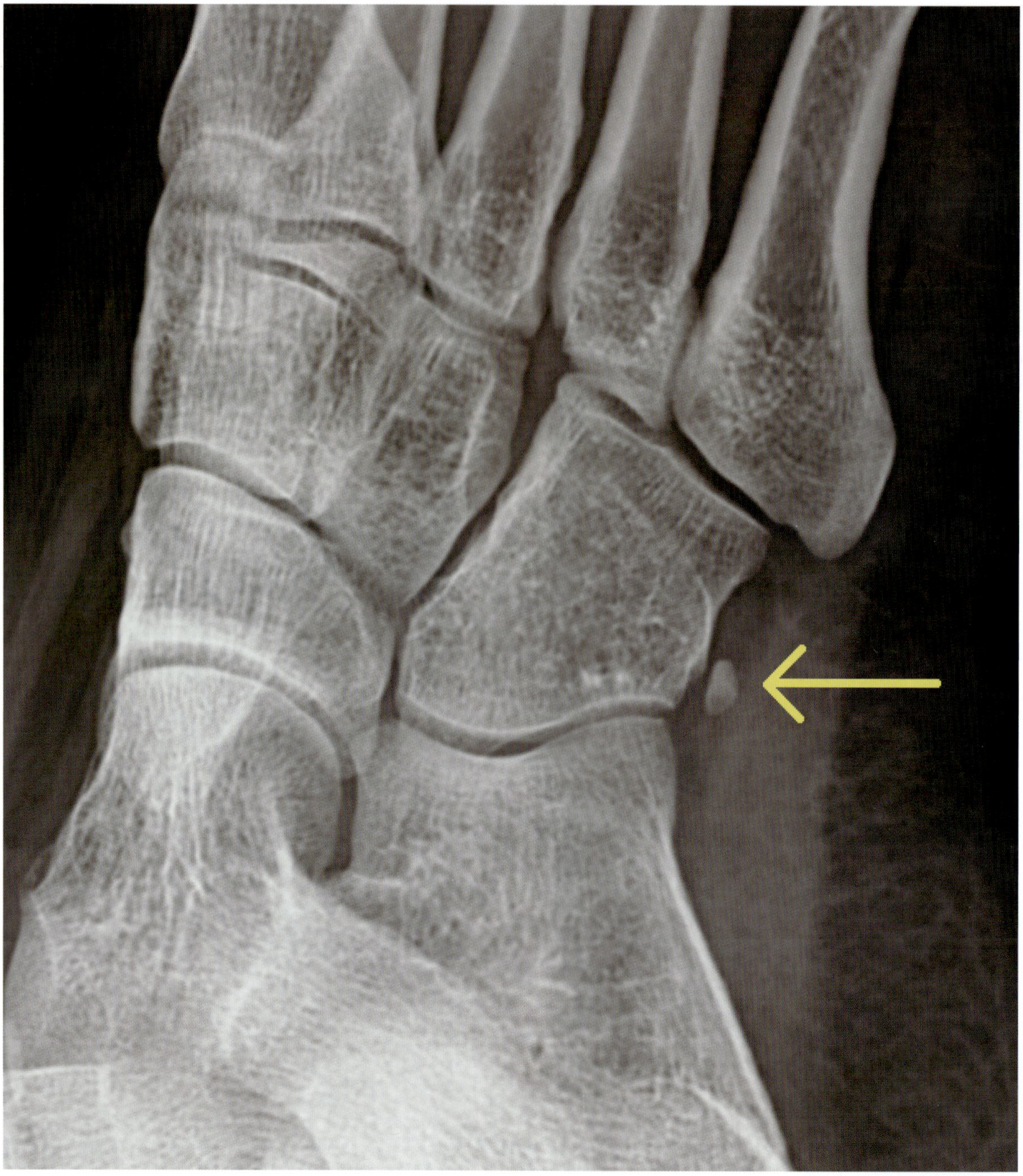

Fig. Ankle & Foot-54.

Avulsion fracture로 잘못 판독할 수 있는 Os peroneum의 증례입니다.

Cuboid의 바로 Lateral에 있는 Accessory ossicle 입니다. Physical exam으로 감별이 가능하지만, X-ray 상 Fracture에 비교했을 때, 좀 더 둥근 모양과 끊어지지 않은 Cortex로 감별할 수 있습니다.

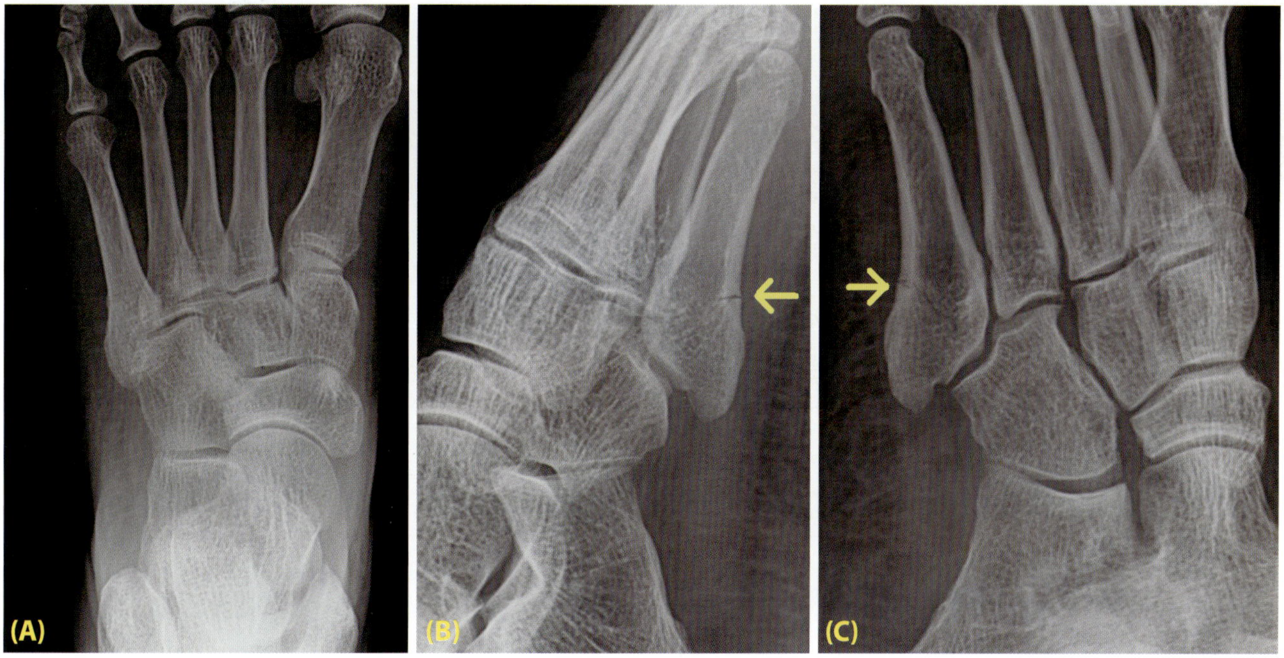

Fig. Ankle & Foot-55.

Inversion injury 후 발생한 5th metatarsal fracture 입니다. (A)는 DP view, (B)는 Lateral view, (C)는 Oblique view 입니다.

(A)에서 보이지 않는 Fracture line이 (B)와 (C)에서 보입니다. 5th metatarsal fracture는 Lateral view에서 잘 보이기 때문에, Ankle lateral view에서나, Foot lateral view에서 잘 살펴야 합니다.

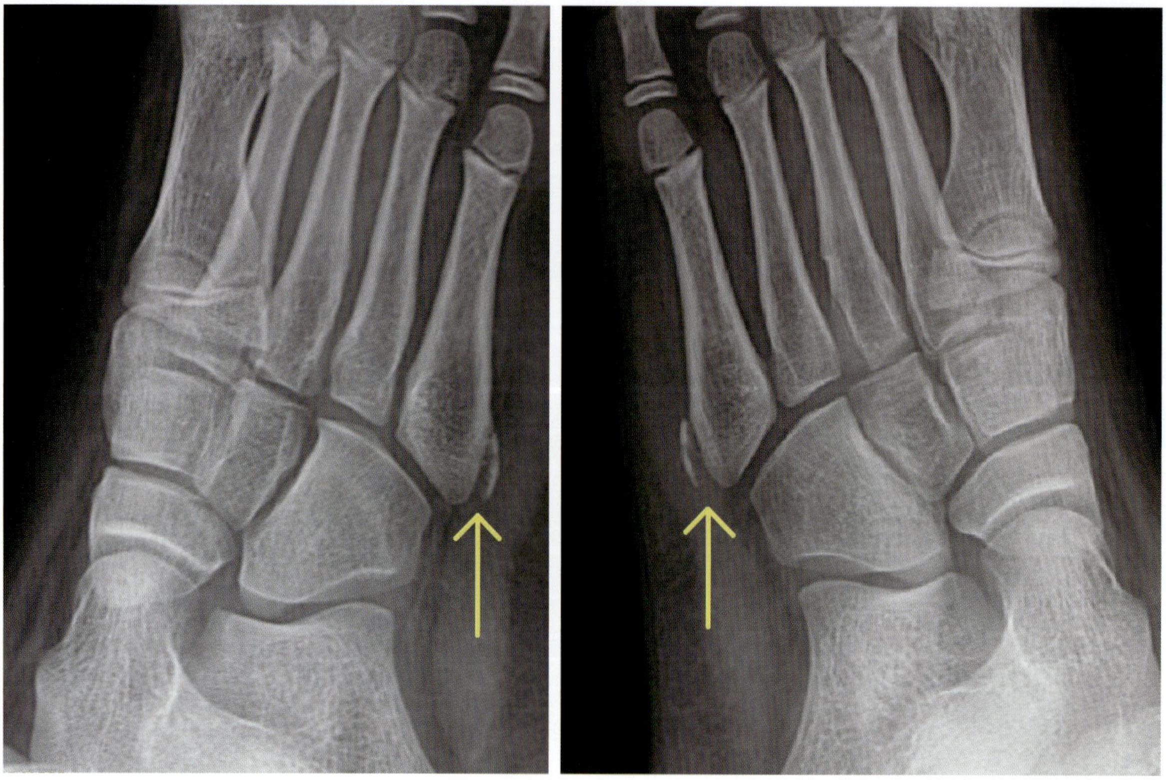

Fig. Ankle & Foot-56.

이번 증례는 Fracture로 잘못 생각할 수 있는 소견입니다.

9살 환아의 Both Oblique view이며, 화살표로 표시된 부위는 Fracture가 아니라 **Apophysis** 입니다. 5th metatarsal bone의 Secondary ossification(Apophysis)이며, 성장이 끝나지 않은 상태에서 마치 Fracture처럼 보일 수 있으나, 정상 소견입니다. Fracture는 골절선이 수평으로 보이지만, Apophysis는 Physeal line이 수직 혹은 대각선으로 보인다는 것이 감별점입니다.

CASE

1. Coalition

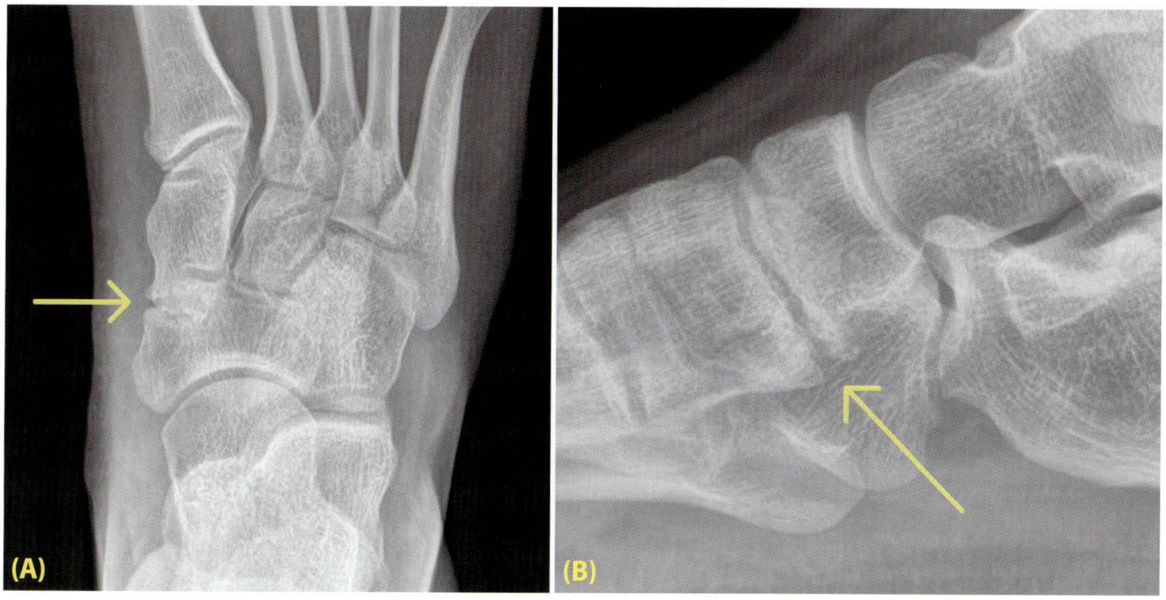

Fig. Ankle & Foot-57.

Coalition은 정상적으로 떨어져 있어야 하는 2개의 Bone이 붙어있는 것을 의미합니다. Tarsal bone 끼리 Coalition 되는 경우가 많으며, Talocalcaneal coalition Calcaneonavicular coalition, Naviculocuneiform coalition 등이 있습니다.

1년간 지속된 Medial foot pain으로 내원한 10대의 (A) DP view, (B) Lateral view 입니다. Tarsal coalition은 Talocalcaneal coalition과 Calcaneonavicular coalition이 가장 흔하지만, Navicular bone과 Medial cuneiform에서도 발생가능 합니다. 본 증례는 Naviculocuneiform coalition 증례입니다. 다른 Joint와 비교했을 때, 관절면이 매끄럽지 않고(화살표), Subchondral sclerosis가 있는 것을 볼 수 있습니다. 얼핏 보면 퇴행성 관절염처럼 보이나, 해당 부위는 일반적으로 관절염이 생기는 부위가 아니며, 다른 관절은 모두 깨끗하므로 Coalition으로 진단할 수 있습니다. Fibrous 또는 Fibrocartilaginous coalition의 경우에는 뼈로 완전히 붙는 형태가 아니기 때문에, X-ray에서 본 증례처럼 보일 수 있습니다.

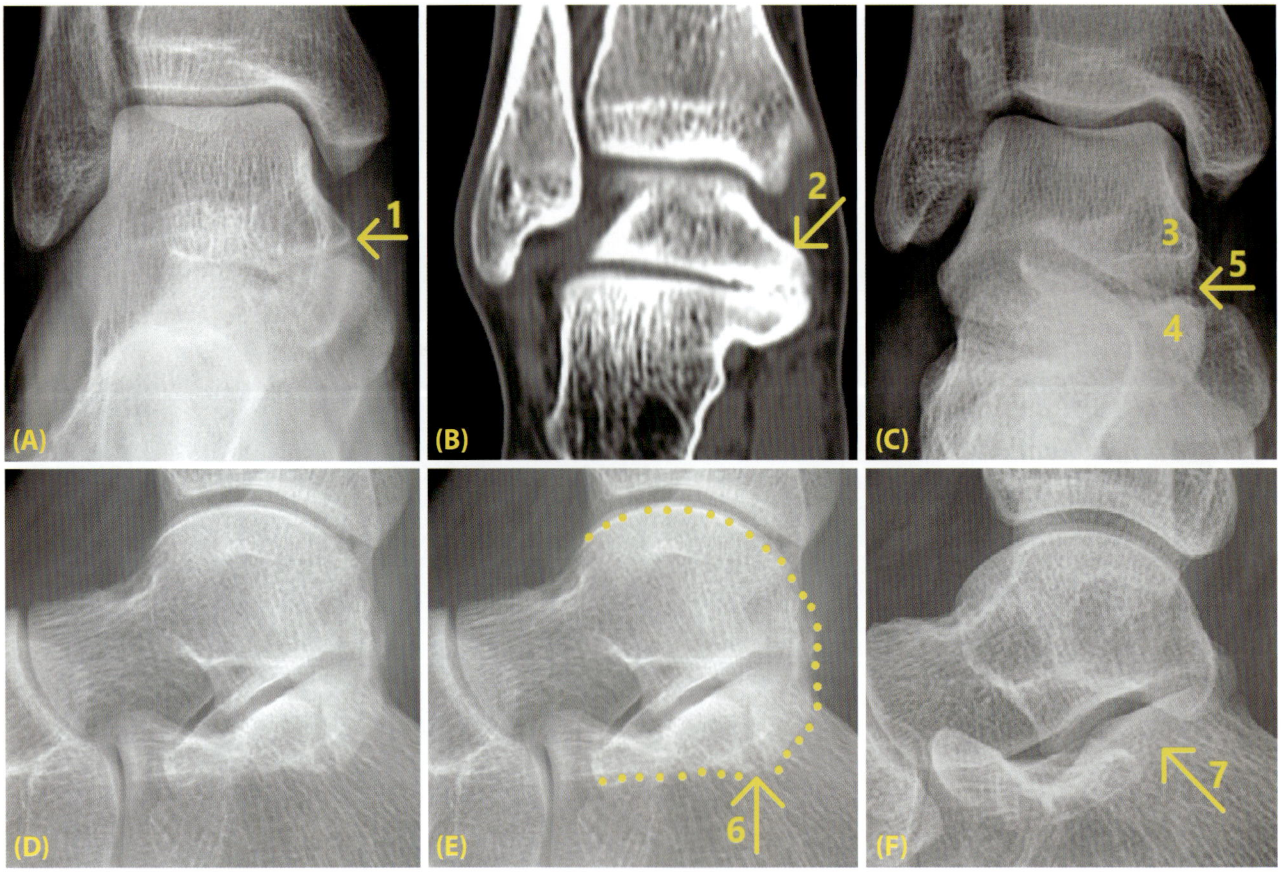

Fig. Ankle & Foot-58.

1년간 지속되는 Medial ankle pain으로 내원한 20대 환자의 (A) Ankle AP view, (B) CT image, (D), (E) Lateral view 입니다. (C)와 (F)는 비교를 위한 정상 AP view와 Lateral view 입니다.

(A)와 (B)에서 Talus의 Medial facet이 Calcaneus의 Sustentaculum tali와 닿아있는 것(1), (2)을 볼 수 있습니다. (C)를 보시면, 정상적으로는 Talus(3)와 Sustentaculum tali(4)가 어느 정도 떨어져 있는 간격(5)을 볼 수 있습니다.

(D)와 (E)를 보시면 Sclerosis와 Bone spur(6) 소견이 보입니다. 또한, Talar dome부터 Calcaneus의 Sustentaculum tali까지 연결된 특징적인 모습을 C-sign(점선)이라 합니다. 이러한 소견은, (F)에서처럼 Talus와 Sustentaculum tali가 어느 정도 떨어진 간격(7)과는 다른 모습인 것을 알 수 있습니다. 본 증례는 Talus와 Calcaneus에서 Coalition이 일어난 Talocalcaneal coalition 입니다.

본 증례에서는 보이지 않지만, Talocalcaneal coalition에 의해 Talonavicular joint에 Loading이 심해지면서, Talar beak sign을 보일 수도 있습니다.

2. Osteoarthritis(OA)

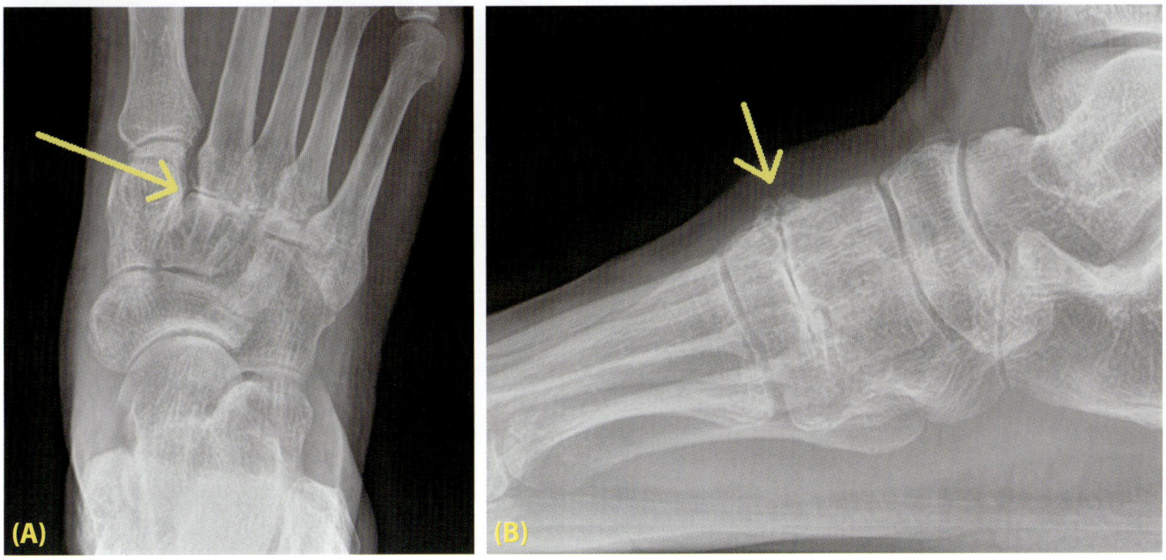

Fig. Ankle & Foot-59.

Foot에서는 Osteoarthritis(OA)가 흔하지 않지만, 발생할 수 있습니다. 모든 관절의 OA에서 볼 수 있는 X-ray 소견처럼 Bone spur, Joint space narrowing, Sclerosis, Subchondral cyst 입니다.

높은 굽을 신고 다니는 60대 환자의 (A) DP view, (B) Lateral view 입니다. 2nd & 3rd tarsometatarsal (TMT) joint에서 Bone spur, Joint space narrowing, Sclerosis 소견이 보이는 Foot OA 입니다.

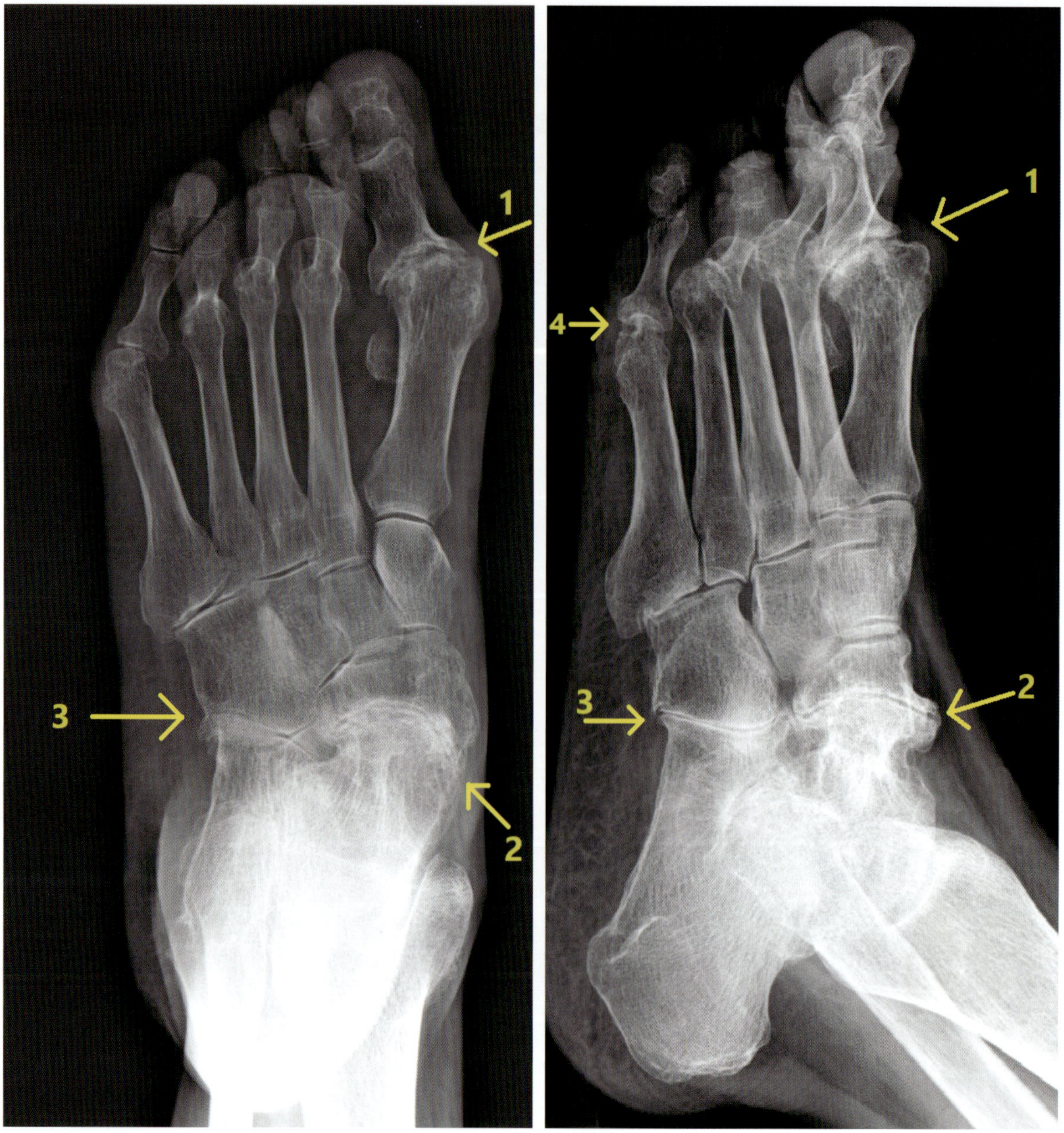

Fig. Ankle & Foot-60.

Rheumatoid arthritis를 진단받은 60대 환자의 Secondary OA 증례입니다. Rheumatoid arthritis의 침범을 받은 관절은 특징적으로 Symmetric joint space narrowing을 보입니다.

본 증례에서는 Metatarsophalangeal(MTP) joint(1), Talonavicular joint(2), Calcaneocuboid joint(3)에서 RA로 인한 OA 소견을 보입니다. 또한 5th metatarsal head에 Bone erosion(4)이 있습니다. Foot에서 Rheumatoid arthritis가 잘 침범하는 관절은 MTP joint(1)과 Talonavicular joint(2) 입니다. 이 관절에서 Symmetric joint space narrowing을 보이는 OA 소견이 있으면 Rheumatoid arthritis에 의한 Secondary OA가 아닌지 감별해야 합니다.

3. Gout

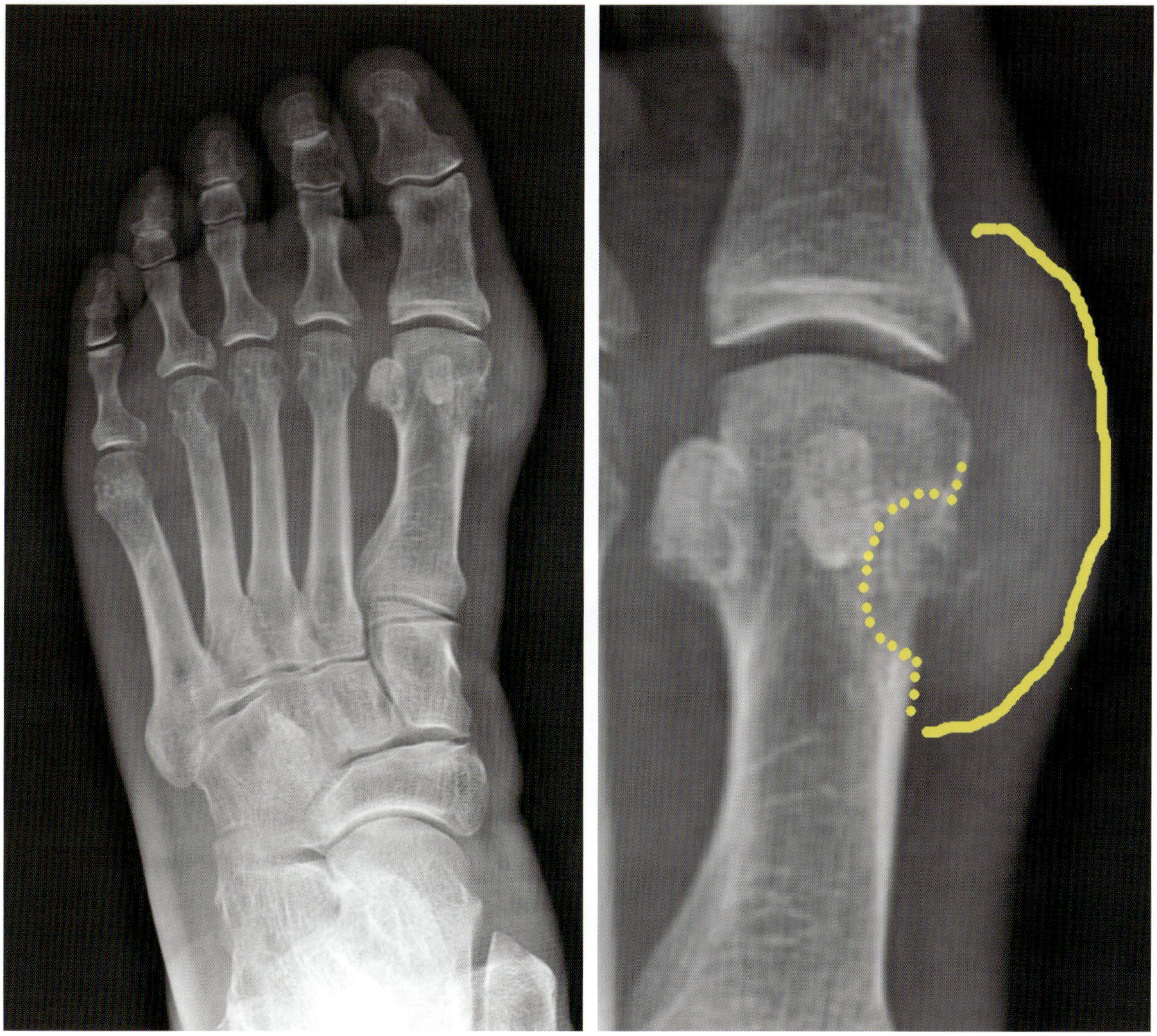

Fig. Ankle & Foot-61.

1st MTP joint swelling 및 Pain으로 내원한 80대 환자입니다.

Foot DP view 및 1st MTP joint 확대사진을 보시면, 1st MTP joint의 내측으로, 주변 Soft tissue 보다 Density가 조금 더 높은 Mass(실선)가 있습니다. 이 병변에 의해 1st metatarsal bone head에 Large eccentric bone erosion(점선)이 있습니다. Chronic tophaceous gout 증례입니다.

Gout는 전신 관절에 모두 생길 수 있으나, 특징적으로 1st MTP joint에 가장 흔하게 발생합니다. 만성으로 진행하면 Tophi를 형성하여 Soft tissue mass의 형태로 보일 수 있으며, Large bone erosion 소견도 보이게 됩니다. Rheumatoid arthritis와는 다르게 Joint space narrowing은 일으키지 않습니다.

4. Accessory navicular syndrome(= Prehallux syndrome)

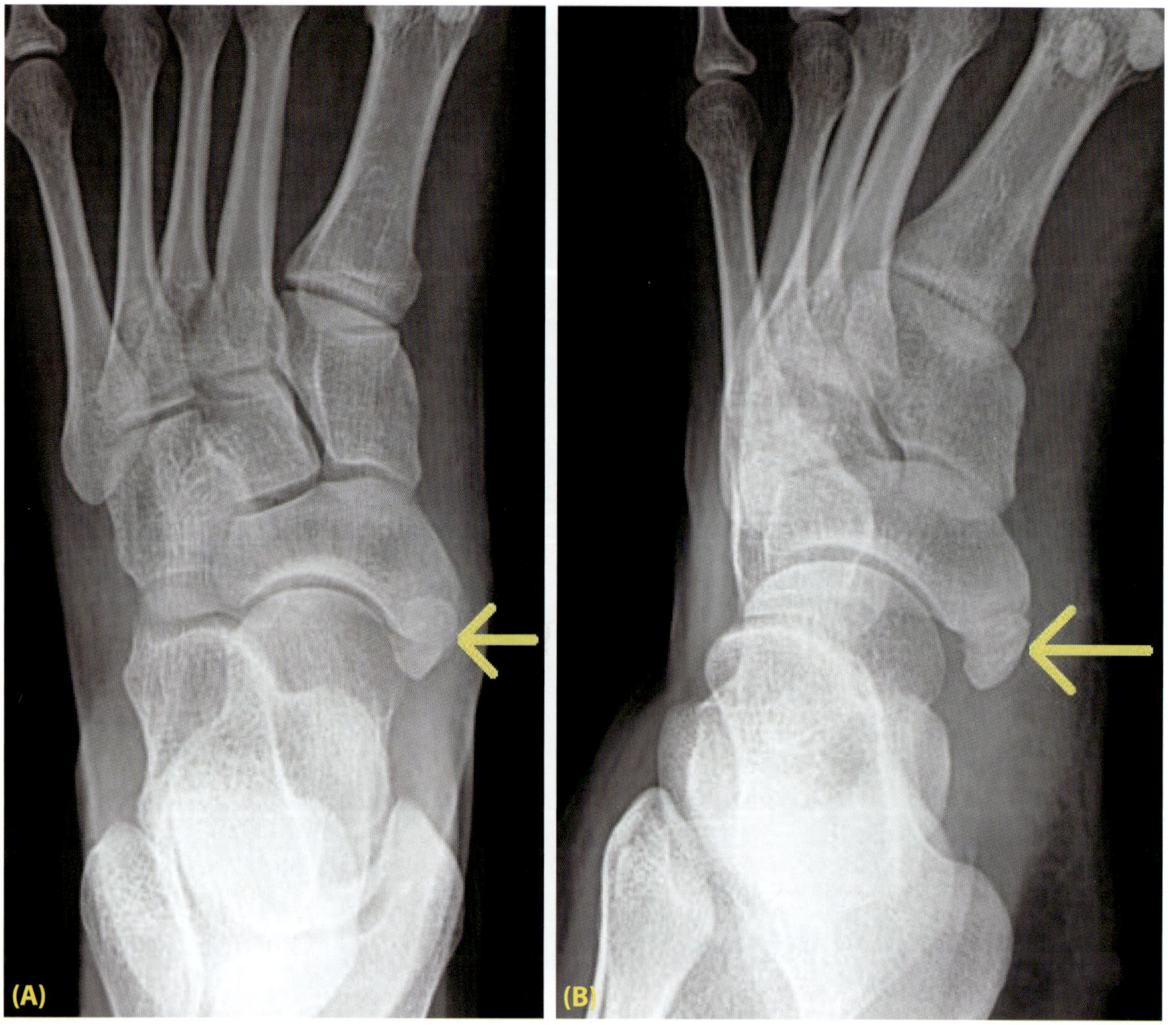

Fig. Ankle & Foot-62.

활동시 심해지는 Medial foot pain으로 내원한 20대 여자 환자입니다. (A)는 DP view이고, (B)는 일반적으로 Internal rotation 후 찍는 Oblique view가 아닌 External rotation 후 찍은 Oblique view 입니다.

Navicular bone의 Medial side로 Accessory navicular bone(화살표)이 있습니다. 대부분의 Accessory navicular bone은 무증상이지만, 증상이 있는 경우 Accessory navicular syndrome이라 합니다. Navicular bone의 Medial side에 Insertion하는 Posterior tibialis tendon과 연관이 있습니다. 보존적 치료로 호전이 없는 경우 수술적으로 Accessory bone을 제거합니다.

5. Calcaneal spur

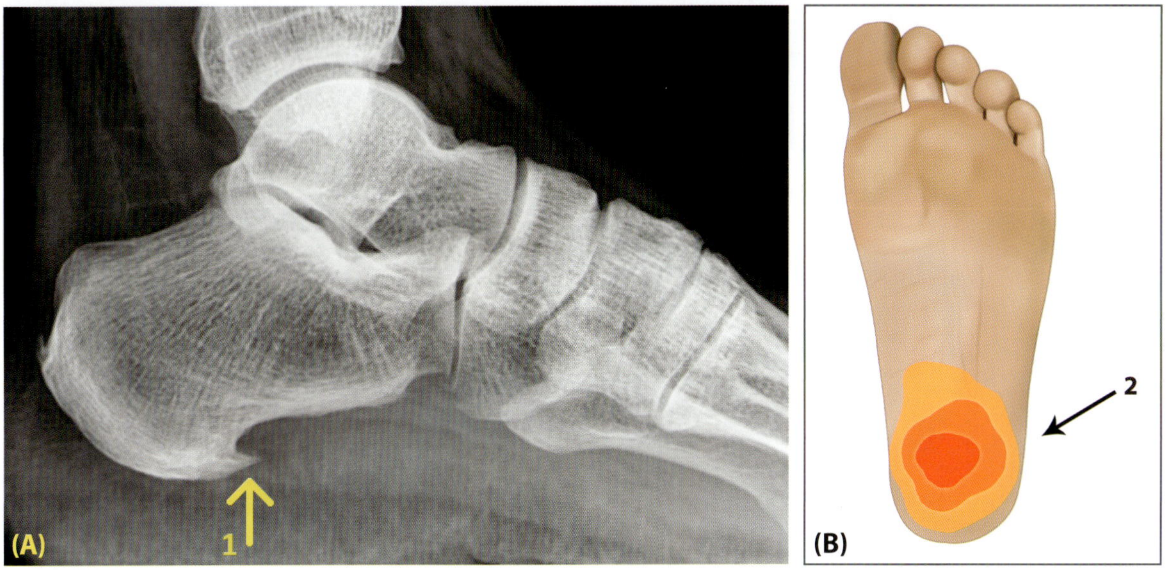

Fig. Ankle & Foot-63.

3개월 전부터 지속된 발바닥 통증으로 내원한 40대 환자입니다. 아침에, 침대에서 첫발을 내딛을 가장 심한 통증을 호소하였습니다. (A)는 Lateral view이며, (B)는 Physical exam 상 발뒤꿈치 부위(2)의 Tenderness를 표시한 그림입니다. 증상과 Physical exam으로도 Plantar fasciitis를 진단할 수 있는 환자입니다.

Plantar fasciitis의 X-ray는 정상 소견도 많지만, 본 증례와 같이 Calcaneal spur(1)가 보이는 환자도 있습니다. Plantar fasciitis와 Calcaneal spur가 있다고 해서 Calcaneal spur 제거 수술을 시행하지는 않습니다.

6. Hallux valgus

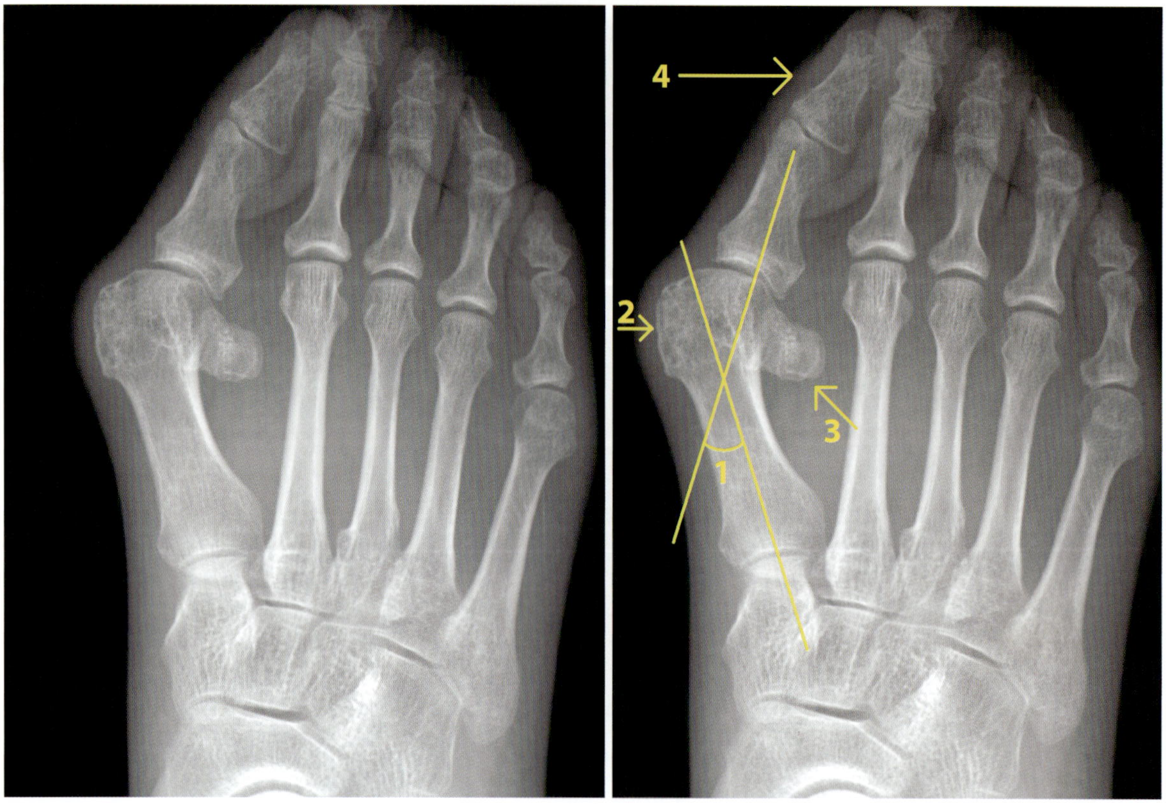

Fig. Ankle & Foot-64.

엄지발가락 통증으로 내원한 60대 환자의 DP view 입니다. 1st metatarsophalangeal joint를 기준으로 Distal part인 Phalanx가 Lateral subluxation 되어 있는 Hallux valgus의 증례입니다.

Hallux valgus는 Metatarsal bone과 Proximal phalanx의 Axis가 이루는 1st metatarsophalangeal angle(1)로 정의합니다.

– 1st metatarsophalangeal angle
  15° 미만 : 정상
  15°~20° : Mild hallux valgus
  20°~40° : Moderate hallux valgus
  40° 초과 : Severe hallux valgus

Hallux valgus에서는 1st metatarsal bone은 Varus deviation & Lateral rotation 됩니다. 결과적으로 1st metatarsal head의 Medial aspect(2)가 튀어 나오며, 그 부위의 Soft tissue swelling을 동반할 수 있습니다. Metatarsal bone의 Lateral rotation으로 Hallux sesamoid(3)가 Lateral subluxation 됩니다. 1st toe는 Valgus deviation으로 Overriding second toe(4)되며, Lateral rotation(4)이 동반됩니다. 정리하자면, 1st metatarsal bone은 Varus deviation과 Lateral rotation되고, Hallux(1st toe)는 Valgus deviation과 Lateral rotation 됩니다.

7. Pes planus(= Flat foot)

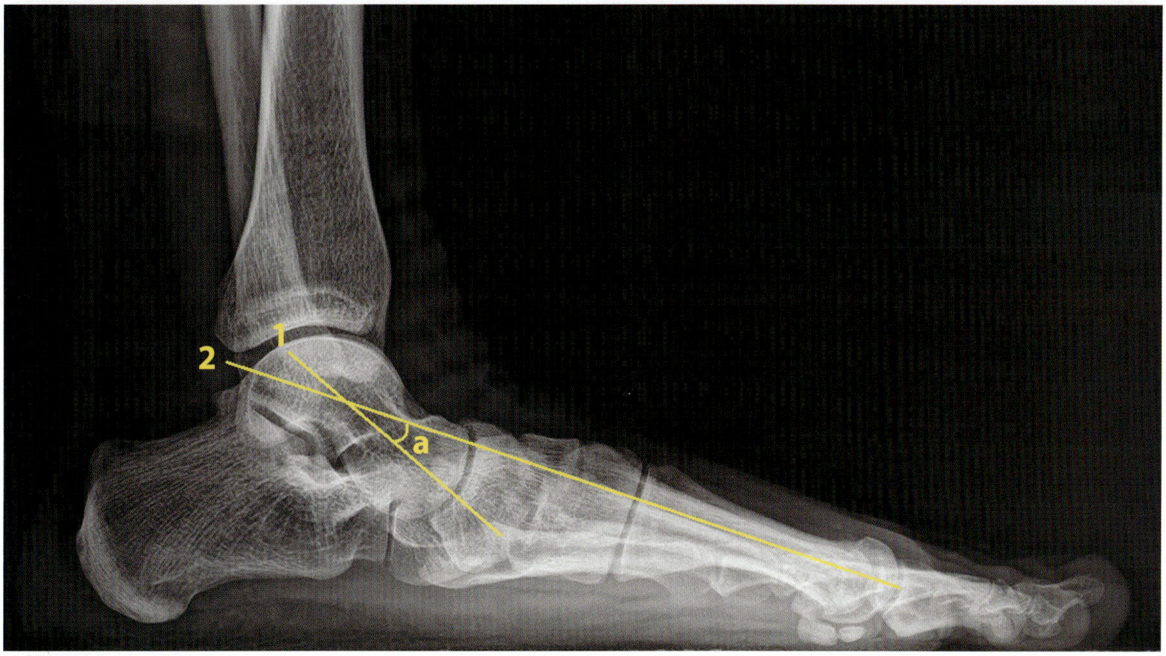

Fig. Ankle & Foot-65.

일반적으로 평발이라고 말하는 Pes planus 증례입니다.

Pes planus는 Foot의 Longitudinal arch가 Flattening된 소견을 말하며, Weight-bearing X-ray에서 평가합니다. Talus의 Longitudinal axis(1)와 1st metatarsal angle(2)이 이루는 각도를 Meary's angle(a)라 합니다. 정상적인 Foot에서는 Meary's angle이 0° 입니다.

Pes planus에서 Talus를 제외한 다른 Bone은 Flat한 방향으로 내려앉지만, Talus만은 각도가 세워지기 때문에 Meary's angle이 4°이상의 각도를 보입니다. Meary's angle 외에 볼 수 있는 소견으로는, Talonavicular joint나 Naviculocuneiform joint가 아래로 Sagging되어 있으며, Calcaneal inclination angle 19° 이하, Calcaneal – 5th metatarsal angle이 170° 이상의 소견을 보입니다.

8. Haglund syndrome

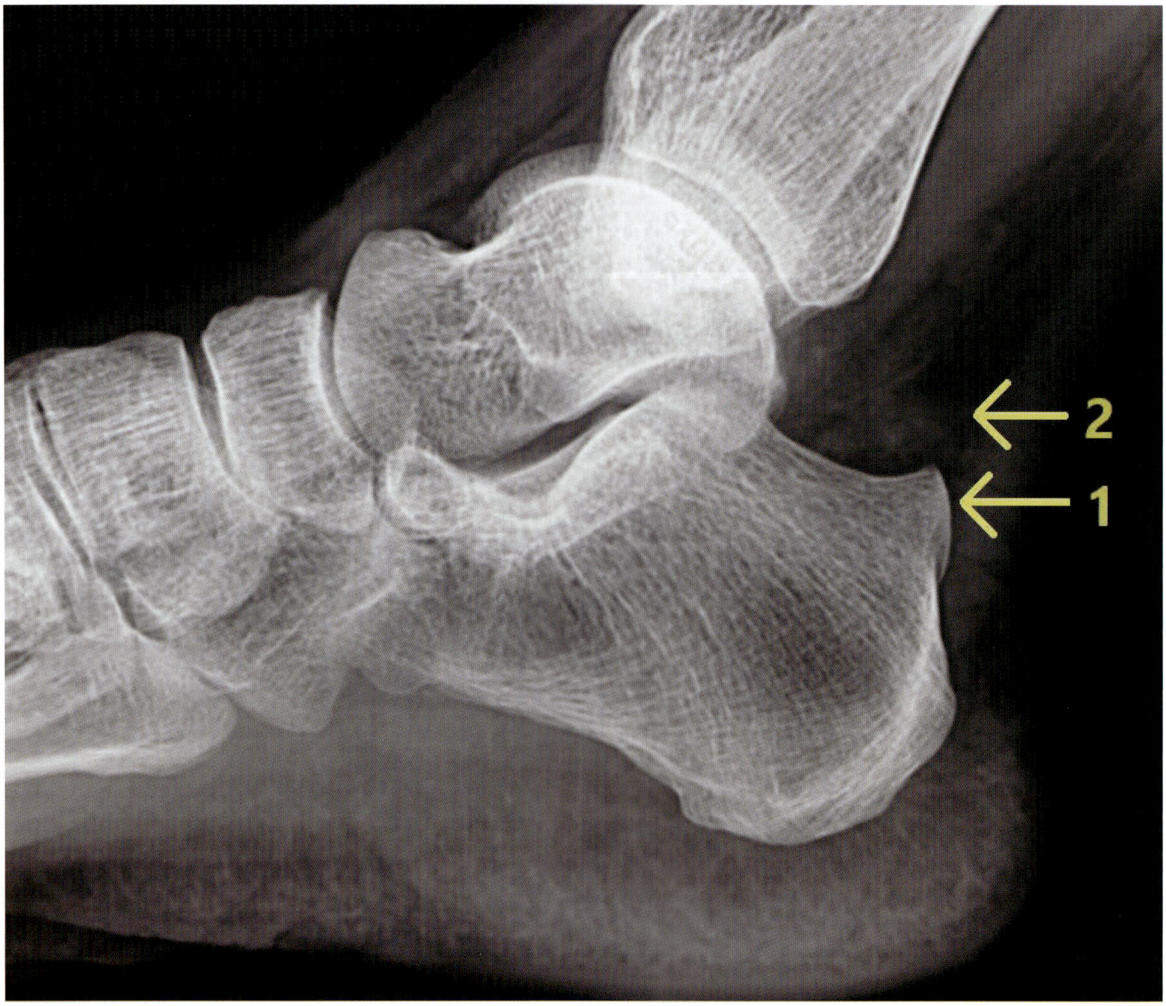

Fig. Ankle & Foot-66.

6개월 전부터 지속된 Posterior ankle pain으로 내원한 50대 여자 환자입니다.

Physical exam상 Achilles tendon의 Calcaneus insertion 부위에 Tenderness가 있습니다. X-ray에서는 Haglund deformity(Posterosuperior portion의 Exostosis)(1)가 있습니다. 또한 정상적으로 까맣게 보여야 하는 Kager's fat pad내에 Soft tissue density가 보여 Soft tissue swelling(2)이 의심됩니다. Kager's fat pad의 Soft tissue swelling은 여러 가지 이유로 생길 수 있는데, Achilles tendinopathy가 의심되는 상황에서는 Retrocalcaneal bursitis에 의해 생겼다고 추측할 수 있습니다. 본 증례처럼 Insertional Achilles tendinopathy, Haglund deformity(1), Retrocalcaneal bursitis(2)의 Triad가 있는 것을 Haglund syndrome이라 합니다.

Haglund deformity가 있는 환자에서 Calcaneus가 튀어나온 부위에 Achilles tendon이 물리적으로 자극받기 쉬워, Haglund syndrome이 발생할 수 있습니다.

9. Accessory ossicles

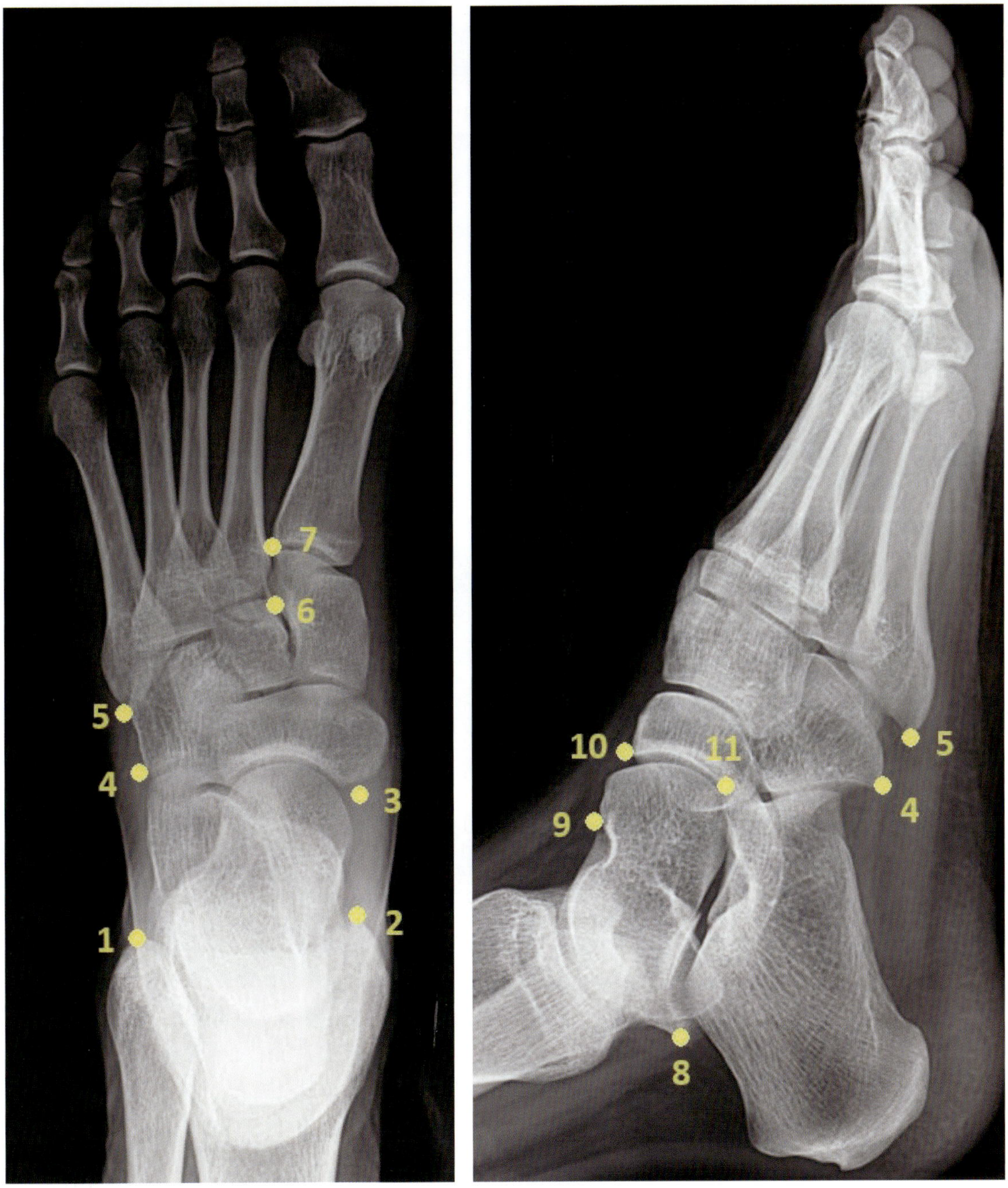

Fig. Ankle & Foot-67.

1. Os subfibulare // 2. Os subtibiale // 3. Accessory navicular bone(Os tibiale externum) //4. Os peroneum // 5. Os vesalianum // 6. Os intercuneiforme // 7. Os intermetatarseum // 8. Os trigonum // 9. Os supratalare // 10. Os supranaviculare // 11. Os calcaneus secundarius

Ankle과 Foot에서 여러 가지 Accessory ossicle이 있고, Fracture와 헷갈리지 않도록 해야 합니다.

한페이지 지식

Disuse osteopenia

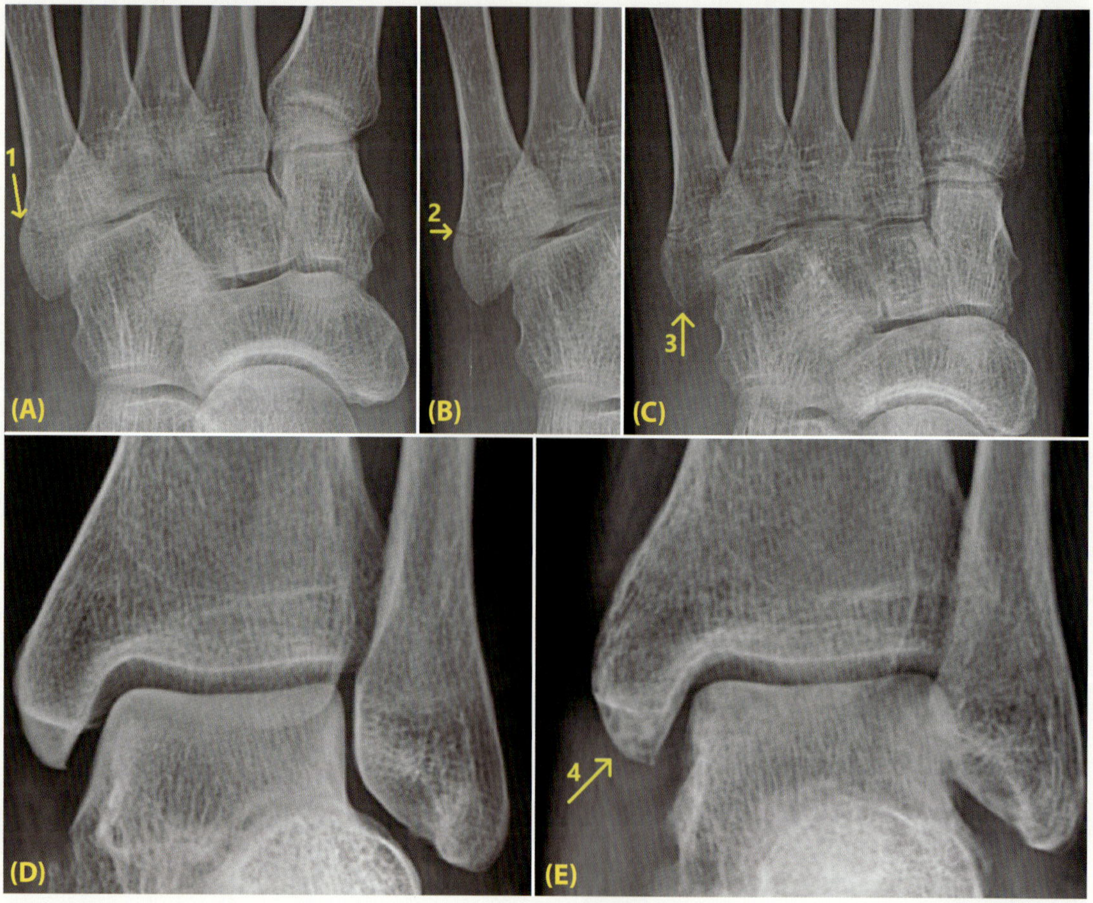

6주간 Short leg splint를 한 뒤 발생한 30대 환자의 Disuse osteopenia 증례입니다. Disuse osteopenia는 Mechanical stress가 줄어들면서, Bone formation은 감소하고, Bone resorption은 증가하여 Bone loss가 일어나는 질환입니다.

(A)는 Ankle inversion injury 발생 당일 Foot DP view, (B)는 1주 후, (C)는 6주 후 f/u X-ray 입니다. (D)는 Injury 발생 당일, (E)는 6주 후 Ankle X-ray 입니다.

Injury로 인해 5th metatarsal base의 fracture(1)가 발생하여 6주간 Short leg splint 및 Non-weight bearing를 하였습니다. 1주 후 f/u을 보시면, Fracture 발생한 이후의 정상적인 Bone resorption 과정으로 Fracture line(2)이 조금 더 선명해진 것을 볼 수 있습니다. 6주 후 f/u X-ray(C, E)를 보시면 Disuse osteopenia에 의해 Cortical bone이 얇아져 있으며, Trabeculation이 감소하면서 Low density소견(3)과 스펀지 모양의 골감소 소견(4)을 볼 수 있습니다.